U0754260

國家古籍整理出版專項經費資助項目

中華古籍保護計劃

ZHONG HUA GU JI BAO HU JI HUA CHENG GUO

·成果·

中華醫藏

第三編

叢書卷

醫學六種

1

（清）屠道和 纂

《中華醫藏》編委會 編
江凌圳 主編

國家圖書館出版社

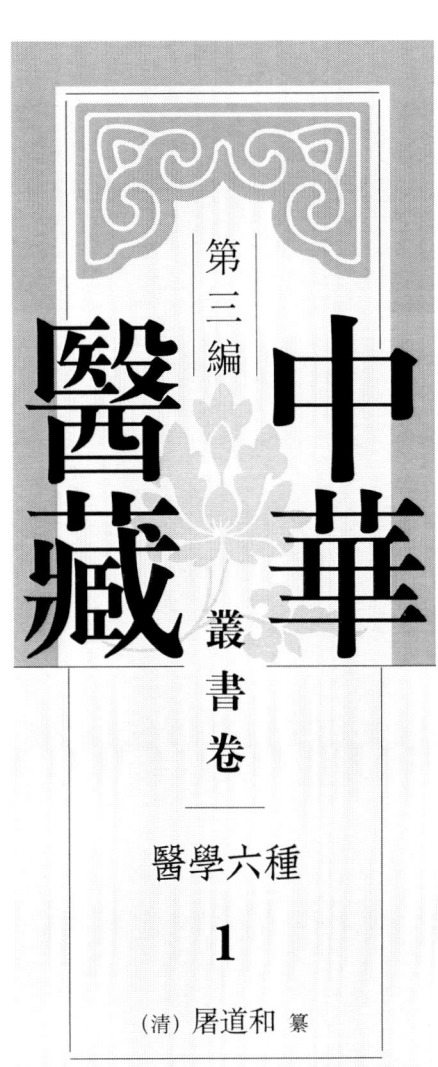

圖書在版編目(CIP)數據

醫學六種:全二册/(清)屠道和纂;《中華醫藏》編委會編;江凌圳主編.北京:國家圖書館出版社,2024.11.--(中華醫藏·第三編·叢書卷).--ISBN 978-7-5013-8206-4

Ⅰ.R2-52

中國國家版本館CIP數據核字第20241VT056號

書　　名　醫學六種(全二册)
著　　者　(清)屠道和 纂
叢 書 名　中華醫藏·第三編·叢書卷
著　　者　《中華醫藏》編委會 編　江凌圳 主編
項目統籌　殷夢霞
責任編輯　張愛芳　靳　諾　宋紅垚
編　　務　湯紅霞
封面設計　敬人書籍設計工作室

出版發行　國家圖書館出版社(北京市西城區文津街7號　100034)
(原書目文獻出版社　北京圖書館出版社)
010-66114536　63802249　nlcpress@nlc.cn(郵購)
網　　址　http://www.nlcpress.com
印　　裝　北京華藝齋古籍印務有限公司
版次印次　2024年11月第1版　2024年11月第1次印刷

開　　本　787×1092　1/16
印　　張　78.25
書　　號　ISBN 978-7-5013-8206-4
定　　價　1600.00圓

#《中華醫藏》規劃指導委員會　編纂委員會
專家委員會人員名單（二〇一二年）

規劃指導委員會

主任委員：蔡　武　王國强

副主任委員：楊志今　周和平　李大寧

委　　員：趙　雯　于　群　劉小琴　詹福瑞　蘇　國　石鵬建　閆　金　王　居
孫光奇　裴　颷　段　勇　王　煉　桑濱生　李　昱　晋保平

規劃指導委員會辦公室

主　　任：劉小琴

副 主 任：張志清　李　昱

成　　員：尹壽松　王思成　崔　蒙　柳長華　王振國

編纂委員會

主任委員：周和平　李大寧　張伯禮

副主任委員：劉小琴　李昱　張志清

委員（按姓氏筆畫排序）：

王旭東　王莒生　王振國　王國辰　方自金　邢玉瑞　伊廣謙　多吉卓嘎

李秀明　李國慶　李鴻濤　吳格　吳元豐　沈乃文　林世田　孟慶雲

胡旺林　柳長華　段逸山　徐蜀　徐憶農　高文柱　郭又陵　陳先行

陳其廣　陳荔京　陳紅彥　黃建明　黃潤華　黃龍祥　崔蒙　許逸民

張志斌　張華敏　達力扎布　董洪利　楊成凱　裘儉　鄭金生　歐陽兵

魯兆麟　諸國本　潘桂娟　薛清祿　錢超塵　嚴世芸　嚴季瀾　羅琳

編纂委員會辦公室

主　任：張志清　劉保延

副主任：尹壽松　王思成　陳荔京　崔蒙

成　員（按姓氏筆畫排序）：

王紅蕾　李鴻濤　張華敏　楊照坤　裘儉

專家委員會

顧　　問：傅熹年　丁　瑜　王　堯　安平秋

主任委員：李致忠　王永炎

副主任委員：曹洪欣

委　　員（按姓氏筆畫排序）：

王玉川　石學敏　史金波　白化文　朱良春　朱鳳瀚　李今庸　李經緯

余瀛鰲　馬繼興　陸廣莘　陳可冀　張燦玾　程毅中　路志正　鄧鐵濤

注：《中華醫藏》規劃指導委員會、編纂委員會、專家委員會人員名單據二〇一二年八月文化部、國家中醫藥管理局『關於成立《中華醫藏》規劃指導委員會、《中華醫藏》編纂委員會、《中華醫藏》專家委員會的通知』（文公共函〔二〇一二〕一五八五號）

《中華醫藏》規劃指導委員會　編纂委員會

專家委員會人員名單（二〇二二年）

規劃指導委員會

主任委員：胡和平　余艷紅　于文明

副主任委員：張　旭　熊遠明　王志勇

委　　員：馬秦臨　李　宏　陳彬斌　張志清　唐愛華　孫志誠　王新祥　王啓明

王小龍　張劍輝　羅　静　崔建民　王思成　劉群峰　李　昱　陳榕虎

規劃指導委員會辦公室

主　　任：陳彬斌　李　昱

副 主 任：張志清　陳榕虎

成　　員：湯　琳　邱　岳　賀曉路　李海燕　蕭永芝　王振國

編纂委員會

主任委員：熊遠明　黃璐琦　張伯禮

副主任委員：陳彬斌　李昱　張志清

委　員（按姓氏筆畫排序）：

王　麗　王　鵬　王旭東　王春艷　王映輝　王振國　扎　巴　玉臘波

艾爾肯·卡斯木　布仁達來　邢玉瑞　多吉卓嘎　江凌圳　李文林　李海峰

李海燕　李國慶　李燦東　李鴻濤　李耀輝　吳　格　吳元豐　何清湖

佟　琳　汪　劍　沈乃文　宋　坪　宋詠梅　林世田　和中浚　胡方林

胡旺林　徐憶農　殷夢霞　陳仁壽　陳先行　陳紅彥　張麗雲　黃建明

黃潤華　崔　爲　許逸民　張其成　張華敏　張偉娜　張愛芳　張樹劍

張豐聰　達力扎布　楊　峰　楊華敏　楊繼紅　甄雪燕　趙瓊　趙艷

蕭永芝　蔡永敏　蔡鴻新　蔣力生　鄧　都　劉更生　戴　銘　鞠寶兆

魏　崇　儲戟農　蘇品紅　羅　琳　羅艷秋

編纂委員會辦公室

主　　任：張志清　唐旭東

副 主 任：湯琳　邱岳　蘇品紅　李海燕
　　　　　蕭永芝　王振國　魏崇

成　　員（按姓氏筆畫排序）：

王沛　王鵬　王春燕　王映輝　王紅蕾　李辰　李兵　李萌
李雨欣　李鴻濤　佟琳　宋咏梅　范磊　周揚　洪琰　陳聰
陳廣坤　張磊　張效霞　張偉娜　張愛芳　張豐聰　葛政　賀曉路
楊照坤　趙文友　臧守虎　劉更生　儲戟農

專家委員會

顧　　問：傅熹年　丁　瑜　王　堯　安平秋

主任委員：周和平　李致忠　王永炎

副主任委員：曹洪欣

委　　員（按姓氏筆畫排序）：

于智敏　王　琦　王玉川　王旭東　王莒生　王振國　王國辰　石學敏
史金波　白化文　仝小林　邢玉瑞　朱良春　朱鳳瀚　伊廣謙　李大寧
李今庸　李秀明　李宗友　李經緯　李鴻濤　余瀛鰲　沈澍農　武繼彪
孟慶雲　胡曉峰　柳長華　段逸山　馬繼興　高文柱　陸廣莘　陳可冀
陳其廣　黃龍祥　崔　蒙　張如青　張志斌　張華敏　張瑞賢　張燦玾
萬　芳　董洪利　程毅中　焦振廉　楊成凱　楊金萍　裘　儉　甄　艷
路志正　趙京生　臧守虎　鄭金生　鄧鐵濤　魯兆麟　劉保延　劉時覺
諸國本　潘桂娟　薛清禄　錢超塵　嚴世芸　嚴季瀾

注：《中華醫藏》規劃指導委員會、編纂委員會、專家委員會人員名單據二〇二二年六月文化和旅游部、國家中醫藥管理局『關於調整《中華醫藏》規劃指導委員會、編纂委員會、專家委員會的通知』（文旅公共發〔二〇二二〕六八號）

前言

中醫藥是中華民族的偉大創造，是包括我國漢族和少數民族醫藥在内的各民族醫藥的統稱，具有悠久的歷史傳統、獨特的理論體系和豐富的技術方法，反映了中華民族對自然、生命、健康和疾病的認識，是我國獨具特色優勢的衛生、經濟、科技、文化和生態資源，具有科學和人文雙重屬性。中醫藥古籍承載着中華民族特有的精神價值、思想智慧和生命健康知識，蕴含着豐富而寶貴的原創思維、獨特理論和實踐經驗，是養生保健、防病治病理論與方法的寶藏，更是中醫藥科技創新和學術進步的源泉。發掘、整理、保護和利用中醫藥古籍，不僅是弘揚中華優秀傳統文化的重要舉措，也是傳承中醫藥學術精華、促進中醫藥原始創新的必由路徑。

毛澤東同志指出：『中國醫藥學是一個偉大的寶庫，應當努力發掘，加以提高。』在黨和政府的大力支持與推動下，我國持續開展了中醫藥古籍普查、整理和研究工作。1954年11月，《中共中央批轉中央文委黨組關於改進中醫工作問題的報告》中提出，『整理出版中醫書籍：出版中醫中藥書籍，包括整理、編輯和翻印古典的和近代的醫書』，係中央對中醫藥古籍工作的首次指示，對推動中醫藥古籍工作起到了重要作用。《1963—1972年科學技術發展規劃綱要》將『整理和注解歷代中醫名著』列爲工作任務，中醫藥古籍工作首次被納入國家規劃。爲落實全國《古籍整理出版規劃（1982—1990）》，自1982年起，原衛生部先後下達了二百餘種中醫藥古籍整理研究任務，整理出版了一批經典中醫藥古籍。2005年，財政部設立專項，實施了『中醫古籍搶救工程』。2010年，財政部支持國家中醫藥管理局實施公共衛生專項資金項目『中醫藥古籍保護與利用能力建設』，成果彙成《中國古醫籍整理叢書》陸續出版。同時，在有關部門的推動下，國家圖書館（國家古籍保護中心）、中國中醫科學院中醫藥信息研究所（全國中醫行業古籍保護中心）組織全國專家學者開展了大量調研工作，從一萬三千餘種中醫藥古籍中遴選古籍元典二千二百八十九種，初步形成了《中華醫藏》選目；在進行全國古籍普查的基礎上推進中醫藥古籍普查，編纂中醫藥古籍普查登記目録，進一步理清了中醫藥古籍的存世狀況。這些工作的開展，使得中醫藥古籍保護、整理和研究工作薪火相傳，延續至今。

習近平總書記指出，『中醫藥學是中國古代科學的瑰寶，也是打開中華文明寶庫的鑰匙』，强調要『切實把中醫藥這一祖先留給我們的寶貴財富繼承好、發展好、利用好』。黨的十八大以來，歷久而彌新的中醫藥學迎來了天時、地利、人和的歷史發展機遇，中醫藥古籍工作得到前所未有的重視和加强。2019 年，《中共中央 國務院關於促進中醫藥傳承創新發展的意見》提出『挖掘和傳承中醫藥寶庫中的精華精髓。加强典籍研究利用，編撰《中華醫藏》』。2022 年，中共中央辦公廳、國務院辦公廳印發的《關於推進新時代古籍工作的意見》，提出『梳理挖掘古典醫籍精華，推動中醫藥傳承創新發展，增進人民健康福祉』。系統總結、整理、挖掘中醫藥古籍資源，夯實中醫藥學進一步發展的理論基礎，促進中醫藥傳承創新發展，努力保障人民身心健康，增進社會福祉，成爲行業期待、社會所需和時代召喚。

爲此，在全國古籍普查工作已取得重大成果的今天，去粗取精，去僞存真，將中醫藥古籍的元典和精華萃爲一編尤爲重要，是一項强固中醫藥傳承創新發展大厦基石的偉大工程。

2018年，財政部正式將《中華醫藏》列入『中華古籍保護計劃』立項資助，由文化和旅游部牽頭，國家中醫藥管理局組織推進，國家圖書館（國家古籍保護中心）、中國中醫科學院中醫藥信息研究所（全國中醫行業古籍保護中心）具體實施。全國二十八家單位、三十四個課題組、近千名專家學者參與，國内外二百餘家古籍館藏機構支持項目實施。

《中華醫藏》是集保存、研究、利用爲一體的中醫藥古籍再生性保護項目。萃取精華、呈現元典，與部次流别、提要鈎玄是這套大型叢書的兩項核心工作，同時致力於推動中醫藥古籍的學術研究與資源開放共享。一方面通過深入細緻的目録學研究和全面實地考察，收録涵蓋中醫藥經典著作、各學科領域源頭性與代表性著作、歷代醫藥名家名著等，所選版本力求最精，采用『編』『類』相結合的方式，集成編纂，以先進的技術手段影印出版，使得珍貴醫籍化身千百，分藏各地，用之當代，垂之後世，架起中醫藥古籍保護和利用的橋梁。另一方面通過『辨章學術，考鏡源流』，形成每一類目的『類序』和每一書目的『提要』，可以爲科學研究提供豐富的文獻基礎，爲文化、教育和相關産業提供系統便捷的研究資料，爲臨床實踐、養生保健提供寶貴的經驗，使後世學者能『即類求書，因書究學』，真正做到『人守其學，學守其書，書守其類』。

《中華醫藏》是國家重大文化工程，是中醫學傳承創新發展的基礎性學術巨著，也是盛世修典的重要體現。《中華醫藏》之『藏』是中國古代醫學典籍之『藏』，不僅是中醫藥古籍文獻的系統彙集和影印出版，更是嚴謹的學術研究和體系創新；既是對存世重要古典醫籍的集結彙總和分類編次，也是對中醫藥學術發展史的一次系統梳理，是歷代傳世醫藥文獻系統研究整理的最新成果。通過遴選編修、影印出版，引領具有版本價值、學術價值和臨床價值的珍貴典籍走出秘閣、服務社會，昭示先賢智慧，傳承醫統正脉，引導原始創新，保護原創權益，爲後世留下一座恢宏而實用的寶庫，意義和價值重大，必將爲加快構建中國特色、中國風格、中國氣派的中醫藥學科體系、學術體系和話語體系，爲中華文明的偉大復興做出更大的貢獻！

編纂一部賅括古今、薈萃百家、涵蓋各科，全面反映中醫藥學發展歷程和成就的大型醫學叢書，是幾代中醫藥學人的夢想。在《中華醫藏》的編纂過程中，全體同仁群策群力，同心同德，不畏艱難，奔走於全國各地，搜采秘本佳籍。同時，該項目得到了社會各界的廣泛支持，許多專家不顧年高事繁，事必躬親，爲項目實施建言獻策、保駕護航。值此《中華醫藏》出版之際，謹對財政部、文化和旅游部、國家中醫藥管理局、中國社會科學院等部委單位的大力支持、悉心指導，對社會各界的鼎力襄助、中醫藥行業同仁的辛勤付出致以崇高的敬意和衷心的感謝！

《中華醫藏》編纂委員會

二〇二二年十月十日

凡例

一、《中華醫藏》是『中華古籍保護計劃』的一項重大成果，由文化和旅游部牽頭，國家中醫藥管理局組織推進，國家圖書館（國家古籍保護中心）、中國中醫科學院中醫藥信息研究所（全國中醫行業古籍保護中心）具體實施。其編纂宗旨爲保護、傳承、整理、利用中醫藥古籍，着力推動中醫藥古籍的學術研究與資源開放共享，揭示中醫藥發展源流，推動中華傳統醫藥科技發展與文化守正創新。

二、《中華醫藏》選録歷代中醫藥經典醫籍，在選擇版本時注重珍稀孤罕善本和有藝術特色的繪刻佳本，共計二千二百八十九種，其中民族醫藥古籍二百二十四種。

三、選録範圍：

（一）寫印於1911年以前（含1911年）的中醫藥古籍，其中民族醫藥古籍年限適當後延；

（二）收録中醫藥古籍僅限紙質文獻；

（三）適當收録在國外寫印的、由中國人編撰的中醫藥著作；

（四）民族醫藥古籍僅爲用漢文或民族文字著述者；

（五）適當收録分散載於《道藏》等各類叢書、類書和文集中的醫、藥、養生論著。

四、選録原則：

（一）中醫藥經典著作及其注釋研究著作。原書已佚的經典著作，選擇最佳輯本；

（二）中醫藥各學科代表著作、源頭性著作；

（三）歷代醫藥名家名著；

（四）地區代表性醫藥著作，如地方本草、地方病專著等；

（五）具有民間特色的中醫藥著作，如鈴醫、草藥醫及行之有效的特殊療法等；

（六）歷代醫事制度、醫家傳略、醫史著作等。

五、本書選録中醫藥古籍儘量選取其存世（包括國内外）最早、最完好、刻印或抄録最佳的版本爲底本；選録之書版本殘損者，進行書版補佚。補配原則如下：

（一）選録古籍的同一版本。某些卷帙分藏數地，則通過補配合成完璧；

（二）補配時，在全面調研的基礎上，選定主體底本（主體底本應是同一版本的古籍中書品狀况最爲完好者），依據主體底本的殘損缺佚情况選擇該書同一版本的其他藏品進行補配，并注明殘損缺佚及補配的相關信息。

六、本書按分類編年法編排：

（一）全書設二級結構，第一級爲『編』，第二級爲『類』。全書分四編，具體如下：

第一編：醫經（内經、難經）、傷寒金匱、本草、養生、醫史；

第二編：藏象、運氣、病因病機、針灸推拿、經絡骨度、診法、方書；

第三編：通論、内科、外科、傷科、女科、兒科、温病、眼科、咽喉口齒、醫案醫話、叢書；

第四編：藏醫、蒙醫、維吾爾醫、傣醫、彝醫。

（二）類下具體書籍大致依照成書年排列；成書年不詳者，依據刊刻或抄録年排列；刊刻或抄録年不詳者，依據著者卒年或大致生活年代排列；著者卒年或大致生活年代亦不詳者，依據書籍著録版本大致年代排列。

七、爲體現全書『辨章學術，考鏡源流』的功用，在每類類名下設有類序，每書書名下設有内容簡介。各書書名和著者，大體按照卷端著録。各部分文字涉及异體字的，統一使用規範漢字。

《叢書卷》編纂人員名單

主　審：盛增秀　朱建平　臧守虎

主　編：江凌圳

副主編：莊愛文　高晶晶　李曉寅　丁立維

編　委（按姓氏筆畫排序）：

丁立維　王　英　毛偉波　石芹芹　朱建平

竹劍平　江凌圳　安　歡　李延華　李　健

李曉寅　余　凱　周　維　孟子蛟　胡　晶

莊愛文　高晶晶　陳秀琳　孫舒雯　崔一迪

《叢書卷》類序

『叢書』一詞最早見於唐代韓愈《剥啄行》『門以兩版，叢書於間』，意爲聚集書籍。而作爲書籍類别的叢書，亦稱叢刊、叢刻等，即根據一定目的和使用對象，將兩種或以上獨立成書的書籍在一個總名下彙編爲一書。常見含括多個類别的綜合性叢書和單一類别的專門性叢書。叢書之體始自齊梁，叢書之名始見於唐代《笠澤叢書》（名爲『叢書』，實爲雜文集）。現存最早的叢書一般認爲是南宋嘉泰二年（1202）俞鼎孫、俞經的《儒學警悟》，惜其流傳不廣。

醫學類叢書屬於專門性叢書。現存最早的醫學類叢書爲南宋楊士瀛所撰《新刊仁齋直指》，含子書四種，包括《新刊仁齋直指附遺方論》《新刊醫脉真經》《新刊傷寒類書活人總括》《新刊仁齋直指小兒附遺方論》，該叢書總書名與子書《新刊仁齋直指》相同，係以子書名代叢書總書名。

最早見於書目著録的醫學類叢書爲元代杜思敬輯《濟生拔粹》，又名《濟生拔粹方》，選取金元時期張元素及其弟子、門人等名家醫籍十九種，擇其尤切用者，節而録之，門分類析，有論有方，雖爲節本，但對傳播、保存以及校訂金元醫籍等方面均有重要的意義，極具文獻學價值。

隨着學術的發展、印刷術的普及，明代整理、輯録叢書較多，在編纂、刊印方面取得了相當成就。醫學類叢書常見兩種類型，一是個人或家族對醫籍的彙纂，如《汪石山醫書》《景岳全書》；一是藏書家、刻書家對不同醫籍的彙刊，如胡文煥《醫家萃覽》、余象斗《必用醫學須知》。

清代是醫學叢書編纂的繁榮時期，數量逾百種，遠超前代之和。有名醫撰著，如陳念祖《南雅堂醫書全集》、王士雄《潛齋醫書五種》等；有藏書家編輯，如葉志詵《漢陽葉氏叢刻》、丁丙《當歸草堂醫學叢書》；還有官方編纂醫學叢書，如太醫院編《脉學本草醫方全書》。

民國時期，叢書又有新的發展，出現了影響深远的大型綜合性叢書，如《四部叢刊》《四部備要》等。此外，叢書編纂突破四部分類體系，如《叢書集成》以實用與罕見爲標準，分爲十大類。在此影響下，醫學叢書的編纂亦層出不窮。著名的有裘慶元編《三三醫書》，收録《温熱逢源》等九十九種醫書；錢季寅輯《影印古本醫學叢書》，收録《古本難經闡注》等十種；國醫書局輯《國醫小叢書》，收録《時疫白喉捷要》等三十四種；曹炳章輯《中國醫學大成》，收輯

《靈樞識》等一百三十餘種；裘慶元輯《珍本醫書集成》，收録《内經素問校義》等九十種；陳存仁輯《皇漢醫學叢書》，收録《素問識》等七十二種。皆具内容豐富、類别多樣的特點，對於醫籍的傳播和保存起到了極大的作用。

經過歷代叢書的編纂，中醫古籍大部分被收入醫學叢書，中醫古籍目前流傳的版本也以叢書居多。編纂刊布醫學叢書，對於醫家專人、醫學專題、地方性醫學的研究，保存醫學文獻，尤其是一些篇幅較短小、容易散佚的文獻，具有十分重要的作用。故清代張之洞《書目答問》謂：『叢書最便學者，爲其一部之中，可該群籍，搜殘存佚，爲功尤巨，欲多讀古書，非買叢書不可。』

醫學叢書類目始創於日本高島久也、岡田昌春合編的《躋壽館醫籍備考》，此後《中國醫學書目》《南京國學圖書館書目》皆仿之，專門著録醫學叢書。《中國中醫古籍總目》著録中醫叢書類古籍二百零六種，《新編中國中醫古籍總目》著録中醫叢書類古籍二百五十種。若計入民國時期的文獻，則有三百種之多。這些叢書對保存、整理、研究、傳承中醫學術發揮了重要作用。

《中華醫藏·第三編·叢書卷》收録二十七種代表性醫學類叢書。其中收録最多的爲一人自撰或據前人著述輯録的叢書，如明代王肯堂《證治準繩》，先成《雜病證治準繩》并附以《類方》，後續成《傷寒證治準繩》《幼科證治準繩》《女科證治準繩》《瘍醫準繩》四種，後世稱《六科證治準繩》；明代張三錫纂《醫學準繩六要》，含《經絡考》《四診法》《病機部》《運氣略》《本草選》《治法彙》六種；明代盧復輯《芷園醫種》，含《醫種子》四種、《芷園臆草》五種；清代沈明宗編注《醫徵》，含《金匱要略編注》《傷寒六經纂注》《温熱病論》《虚勞内傷》《女科附翼》子書五種，附録《客窗偶談》一種；清代蔡貽績輯《醫學四要》，含《醫學指要》《醫會元要》《傷寒温疫抉要》《内傷集要》四種；清代李守永删訂《司命秘笈》，含《龍宫三十禁方》《華祖青囊外症十方》《枕中秘要》三種傳説與孫思邈有關的醫書。另如《證治大還》《沈氏尊生書》《鄭氏彤園醫書》《聊復集》《齊氏醫書四種》《醫學切要全集》《醫學六種》等等。尤重名家名著稿抄本，如《泉唐沈氏醫書九種》《田晋蕃醫書七種》《正誼堂醫書九種》《連自華醫書十五種》等，其中《田晋蕃醫書七種》收録的《中西醫辨》爲中西醫結合早期經典之作。有兩人以上的名家醫著合刻叢書，如明代何柬編撰的《醫學統宗》，含子書七種，其中何柬自撰者三種，校補滑壽所著醫書三種。有學術流派、地方醫學類叢書，如清代陳嘉璴輯《醫學粹精》，除陳氏自撰之書，還收録明代有學術傳承關係的周之幹、查萬合、胡慎柔之書；清代楊乘六《己任編》，輯評明末清初醫家高鼓峰、吕留良、董廢翁三家四部醫書彙集之編；《盤珠集》，含嚴潔、施雯、洪煒三人或獨撰或合撰的五種。有官修綜合性醫學叢書，如乾隆年間組織太醫院院判編纂的官修綜合類叢書《御纂醫宗金鑑》，收録十五種醫籍。另外，《中華醫藏·第三編·叢書卷》包含了部分全書，如明代彭用光《體仁彙編》，有論有方，卷號連續，并無子書之名；張介賓《景岳全書》六十四卷，全書分爲十六種，内容不重複，卷序連續；陳澈《雪潭居醫約》取張介賓《類經》、王肯堂《證治準繩》、繆希雍《神農本草經疏》等書之精要，參以自身醫案，編輯成書，是一部内容豐富的綜合性醫書；清代程文囿《醫述》十六卷，編纂思想統一，卷次連續，但又各有主題，書中引録甚多，所輯古今醫書三百二十餘種，經史子集四十餘種。

需要説明的是，部分所收叢書有缺子書、缺卷、缺葉者，如有同一版本儘量配補。其中清代汪啓賢、汪啓聖選注《濟世全書》，本藏從他館補配三種，收齊二十七種子書，首次成爲完書。《新刊仁齋直指》《濟生拔粹》《古今醫統正脉全書》等代表性醫學類叢書的子書計劃收入《中華醫藏》其他類目者，《叢書卷》不再重複收録。

《中華醫藏·第三编·叢書卷》收録代表性醫學類叢書共二十七種，按成書時間先後，依次爲：《體仁彙編》（全二册）、《醫學統宗》（全一册）、《證治準繩》（全二十四册）、《醫學準繩六要》（全七册）、《芷園醫種》（全二册）、《雪潭居醫約》（全三册）、《景岳全書》（全十册）、《濟世全書》（全八册）、《醫徵》（全三册）、《醫學粹精》（全一册）、《證治大還》（全六册）、《己任編》（全一册）、《御纂醫宗金鑑》（全十六册）、《盤珠集》（全三册）、《沈氏尊生書》（全八册）、《鄭氏彤園醫書》（全四册）、《聊復集》（全一册）、《醫學四要》（全三册）、《醫述》（全六册）、《齊氏醫書四種》（全四册）、《醫學切要全集》（全二册）、《醫學六種》（全二册）、《司命秘笈》（全一册）、《泉唐沈氏醫書九種》（全二册）、《田晋蕃醫書七種》（全六册）、《正誼堂醫書九種》（全一册）、《連自華醫書十五種》（全三册）。因卷次繁多，體量巨大，爲方便讀者使用，現將《叢書卷》所收二十七種叢書單獨出版。

江凌圳

二〇二四年四月

總目錄

第一冊

醫學六種十一卷（一）　（清）屠道和 纂
　清同治二年（1863）湖北育德堂刻本

　本草彙纂三卷 ………………………… 一

第二冊

醫學六種十一卷（二）　（清）屠道和 纂
　清同治二年（1863）湖北育德堂刻本

　脉訣彙纂二卷 ………………………… 一

　藥性主治一卷 ………………………… 三二一

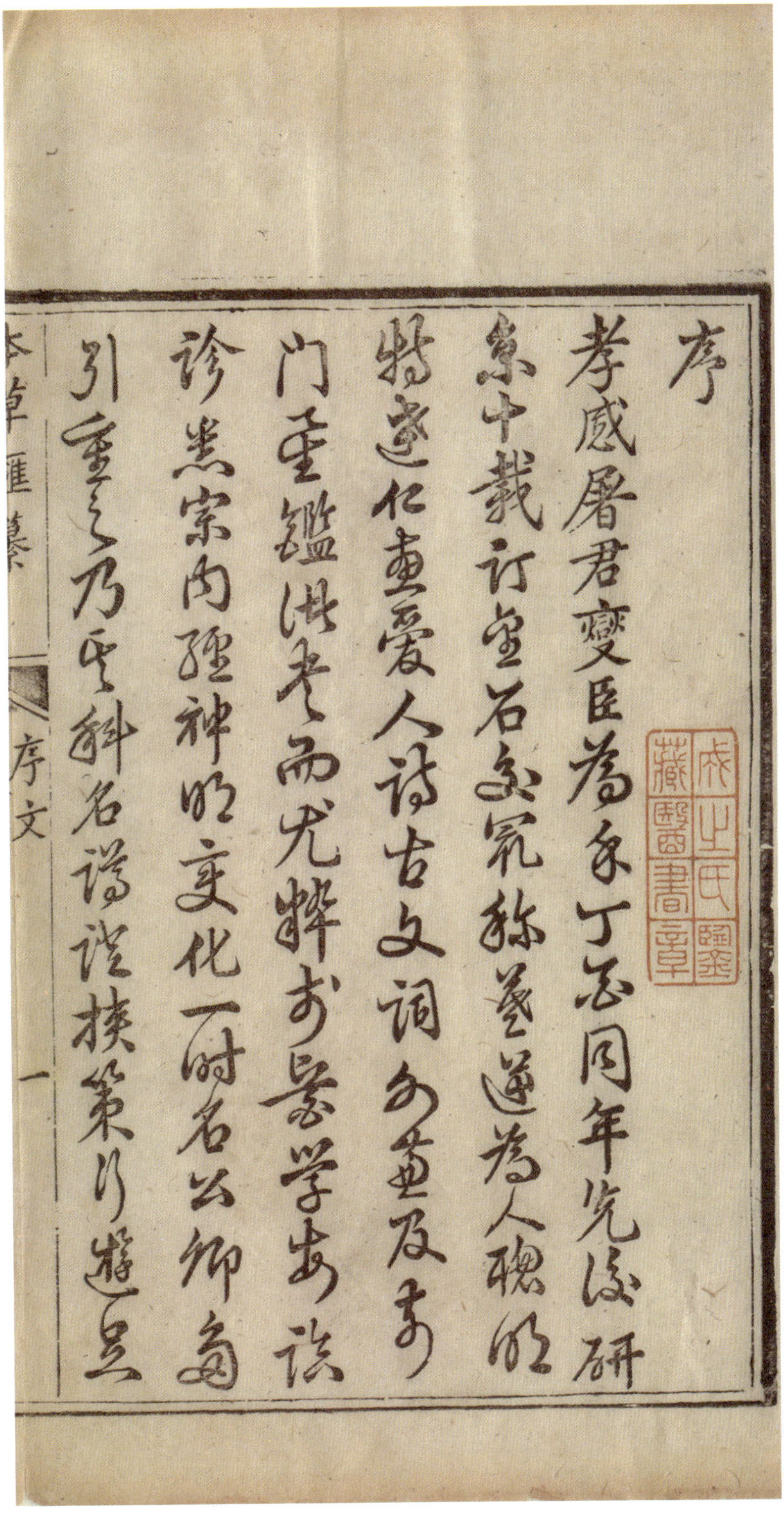

序

孝感屠君夔臣為余丁巳同年究心研
索十載討金石氣穴錄蓋遂為人聰明
特達化畫處人詩古文詞無不及焉
門重鑑湛老而尤精於醫學每談
診患宗內經神明變化一時名公卿爭
引重之乃乘科名謂謹換策行避

本草匯纂　序文　一

醫學六種十一卷

（清）屠道和 纂　清同治二年（1863）湖北育德堂刻本

本草匯纂卷一

湖北孝感縣屠道和燮臣氏纂　男仁鏡　壽農恭校字
蘄水縣吳學澄樸農
荊州駐防玉山兩峰　校
孫義廉　鶴浦
　　義均　可垣　侍校
湖南安化門人梁　煥梅青同校

平補

黃耆　耑入肺兼入脾　味甘性溫質輕皮黃肉白補肺氣實腠理益胃氣去肌熱瀉陰火去虛熱東垣云黃耆人蔘甘草三味退熱之聖藥也　入肺補氣入表實衞爲補氣諸藥之最是以名耆　生用則能固表無汗能發有汗能收　熟則生肌排膿內托爲瘡瘍聖藥　痘瘡不起陽虛無熱最宜　治癰疽久瘧敗瘡排膿止痛大瘋癩疾五痔鼠瘻補虛小兒百病　既氣壯

第一册目録

（清）屠道和 纂

醫學六種十一卷（一）

清同治二年（1863）湖北育德堂刻本

醫學六種十一卷

清屠道和纂，清同治二年（1863）湖北育德堂刻本。

屠道和，生卒年不詳，字燮臣，孝感（今湖北孝感）人。約生活於清嘉慶至同治年間，儒業、官事之餘，博覽醫書，纂集《醫學六種》傳世。

此集含《本草彙纂》三卷，《脉訣彙纂》二卷，《藥性主治》《分類主治》各一卷，《雜證良方》《婦嬰良方》各二卷（兩書合稱爲《普濟良方》，卷次相連），合刊於同治二年，是一部以彙纂爲主的本草、脉學、方劑類專題性叢書。

《中華醫藏》影印底本原書版框高十七點七厘米，寬十二點五厘米，現藏中國中醫科學院圖書館。

（高晶晶）

醫學六種

本草

本草匯纂 上

同治癸亥年秋月刊

湖北屠燮臣纂

育德堂藏板

醫學六種

本草匯纂　藥性主治　雜證良方

脈訣匯纂　分類主治　婦嬰良方

序

孝感屠君夔臣為余丁丑同年先後研
求十載訂金石交窮綜藝通為人聰明
精達化書愛人詩古文詞而兼及青
門金鑑湛者而尤粹於醫學其談
診患宗內經神明變化一時名公卿爭
引重之乃更科名譯詮挾策以游其

然無論天下窮陬筐任汝南補請妙採
類寄錄乃纂遂附郵都市貨為餘與
里巷活人之術則之莫良忌而通於
良吏矣今年夏余奉
命典試粵東差竣迴至沙歟之道故園
出示所纂本草輯付梓囑余序余翻
閱全書悉係採取歷代名家摘要精

凡藥性宜忌寔目瞭於渾史家置一
編乃不出戶坐覽之亦皆出所從遊法不
至為庸醫所誤是功者盡所潤能不如
夫士君子心存利濟豈必斤斤一途哉
君之種種佛施一旦得此藉手何難濟
一世者和平而乃久留種穀報恩出乎
殘餘以壽和普天下後世者居心仁厚

爲何如乎輯將來與仁心推行仁政乎堂
堂憂民之念亦必可據形集而窺見一斑耶

賜進士出身
誥授通奉大夫大理寺正卿都察院吏科給事兼
中倉場坐糧廳年愚弟賀壽慈拜撰

前序

道光丁未夏復上春明考教習不售科名念隳即潛心岐黃之學首讀靈素內經越人難經次及張仲景劉河間李東垣朱丹溪四大家書然後博考名賢旁搜廣集尋端繹理往復沈吟非僅誦説已也嗣是研

求脈訣探源元素東垣念莪期叔瀕湖諸書而悉折衷於靈素言言推究字字揣摩體會數年始於四言之訣二十八法之微豁然胸中瞭然指下矣至於本草林立互爲考求某藥入某經某藥治某病某體於某藥爲宜某體遇某藥則忌手自纂抄彙

成一卷蓋亦如學士温經平素運化胸中作文時乃供驅遣用葯如用兵可輕心以掉哉夫讀書不多則見聞終陋察脈不審則病源難知本草不詳則製方鮮當予惟殫心攻苦枕籍多年而後熟通經絡洞悉臟腑望聞問切體驗周詳今雖不敢概期

桴應而寒熱虛實似不至臨證茫然乃嘆
醫道關人性命投治稍差禍慘利刃有志
斯道者未易率爾操觚也

咸豐元年歲次辛亥湖北孝感縣屠道和
燮臣氏識於京師旅館

後序

予自習醫後知葯性宜熟腹笥宜充爰取各名家醫書檢本草五百餘種校正纂抄功方及半道光庚戌夏攜入都門朝夕續纂咸豐辛亥秋始竣事凡三歷寒暑矣京師友人見而善之欲為付刊予時歉其未

備也尤慮稍有錯訛貽誤後世負咎滋深辭未遂後宮楚南案牘勞形弗遑兼及同治癸亥歲自念年逾六旬此後精神恐難振作復輯前所未備各書參互考訂越五月而功成簡括詳明查閱最易且諸書皆備無俟旁求倘家有是書則延醫時須察

方中藥性果與病有情方能奏效並於藥性宜忌逐一詳明縱病家不盡知醫偶遇庸工料不至聽其妄用私心竊計似屬有功當時惟望海內

大君子宅心仁愛念切痌瘝推澤遐荒廣爲刊布起羣生之札瘥而胥渡以慈航匪

獨姓字馨香增光竹帛而活人濟世之心猶且令千載下頌無量功德佛於勿諼其視刊送他書者不尤爲大有實際與

同治二年屠道和燮臣氏再識於長沙省湖北會館之西園

凡例八則

一此書係採核圖經本經唐本別錄李珣孟詵元素大明吳普甄權開寶藏器李景蘇頌弘景東垣張璐丹溪汪昂李士材張景岳楊士瀛程履新何本立李時珍凡二十餘種輯其精要簡括詳明俾考核藥性者咸知衆美胥該此外更無遺義不必他求

一本草唯綱目最詳然皆集腋成裘故其中不免前後重複上下錯綜予乃編集成章從頭目心胸以至足胕由婦人童穉以及外科各從其類俾閱者醒目一見瞭然

一本草林立其中所稱或寒溫迥別或補瀉不齊或甘辛互異予皆集各名家書纂核數載詳細研求取其衆論相同折衷至正庶令閱者知所宗主不至見惑騎牆

一藥性有係清降而偏言補陰者以熱除而陰自得所長也有係疏通而偏言補氣者以滯去而氣自得所生也諸如此類悉註明條下俾學者開卷釋然不至重生疑慮

一醫乃仁術茲已採輯藥性五百餘種洵足供用至於天靈蓋紫河車之類似有言之不忍者故集中概置弗錄且歷代續增藥品繁多不下千種若必備載誠恐業醫者未必皆具過人聰明悉能詳記與其繁而難紀不若簡而易詳因擇其緊要者輯之俾學人易於熟識在精不在多識者鑒之

一醫貴通儒藥性卽屬經史倘有是病而無是藥何能中其窾要故製方者必須腹笥淵博方能取用不竭應手奏功尤須經絡熟通而後能直達病所不至誤繞歧徑坐失機宜卽如上焦有

熱而猥用下焦寒藥則過而不留矣下焦有熱而妄用上焦寒藥則浮而不達矣其用熱藥亦如之更有用熱遠熱用寒遠寒之義均宜恪遵內經酌用神明變化存乎其人是在司命者博而益精耳

一儒不知醫固非通材醫不通儒難言司命靈素內經即四書大字也張仲景書即朱註也宜與秦越人難經熟讀詳記劉河間李東垣朱丹溪即文章之大家也其餘王叔和孫思邈王肯堂成無己王潔古吳鶴臯薛立齋李期叔張子和戴元禮喻嘉言李士材傅青主程履新李時珍張景岳此外尤指不勝屈皆名家也至於病分內傷外感即題目也望聞問切即搆思也立方即作文也藥性即經史也必有五百餘種熟於胸中方足供我

驅遣譬諸作文有出方有對也學者其可僅記大略而潦草塞責以忽視人命哉

一藥宜功過兼詳所謂功者藥必於病有情而後能奏效所謂過者某病於某藥不宜某藥於某體當禁必於立方時知所避忌而後不至傷人此編所纂悉詳明宜忌俾業醫者得是書而可以濟世亦病家有是書而不至誤於庸醫尤願業醫者均念人命至重竭力精詳是則余救世之苦心所深企望也夫

本草匯纂目錄

平補　黃耆一　人參二　太子參三　洋參三
當歸三　白朮四　龍眼四　大棗五　荔枝五
飴糖六　雞肉六　牛肉八　鯽魚八　蜂蜜八
溫補　萎蕤九　黃精九　甘草九　桑寄生十
柏子仁十　冬青子十　女貞子十　枸骨子十一　合歡皮十一
陳倉米十一　山藥十一　扁豆十二　鴨肉十二　鴿肉十二
阿膠十三　羊肉十三　燕窩十四　蠟十四　補火
附子十四　烏頭十五　仙茅十五　葫巴十五　淫羊藿十六
蛇床子十六　遠志十六　肉桂十七　沈香十七　硫黃十八
陽起石十八　石鐘乳十九　鹿茸十九　蝦十九　蛤蚧二十

本草圖籙 卷一

滋水

雄蠶蛾 廿　乾地黃 廿　冬葵子 廿　川牛膝 廿
杜牛膝 廿二　枸杞 廿二　榆白皮 廿二　胡麻 廿二
火麻仁 廿三　黑鉛 廿三　豬肉 廿三　龜板 廿四　龜膠 廿五
桑螵蛸 廿五　人乳 廿六　熟地黃 廿五　何首烏 廿六
肉蓯蓉 廿七　菟絲子 廿七　巴戟天 廿七　續斷 廿九

溫腎

杜仲 廿九　鎖陽 廿九　胡桃仁 廿九　靈砂 卅　龜膠 廿五
鹿膠 卅　覆盆子 卅一　狗脊 卅九　犬肉 卅一　**溫濇**
肉豆蔻 卅一　海狗腎 卅一　獺肝 卅一　蓮鬚 卅二
芡實 卅二　補骨脂 卅二　沒石子 卅三　蓮子 卅二　**寒濇**
五倍子 卅四　貰貰葡萄 卅三　阿芙蓉 卅三　禹餘糧 卅三　牡礪 卅五
蛤蜊粉 卅五　百草煎 卅四　粟殼 卅四　龍骨 卅四　五味子 卅六　酸棗仁 卅六

收斂

白芍 卅五

金櫻子三七	訶子三七	山茱萸三七	赤石脂三六	木瓜三六
烏梅三六		鎮虛	鐵粉三六	磁石三六
代赭石四十	雲母石四十	密陀僧四十		
細辛四二	紫蘇四二	黨參四二	桔梗四三	麻黃四一
蔥葉四一		羌活四四	獨活四四	生薑四一
荊芥四五	川芎四五	白芷四六	薄荷四六	防風四七
白附子四七	驅風	散寒		
決明子四九	天麻四七	天南星四八	威靈仙四九	藁本四七
冰片五一	草烏頭四九	茵蔯五十	桂枝五十	白蒺藜四九
穿山甲五二	海桐皮五一	皂角五一	辛夷五十	蒿本四七
蜈蚣五四	麝香五三	白花蛇五三	虎骨五三	全蠍五四
蝱蟲五四	蟬蛻五四	散溼	蛇蛻五三	厚樸五五
		蒼朮五五		

秦艽 五六	蔓荊子 五六	**散熱**	升麻 五七	葛根 五七
柴胡 五八	香薷 五九	淡豆豉 五九	常山 六〇	
藜蘆 六〇	木鱉子 六一	胡桐淚 六一	甜瓜蒂 六二	萊菔子 六二
膽礬 六三				
白豆蔻 六四	縮砂密 六五	**溫散**	草豆蔻 六五	使君子 六六
艾葉 六七	大茴香 六七	木香 六八	香附 六八	蓽撥 六九
甘松 六九	貝薑 六九	紅豆蔻 七〇	乾薑 七〇	益智 七〇	山柰 七〇
薰草 七一	排香草 七一	石菖蒲 七一	半夏 七二	藿香 七二
延胡索 七三	丁香 七四	白檀香 七五	紫檀香 七五	煙草 七三
安息香 七六	吳茱萸 七六	烏藥 七五	樟腦 七六	蘇合香 七五
松脂 七六	胡椒 七六	畢澄茄 七六	麥芽 七六	川椒 七七	大蒜 七九

第二卷目錄

平散

滲溼

瀉溼

防己　茵陳　地膚子　白鮮皮　苦參
琥珀　猪苓　赤小豆　滑石　石燕
刺蝟皮

瀉水

大戟　芫花　蕘花
甘遂　商陸　海藻　昆布　葶藶
白前　續隨子　瞿麥　石韋　紫貝
田螺　螻蛄

降痰

括蔞仁　天花粉
貝母　竹瀝　白果　礞石　白礬
蓬砂　牛黃

瀉熱

牽牛　大黃
連翹　前胡　白薇　白斂　紫菀
蘆根　貫衆　青箱子　竹茹　淡竹葉
天竹黃　秦皮　川楝子　密蒙花　柿蒂

梨	西瓜	銅青	空青
石膏	青鹽	食鹽	朴硝	海石	元明粉
寒水石	雪水	孩兒茶	熊膽	鱧魚膽
石決明	珍珠	金汁	秋石	青黛
黃芩	黃連	胡黃連	知母	**瀉火**
龍膽草	玄參	射干	天冬	丹皮
黃蘗	桑白皮	山梔子	地骨皮	枇杷葉
茶茗	犀角	羚羊角	人中白	童便
下氣	荊三稜	旋覆花	杏仁	枳殼
枳實	蕎麥	**平瀉**	沙參	薏苡仁
麥冬	百部	百合	石斛	鉤藤

本草圖彙 卷一

涼血			
白茅根	青蒿	萱草	山楂 糯米
米醋	陰陽水	鱉甲	雞蘇
澤蘭	大小薊	沙糖	穀精草 **溫血** 王不留行
天仙藤	骨碎補	桂心	乳香 酒
韭菜	墨	百草霜	兔屎 海螵蛸
側柏葉	生地	紅花	紫草 旱蓮草
銀柴胡	辰砂	赤芍	地榆 卷柏
銀柴胡	蒲公英	凌霄花	槐角 無名異
猪尾血	兔肉	青魚膽	夜明砂 血餘

下血

第二卷目錄

紫參　茜草　三七　鬱金

莪朮　薑黃　蒲黃　丹參　益母草
劉寄奴　蘇木　沒藥　郁李仁　乾漆
血竭　桃仁　蓮藕　自然銅　古文錢
花蕊石　兒茶　五靈脂　瓦楞子　斑蝥
水蛭　䖟蟲　䗪蟲　螃蟹

殺蟲

天名精　鶴虱　雷丸　蘆薈　阿魏
大楓子　榧實　石榴皮　水銀　銀硃
輕粉　穀蟲

發毒

蓖麻子　芙蓉花
楓香　象牙　蟾酥　人牙

解毒

景天　蚤休　馬鞭草　露蜂房　牛蒡子
金銀花　山荳根　薺苨　漏蘆　白頭翁

本草匯纂 卷一

| 山慈菰 | 菜豆 | 蚯蚓 | 蝸牛 | 八中黃 |

毒物
鳳仙子 巴豆 砒石 硇砂

續增二品
南天燭 冬蟲夏草

附錄日食菜物

糯米 粟米 稷米 梁米 黍米
大麥 穀芽 小麥 浮麥 麥麩
麵 紅麴 菜豆粉 黃豆 豆腐
豆醬油 白豆 黑豆 蠶豆 豌豆
豇豆 陳倉米見一卷 扁豆見二卷 胡麻見廿二 麥芽見一卷
米醋見二卷 薏苡仁見二卷 酒見二卷 菜豆見一卷 菜部
白菜 黑薑 煨薑 莧菜 馬齒莧

芥菜	菠菜	同蒿	油菜
胡蘿蔔	竹筍	芋	水蕨
魚腥草	茄子	壺盧	
越瓜	胡瓜	冬瓜	南瓜
石花菜	龍鬚菜	木耳	
生薑	蔥葉	小茴香	香蕈	蘑菰
大蒜見七九	薤見七九	百合見六五	韭菜見七四	果部
栗子	柿子	香橼	楊梅	橄欖
海松子	落花生	甘蔗	菱角	勃薺
慈菰	龍眼見一卷	大棗見五	荔枝見一卷	飴糖見六
蜂蜜見八	蓮子見三三	芡實見三三	葡萄見三三	木瓜見三八

烏梅見一卷三八　白果見二卷二九　梨見二卷三八　西瓜見二卷三八　杏仁見二卷六十

砂糖見二卷七一　桃仁見三卷九　藕見三卷十　**禽獸部**　鵝

班鳩　鴈　雉　鷄見一卷六　鴨見一卷十二

野鴨　鴿見一卷十二　羊見一卷十三　牛見一卷八　豬見一卷二四

犬見一卷三二　兔見二卷　馬　驢　騾

狗寶　熊　鹿　**鱗部**　鯉魚

鰣魚　鱓魚　鰌魚　海參　蟶

魚翅　淡菜　江珧柱　河豚　黃顙魚

鮑魚　青魚　白魚　鯿魚　鰲魚

臟腑主治藥品附三卷末

本草匯纂卷一　　男仁鏡　壽農恭校字

湖北孝感縣屠道和燮臣氏纂　孫義廉　鶴浦
蘄水縣吳學澄樸農　均　可垣　侍校
荊州駐防玉山雨峰　校　湖南安化門人梁　煥梅青同校

平補

黃耆 耑入肺兼入脾　味甘性温質輕皮黃肉白補肺氣實腠理益胃氣去肌熱瀉陰火去虛熱東垣云黃耆人參甘草三味退熱之聖藥也　入肺補氣入表實衛爲補氣諸藥之最是以名耆　生用則能固表無汗能發有汗能收　熟則生肌排膿內托爲瘡瘍聖藥　痘瘡不起陽虛無熱最宜　治癰疽久潰敗瘡排膿止痛大瘋癩疾五痔鼠瘻補虛小兒百病　助氣壯

筋骨長肉補血破癥瘕癖瘰癧瘦贅腸風且治崩帶淋濁取其補中升氣　人蔘氣味甘平陽兼有陰此則性秉純陽而陰氣絕少葢蔘宜於中虛耆宜於表虛蔘宜於水虧而氣不宣發耆宜於火衰而氣不上達　雖性畏防風然助以達表其功益大乃相畏更相使也　若陽盛陰虛上焦熱甚下焦虛寒肝氣不和肺脈洪大者並戒　出山西黎民綿上宜州甯州大而肥潤箭直良又有以苜蓿根僞充者但苜蓿根堅而脆黃耆至柔韌皮微黃褐色肉中白色此爲異耳若瘦小色黑堅硬不軟者服之令人胸滿　茯苓爲使惡龜甲白蘚皮反藜蘆畏五靈脂防風　血虛肺燥搥扁蜜炙發表生用氣虛肺寒酒炒　腎虛氣薄鹽湯蒸潤切片用

人蔘 專入肺兼入脾　性稟中和不寒不燥氣冠羣草能回肺

中元氣於垂絕之鄉　益土生金明目開心益智添精助神定驚止悸解渴除煩通經生脈破積消痰　治發熱自汗多夢紛紜嘔噦反胃虛咳喘促久病滑泄淋瀝脹滿中暑中風一切氣虛血損之症皆所必用　又善治短氣但非升麻爲引用不能補上升之氣升麻一分人蔘三分爲相得也　少用反滋壅塞多用乃能宣通故獨蔘湯須二兩生脈飲有用至四兩者　蔘同升麻則可瀉肺火同茯苓則可瀉腎火同麥冬則可生脈同黃耆甘草則可退熱是蔘更爲瀉火之劑　喘嗽恐壅不用肺寒而嗽勿用久病鬱熱在肺勿用諸痛恐其固氣不宜驟用陰虛火旺吐血勿用以血虛火亢之故　鬚性主下泄　蘆功主上涌吐可代瓜蒂尤良反藜蘆　用皆忌鐵久留經年須用淋過竈灰晒乾及或炒米同

蔘納入瓷器收藏　黨蔘止能淸肺毫無補益另詳後

太子蔘　耑入肺　雖甚細却短緊堅實大補元氣其力不下大蔘

洋蔘　耑入肺　味苦微甘性寒味厚氣薄補肺降火生津液除煩倦虛而有火者相宜　出大西洋佛蘭西　形似遼東糙人蔘煎之不香其氣甚薄　市中僞人蔘皆此造最難辨

當歸　耑入心辛甘溫潤生血上品主一切血症爲血中氣藥治血通用能除血刺痛主欬逆上氣溫瘧寒熱婦人漏下絕子補女子諸不足潤腸胃澤皮膚養血生肌排膿止痛　凡血枯血燥血閉血脫等症皆當用此主治　他如癰疽瘡瘍痛苦異常金瘡失血煮汁飲之皆能溫中　止痛並衝脈爲病而見逆氣裡

急帶脈爲病而見腹痛腰如坐水皆因血虛氣無所附之故得此則除客氣虛冷客血內寒中風中惡補五臟生肌肉氣血昏亂服之即定有各歸氣血之功故名當歸　按當歸頭則止血上行身則養血中守尾則破血下流全則活血不走　血虛氣不固佐以人參黃耆血熱佐以條芩梔連血積佐以大黃牽牛營虛表不解佐以柴葛麻桂衛熱表不斂佐以大黃　寒鬱而見瘧痢腰腹頭痛者用以散寒血虛而見風痙無汗者用以養血　大便滑泄鶩溏者忌用　秦產頭圓尾多色紫氣香肥潤名馬尾當歸其性力柔善補　川產尾粗堅枯名鑱頭當歸其性力剛善攻只宜發散收貯晒乾乘熱紙封甕內宜用酒洗　畏菖蒲海藻生薑惡溼麪

張景岳曰治血之劑古人多以四物爲主然亦有宜與不宜者蓋

補血行血無如當歸但當歸之性動而滑凡因火動血因火而嗽因溼而滑者忌之行血散血無如川芎然川芎之性升而散凡火帶血上氣虛多汗火不歸元者忌之生血涼血無如生地斂血清血無如芍藥然二物皆涼凡陽虛者非宜也脈弱身涼多嘔便溏者皆非宜也故用四物不可不察

白朮　專入脾味苦而甘性溫補脾氣燥脾溼　煖脾生津健食消穀爲脾臟補氣第一要藥除溼益燥益氣和中除胃中熱去諸經溼理胃　無汗能發有汗能收通溺止泄消痰治腫止熱化癖安胎止嘔　山藥專補脾陰白朮專補脾陽　生則較熟性鮮補但不滯膩除風寒溼痺及散腰臍間血並衝脈爲病逆氣裡急等證　同蓯蓉能補氣同歸地能補血瀉萎黃同枳實能治

痞同黃芩能安胎同澤泄能利水同乾薑桂心能消飲除癖同半夏丁香治小兒久瀉同牡蠣石斛麥麩治脾虛盜汗　血燥無溼腎間動氣築築燥渴便秘者忌服　脾虛無溼邪者用之反燥脾家津液是損脾陰也忌用　癰疽忌白朮以其燥腎而閉氣故反生膿作痛　又寒溼過盛水滿中宮者亦忌　且病屬陰虛血少精液不足血熱骨蒸口乾唇燥咳嗽吐痰吐血鼻衄齒衄便秘滯下者咸忌之　出浙江於潛者最佳米泔浸　助脾壁土炒　潤燥蜜炒　滋陰乳拌用　消脹麩皮炒

龍眼　耑入心脾　氣味甘溫補心脾氣血　益脾長智養心保血調和五臟開胃補虛爲心脾要藥　治健忘怔忡驚悸思慮勞傷心脾暨腸風下血　便血症多大要血淸色鮮另作一

泒濺出遠射四散其腸不痛是爲腸風無疑便血而見腹痛則爲熱毒下注不痛則爲溼毒下注痛而喜手按則爲寒毒下注血見鮮紅爲熱瘀淡爲寒瘀晦爲積鮮紫爲燥爲結血如鷄肝爛肉絞痛爲蠱症見面色萎黃大便不實聲短氣息惡心嘔吐六脈沈遲浮大無力爲虛神氣不爽脈數能食腸紅下泄腹痛便祕爲實總由氣失所統陰不隨陽而血自不歸附耳　甘潤兼有既能補脾固氣復能保血不耗非若大棗力專補脾氣味雖甘其性稍燥而無甘潤和柔之妙　但味甘體潤凡中滿氣壅腸滑泄利者大忌桂產者佳粤東產者性熱不堪入藥

大棗　耑入脾胃　味甘氣温色赤肉潤補脾胃中氣血爲補脾胃要藥　甘能補中解毒調和諸藥温能益氣滋脾潤心

肺調榮衛緩陰血生津液悅顏色通九竅助十二經凡風寒發散及補劑用之以發脾胃升騰之氣　凡心腹邪氣心下懸急者得此則調病見腸癖者用此則安　治奔豚用此滋土以平腎治水飲脇痛用十棗益土以勝水　多食損齒齒屬腎以土燥則尅水也　氣實中滿切忌　殺烏附毒忌葱魚同食　肥潤者良

荔枝

耑入肝脾　味甘而酸氣溫入脾助氣入肝益血養榮血衰火衰者服之則宜若平素火盛者服之反致助火發熱而有衄血齒痛之病　治呃逆不止荔枝七箇連皮核燒存性研末白湯調下立止　治風牙疼痛荔枝連殼燒存性研末搽牙即止　核味甘氣溫專入肝腎散滯辟寒　治胃脘痛婦人血氣痛煆存性五錢香附一兩為末每服三錢鹽湯下或米飲下名蠲

痛散單服醋湯下亦效治癩疝卵腫煅存性酒調服加茴香青皮炒為末酒服亦良　雙核形似睪丸尤治癩疝卵腫　殼性温補內托痘瘡不起用殼煎湯以服同石榴皮則能止久痢　然屬性燥用當酌症所宜　出建產者良　食多則醉取殼煎水飲

飴糖 甘入肺脾血　味甘氣温補脾潤肺化痰止嗽補乏止渴去血　凡脾虛而肺不潤者用此甘緩以補脾氣之不足兼因甘潤以制肺燥之有餘　脾虛而痰不化用以除痰脾虛而嗽不止用以止嗽　中虛而邪不解用以發表中虛而煩渴時見用以除煩止渴　他如中草烏毒用以甘緩誤吞芒刺痛楚異常用以柔軟　但糖經火煉成溼而且熱若使中滿氣逆實火實痰服之更動痰生火　震亨曰飴糖屬土而成於火多發溼中之熱

小兒多食損齒生蟲宜慎　牽白者不入藥

鷄肉　耑入肝　味甘性微温補肝火動肝風又補肺　沃通神殺惡毒辟不祥

丹雄鷄　補虛温中止血能愈久傷不瘥及女人崩中漏下赤白　凡人陽事不舉陰虛火盛脾胃虛弱者皆不宜食婦人小産胎動尤忌

烏骨鷄　别是一種獨得水木之精性專走肝腎血分　味甘氣平補虛癆羸弱治消渴中惡鬼擊心腹痛女人崩中帶下補血益陰祛熱生津止渴及下痢噤口要藥　時珍曰烏色屬水牝象屬陰故烏雌所治皆血分之病　烏骨鷄丸治婦人百病補虛益陰　鬼擊卒死用熱血以塗心下卽甦肘後方用烏鷄血

瀝口中令嚥仍破此鷄搨心下冷乃棄之道旁沙裡　瘢痕以猪脂三升飼烏鷄取矢同白芷當歸各一兩煎十沸去渣入鷹矢白半兩調敷　風痺用臘月烏鷄矢一升炒黃爲末絹袋盛漬三升酒中頻頻温服令醉皆取消導利溼清熱除風之意

白雄鷄 味酸氣微温治下氣療狂邪安五臟補中消渴調中除邪利小便去丹毒

黑雌鷄 味甘酸氣温作羹食治風安胎去溼痺甯心定志除邪解惡氣治血邪破心中宿血療癰疽排膿補新血及産後虛羸益色助氣　治反胃及腹痛踒折骨痛乳癰

黃雌鷄 氣味甘酸鹹平治傷中消渴小便數而不禁腸澼洩痢補益五臟絶傷療五癆益氣力添髓補精暖小腸止洩

精補水氣　鷄冠位處至高精華所聚凡年久雄鷄色赤尤爲陽氣充盛故刺血可治中惡驚悸中風口眼喎斜用血塗頰上卽正　鷄血和酒調服可使痘卽發　對口瘡用血塗卽散　中蜈蚣毒舌脹出口用冠血浸舌並咽卽消　治陰痿不起用雄鷄肝三具並兎絲子一觔爲末卵雀和丸如小豆大毎服五六十丸酒下　小兒疳積眼目不明並肝經實熱用雄鷄肝並胡黃連白芙蓉花肉荳蔻爲末化服虛熱用鷄肝同明雄黃桑白皮鷄內金爲末酒蒸去藥食　鷄屎白性寒不溫用治鼓脹其法用臘月乾鷄矢白半斤袋盛以酒醅一斗漬七日溫服三盃日三或爲末服亦可　石淋用鷄矢白日中晒半乾炒香爲末以酸漿飲服方寸匙日三次當下石出　卵淸微寒淸熱解毒治目赤痛煩滿欬逆小兒

下洩婦人難産胞衣不下癰疽瘡腫必用之藥　卵黃微温利産安胎但多食則滯　肫內黃皮耑消穀除熱止煩通溺　殼研末磨障除翳及敷下疳瘡

牛肉　耑入脾　本屬土黃牛色尤得正補脾固中治腸結不通噎膈反胃及唾涎補益腰脚益氣止渴　蓋氣益則津生渴止功與黃芪無異故痰瘧久病日服黃牛湯能令身漸輕强而無腫脹之病　黃牛性温水牛性平止洩安中養脾胃補虛勞强筋骨消水腫除脚氣　白水牛可治反胃吐食腸結不通　牛乳味甘微寒補虛羸止渴養心肺解熱毒潤皮膚治脾胃枯槁噎膈反胃　切忌同猪肉食則生寸白蟲　朱震亨曰反胃噎膈大便燥結宜牛乳羊乳時時嚥之兼服四物湯爲上策不可服人乳以

其有五味之毒七情之火也

鯽魚 耑入脾胃大腸　氣味甘溫諸魚性多屬火惟鯽魚屬土補土制水消腫　治虛羸溫中下氣止下痢腸痔和胃實腸行水治腸風下血膈氣吐食生搗塗瘰核乳癰堅腫　治腸癰以猪油煎灰服　消水腫合赤小豆煮汁服　治婦人陰瘡則炙油　治膈氣痞滿與胡蒜煨食　治反胃吐食入綠礬泥固煅性與厚樸反　忌蒜同芥菜食成腫疾同沙糖食生疳蟲同猪肝雞雉鹿猴等肉食生癰疽同麥冬食害人

蜂蜜 耑入脾肺兼入腸胃　生則性涼清熱熟則性溫補中白蜜和胃潤肺通結赤蜜性涼降火　治心腹邪氣諸經癇疾安五臟益氣補中止痛解毒去腫痛療口瘡明耳目和百藥

養脾氣除心煩飲食不下止腸澼腹中疼痛和營衛潤臟腑通三焦調脾胃　久服輕身不饑延年神仙面如花紅　同薤白塗湯火傷即時痛止　但性涼質潤若脾氣不實腎氣虛滑及溼熱痰滯胸痞不寬者咸忌　白如膏者良　蜂房味苦鹹辛氣平有毒清熱散結軟堅　治驚癇蠱毒癰疽瘰癧痔痢風毒等症　忌葱鮮萵苣同食　癰疽潰後禁用　煎水漱齒止風蟲疼痛洗乳癰蜂疔惡瘡皆取攻毒散邪殺蟲之意也　凡煉蜜必須用火熬開以紙覆經宿紙上去蠟盡再熬色變不可過度令熟入藥

萎蕤 平補　耑入肺兼入肝腎脾　味甘性平質潤　一名玉竹　能補肺陰及入肝脾腎以祛風溼補中益氣除煩悶止消渴潤心肺補五勞七傷與人參地黃稱為補劑上品　治中風暴熱身

重不能動搖跌筋結肉頭痛不安目痛眥爛淚出虛勞客熱風溫自汗語言難出寒瘧溫瘧心腹結氣虛熱溼毒腰腳疼痛莖中寒小便頻數失精　久服去面黑䵟使顏色潤澤輕身不老但氣平力薄須多用方能見功　肥白者良似黃精而差小黃白多鬚竹刀割去皮節發散用生補劑用蜜水拌飯上蒸熟用

黃精　耑入脾兼入肺腎　氣平味甘補脾陰補中益氣安五臟健脾胃潤心肺塡精髓助筋骨除風溼耐寒暑補五勞七傷下三尸蟲兼治癩疾且得坤土之精粹久服延年不饑　若使挾有痰溼則食反助痰　俗名山生薑九蒸九晒用

甘草　耑入脾　味甘性平質黃生寒熟熱　生用大瀉熱火炙用潤肺補脾補心血緩中氣補三焦元氣散表寒除邪熱

調和諸藥　解百藥毒如湯沃雪中烏頭毒巴豆毒甘草入腹即定並解小兒胎毒驚癇　若脾胃虛寒及挾有水氣脹滿皆忌然滿因虛致者又宜甘以泄滿　稍止莖中澀痛除胸中積熱　節消癰疽掀腫及除胸熱　取大而結者良　反芫花甘遂大戟

桑寄生

耑入肝腎　味苦而甘性平而和補肝腎祛風溼強筋骨止腰痛助腳脛療瘡瘍及金瘡堅髮齒長鬚眉治婦人崩漏孕婦血淋下乳固胎不寒不熱爲補腎補血要劑第出桑樹者眞須自採或連桑葉者乃可用　和莖葉細剉陰乾忌見火服則其效如神　若雜樹性氣不同恐反有害

柏子仁

耑入心　辛甘平潤養心血　除風溼療驚癇辟邪魅澤皮膚能使神恬氣適耳聰目明而無枯槁燥塞之患

香能補脾潤能補肝益腎甘能和胃固中通竅定心悸助神益血定魄安魂治歷節腰痛　但性多滑潤陰寒泄瀉者忌氣多香洩體虛火盛者亦忌　蒸熟暴乾自裂　炒研去油用畏菊花

冬青子　耑入肝腎　苦甘而凉補肝强筋補腎健骨　浸酒去風虛補益肌膚　燒灰入面膏治癉瘃滅瘢痕甚効　即俗呼陳青樹者葉微團子紅　冬日採佳酒浸蒸潤焙乾用　雖補肝腎强筋骨而補仍兼清

女貞子　耑入肝腎　氣味苦凉滋水黑髮　補肝腎滑腸胃安五臟强腰膝明耳目烏鬚髮補風虛除百病　惟陰虛有火者相宜虛寒者服之則腹痛作泄　即俗呼臈樹者酒浸潤蒸晒乾用　古方同旱蓮草桑椹以治虛損然須脾氣堅厚方

用若稍涉虛寒者切忌　葉長四五寸厚而柔子黑色

枸骨子　耑入肝腎　氣平味甘微苦涼無毒補腰膝益肝腎理失血血瘀補水培精浸酒補腰腳令健　但性多陰不燥用治陰虛證則宜若於陽虛用之則有碍　枝葉可燒灰淋汁或煎膏以塗白癜風　其脂可粘鼠雀　葉代茶飲甚妙　卽俗呼猫兒刺者　酒浸潤蒸晒乾用

合歡皮　耑入脾兼入心　味甘氣平補脾陰綏心氣安五臟怡心志令人歡樂無憂神氣自暢久服輕身明目得所欲熬膏消癰腫續筋骨　治肺癰唾濁單用煎湯　合阿膠煎湯治肺痿吐血皆驗　與白臘熬膏為長肉生肌續筋接骨之藥油調塗蜘蛛咬瘡　葉洗衣垢　折傷疼痛研末酒服二錢匕能

和血消腫止痛　但氣緩力微必重用方能見功　去粗皮炒用

陳倉米　專入胃兼入心脾　冲淡甘平養胃除煩渴止瀉祛溼補五臟益腸胃利小便　凡米存積未久則膠粘不爽食亦壅滯不消至熱病將愈胃氣未復猶忌食物戀膈熱與食鬱而煩以生必得冲淡甘平以爲調劑蓋陳倉米津液既枯氣味亦變故能養胃祛溼除煩　凡一切惡瘡百藥不效者用此作飯成團火煅存性麻油膩粉調敷力雖稍遜而功則大未可忽

山藥　專入脾兼入肺腎　味甘氣溫性微濇補脾陰益氣退熱除瀉痢止遺精色白入肺味甘入脾氣雖溫而却平爲補脾肺之陰亦能退虛熱潤皮毛長肌肉固腸胃益心氣化痰祛涎益腎强陰　生搗敷癰瘡消腫硬　但氣輕性緩非堪專任且與

麪同食則不能益人　滋陰生用補脾炒黃用

扁豆　耑入脾　味甘氣香性溫補脾除溼　香能舒脾溫能燥脾脾之穀也調和脾胃通利三焦降濁升清消暑止渴止瀉性極中和專治中宮之病　補五臟止嘔逆久服頭不白療霍亂吐利不止研末和醋服之　治女子赤白帶下用乾末和米飲服之　又解酒毒及河豚魚毒又以新汲水調末服能解砒霜但多食則壅氣凡傷寒邪熾者勿服　子粗圓色白者佳　連皮炒研用亦[illegible]浸去皮生用者

鴨肉　[illegible]有兼入肺腎　氣味甘溫補虛除癆逐痰利水和[illegible]熱療小兒驚癇　雌則微溫雄則微冷然究屬平性　故[illegible]虛者不見燥陽虛亦不見冷　微溫者能溫中補

虛扶陽利水時珍曰治水利小便宜用青頭雄鴨　微冷者入肺腎血分滋陰補虛除癆止嗽化痰利水消腫爲要　黑骨白毛者爲虛癆聖藥亦金水相生之義老者良　頭治水腫通利小便血解金銀丹石砒霜百毒及中惡溺死者　卵甘鹹微寒能滋陰除心腹膈熱炒鹽藏食佳　治久虛發熱嗽吐痰咳血火乘金位者用黑嘴白鴨一隻取血入溫酒量飲使直入肺經以酒補之外以棗肉二升參苓平胃散末一升將鴨乾撏去毛從脇下開竅去腸拭淨入棗與藥末縛定用沙甕一個置鴨在內以炭火漫煨以陳酒一瓶作三次入之酒乾爲度取起食鴨及棗頻服取愈

鴿肉　甘入肺腎　味鹹氣平補精益氣兼除瘡疥　性氣金水故能入腎入肺爲久患虛羸聖藥　蓋精無氣不行氣無

精不附服此味鹹温平則精旣見其有補而氣亦見其有益且內治虛乏外更能兼理瘡疥　凡皮膚惡瘡及癩風瘰癧瘍風等症煮熟酒服無不咸宜並辟諸般毒藥誠虛癆患疥之良劑補精與氣之要藥鴿形色最多惟白者最良　但肉雖益人然食多則恐減藥力卵能預解痘毒用白鴿卵一對入竹筒封置厠中半月以卵和辰砂三錢丸菉豆大每服三十丸三豆飲下使毒從大小便出也　屎亦能殺瘵蟲消腫及腹中痞塊

阿膠　耑入肝兼入肺腎心　味甘氣平入肝補血通潤心肺與腎　除風和血潤燥化痰滋腎水養心神清肺利小便調大腸聖藥　療一切風病咳嗽喘急肺痿唾膿血骨節疼痛水氣浮腫痔漏腸風衄血血淋尿血下痢癰疽腫毒心腹痛內崩勞極

洒洒如瘧狀四肢酸痛女子經水不調血痛血枯崩帶胎動下血安胎及產後諸病丈夫腰痛小腹痛虛勞羸瘦陰氣不足腳酸不能久立養肝氣堅筋骨久服輕身益氣　黑光帶綠至夏不軟者良　化痰蛤粉炒　止血蒲黃炒　或酒化或水化均可

羊肉　耑入脾　氣味甘溫大熱入脾補陰豐體澤膚開胃助陽健力補中益氣安心止悸止痛利產婦　治風逆瘦病丈夫勞傷小兒驚癇　東垣言補形實足盡羊肉大概十劑云補可去弱人參羊肉之屬是也蓋人參補氣羊肉補形　羊肝羊膽屬寒明目除翳　骨燒灰擦牙固腎　精脂潤膚澤肌血解砒霜及諸丹石毒若丹砂水銀輕粉硼砂砒霜硫黃石鐘乳空青雲母石陽起石等藥　乳潤燥消渴溫補腎肺　鬚敷疳療瘡　反半夏

菖蒲　忌銅器　同蕎麥豆醬食發痼疾　同醋食傷人心

燕窩　甘入肺脾腎　味甘性平微涼入肺補氣入胃生津入腎滋水補不致燥潤不致滯洵至美至平之味補而能清爲調理虛損癆瘵之聖藥　清肺益氣止嗽化痰止渴除煩安心定志明目爽神清胃火除口內臭氣　凡虛勞證有藥石難進者往往用此獲效　咳紅吐痰每兼冰糖煮食且爲食物上品　但脾寒胃[illegible]者宜少食　若火勢急迫又當用至陰重劑拯救

[illegible]而入肝脾　味淡性平入脾絕痢入肝活血　主潤臟腑經絡而有接續補傷生肌之妙且性最濇又能止瀉　治下痢神中續絕傷金瘡療洩澼後重赤白膿利小兒益氣久服輕[illegible]饑　治孕婦胎動下血不絕欲死以白蠟如鷄子大一枚煎

三五沸投美酒半斤立瘥　以上皆言蜜蠟至於蟲蠟味甘氣溫益血補中通經活絡止痛活血生肌補虛續絕可爲外科聖藥尿血用白蠟加於涼血滋腎藥中卽愈　患下疳者服之未成卽消已成卽斂　以半兩入鯽魚腹中煮食治腸紅神效

附子 補火

耑入命門　味辛大熱純陽有毒補命火逐冷厥　其性走而不守通行十二經無所不至爲補先天命門眞火第一要劑凡一切沉寒痼冷之症用此無不奏效　治寒毒厥逆呃逆嘔噦冷痢血瘕金瘡寒瀉霍亂轉筋拘攣風痺瘕癖積聚督脈爲病脊强而厥小兒慢驚痘瘡灰白癰疽不斂膝痛不能行步心腰疼痛脣青囊縮溫煖脾胃除脾溼腎寒補下焦陽虛脚氣頭風久痢脾泄久病嘔噦凡屬於寒者皆宜　入補氣藥中則追散失

之元陽入發散藥中則能開腠理以逐在表之風寒入溫煖藥內則能袪在裡之寒溼　若水虧火盛用以辛熱純陽則火益盛而水益虧　好古曰非身涼而四肢厥逆者不可僭用服附子以補火須防涸水　雖八味丸中用此以爲滋陽嚮導亦是使陰從陽復　生用則發散熟用則能補　水浸麪裹煨反半夏

烏頭 耑入命門　性輕逐風去寒疾溫脾凡風疾宜烏頭不似附子性重逐寒　即附子之母　烏附尖能吐風痰以治癲癇取其直達病所　天雄辛熱走竄補下焦命門陽虛主治風寒溼痺爲風家主藥既能發汗又能止陰汗細長者爲天雄　側附子連生附側善於發散四肢充達皮毛治手足溼風諸痺　以上烏頭附尖天雄側附子四味其功皆與附子補散差殊　反半

夏括蔞貝母白芨白斂　中其毒者黃連犀角甘草水解

仙茅　耑入命門辛熱微毒補火助陽煖精散寒除痹　下元虛弱陽衰精冷老人失溺無子並腹冷不食腰腳攣痹不能行動治一切風氣煖腰腳安五臟益陽道御房事不倦開胃消食下氣益顏色明耳目塡骨髓久服輕身　若相火熾盛者反至助火爲害叵測　川産良竹刀切糯米泔浸去赤汁酒拌蒸忌鐵

胡巴　耑入命門　苦溫純陽補火治臟虛逐冷除疝煖丹田右腎命門藥也入腎補命火壯元陽治腎臟虛冷陽氣不能歸元腹脇脹滿面色靑黑並疝瘕冷氣小腸偏墜寒溼腳氣補火須兼附子硫黃茴香吳茱萸同投且治膀胱氣甚效　酒浸暴乾炒用　若相火盛與心血虧者均禁用

淫羊藿　耑入命門兼入肝腎　辛香甘温無毒補火逐冷散風補腰膝強心力堅筋骨消瘰癧赤癰下部有瘡洗出蟲　治老人昏耄中年健忘男子絶陽不興女子絶陰不産且治冷風勞氣筋骨攣急四肢麻木不仁腰膝無力陰痿絶傷莖中傷利小便至云久服無子恐其陽旺多慾精氣耗散無他故也然相火易動者遠之　去枝羊脂拌炒山藥爲使得酒良

蛇床子　耑入命門　辛苦性温無毒補火燥溼宣風功能入腎補命火　凡命門火衰而致風溼內淫齒痛腰痛陰痿囊溼縮小便益陽事及女子陰戶腫痛蟲蝕子臟虛寒産門不開暨腰痠體痺赤白帶下脫肛與一切風溼瘡疥四肢頑痺去陰汗溼癬小兒驚癇撲損瘀血久服輕身好顔色令人有子日湯莖舉

關節利腰脊強手足遂瘡疥掃　大瘋身癢難當作湯浴洗　産後陰脫不收用此入絹袋熨收　但性溫燥凡命門火熾及下部有熱者切忌惡丹皮貝母巴豆去皮殼取仁微炒

遠志　耑入腎　辛苦而溫無毒補火行氣散鬱能通腎氣上達於心強智益志　治欬逆傷中除邪氣利九竅益智慧聰耳明目強志倍力定心氣止驚悸益精去心下膈氣皮膚熱面目黃安魂魄令人不迷堅壯陽道長肌肉助筋骨婦人血噤失音小兒客忤　療一切癰疽及腎積奔豚凡夢遺失精善忘喉痺失音小便赤濇因於腎薄而致者皆宜　喉痺失音作痛用末吹之涎出爲度　凡陰虛火旺便濁遺精喉痺癰腫慎勿妄用　如中天雄附子烏頭毒則煎汁飲之

肉桂 耑入命門肝　氣味純陽辛甘大熱有小毒直透肝腎血分大補命門相火除血分寒滯　惟味辛甘故能散肝風而補脾土凡肝邪尅土而無火者用此最妙　益陽消陰治沈寒痼冷去營衞風寒陽虛自汗陰盛失血目赤腫痛喉痺格陽鼻齆頭痛欬逆結氣脾虛惡食腹中冷痛溼盛瀉洩疏通血脈宣導百藥脇痛驚癇寒熱久瘧奔豚疝瘕通經催生墮胎秋冬下部腹痛養精神和顏色爲諸藥先聘通使久服輕身不老面生光華常如童子　凡木見桂而枯然能引無根之火降而歸元既峻補命門尤能竄上達表以通營衞　凡病患寒逆既宜溫中及因血氣不和欲其鼓舞則不必用附子惟於峻補血氣之內加肉桂以爲佐使　精虧血少肝盛火起者忌　出交趾者最佳今甚難得出潯

州者庶幾必肉厚氣香色紫有油味辛甘嘗之舌上極清楚者方可用若嘗之舌上不清及切開有白點者是洋桂大害人　去粗皮剉入藥勿見火得人蔘甘草麥冬良忌生葱石脂

沉香

耑入命門兼入脾　辛苦性溫無毒補火降氣歸腎　治上熱下寒氣逆喘急下氣墜痰去風水毒腫惡氣冷氣心腹疼痛噤口冷痢霍亂轉筋吐瀉氣痢冷風麻痺骨節不仁風溼皮膚瘙癢邪惡鬼疰大腸虛閉小便氣淋破癥癖　補右腎命門兼補脾胃及痰涎血出於脾　性能降亦能升理氣調中煖腰膝益精壯陽　但降多升少氣虛下陷陰虧火旺者切忌　色黑沉水油熟者良香甜者性平辛辣者性熱鷓鴣斑者名黃沉如牛角黑者名角沉咀之軟削之卷者名黃蠟沉甚難得伴沉者為煎香

棧香勿用鷄骨雖沈而心空並不堪用不沈者爲黄熟香　入湯劑磨汁沖服入丸散紙裹置懷中待燥碾之忌見火

硫黄

耑入命門　味酸有毒大熱純陽大補命門相火兼通寒閉不解與大黄一寒一熱並號將軍　療心腹積聚邪氣冷痛在脇欬逆上氣脚冷疼弱無力腰腎久冷　壯陽道補筋骨長肌膚益氣力　治陽氣暴絶陰毒傷寒虛寒久痢霍亂滑洩補命門不足化金銀銅鐵等物又治老人風氣冷等三秘爲補虛助陽聖藥且外殺癬疥及下部䘌瘡蟲蠱惡毒臟蟲邪魅並小兒慢驚婦人陰蝕血結皆效　凡虛癆中寒冷痢冷痛四肢厥逆並面赤戴陽六脈無力或細數無倫煩燥欲坐井中口苦咽乾漱水而不欲咽審屬虛火上浮陽被陰格者服無不效　但火極似水症

見寒厥不細審認輒作寒治遽用此藥其害匪淺　番船色黃堅如石者良土硫黃辛熱腥臭止可入瘡藥不可服餌

陽起石 鹹入命門　味鹹氣溫無毒補火逐寒宣瘀起陽溫煖命門右腎婦人子宮虛寒崩漏冷瘕寒癥止月水不定男子陰痿不起精乏腎莖冷腰膝疼冷如冰陰下溼癢去臭汗消水腫外塗喉腫因相火侵者散諸熱腫　育龜丸用為嗣續宗祧之基以陽起石合石龍子蛤蚧生犀角生附子草烏頭乳香沒藥血竭細辛黑芝麻五棓子為末生鱔魚血為丸硃砂為衣每日空心酒下百丸　雲頭雨腳鷺鷥毛色白滋潤者良火煅醋淬七次研粉水飛用桑螵蛸為使忌羊血不入湯劑惡澤泄菌桂雷丸石葵

石鐘乳　耑入胃大腸　味辛而甘氣温質重無毒鎮陽歸陰通竅利水　凡欬氣上逆寒嗽泄精脚弱冷痛虛滑遺精陽事不舉下焦傷竭强陰　明目益精安五臟通百節利九竅下乳汁壯元氣益陽事通聲補髓補五勞七傷治消渴引飲卽鶩管石也久服多服恐損人氣忌參朮羊血葱蒜胡荽

鹿茸　耑入命門腎兼入肝　甘鹹氣温生精補髓養血益陽强筋健骨治一切虛損耳聾目暗眩運虛痢　療虛勞洒洒如瘧羸瘦四肢酸疼脊痛小便數利洩精溺血破瘀血在腹散石淋癰腫骨中熱疽癢安胎下氣殺鬼精物補男子腰腎虛冷脚膝無力夜夢女交精溢自出女人崩中漏血赤白帶下　爲末空心酒服方寸匕壯筋骨　鹿茸能於右腎補腎脉之眞陽以益其精

氣不足　麋茸能於左腎補腎脈陰中之陽煖腎水以滋其血液不足　麋茸其質粗壯腦骨堅厚色毛蒼黧而兼白毛者則爲麋茸　形質差瘦腦骨差薄毛色黃澤而兼白毛者則爲鹿茸　麋鹿雖分有二然總屬塡精補髓堅强筋骨長養氣血爲補肝滋腎之要藥　鹿角初生長二三寸分岐如鞍紅如瑪瑙破之如朽木者良酥塗微炙用茸有小白蟲視之不見鼻齅恐蟲入鼻

蝦

耑入心肝肺　味最甘有小毒補火助風動氣　作羹治鱉瘕托痘瘡下乳汁法制壯陽道以蝦米一升蛤蚧二枚茴香蜀椒各四兩並以青鹽化酒炙炒以木香粗末一兩和勻候冷收新瓶中密封每服一匙空心鹽酒嚼下甚妙　性喜跳躍風火易動小兒切勿妄食恐其發瘡動氣　陰虛火動者尤忌以其性易

涸陰也　煮汁吐風痰搗膏傳蟲疽　治五野雞病小兒赤白遊腫搗碎敷之　海馬亦蝦屬主下胎催產及佐房術之用

蛤蚧　耑入命門兼入肺　補命門相火溫肺氣喘乏亦房術要藥　治久咳嗽肺勞傳尸殺鬼物邪氣下淋瀝通水道下石淋　通月經治肺氣療欬血　肺痿咯血咳嗽上氣治折傷補肺氣益精血定喘止嗽療肺癰消渴助陽道入藥去頭留尾酥炙口含少許雖疾走而氣不喘者眞可知益氣之功爲莫大焉但市多以龍子混冒龍子則剖開而身多赤斑皮耑助陽火性少濇　蛤蚧則纏束多對通身白鱗雌雄相呼屢日乃交兩兩相抱捕者擘之雖死不開　藥力在尾尾不全者不效　去頭足洗去鱗內砂土及肉毛酥炙或蜜炙或酒浸焙用　風寒咳嗽者不宜

雄蠶蛾　入命門　味鹹性温有小毒其性最淫　治暴風壯陽事止泄精尿血暖水臟起陰痿益精氣强陰道交精不倦並敷金瘡凍瘡湯火瘡滅瘢　治丈夫陰痿不起用此一夜每服一丸可御數女其方以蠶蛾二升去翅足微火灼黄爲末蜜丸如梧桐子大酒下以菖蒲止之　但只爲陽痿求嗣起見若使陰虚火盛而用此爲淫戲之術則陰愈竭而火愈盛必致速斃故古方多不具載恐人藉此以爲斲喪之具也蠶退紙燒灰可敷走馬牙疳入麝和蜜加白礬並治邪祟發狂悲泣

滋水

乾地黄　入肺兼入心脾　味苦甘性陰寒無毒涼血滋陰外潤皮膚　治傷中逐血痺除寒熱積聚療折跌絶筋男子勞傷女子胞漏下血溺血破惡血利大小腸通血脈益氣力利

耳目助心膽氣强筋骨安魂定魄治驚悸心肺損傷吐血鼻衂主心痛掌中熱痛脾氣痿躄嗜臥足下熱而痛　如相火熾强來乘陰位日漸熬煎爲陰虛火旺之證者宜以滋陰退陽　胃氣弱者恐妨食須酒炒尤須詳病人元氣淺深用之　胸腹多痰氣逆不利小便結痛者遠之　忌萊菔葱蒜銅鐵器

冬葵子

耑入胃大小腸　甘寒淡滑無毒潤燥利竅通營活衞消腫利水脾之菜也宜脾利胃氣滑大腸　宜導積滯姙婦食之胎滑易生煮汁服利小腸治時行黃病除客熱治惡瘡散膿血婦人帶下小兒熱毒下痢丹毒　服丹石人宜食　婦人難産以芎歸湯下三錢則易生　婦人乳房脹腫同砂仁等分爲末熱酒服三錢腫即消　破五腫利小便並臟腑寒熱羸瘦同榆

白皮服　蜀葵赤治血燥白治氣燥　乾葉爲末及燒灰服治金瘡出血　根解蜀椒毒小兒吞錢不出煮汁飲之神妙

川牛膝

耑入肝腎　苦酸而無毒引入下部經絡血分能溫補肝腎强健筋骨除腦中痛齒痛喉痺寒溼痿痺四肢拘攣膝痛不可屈伸逐血氣傷熱火爛墮胎療傷中少氣男子陰消老人失溺補中續絕益精利陰氣塡骨髓止髮白除腰膝痛　治陰痿補腎助十二經脈逐惡血　治腰膝懶怯冷弱破癥結排膿止痛婦人月水不通血結產後心腹痛並血運落死胎　同蓯蓉浸酒服益腎　竹木刺入肉嚼爛罨之　生用活血破瘀消腫治痛通淋引諸藥以下行並去惡血　下行生用入滋補藥酒蒸主用皆在肝腎下部若上焦藥中勿入夢遺滑精血崩不止及氣

虛下陷因而腿膝腫痛者大忌　惡龜甲畏白前忌牛肉

杜牛膝 解毒破血瀉熱吐痰　溺閉症見氣喘面赤有斑用杜牛膝濃煎膏飲下血一桶小便通而愈　不省人事絞汁入好酒灌之即甦以醋拌渣敷項下驚風痰瘧服汁能吐痰涎喉痺用杜牛膝搗汁和米醋半盞用鷄翅毛攪喉中以通其氣

枸杞 耑入腎兼入肝　甘寒性潤無毒滋肝益腎滑腸胃強筋健骨補精壯陽究爲滋水之味　治五內邪氣熱中消渴周痺風溼　下胸脇氣客熱頭痛補內傷強陰利大小腸補精氣易顏色變白去皮膚骨節間風祛上焦心肺客熱　和羊肉作羹食能益人且祛風明目　作飲代茶止渴消煩熱益陽事解麪毒補勞傷壯心氣消熱毒散癰腫久服堅筋骨耐寒暑輕身不老

令人長壽　虛寒泄瀉者服此恐有滑脫之弊　出甘州紅潤少核者良酒潤搗根名地骨皮另詳於後

楮實　耑入腎　味甘氣寒無毒滋腎陰　治陰痿益氣補諸臟陰血潤顏色壯筋骨健腰膝充肌肉消水腫　骨鯁可用煎湯以服　治血崩血暈以紙燒灰存性調服　斷婦人生育用衙門印紙燒吞水浸取洗而不浮者酒蒸用　久服令人骨痿皮甘平善行水治水腫氣滿　葉甘涼祛溼熱治老少下痢瘴痢

榆白皮　耑入胃大小腸　氣味甘平無毒　性滑利與冬葵子味亦同潤燥利竅滑腸　滲溼熱行津液消癰腫治五淋滑胎產通利大小便利水道療腸胃邪熱氣消腫治小兒頭瘡痂疕　通經脈搗涎傳瘡癬久服斷穀輕身不饑　又能止喘除

嗽而使人睡　脾胃虛寒者服之恐損眞耳　采皮爲麪荒年當糧可食香料用之黏滑勝於膠漆去粗皮取白　赤榆皮除邪氣祟入脾肺兼入肝腎　味甘而潤潤燥滑腸去風解毒

胡麻　補血煖皮耐饑　治傷中虛羸補五內益氣力長肌肉塡髓腦　堅筋骨明耳目療金瘡止痛及傷寒溫瘧大吐後虛熱羸困　補肺氣止心驚利大小腸耐寒暑逐風溼氣遊風頭風　細研塗髮令長　炒食不生風病中風人久食則步履端正言語不蹇　生嚼塗小兒頭瘡　煎湯浴惡瘡婦人陰瘡大效　凡因血枯而見二便艱澁鬚髮不烏風溼內乘發爲瘡疥並小兒痘疹黑歸腎見有燥象者宜甘緩滑利之味以投　若下元不固而見便溏陽痿精滑白帶皆忌　麻油甘寒滑胎利腸凡胞衣不下用

蜜同煎溫服　出於胡種大宛者尤佳

火麻仁　耑入脾胃大腸　味甘性平緩脾潤燥滑腸治陽明頭痛胃熱汗多而便難　宣風利關節小便頻數大腸出糞門　截腸病大腸出肛門寸許極痛苦乾則自落又出若腸盡則不可治但初覺截時即用器盛脂麻油坐浸之飲火麻汁數升即愈　更能止渴通乳及婦人難產老人血虛產後便祕最宜但性生走熟守入藥微研炒用　畏茯苓白薇牡蠣　殼最難去帛裹置沸湯待冷懸井中一夜晒乾就新瓦上挼去殼搗用

黑鉛　耑入腎　甘寒無毒補水之精墜痰降氣　鎮心安神明目固齒烏鬚髮療癭瘤鬼氣　消瘰癧癰腫解金石藥毒　凡一切水虧火熾而見噎膈反胃嘔吐眩暈痰氣上逆等症服

此立效但必煅製得宜不令滲入壓膀胱又生他變　鉛粉係黑鉛煅煉氣味辛寒但有豆粉蛤粉同入故止入氣而不入血其功耑能止痛生肌膏藥每取爲用且能化蟲殺蟲　鉛丹卽名黃丹係用黑硝黃鹽礬煅煉而成亦能殺蟲解熱墜痰祛積更拔毒去瘀長肉生肌膏藥多用目暴赤痛鉛丹調貼太陽立效　但性帶陰毒性味沈陰久服多服恐傷人心胃兼損陽氣

豬肉　耑入脾胃　性屬陰豐體澤膚　潤腸胃生津液　補腎氣虛竭　療狂病久不愈並中土坑惡氣　壓丹石毒宜肥熱人食之　但性陰寒陽事弱者忌且生溼痰招風熱凡傷風寒及病初起尤忌心血合硃砂能治驚癇癲疾　肝和明砂作丸能治雀目夜不能覩　肺合薏苡能治肺虛咳嗽　肚合黃連五

兩括蔞根白粱米各四兩知母三兩麥門冬二兩縫定蒸熟搗丸如梧子大毎服三十丸米飲下　能治臟腑及大腸熱毒氣味鹹冷不能補腎精氣止可借為腎經引導　腸合黃連為丸以服能治腸風臟毒　膽汁味苦氣寒質滑潤燥瀉肝和陰用灌穀道以治大便不通且能明目殺疳沐髮光澤　脬治夢中遺溺疝氣墜痛陰囊溼癢玉莖生瘡　乳甘鹹而寒能治小兒驚癇　蹄同通草煮湯能通乳汁　肉反黃連桔梗烏梅犯必瀉痢

龜板　耑入腎兼入心　甘鹹微寒入心通腎補心資智益腎滋陰　治陰血不足勞熱骨蒸腰腳疼痛久瀉久痢久嗽痎瘧癥瘕崩漏五痔產難小兒顖門不合服皆有效　首向腹故通任脈　通心入腎以滋陰　至陰大寒多用必傷脾土　腎雖虛

無熱者亦勿用　尿走竅透骨染鬚髮治啞聾

龜膠　甞入腎　氣味益陰　龜膠與龜板主治相同而經桑柴火熬成其力尤大故用板不如用膠然必審屬陽臟於陰果屬虧損服乃相宜若但屬微温亦不宜妄投　止以勞虛骨蒸爲用否則陰虛仍以熟地爲要此則至陰至寒猶恐傷胃

桑螵蛸　甞入肝腎膀胱　味鹹甘氣平無毒滋腎利水交心入肝腎命門益精氣而固腎　治虛損陰痿夢寐失精遺溺白濁能益精生子　又利水道通五淋縮小便及女子血崩疝瘕血閉腰痛　酒炒用　畏旋覆花　螳螂主治小兒驚搐並出箭鏃入肉以螳螂一箇巴豆半箇研敷傷處微癢且忍待極癢乃撼拔之以黃連貫眾湯洗石灰敷之或生爪散亦可

人乳　歸入肝腎肺　氣味甘潤補陰潤燥澤膚令人肥白　潤五臟補血液止消渴清煩熱理噎膈　解獨肝牛肉毒合濃豉汁服之神效　和雀屎去目中努肉　小兒服之益氣血補腦髓　赤澁多淚可用黃連浸點實爲補虛潤燥要劑　但臟寒胃弱作泄者不宜多服　乳與食同進卽成積滯發瀉　取首生無病婦人之乳白而稠者佳若黃赤色氣腥穢者不用或暴曬用茯苓粉收或水頓取粉猶良　頓乳取粉法小鍋燒水滚用銀瓢如碗大錫瓢亦可傾乳少許入瓢浮滚水上頓再浮冷水上立乾刮取再頓再刮如攤粉皮法

溫腎

熟地黃　歸入腎兼入肝　甘而微溫味厚氣薄專補腎臟眞水兼補五臟眞陰　塡骨髓長肌肉生精血補五臟內傷

不足通血脈利耳目黑鬚髮男子五勞七傷女子傷中胞漏經候不調胎產百病　補血氣滋腎水去臍腹急痛病後脛股酸痛坐而欲起目䀮䀮無所見　凡眞陰虧損爲發熱爲頭痛爲焦渴爲喉痺爲嗽痰爲喘氣或脾腎寒逆爲嘔吐或虛火載血於口鼻或水泛於皮膚或陰虛而泄利陽浮而狂燥或陰脫而仆地及陰虛而見神散見燥動見剛急皆賴此主治　陰虛而水邪上沸者必賴此以歸元　且兼散劑能發汗兼溫劑能回陽　若純陰無火厥氣上逆而嘔者深忌　痰多氣鬱之人能窒礙胸膈用宜斟酌　好酒砂仁末同入久蒸暴肥大者佳

何首烏　甘入肝兼入腎　苦澀微溫甘補肝血　滋水補腎黑髮輕身陰不甚滯陽不甚燥得天地中和之氣　治瘰

癧消癰腫療頭面風瘡治五痔止心痛益血氣黑髭髮悅顏色久服長筋骨益精髓延年不老亦治婦人產後及帶下諸疾　久服令人有子治腹臟一切宿疾冷氣腸風　瀉肝風止惡瘧益陰補肝爲瘧疾要藥　時珍曰不寒不燥功在地黃天冬之上　稟春氣以生而爲風木之化故專入肝經以爲益血祛風之用兼補腎者亦因補肝而兼及也　熟地峻補先天眞陰其功可立救孤陽亢烈之危　首烏係調補後天營血果能常服則自長養精神却病調元蓋先天後天之陰不同故奏功之緩急輕重亦大有異況名夜合又名能嗣則補血之中尙有助陽之力豈若地黃祇能滋水氣薄味厚而濁中之濁僅爲堅強骨髓之用乎　以大如拳五瓣者良泔浸竹刀刮皮切片用黑豆與首烏拌勻鋪柳甑入沙

鍋九蒸九曬茯苓爲使忌豬肉無鱗魚萊菔葱蒜鐵器

肉蓯蓉

耑入腎兼入大腸　甘酸鹹温體潤色黑滋腎潤燥治五勞七傷補中除莖中寒熱痛養安五臟益陰氣多子婦人癥瘕積塊除膀胱邪氣止痢益髓悅顏色延年大補壯陽日御過倍治女人血崩男子絕陽不興女子胞陰不産潤五臟長肌肉煖腰膝男子洩精血遺瀝女子帶下陰痛　若火衰至極反用此甘潤之品意與附桂同能補陽其失遠矣況既言補陰而又以蓯蓉爲名是明因其功力不驟氣耑潤燥是以宜於便閉而不宜於胃虛之人也謂之滋陰則可謂之補火則未必　大如臂有松子鱗甲者良酒浸刷去浮甲劈除內筋膜酒蒸半日酥炙用忌鐵器

鎖陽　甘入腎兼入大腸　味甘鹹性温澀無毒　大補陰氣益精血利大便　與蓯蓉同爲一類潤燥養筋治痿弱凡陰氣衰損精血衰敗大便燥結者啖之可代蓯蓉不燥結者勿用煮粥彌佳性雖温而體仍潤　又云補陽者亦陰補而陽自興之意洩瀉及陽易舉而陰不固者忌之　鱗甲櫛比狀類男陽酥炙

菟絲子　甘入肝腎兼入脾　辛甘温平質粘温而不燥補而不滯温腎補肝止遺固脫補精添髓强筋健骨煖腰温膝明目袪風養肌强陰主莖中寒精自出溺有餘瀝口苦燥渴寒血爲積久服輕身延年去面皯悅顏色　血補則風除爲補肝腎脾氣要劑合補骨杜仲用之最宜　酒浸煮爛作餅山藥爲使

巴戟天　甘入腎　辛甘微温温補腎陰兼袪風溼爲補腎要藥

治五癆七傷强陰益精凡腰膝疼痛風氣脚氣水腫水脹大風邪氣陰痿不起强筋骨安五臟補心志益氣力療頭面遊風小腹及陰中相引痛男子夜夢鬼交精洩强陰下氣治風癩及一切風疾補血海　地黄飲子用以治風邪可知不專補陰　去心酒浸焙用覆盆子爲使惡丹參　陰虚而相火熾者忌服

續斷　耑入肝腎　味苦性温温補肝腎散筋骨血氣凝滯　又味辛能入肝補筋　補五勞七傷破癥結瘀血消腫毒腸風痔瘻乳癰瘰癧去諸温毒通宣血脈　凡跌撲損傷癰腫及筋骨曲節血氣滯結之處服即消散止痛生肌　治婦人崩漏産後胎漏子宮冷面黄虚腫並縮小便固精止尿血安胎久服能使氣力倍增筋斷復續故曰續斷實疏通氣血筋骨第一要藥也　第

因精薄而見精脫胎動溺血失血等症深忌以性下行故耳　功與地黃牛膝杜仲巴戟相等但有微別　川產狀如鷄腳皮黃皺節節斷者眞去皮硬筋酒浸用

杜仲

耑入肝　辛甘微温温補肝氣達於下部筋骨氣血　治腎勞腰攣爲筋骨血氣之需色紫入肝潤肝燥補肝經風虛爲肝經氣藥　治腰膝痛補中益精氣堅筋骨强志　腳中酸痛不欲踐地　除陰癢去囊溼痿痺癱軟胎滑夢遺小便餘瀝若遺精有痛用此益見精脫不已胎因氣虛而血不固用此益見血脫不止　且腎雖虛而火熾者亦勿用　功與牛膝地黃續斷相佐而成　出漢中厚潤者良產湖廣者皮薄肉厚尤佳去粗皮剉或酥或酒或蜜炙或薑或鹽或酒炒在人隨症活變惡黑參

覆盆子 耑入腎甘酸微温無毒能濇精固脫 性氣中和功能温腎而不燥固精而不凝故陰痿能强肌膚能澤臟腑能和鬚髮不白女子多孕既有補益復多收斂名爲覆盆者能使溺盆皆覆也 補虛强陰温中益力安和五臟療癆損風虛補肝明目並宜搗篩每日水服三錢益腎臟縮小便取汁同蜜少許煎爲稀膏點服補肺氣虛寒 但性固濇小便不利者勿服 葉絞汁滴目中出目絃蟲除膚赤收溼止淚 酒浸色紅者眞否即是假但眞者甚少去蒂淘淨搗餅用時酒拌蒸 同車前五味兎絲蒺藜爲五子衍宗丸治男子精氣虧乏中年無子加巴戟天膃肭臍補骨脂鹿茸白膠山茱萸肉蓯蓉治陽虛陰痿臨房不舉精寒精薄

狗脊　耑入肝腎　味苦甘平微温無毒温補肝腎以除寒溼風溼補血滋水治背促腰痛腳弱失溺周痺强機關利俯仰療風虛目闇膝痛健筋骨補益男子尤利老人　苦能燥溼甘能益血温則補腎養氣是補而能走之藥切片酒蒸

胡桃肉　耑入命門兼入肺大腸　味甘氣熱皮濇肉潤汁黑無毒温補命門濇精固氣　治虛寒咳嗽腰腳重痛心腹疝痛血利腸風散腫毒發痘瘡制銅毒　食之令人肥健黑鬚髮利小便去五痔　又令人能食其法不得併食須漸漸食之初日服一顆每五日加一顆至二十顆止周而復始常服令人能食骨肉細膩光潤鬚髮黑澤血脈通潤去一切老痔通命門助相火利三焦温肺潤腸補氣養血潤燥化痰歛氣定喘濇精固腎與補骨

脂一水一火大補下焦有同氣相生之妙　然壯腎火助風痰凡肺有熱痰及命門火熾者忌且多食則脫眉　油者有毒止殺蟲治瘡

靈砂　耑入腎　甘温無毒治五臟療百病養神安魂魄益氣明目通血脈止煩滿益精神殺精魅惡鬼氣久服通神明不老輕身神仙令人心靈　主上盛下虛痰涎壅盛頭旋吐逆霍亂反胃心腹冷痛升降陰陽既濟水火研末糯米糊爲丸棗湯服最能鎮墜神丹也　又名神砂係水銀硫黃二物煅煉而成其法用水銀一兩硫黃六銖細研炒作青砂頭後入水火既濟爐抽之如束鍼紋者成就也此以至陽勾至陰脫陰反陽故曰靈砂　凡陽邪上浮下不交陰而致虛煩狂躁寤寐不安精神恍惚者用此墜

陽交陰則精神鎮攝而諸病悉去故曰靈　東垣言治久患反胃及一切吐逆小兒驚吐其效如神　後人不明神砂卽屬丹砂混以靈砂入於益元散內詎知天淵各別

鹿膠　耑入腎　味甘氣平無毒　溫補腎陰以通衝任　補陽益陰强精活血總爲通督脈補命門之要藥吐血下血腰痛四肢作痛多汗淋露折跌損傷補虛勞治勞嗽尿精尿血瘡瘍腫毒婦人漏下赤白能令有子止痛安胎久服長肌益髓令人肥健悅顏色輕身延年　但性緩味甘不如茸之力峻　同桂則通陽除寒熱驚癇同龜膠則達任治羸瘦腰痛同地黃則入衝治婦人血閉胎漏　若上焦有痰熱胃家有火吐血屬陰衰火盛者俱忌　角鹹溫生能散熱行血消腫辟惡熟能益腎補虛强精活血

角霜連汁煎乾能治脾胃虛寒便泄取其溫而不滯

海狗腎 耑入肝腎　卽膃肭臍味甘而鹹大熱無毒溫腎補精行血軟堅　補虛固精壯陽氣補中益腎氣煖腰膝破癥結療狂癎疾　五勞七傷陰痿少力面黑精冷最良　治鬼氣尸疰夢與鬼交鬼魅狐魅心腹痛中惡邪氣宿血結塊痃癖羸瘦此藥長年溫潤臘月置水中不凍性熱可知又投睡熟犬邊犬卽驚跳　但脾胃挾有寒溼者亦忌　酒浸紙裹炙香剉擣或於銀器中以酒煎熟合藥用　以漢椒樟腦同收則不壞

獺肝 耑入肝腎　性稟純陽其性最淫性溫味鹹微毒　治鬼疰傳尸蠱毒殺蠱　治上氣咳嗽虛勞嗽病虛汗客熱四肢寒瘧　止久嗽除魚鯁並燒灰酒服之　治屍疰取獺肝一具

陰乾爲末水服方寸匕日三以瘥爲度如無獺肝獺爪亦可小兒鬼疰及諸魚骨鯁燒灰酒服　獺莖治陽虛陰痿精寒取陰一枚價值數金若以婦人摩熱則莖躍然而動

犬肉

耑入脾胃腎　味鹹性溫屬土有火無毒補脾陰溫腎陰溫煖脾胃安五臟又補絕傷壯陽道煖腰膝益氣力補血脈厚腸胃實下焦塡骨髓　肉炙食亦熱姙婦食之令子無聲氣壯多火陽事易舉者忌之熱病後及中滿症服更能殺人反商陸畏杏仁惡蒜　狗寶係結成狗腹中者最難得專攻翻胃善理疔疽　黃犬益脾黑犬補腎他色者不宜用

肉豆蔻

溫濇

耑入脾胃兼入大腸　辛溫氣香兼苦而澀燥脾溫胃濇腸行滯治膨消脹　治積冷氣止嘔逆反胃消穀下

氣　散肺中滯氣寬膈進食去白睛翳膜　除瘧疾寒解酒毒補肺氣益脾胃理元氣收脫氣　凡脾胃虛寒挾有痰食而見心腹冷痛瀉泄不止服此辛溫旣能除冷去脹復能濇腸止痢　與補骨脂同用則能止腎虛泄利　鬱熱暴注因熱腹痛火升作嘔氣虛諸證咸禁　出嶺南糯米粉裹煨熟去油用忌鐵

補骨脂　岀人腎　氣味辛大溫無毒　卽破故紙辛苦大溫色黑無毒溫腎逐冷濇氣止脫　興陽事煖丹田治耳鳴耳聾兩足痿軟能歛神明使心胞之火與命門之火相通因而元陽堅固骨髓充實療五勞七傷肝腎虧損男子腰膝冷痛囊溼腎冷流精腎虛泄瀉婦人腎虛胎滑　或因氣陷氣短而見胎墮水衰火盛而見精流泄瀉妄用止脫則殺人矣　鹽水炒惡甘草

沒石子　耑入腎兼入脾胃　味苦性温色黑固腎止脫　益血生精和氣安神　功專入腎固氣凡夢遺精滑陰痿齒痛腹冷泄瀉赤白痢疾瘡口不收陰汗不止一切虛火上浮腎氣不固者取其苦以堅腎温以煖胃健脾黑以入腎益氣補精俾氣納丹田不爲走洩則諸病自愈　合他藥以染鬚髮爲末以擦牙齒皆是收濇之力　多用恐氣過下　顆小紋細者佳忌銅鐵

蓮子　耑入脾兼入心腎　甘温而濇補心與腎能交水火而媾心腎安靜上下君相火邪通十二經絡血脈理夢遺崩帶等症　味濇則腸胃亦固而無五更洞泄之虞　大便燥者勿服　蓮心性苦寒能治心熱　石蓮除噤口熱毒淋濁　若產樹上者不宜　黑如石者佳　蓮藕生則滌熱除煩熟則補中和胃

蓮鬚 耑入心腎　甘温而濇功與蓮子略同但濇性居多服能清心通腎益血固精烏鬚黑髮止崩住帶凡慾動精薄而見滑脫不禁者當用此秘濇　忌地黄蒜葱

芡實 耑入脾兼入腎　氣味甘平而濇無毒補脾固腎助氣濇精　治溼痺腰脊膝痛解暑熱酒毒止洩瀉療小便不禁夢遺滑精白濁帶下除暴疾止渴益精開胃益腎助氣强志令耳目聰明久服輕身不饑耐老神仙　大小便不利者勿服小兒不宜多食最難消化　蒸熟擣粉若入濇精藥可連殼用

瑣瑣葡萄 耑入腎　氣味甘鹹而温能攝精氣歸宿腎臟與五味子功用不甚相遠壯人以之强腎用此與人參各一錢火酒浸一宿清晨投手心摩擦腰脊能助筋力强壯若臥時

摩擦腰脊力助陽事若堅强者服之尤爲得力

阿芙蓉 耑入命門 氣味酸濇用此一分粳米飯搗作三丸通治虛寒百病 凡泄瀉脫肛久痢虛滑用一二分米飲送下功勝粟殼 不可多服忌酸醋犯之斷腸及忌葱蒜漿水

補火濇精秘氣

禹餘糧 耑入大腸胃兼入心腎 甘平性濇質重鎭怯固脫治欬逆寒熱煩滿血閉癥瘕小腹疼結煩痛及骨節疼四肢不仁痔瘻等疾 治傷寒下利不止心下痞鞕利在下焦赤石脂禹餘糧丸主之取重以鎭怯濇以固脫 功與石脂相同而石脂之温則又過之 取無砂者良細研淘取汁澄用

寒濇

五棓子　耑入肺脾　味酸而濇氣寒能斂　生津液消酒毒
内服斂肺瀉火除熱止嗽固脫外祛風溼殺蟲　能斂
肺經浮熱爲化痰滲溼降火收濇之劑　癬疥瘙癢眼目赤痛用
之皆效　治五痔下血不止小兒夜啼及面鼻疳瘡消腫毒喉痺
斂潰瘡金瘡收脫肛及子腸墜下　口瘡摻之便可飲食　腸虛
泄痢爲末熱湯服之　治自汗盜汗用五棓子研末津調塡臍中
縛定一夜卽止　染鬚皂物最妙生於鹽膚木上乃小蟲食汁遺
種結毬於葉間　入藥或生或炒用

百草煎　耑入肺胃　係五棓子末同藥作餅而成其性稍浮味
酸濇而帶餘甘　淸肺化痰定嗽解熱生津止渴收溼
消酒烏鬚髮止下血久痢脫肛牙宣齒䘌面鼻疳蝕口舌糜爛風

淫諸瘡　斂肺止嗽固脫凡上焦痰嗽熱咳諸病用此含化最宜加以火煆則治下焦血脫腫毒金瘡喉痺口瘡等症用之卽效以黑能入下焦故也　製用五棓子一觔同桔梗甘草眞茶各二兩入酵糟四兩擂爛拌和器盛置糠缸中罨之待發起如發麪狀卽成矣撚作餅丸曬乾用

粟殼　耑入肺大腸兼入腎　卽御米殼酸濇微寒斂肺濇腸固腎　凡久瀉久痢脫肛久嗽氣乏並心腹筋骨諸痛遺精脫肛者最宜　嗽痢初起者大忌罌中有米極細氣味甘寒煮粥能治反胃　粟殼洗去蒂膜或醋炒蜜炒取用

龍骨　耑入肝腎大腸兼入心　甘濇微寒斂肝氣止脫鎮驚安魄　入肝斂魂故能鎮驚辟邪止汗定喘　治心腹鬼疰

精物老魅欬逆洩痢膿血女子漏下癥瘕堅結小兒熱氣驚癇心腹煩滿恚怒氣伏在心下不得喘息腸癰肉疽四肢痿枯夜臥自驚汗出縮小便溺血養精神安五臟　白龍骨主多寐洩精止夜夢鬼交虛而多夢紛紜止冷痢下膿血　止腸風下血鼻洪吐血止瀉痢澀腸胃止陰瘧及脫肛瘡口不斂　北地錦紋舐之粘舌者佳酒煮火煅用忌魚及鐵畏石膏川椒得人參牛黃良

牡礪　耑入腎兼入肝　鹹澀微寒功耑入腎軟堅化痰散結收濇固脫　治傷寒寒熱溫瘧洒洒驚恚怒氣除鼠瘻强骨節殺鬼延年　除留熱在關節營衞虛熱去來不定煩滿心痛氣結除老血澀大小腸止大小便去脇下堅滿止心脾氣痛小兒驚癇　凡瘰癧結核血瘕遺精崩帶咳嗽盜汗遺尿滑泄燥渴溫瘧

赤痢等症皆能有效　然鹹味獨勝走腎斂濇居多久服亦能寒中　煅成粉用此屬海氣化成

蛤蜊粉

耑入腎兼入肺肝　卽海內水蚌殼煅而爲粉也性鹹寒解毒化痰止嗽斂寒治腫　治熱痰老痰溼痰頑痰疝氣白濁帶下同香附末薑汁調服主心痛　淸熱利溼化痰飲定喘嗽止嘔逆止遺精白濁心脾疼痛化積塊解結氣散腫毒消癭核　油調塗湯火傷　治水腫以大蒜十個搗泥入蛤粉爲丸食前白湯下　文蛤性兼利水止渴除煩並治血熱崩中帶下等症　海蛤亦屬利水消腫止嗽之品

收斂

白芍

耑入肝　味酸微寒無毒耑入肝經血分斂氣　瀉肝安

脾肺收胃氣能於土中洩木清胃熱固腠理和血脈收陰氣斂逆氣　治邪氣腹痛腰痛除血痺破堅積散惡血逐賊血治肺急脹逆喘咳水氣滿腰溶溶如坐水中　益氣除煩斂汗安胎補癆退熱及治瀉痢後重痞脹脇痛肺脹噯逆癰腫疝瘕鼻衄目澁溺閉皆因肝氣過盛致陰液不斂　能理脾肺者因肝氣旣收則木不尅土金亦得養產後不宜妄用　出杭州佳酒炒用惡芒硝石斛反藜蘆畏鼈甲小薊

五味子　耑入肺腎　氣味酸鹹溫無毒　味雖有五酸鹹居多其性亦溫斂肺歸腎澁精固氣　治喘欬燥嗽壯水鎮陽治風消食反胃霍亂轉筋痃癖奔豚冷氣心腹氣脹補虛癆益男子精令人體膚悅澤　斂氣滋水澁精强陰益氣生津補虛明

目止嘔除泄甯嗽定喘除煩止渴消腫解酒收耗散之氣及瞳子散大爲保肺滋腎要藥　蓋氣發於腎出於肺若陰虛火起則煩渴嗽咳遺精汗散互見故用此而氣始有歸宿則諸病悉除　寒邪初冒脈實有火者禁用恐閉邪氣必先發散而後用之良　北產紫黑者良入補藥蒸用嗽藥生用惡萎蕤

酸棗仁　耑入肝膽兼入脾　甘酸温潤有生熟之分生則導虛熱故療肝熱好眠神昏燥倦之症　熟則收斂津液故療膽虛不眠煩渴虛汗之症本肝膽二經要藥因其氣味香甘故又舒脾　治心腹寒熱邪結氣聚四肢酸痛溼痺久服安五臟輕身延年治煩心不得眠臍上下痛久泄虛汗煩渴補中益肝氣堅筋骨助陰氣能令人肥健袪筋骨風炒仁研湯服　按肝虛則陰

傷而心煩魂不能藏因不得眠故凡傷寒虛煩多汗及虛人盜汗皆炒用取其收斂肝脾津液　治心多驚悸用酸棗仁一兩炒香搗爲散每服二錢竹葉湯調下　治虛勞虛煩用棗仁二升甘草一兩炙知母茯苓芎藭各二兩深師加生薑二兩此補肝之劑歸脾湯亦以養營氣則肝自藏魂而神恬血自歸脾而臥安矣至膽熱因被熱淫神志昏冒故好眠仍兼煩燥用此療熱則神氣清爽安和好眠　仁性多潤滑泄最忌　惡防己

金櫻子

耑入腎脾肺　生者酸濇熟者甘濇收濇脾腎與肺之
精氣　濇可止脫甘可補中酸可收陰　理夢遺崩帶遺尿且能安魂定魄補精益氣壯筋健骨　然此雖收濇佳劑若無故熬膏頻服而令經絡隧道阻滯非爲無益反致增害　熟則

純甘熬膏甘多濇少　取半黃者去刺核

訶子

耑入大腸肺　氣溫味苦酸濇氣溫無毒收脫止瀉仍降痰火　實大腸斂肺消痰降火除滑止喘定逆開胃調胃和中消膨去脹　治冷氣破胸膈結氣止嘔吐霍亂心腹虛痛腎氣奔豚肺氣喘急腸風瀉血崩中帶下胎漏胎動　患痢人肛門急痛產婦陰痛和蠟燒煙薰之　及煎湯薰洗　治痰嗽咽喉不利含三數枚殊勝　但苦性居多服反使氣下降虛人不宜獨用嗽痢初起者切忌　外邪未除者禁　生清肺行氣熟溫胃固腸　酒蒸去核用肉　波斯國人行舟遇大魚涎滑數里舟不能行投以訶子其滑即化可知化痰之力

山茱萸

耑入肝腎　味酸性溫而濇溫補肝腎濇精固氣　能

痿腰膝助水臟及風寒溼痺鼻塞目乾　安五臟通九竅耳鳴耳聾皆治入肝腎二經氣分　治心下邪氣腸胃風邪寒熱疝瘕頭風面皰强陰益精興陽道堅陰莖止老人尿不節治面上瘡能發汗止月水不定　去核用惡桔梗防風防己

赤石脂 專入大腸　甘酸辛大温無毒　質重入下焦血分固脫及兼遺瘍收口長肉生肌　養心氣明目益精療腹痛腸澼下痢赤白癰疽瘡痔女子崩中產後胞衣不出催生下胎　補心血厚腸胃除水溼收脫肛補五臟虛乏　赤入血分白入氣分　細膩粘舌者良研粉水飛用惡芫花畏大黃　與禹餘糧粟殼皆屬收濇固脫之劑但粟殼體輕微寒止入氣分歛肺禹餘甘平性濇重過石脂此則功專主濇其鎮墜終遜禹餘之力

木瓜 専入脾肺兼入肝　氣味酸濇而温無毒疎脾胃筋骨之溼收脾肺耗散之氣　調營胃助穀氣　理脾舒筋斂肺伐肝疏溼熱治吐利轉筋脚氣　治脚氣衝心取嫩者一顆去子煎服佳　强筋骨下冷氣止嘔逆心膈痰唾消食止水利後渴不止作飲服之　止奔豚及水腫冷熱痢心腹痛食之太過又損齒與骨及犯癃閉　且伐肝卽理脚氣亦宜審其虛實寒溼者宜熱溼者忌　陳者良忌鐵

烏梅 専入肺腸兼入肝膽　酸濇而温係脾肺血分之果斂肺濇腸　下氣除熱去煩滿安心止肢體疼痛偏枯不仁死肌去青黑痣蝕惡肉　去痺利筋脈止下痢好唾口乾　水漬汁飲治傷寒煩熱　止渴調中去痰止瘴瘧止吐逆霍亂除冷熱痢

治虛勞骨蒸消酒毒令人得睡　和建茶乾薑爲丸服止休息痢大驗　軟筋骨殺伏蟲刺入肉中則拔　久嗽瀉痢氣逆反胃噎膈蚘厥吐利解魚毒馬汗毒硫黄毒消癰腫攻眩仆　治痢血用烏梅胡黄連竈下土等分爲末茶調服亦效　治惡肉用烏梅燒存性研敷惡肉上一夜立盡　治癰毒用此燒灰存性爲末入輕粉少許香油調塗四圍　治牙關緊閉取肉擦牙齦涎出卽開白梅尤良　人之舌下有四竅兩通膽液故食梅則津生　白梅由於鹽清若牙關緊閉死肉黑痣白梅用之更捷也　但肝喜散惡收久服酸味亦伐生氣且於諸症初起切忌

鎮虛

金銀薄 耑入肝　辛平有毒平肝鎮怯　除邪殺毒安魂定魄

養心和血止癲除狂療驚袪風凡癲癇風熱上氣咳嗽傷寒肺損吐血骨蒸勞極作渴並以金薄入丸散服　銀薄堅筋骨鎮心明目　去風熱癲癇交丸散用　療小兒驚傷五臟風癇癲疾狂走銀薄色薄入氣金薄色黃入血差各有別　畏錫水銀遇鉛則碎五金皆畏入丸為衣入湯劑水煮用

鐵粉　耑入肝　氣辛味鹹性平無毒入肝平木質重墜鎮驚療狂消癰解毒　安心神堅筋骨强志力除風邪養血氣治心痛健忘止虛癇鎮五臟消宿食去邪氣冷氣痃癖癥結脫肛痔瘻及傷竹木刺入肉　和諸藥用棗膏為丸　暫用則可久用鮮效且諸草藥切忌畏磁石皂莢燒赤醋沃七次用

磁石　耑入腎　味辛而鹹微寒無毒補腎水鎮虛怯　治周痺

風溼肢節中痛不可持物除大熱煩及耳聾　養腎臟溫骨氣益精通關節消癰腫鼠瘻頸核喉痛小兒驚癇男子腎虛身強腰中不利　明目聰耳止金瘡血　入腎鎮陰使陰氣龍火不得上升故千金磁硃丸以治耳鳴嘈嘈腎虛瞳神散大謂有磁石以鎮養眞精使神水不得外移硃砂入心鎮養心血使邪火不得上侵耳目腎受蔭矣　凡周痺風溼一見肢體酸痛驚癇腫核誤吞針鐵金瘡血出者莫不用此調治　一吞針鐵繫線服下引上即出　又研細末以筋肉莫令斷與末同吞下色黑能吸鐵者眞火煆醋淬研末水飛用柴胡爲使殺鐵畏黃石脂惡牡丹莽草

代赭石　耑入心肝　味苦而甘氣寒無毒涼血解熱鎮驚　治鬼疰賊風蠱毒殺精物惡鬼腹毒邪氣女子赤沃漏下

帶下胎動產體胞衣不出墮胎小兒驚風疳疾及陰痿不起　止反胃吐血鼻衄月經不止腸風痔瘻脫精遺溺　療血熱泄痢噎膈痞硬驚癇金瘡等疾　但小兒慢驚及下部虛寒者忌之　擊碎有乳孔者眞火煅醋淬三次研細水飛用

雲母石　耑入脾兼入肝肺　氣味甘平而溫溫中鎭怯　治身皮死肌痰飲頭痛中風寒熱如在車船上除邪氣安五臟益精明目　下氣堅肌續絕補中療五勞七傷虛損少氣止下痢腸澼　達肌溫肉安臟定魄療惡毒癰疽及車船眩暈　但性偏助陽陰虛火炎者勿服　色白光瑩者良使澤瀉惡羊肉

密陀僧　耑入脾　味辛而鹹氣平小毒　祛溼除熱消積滌痰鎭墜之品　鎭心安驚定魄補五臟治咳嗽嘔逆吐痰

反胃消渴絕瘧除痢消積殺蟲療金瘡五痔腫毒止血散腫　敷凍瘡以桐油調敷　解狐臭漿水洗淨油調蜜陀僧塗之或用熱蒸餅一個切開摻末夾之　染鬚髮　驚氣入心絡瘖不能語用末一匙茶調服即愈　出銀坑眞者難出銀爐者止可外敷

散寒

麻黃 專入膀胱兼入肺　辛温微苦中空而浮發汗解肌去營中寒邪衞中陰邪　治中風傷寒頭痛温瘧風寒鬱肺咳逆上氣痰哮氣喘除寒熱破癥堅積聚五臟邪氣脅痛乳疾止好唾洩邪惡氣消赤黑斑毒身上毒風㾮痺皮肉不仁壯熱温疫山嵐瘴氣　通腠理利九竅開毛孔皮膚散赤目腫痛水腫風腫　發汗用莖去節止汗須用根節並蛤粉粟米等分爲末撲之　過

用則汗多亡陽自汗表虛　夏月陽氣外泄不宜再發以奪元氣然果値有深寒又宜酌用　麻黄湯乃仲景開表逐邪發汗第一峻藥庸工不知其制在以被温覆始峻不温覆則不峻也如和太陽未盡之寒熱解太陽熱多寒少之寒熱散太陰肺之邪温少陰腎之寒凡邪在太陰卒中暴厥口噤氣絶下咽奏效皆不温服取汗是麻黄之峻與不峻在温覆與不温覆　仲景用方之心法非庸工所能窺其藩籬無怪其畏如鴆毒也

細辛

耑入腎兼入肝膽　味辛而厚氣温而烈爲足少陰腎經温經主藥宣散腎經風寒　凡風寒邪入少陰而見本經頭痛腰脊俱强口瘡喉痺鼻淵齒䘌水停心下吐涎沫耳聾鼻齆倒睫便濇並宜此治　治諸惡瘡　頭瘡白禿　風瘡皮膚如蟲

癢可煎汁洗並傳之　通關利竅破痰下乳行血發汗　且走腎者必兼肝膽故膽虛驚癇及風眼下淚者皆賴此治　或用獨活爲使俾在表之陽邪可表而在裡之伏邪可除　然味厚性烈所用止宜數分過則氣塞命傾若血虛頭痛者猶戒　產華陰者眞去雙葉用　惡黃耆山茱萸畏硝石滑石反藜蘆

紫蘇　耑入肺兼入心脾　辛溫香竄疏肺寒氣內客　凡風寒偶傷氣閉不利心膨氣脹並暑溼泄瀉熱閉血衄崩淋喉腥口臭俱用此治　解肌發表散風寒行氣寬中消痰利肺和血溫中止痛定喘安胎解魚蟹毒治蛇犬傷以葉生食作羹殺一切魚肉毒　止霍亂轉筋開胃下食止腳氣通大小腸　久服泄人眞氣虛寒泄瀉尤忌　梗下氣稍緩子降氣最速　梗順氣安胎

子降氣開鬱消痰定喘　但性主疏泄氣虛陰虛喘逆者並禁且久服泄人眞氣虛寒泄瀉者尤忌　與橘皮相宜忌鯉魚子炒研用　辛能入氣紫能入血香能透外溫可煖中使其一身舒暢故命其名曰蘇

黨參　耑入肺　味甘性平　宣肺寒清肺熱　補中益氣和脾胃除煩渴用以調補亦屬平妥　人參有上黨之號惟潞州所出爲眞正黨參民間久不採取最爲難得吳遵程雖言防風黨參性味和平爲貴而究以潞黨爲佳然止屬表散風寒之劑與人參補肺益氣味不相同又有以桔梗薺苨僞造者然卽非僞造亦止宣肺寒清肺熱原少補益而人每以此代人葠則誤矣　根有獅子盤頭者眞硬紋者僞也　白黨係此煮曬而成原汁已出

桔梗 耑入肺兼入心胃　氣味辛苦微温而平開提肺中風寒載藥上行能引苦泄峻下之劑至於至高之分成功俾清氣上升濁氣下降　清利頭目咽嗌胸膈滯氣及痛除鼻塞主口舌生瘡目赤腫痛胸脇痛如刀刺腹滿腸鳴幽幽驚恐悸氣　利五臟腸胃補血除寒熱風痹温中消穀下蠱毒　治下痢破血積消聚痰涎去肺熱氣氣促嗽逆除腹中冷痛主中惡及小兒驚癇　下一切氣止霍亂轉筋除邪解温破癥瘕肺癰養血排膿及喉痹　好古因症加藥如失音則加訶子聲不出加半夏上氣加陳皮涎嗽加知母貝母咳濁加五味酒毒加葛根少氣加人參嘔加半夏生薑吐膿血加紫菀肺痿加阿膠胸膈不快加只殼痞滿加枳實目赤加梔子大黃面腫加茯苓膚痛加黃耆發斑加荆防疫

癘加牛蒡大黃不得眠加梔子總不離此以爲開提　世人僅知其上升而不知其下降其失遠矣　痘疹下陷不起勿用以其性升之故　久嗽不宜妄用以其通泄陽氣之故　陰虛不宜妄用以其拔火上升之故　其蘆能吐膈上風熱痰實生研末水調服探吐　泔浸微炒用畏龍膽草白芨忌猪肉

生薑 耑入肺　氣味辛竄微温無毒走而不守　生用發散熟用補中　散煩悶開胃氣　發表除寒止嘔開鬱散氣辟惡除邪　治傷寒頭痛鼻塞欬逆上氣去痰　破血調中去冷氣除壯熱治痰喘脹滿冷痢腹痛去胸中臭氣狐臭殺腹內長蟲解食野食肉中毒成喉痺　解菌蕈諸物毒　和半夏主心下急痛和杏仁作煎下急痛氣實心胸壅膈冷熱氣神效　擣汁和蜜

脹治中熱嘔逆不能下食　擣汁和黃明膠熬貼風溼痛甚妙汁作煎服下一切結實衝胸膈惡氣神驗　凍耳可擦狐臭可療諸毒可解　早能含薑不犯霧露之氣及山嵐不正之邪　積熱患目及因熱成痔者切忌　皮性涼和脾利水消腫

葱葉

專入肺兼入肝　生辛而散熟甘而溫入肺宣寒發汗解肌　明目利耳通便治傷寒寒熱頭痛中風面目浮腫時疾熱狂陰毒腹痛　除肝中邪氣殺百藥毒　除風溼身痛麻痺蟲積心痛陰毒腹痛小兒盤腸內釣通乳汁利乳癰利耳鳴塗猘犬傷制蚯蚓毒　殺一切魚肉毒　取白連鬚用白冷青熱傷寒湯中不得用青　過食亦損鬚髮及有虛氣上冲汗出不止之弊同蜜食殺人以蜜性最脹葱性最發同葱則脹亦發而不可解

不死何待　同棗食亦令人病義可例推

驅風

羌活　喘入膀胱兼入肝腎　辛苦性温味薄氣雄功專上升散足太陽膀胱遊風頭痛頭旋兼治風溼相搏骨節酸痛賊風失音不語多痒手足不遂口面喎斜　筋骨攣拳頭旋目赤疼痛及伏梁水氣頸項難伸　蓋羌活專治太陽之邪上攻於頭旁及周身肌表不似獨活專理下焦風溼病　但性雄凡血虛頭痛及徧身肢節痛者皆忌　與獨活皆係一種治稍有別

獨活　喘入腎　辛苦微温比羌活性緩搜足少陰腎伏風頭痛並兩足溼痺　治風𤸷齒痛頭眩目暈　中風溼冷奔豚遊氣皮膚苦痒手足攣痛去腎間風邪搜肝風瀉肝氣治項强腰

脊痛散癰疽敗血　緣此有風不動無風反摇故名　且有風自必有溼故羌獨療水溼遊風獨療水溼伏風羌理上焦獨理下焦獨卽羌母非有二種去皮焙用

防風

岀入膀胱兼入脾胃　味甘微温散膀胱上焦筋骨風邪仍爲風藥通用　治頭痛目眩盲無所見脊痛項强周身骨節痛煩滿脇痛四肢攣急止冷淚及癱瘓治上焦風邪瀉肺實散頭目中滯氣經絡中留溼搜肝氣　亦入脾胃去風除溼　蓋此等於卑賤卒伍任主使喚能循諸經之藥以爲追隨故同解毒藥則能除溼掃瘡同補氣藥則能取汗升舉實爲風藥潤劑　但血虛痙急頭痛不因風寒泄瀉不因寒溼陰虛盜汗陽虛自汗火升發嗽者並當知禁　出北地黃潤者佳上部用身下部用稍

畏草薢惡乾薑白斂芫花殺附子毒

荆芥 耑入肝　辛苦而温芳香而散入肝經氣分驅散風邪仍兼血分疏泄　治惡風賊風口面喎斜心虛忘事辟邪毒氣通血脈助脾胃　去邪除勞渴鼠瘻瘰癧破結聚氣下瘀血除痙疸　消水下氣醒酒發汗治目中黑花及痔漏更爲瘡疥要藥凡風在於皮裡膜外而見肌膚灼熱頭目暈眩咽喉不利身背疼痛治無不效　又能通利血脈俾吐衄腸風崩利產後血暈瘡毒癰腫血熱等疾皆藉此輕揚宣泄　古方產後血暈風起因血去過多則風自內生用荆芥末同酒或童便調服治崩中不止用炒黑荆芥以治　連穗用治血須炒黑　反魚蟹河豚驢肉

川芎 耑入肝兼入心胞膽　氣味辛温無毒升浮　搜肝氣補

肝血潤肝燥祛肝風爲肝膽心包血分中氣藥　治中風入腦頭痛面上遊風去來忽忽如醉　腰腳軟弱半身不遂婦人血閉無子胞衣不下　燥溼止瀉痢行氣開鬱　凡肝因風鬱而見腹痛脇痛血痢寒痺筋攣目淚及癰疽等症治皆能痊　上行頭目下行血海其辛最能散邪血因風鬱得芎入而血自活血活而風自滅是以四物用散肝風頭痛用以除鬱　氣味辛竄能泄眞氣單服久服令人暴亡　畏黃連硝石滑石

白芷

專入胃兼入肺大腸　色白味辛氣溫力厚通竅行表止心腹血刺痛爲足陽明胃經祛風散溼主藥　治陽明一切頭風諸疾頭目昏痛眉稜骨痛暨牙齦骨痛面黑斑疵潤澤顏色可作面脂　療風邪久渴吐嘔兩脇滿破宿血補新血乳癰發

胃瘰癧腸風痔瘻瘡痍疥癬止痛排膿頭面皮膚瘙癢鼻淵鼻衄大腸風秘小便去血翻胃吐食婦人血風眩運漏下赤白血閉陰腫解砒霜毒蛇傷刀箭金瘡　然其性升散血熱有虛火者禁用色白氣香者佳微炒用惡旋覆花當歸爲使　入辛夷細辛用治鼻病入內托散用長肌肉　白芷能蝕膿今人用治帶下腸有敗膿淋露不已腥穢殊甚遂致臍腹冷痛皆由敗膿所致須此排膿此一兩單葉紅蜀葵二兩白芍藥白枯礬各半兩爲末以蠟化丸梧子大空心米飲下俟膿盡以他藥補之　治蛇傷以新汲水調香白芷末一觔灌之覺臍中搰搰然黃水自口出腥穢逼人良久消縮如故又云以麥冬湯調尤妙仍以末搽之

薄荷　耑入肝兼入肺　氣味辛凉功耑入肝與肺疏肝氣及風

熱內淫　治頭痛頭風發熱惡寒心腹惡氣痰結及咽喉口齒眼耳不利癮疹瘰癧瘡疥驚熱骨蒸衄血小兒驚癇腸風血痢　中風失音通利關節心腹脹滿霍亂宿食不消下氣發汗　作菜令人口氣香潔　煎湯洗漆瘡　擣汁含漱去舌胎語澀　小兒風涎爲要藥　杵汁服去心臟風熱　但用不可過多止二三分猫傷用汁塗之最妙　葉塞鼻止衄血塗蜂螫蛇傷

藁本　耑入膀胱兼入奇督　辛溫氣雄治太陽風犯巔腦痛連齒頰爲是經要藥　辟霧露療風邪金瘡悅顏色治皮膚疵皯可作沐藥面脂除頭面身體皮膚風溼　治癰疽排膿內塞去頭風䵟皰去惡風鬼疰流入腰痛冷　且治脊强而厥並婦人疝瘕急迫腫痛此雖病屬下見乃係膀胱經寒溼所致然非風邪

丙犯病何由形蒿本性雖上行而亦下達故亦能治　又治胃風
泄瀉粉刺酒齄同白芷作面脂　但春夏溫熱頭痛及挾內熱陽
症血虛火炎頭痛切忌　氣香畏青箱子

白附子

耑入胃　辛甘有毒性燥而升散胃經冷風　純陽能引藥勢上行於面治面上百病行藥勢爲陽明經要藥治頭面遊風斑疵及中風不語諸風冷氣血脾冷痛心痛足弱無力疥癬風瘡陰下溼癢頭面痕入面脂用補肝風虛去風痰　涼州生形如草烏頭而小長寸許乾者皺紋有節炮用　燥毒之品若似中風症雖有痰亦禁用小兒慢驚勿服

天麻

耑入肝　辛平微溫無毒一名赤箭宣散肝經氣鬱虛風爲肝家氣分定風藥　主諸風溼痺四肢拘攣頭旋眼黑

語言不遂語多恍惚善驚失志風虛眩運頭痛癰腫寒疝殺鬼精物蠱毒惡氣小兒驚癇利腰膝益氣力通血脈開竅强筋久服長陰肥健　若肝虛在血症見口乾便閉及犯類中等症切不宜服以辛能燥血耳　根類黃瓜有風不動無風反搖明亮結實者佳溼紙包裹熟切片酒浸一宿焙用　又名爲定風草

天南星 耑入肝脾肺　味辛而麻氣温而燥性緊而毒主散經絡風痰　治心痛寒熱結氣積聚伏梁利水道除陰下溼風眩腸痛利胸膈攻堅積消癰腫疥癬惡瘡散血墮胎破瘤喉痺口舌瘡糜口眼喎斜　治中風不語及破傷風瘀稠痰固結筋脈拘攣疝瘕結核胎產難下水腫不消等症　金瘡折傷瘀血擣傅之　去上焦痰眩運　主驚傷風口噤身强　補肝風虛治痰

功同半夏　陰虛燥痰者切忌　根似半夏看如虎掌者良以礬湯或皂角汁浸三晝夜暴用或酒浸一宿蒸竹刀切開至不麻乃止　膽製味苦性涼解小兒風痰熱滯及小兒急驚最宜

威靈仙　專入膀胱兼入腸胃諸經　辛鹹氣溫其性善走極快利無處不到能宣疏五臟十二經絡風溼冷氣　治一切風寒溼熱而見頭風頑痺癥瘕積聚黃疸浮腫風溼痰氣腰膝腿腳冷痛去腹內冷滯心膈痰水膀胱宿膿消胸中痰唾散皮膚大小腸風邪　麻屬氣虛木屬溼痰死血腫屬溼痛屬熱痛風新病屬熱久病屬寒此死法也未可以盡病情仍須分其臟氣偏純以定　威喻其性靈喻其效仙喻其神氣弱服之則泄真氣且耗人血須審慎　和砂仁炒糖煎治諸骨鯁頗驗　忌茶茗麪

白蒺藜 耑入肝腎兼入肺 辛苦微温滋補肝腎兼散風邪逐瘀治頭痛欬逆肺痿風秘蚘蟲心腹痛腰痛勞傷目赤腫翳徧身白癜瘙癢難當諸風癧瘍療吐膿去燥熱癥瘕結聚喉痺乳癰及胎產不下催生墮胎發乳帶下腎氣奔豚益精療水臟冷小便多止遺瀝泄精溺血腫痛痔漏陰汗小兒頭瘡癰腫陰㿗可作摩粉 服涼劑則連刺生擣用服補劑則去刺酒拌蒸 沙苑蒺藜苦温補腎强陰益精亦須炒用但不辛香宣散耳根燒灰能治齒痛 風家用三角蒺藜補家用沙苑蒺藜

決明子 耑入肝 味鹹苦甘微寒無毒入肝除風散熱明目升散風邪爲治目收淚止痛要藥 治青盲白淫膚赤白膜眼赤淚出久服益精光療脣口青 益腎解蛇毒助肝氣益

精以水調末塗腫毒　熁太陽穴治頭痛　貼胸心止鼻洪　治肝熱風眼赤淚每旦取一匙按淨空心吞之百日後夜見物光作枕治頭風明目甚於黑豆　服之太過搜風至甚反招風害故必合以蒺藜甘菊枸杞生地女貞槐實穀精草相爲補助則功更勝　狀如馬蹄俗呼馬蹄決明擣碎用惡火麻仁

草烏頭

尚入肝兼入脾　辛苦甘溫大熱有毒　袪惡風頑痰頑毒　除寒溼痺消胸上痰冷食不下心腹冷痰臍間痛不可俛仰目中痛不可久視又墮胎治頭風喉痺齒痛癧瘇疔毒腸腹疠痛痃癖氣塊　此與射罔乃至毒之物非若川烏附子止能披風勝溼開頑痰治頑瘡以毒攻毒若非風頑急疾不可輕投　按烏附五種主治攸分附子大壯元陽雖偏下焦而周身內

外無所不至天雄峻溫不減於附而無頃刻回陽之功川烏耑搜風溼痛痺却少溫經之力側子善行四末不入臟腑草烏悍烈僅堪外治　薑汁炒或豆腐煮熬膏名射罔敷箭射獸見血立死

茵蕷　耑入肝腎　味辛而苦氣溫有毒治關節風溼拘攣痺痛腳麻　古治風癇有茵蕷丸治風痺有茵蕷酒治產後風有茵蕷膏凡風溼痺症多用　與石南莽草同爲一體莽草辛溫有毒能治頭風癰腫乳癰疝瘕其葉煎湯熱含能治牙蟲喉痺莖赤葉如石榴而短厚者佳採莖葉陰乾炙用

桂枝　耑入肌表兼入心肝　體輕味辛甘色赤入衛表以除風邪　去傷風頭痛開腠理解表發汗去皮膚風溼風邪有升無降入肺利氣入膀胱化氣利水且能橫行於臂調和營衛

治上逆欬逆結氣喉痺温經通脈止煩出汗去冷風疼痛痛風脇風驅風散邪爲解肌第一要藥　無汗能發止是因其衛實營虛陰被陽湊故用桂枝以調其營營調則衛氣自和而風邪莫容遂自汗而解非若麻黃能開腠理以發汗也　有汗能收止因衛受風傷不能內護於營營强衛弱精液不固故有汗發熱而惡風其用桂枝湯爲治取其內有芍藥入營以收陰外有桂枝入衛以除邪則汗自克止非桂枝能閉汗孔也

辛夷　苗入肺　辛温氣浮入肺解散風熱　治鼻塞鼻淵鼻齆鼻瘡及痘後鼻瘡並頭痛面䵟目眩齒痛九竅不利皆是風熱上攻宜此芳香上竄頭目兼逐陽分風邪　治面腫引齒痛眩冒身兀兀如在車船之上者生鬚髮去白蟲通關脈治憎寒體

嚏癢癢入面脂生光澤　但辛香走竄血虛火熾及偶感風寒不聞香臭者其並禁用　緣人鼻氣通天肺竅開鼻鼻主肺風移熱於腦則鼻多濁涕而淵風寒客於腦則鼻塞經曰腦滲爲涕膽液不澄則爲濁涕如泉不已故曰鼻淵　即本筆花去外皮毛微炒惡石脂畏黃耆菖蒲蒲黃黃連石膏

冰片

耑入骨髓　辛香氣竄無往不達除骨髓內伏風邪自內外出　治一切風溼驚癇痰迷火鬱不散九竅不通目赤膚翳瘡瘍癰腫熱鬱不散等症　然必風病在骨髓者方宜若風在血脈肌肉間用之反引風入髓如油入麪莫之能出即令瘡毒能使宣發亦不可多用恐眞氣立耗而有亡陽之弊　脂白如冰作梅花片者良但市人每以樟腦代充　目病陰虛不宜入點

海桐皮 耑入肝　辛苦而溫無毒入肝經血分祛風除溼及行經絡以達病所　治霍亂中惡腰腳不遂血脈頑痺腿膝疼痛去風殺蟲止赤白瀉痢　蟲牙風痛煎湯嗽之疳蝕疥瘡磨汁塗之目赤膚翳浸水洗之一皆祛風散溼之力　須審病自外至則可風自內成則忌

皂角 耑入肝肺大腸　辛鹹性燥宜導風痰竅塞　通竅驅風通肺及大腸氣　治邪內入牙關緊閉口噤不語胸滿喉痺腹蠱胎結風痰哮喘腫滿堅瘕囊結風癘疥癬等症　用此吹導則通竅　煎服則治風痰喘滿　塗搽則散腫消毒以去面上風氣　薰蒸則通大便秘結　溽暑久雨時合蒼朮燒煙辟瘟疫邪溼氣　燒煙薰之則治久痢脫肛臁瘡溼毒　又云可爲沐藥

不入湯劑　刺性畧同其鋒銳直達患處　炙酥燒灰用

肥皂　耑入腸胃　氣味平温微毒　除風溼去腸胃垢膩　凡因腸胃素有垢膩穢惡發於外則爲瘰癧惡瘡腫毒泄於下則爲腸風下痢膿血俱用此除　瘰癧用肥皂去核入斑猫在內紮緊蒸去斑猫加入貝母天花粉元參甘草牛旁子連翹爲丸白湯下以腹痛爲效　奇瘍惡毒用生肥皂去子弦及筋搗爛醋和敷立效　臘梨頭瘡用肥皂去核填入砂糖並巴豆二枚紮定鹽泥固煆存性再入檳榔輕粉六七分研勻香油調搽　便毒初起搗爛敷之甚效　但其仁須炒研爲用庶於腎氣不傷

虎骨　耑入肝　味辛微熱無毒入肝披風補骨壯筋　强筋健骨追風定痛辟邪能治風痺拘攣疼痛驚悸癲癇犬咬骨

哽尸疰腹痛傷寒溫氣溫瘧殺鬼疰毒　煮汁浴之去骨節風毒腫和醋浸膝止脚痛腫脛骨尤良　治惡瘡鼠瘻頭骨尤良　膝脛爲勝左脛尤良　若腰脊痛者當用脊骨以黃潤爲是　虎睛爲散以竹瀝下治小兒驚癎夜啼　治狂邪酒浸炙乾用　虎肚能治反胃吐食虎肚止有宜於食膈若痰膈氣膈恐難見功　虎爪主解邪殺鬼虎牙治犬咬用骨搥碎去髓塗酥

穿山甲

耑入肝肺胃　鹹寒善竄通經達絡破肺氣行肝血除痰瘧寒熱風痹强直疼痛通經脈排膿血通竅殺蟲大腸蟻漏外治瘡瘍癰腫下乳發痘總因善走之功爲行氣破血之藥　又治山嵐瘴瘧小兒驚邪婦人鬼魅悲泣　五邪驚啼悲傷燒灰酒服方寸匕　燒灰敷毒即消　察患在某處即以某處

之甲用之尤臻奇效　尾腳力更勝然總破氣敗血其力峻猛虛人切戒　或生或燒炙醋炙童便炙油煎土炒隨方用[illegible]

麝香 耑入經絡肌肉　辛温芳烈無毒　開關利竅無處不到　透肌骨解酒毒消瓜果食積治中風中氣中惡痰厥積聚癥瘕殺鬼精物去三蟲諸毒治温瘧吐風痰治驚癇中惡心腹暴痛脹急痞滿風毒蝕一切癰瘡膿水　去面䵟目中膚翳婦人產難墮胎納子宮煖水臟止冷帶下　尤善治小兒驚癇客忤鎮心安神鼻塞不聞香臭服此即開　療痔漏惡瘡面黑斑疹及鼠咬蟲傷成瘡　佩服及置枕間辟惡夢　麝香入脾治肉牛黃入肝治筋冰片入腎治骨　近鼻防蟲入腦

白花蛇 耑入肝腎　苦寒甘鹹有小毒　此蛇性竄如風之善

行尤急食石楠籐其籐辛苦治風故內走臟腑外徹皮膚透骨搜風截驚定搐並治風溼癱瘓大風疥癩口面喎斜半身不遂骨節疼痛脚弱不能久立暴風搔癢楊梅瘡痘瘡倒陷身上白癜風唯眞有風者宜之若類中風者忌之　陰虛血少內熱生風者皆非所宜　凡服蛇酒藥切忌見風　出蘄州龍頭虎口黑質白花脇有二十方勝紋腹有念珠斑尾有佛指甲雖死而眼光不枯他產則否頭尾尤毒各去三寸亦有單用頭尾者酒浸三日去盡皮骨以其有大毒也　大蛇一條只得淨肉四兩

蛇蛻 鹹入肝兼行皮膚　味甘而鹹氣平無毒驅風辟惡殺蠱解毒治小兒驚癇風毒及驚癇癲疾瘧偏正頭風弄舌搖頭言語僻越惡瘡蠱毒痔漏疥癬白癜風喉痺眼目翳膜燒末

服治婦人吹奶胎衣不下催生傳小兒重舌重腭消木舌面瘡天泡瘡大人丁腫漏瘡腫毒煎湯洗諸惡蟲傷　用白色如銀者皂刺水洗淨或酒或醋或蜜浸炙黃或燒存性

全蠍 鹹入肝　味辛而甘氣溫有毒散肝經血分風熱治胎風發搐鹹入肝祛風　凡小兒胎風發搐大人半身不遂口眼喎斜語言蹇塞手足抽掣瘧疾寒熱耳聾女人帶下陰脫皆因外風內客無不用之　治胎風發搐用蝎梢二十一枚入麝香少許屢效　牽正散治口眼喎斜全蠍同白附殭蠶為末酒服甚效　又同羌活柴胡當歸生地以治月事不調寒熱帶下但帶下非風熱不用　凡似中風及小兒風病屬於虛者咸禁　全用去足焙或用尾尾力尤緊形緊小者良忌蝸牛　被蝎傷者塗蝸牛即

解

蜈蚣 耑入肝　辛温有小毒　入肝祛風通瘀散熱解毒　性善走竄治瘟疫鬼怪蠱毒噉諸蛇蟲魚毒治温瘧癥癖積聚墮胎去惡血瘰癧便毒痔漏小兒驚癇風搐臍風噤口禿瘡趾甲內有惡肉突出俗名鷄眼睛用蜈蚣焙乾爲末敷上以南星末醋調敷四圍處　取赤足黑頭者火炙去頭足尾甲將薄荷葉火煨用畏蜘蛛蚰蜒雞屎桑皮鹽　中蜈蚣毒以桑汁鹽蒜塗之即愈　或捕蜘蛛置患處自吸其毒放水中吐而活之

蟬蛻 耑入肝兼行皮膚　味甘氣寒輕虛無毒　入肝散風治肝經風熱頭風眩運皮膚風熱破傷風及丁腫毒瘡久痢大人失音小兒壯熱驚癇噤風天弔驚哭夜啼陰腫痘瘡作癢

及痘出不快甚良　婦人生子不下燒灰水服退翳膜侵睛去努肉滿眥　治皮膚瘡疥癮疹者所取在殼也　治中風不語者以聲清響也　治小兒夜啼者以晝鳴夜息也　色黑而大者良入藥洗去泥土翅足漿水煮曬乾用　攻毒全用

散溼

蒼朮　歸入脾　甘苦性烈氣溫無毒升陽散溼發汗開鬱燥痰辟惡治腫　主頭痛逐皮間風水結腫心下急滿及霍亂吐下不止暖胃消穀嗜食　主大風頑痺心腹脹痛除寒熱止嘔逆下泄冷痢　治筋骨軟弱痃癖氣塊婦人冷氣癥瘕山嵐瘴氣溫疾　明目暖水臟　除溼發汗健胃安脾治瘻要藥　散風益氣總解諸鬱　治溼痰留飲或挾瘀血成窠囊及脾溼下流濁瀝

帶下滑瀉腸風　同香附則散鬱同黃柏則治下部溼熱同大棗則治脇下飲澼同二陳加白朮升柴則治脾溼下流腸風帶濁然必氣體肥盛多溼者始宜若形瘦多火燥結多汗者切忌出茅山堅小有硃砂點者良糯米泔浸焙乾同芝蔴炒以去燥

厚朴

岀入脾胃　氣味辛苦而溫無毒散脾胃溼滿　治積年冷氣腹內雷鳴虛吼宿食不消去結水破宿血化水穀止吐酸水治冷痛溫胃氣主病人虛而尿白　治中風傷寒頭痛寒熱驚氣血痺死肌去三蟲　消痰下氣療霍亂及腹痛脹滿胃冷胸中嘔不止洩痢淋露去留熱心煩滿厚腸胃殺腸中蟲明耳目調關節　同枳實大黃即承氣湯則瀉實滿同蒼朮橘皮即平胃散則除溼滿同解利藥則於傷寒頭痛可治同瀉痢藥則於腸胃

能厚大抵氣辛則散故於溼滿則宜味苦則降故於實滿則下但可施於元氣未虛邪氣方盛之時若脾胃虛者切勿沾脣雖一時未見其害而清純中和之氣潛傷默耗矣孕婦服之大損胎元令人不論虛實輒投不知實則於氣有益虛則有損實則腸胃可厚虛則益薄　朴即榛樹皮以肉厚紫色者良去粗皮薑汁炒用　惡澤瀉硝石寒水石　忌豆犯之動氣

秦艽　專入腸胃兼入肝膽　苦多於辛性平微溫無毒除腸胃溼熱兼除肝膽風邪止痺除痛　治寒熱邪氣寒溼風痺肢節痛下水利小便　療新久風通身攣急　傳屍骨蒸治疳及時氣療酒黃黃疸解酒毒去頭風　除陽明風溼及手足不遂口噤牙痛口瘡腸風瀉血榮血榮筋　泄熱益膽氣　治胃熱虛勞

發熱　凡人感冒風寒與溼則身體痠痛肢節煩疼拘攣不遂如風勝則爲行痺寒勝則爲痛痺溼勝則爲着痺痺在於骨則體重痺在於脈則血濇痺在於筋則拘攣痺在於肉則不仁痺在於皮則膚寒至於手足痠疼寒熱俱有則爲陽明之溼潮熱骨蒸則爲陽明之熱推而疸黃便澀腸風瀉血口噤牙痛上齦屬胃下齦屬大腸秦艽能除風溼牙痛亦何莫不由陽明溼熱與風所成用此苦多於辛以燥溼邪辛兼以苦以除肝膽風熱實爲驅風除溼之劑　然久痛虛羸血氣失養下體虛寒痠疼枯瘦小便不禁大便滑者咸非所宜　形作羅紋相交長大黃白左紋者良右紋勿用菖蒲爲使畏牛乳　又云秦艽祛風活絡長於養血

蔓荆子　耑入膀胱兼入胃肝　辛苦微温無毒散筋骨間寒溼

除頭面風寒　治太陽頭痛頭沈昏悶昏暗筋骨間寒熱溼痺拘攣痛疾散風邪利九竅凉諸經血止目淚及目睛內痛搜肝風長鬚髮明目堅齒　緣太陽本寒水之經因風邪內客而致巔頂頭痛腦鳴肝屬風臟風旣內犯則風必挾肝木上侵而致淚出不止筋藉血養則血亦被風犯而致筋亦不榮齒亦不堅矣有風自必有溼溼與風持則胃亦受溼累而致肉痺筋攣由是三氣交合則九竅閉塞而病斯劇　蔓荆體輕而浮故可治筋骨間寒熱而令溼痺拘急皆去氣升而散復能祛風除寒而令頭面虛風悉治且使九竅皆利白蟲能殺　但頭痛目痛不因風邪而因氣虛血虛有火者用此禍必旋踵　元素云胃虛人不可食恐生痰疾　去膜酒蒸炒或打碎惡烏頭石膏

散熱

升麻　耑入脾胃兼入肺大腸　辛甘微苦微寒無毒　升陽散熱　治陽明頭痛補脾胃去皮膚風邪解肌肉間風熱療肺痿欬唾膿血能發浮汗　牙根浮爛惡臭太陽鼽衄爲瘡家聖藥消斑疹行瘀血治陽陷眩運胸脇虛痛久泄下痢後重遺濁帶下崩中血淋下血陰痿足寒　解百毒殺百精老物殃鬼辟瘟疫瘴氣邪氣蠱毒入口皆吐出中惡腹痛頭痛喉痛口瘡風腫諸毒　安魂定魄逐鬼附啼泣疳䘌遊風腫毒小兒驚癇熱壅不通療癰腫豌豆瘡水煎綿沾拭瘡上　柴胡升肝經之陽一左一右相需而成　佐葛根則入陽明生津解肌　但陰虛火升及氣虛汗出切忌　裡白外黑緊實者良名鬼臉升麻皮青色綠名雞骨升

麻去鬚蘆蒸暴用入補劑蜜水炒

葛根 耑入胃兼入脾　辛甘性平　無毒升陽解肌退熱生津

輕揚升發能入胃經鼓舞胃氣上行爲治清氣下陷泄瀉之聖藥生津止渴　兼入脾經療傷寒中風陽明頭痛開腠發汗解肌退熱　治天行上氣消渴嘔逆諸痺起陰氣開胃下食止脇風痛治胸腸煩熱發狂止血痢通小腸排膿破血解酒毒諸毒療金瘡傳蛇蠱囓罯箭毒傷　殺巴豆野葛百藥毒　生者墮胎蒸食消酒毒　作粉止渴利大小便解酒去煩熱壓丹石毒傳小兒熱瘡搗汁飲治小兒熱痞　猘狗傷搗汁飲並末傳之　痘疹未發用以升提火鬱用以升散　但上盛下虛之人雖有脾胃病亦不宜服卽當用者中病卽止不可過用恐傷胃氣以其發散太

過也　生葛汁大寒解溫病大熱吐衄諸血

柴胡　耑入膽　味苦微辛氣平微寒　味薄氣升主陽氣下陷能引清氣上行而平少陽厥陰之邪熱宣暢氣血散結調經爲足少陽膽經表藥　治熱勞骨節煩疼肩背疼痛諸痰熱結痙痺拘攣胸中邪氣五臟間遊氣心腹腸胃中結氣平肝膽三焦包絡相火除煩止驚下氣消食　治傷寒邪入少陽早晨潮熱寒熱往來脇痛頭痛眩運目昏赤痛障翳耳鳴耳聾婦人熱入血室胎前產後諸熱小兒痘疹五疳羸熱諸瘧並癧疽瘡瘍咸宜用之　若病在太陽用之太早猶引賊入室病在陰經用之則重傷其表必邪在少陽始可用也　性滑善通大便溏泄者宜愼　陰虛火炎骨蒸勞熱腎虛泄瀉不應服　解散宜北柴胡虛熱宜海陽

軟柴胡酒炒惡皂莢畏女菀藜蘆　入膽升陽解熱和表

香薷 耑入脾胃心　性微温味辛氣香竄無毒　宣散三伏溼熱爲滌熱利水清暑之主藥　治霍亂腹痛吐下散水腫去熱風卒轉筋嘗煮汁頓服半升卽止　爲末水服止鼻衄春月煮飲代茶可無熱病　含汁漱口去臭氣　去脚氣寒熱必審屬陽臟果屬陽結虧弱之症用方得宜若稟賦素虧飲食不節其症有似燥渴而吐瀉不止及無表者均宜慎之　蓋暑爲陰邪熱爲陽症經曰氣盛身寒得之陰寒氣虛身熱得之傷暑故中暑宜温散中熱宜清凉是傷暑由氣虛再加香以散氣則益虛矣中熱因邪鬱得香以散邪而熱自除　今人但知暑卽是熱熱卽是暑不知暑屬何形熱屬何象其誤多矣　陳者良宜冷服

淡豆豉

淡豆豉專入心肺　味苦氣寒無毒升散膈上熱邪。經火蒸罨味雖苦而氣則馨氣雖寒而質則浮苦泄肺寒勝熱能升能散得葱則發汗得鹽則引吐得酒則治風得韭則治痢得蒜則止血炒熟又能止汗主傷寒頭痛煩燥滿悶懊憹不眠發斑嘔逆喘吸兩脚疼冷瘧疾骨蒸中毒藥蠱氣犬咬殺六畜胎子諸毒傷寒溫毒　合梔子則能引邪上吐不致陷入而成內結之症若傷寒直中三陰與傳入陰經者勿用熱結胸煩悶宜下不宜汗亦忌之　造淡豆豉法用黑大豆二三斗六月內淘淨水浸一宿瀝乾蒸熟取出攤席上候微溫蒿覆每三日一看候黃衣上徧不可太過取曬簸淨以水拌乾溼得所以汁出指間爲準安甕中築實桑葉蓋厚三寸密封泥固於日中曬七日取出曝一時又以水拌入甕如此七次再蒸過攤去火氣甕收築封即成矣　造鹹豉法用大豆一斗水浸三日淘蒸攤罯候上黃衣取出簸淨水淘瀝乾每四觔入鹽一觔薑絲半觔椒橘蘇茴杏仁拌勻入甕內上面水浸過一寸以箬蓋封口曬一月乃成也

吐散

常山　帚入心下　辛苦而寒有毒吐心下痰癖積飲　功專引吐行水爲除瘧疾老痰積飲要藥　治傷寒寒熱温瘧諸瘧胸中痰結吐痰涎癖鬼蠱往來水脹洒洒惡寒鼠瘻治項下癭瘤　蓋瘧無不挾痰挾熱以成然亦有風寒熱食氣之分　風痰宜於星烏寒痰宜於薑附熱痰宜於貝母食痰宜於楂麴氣痰宜於烏藥痰在膈上經絡非吐不解痰在四肢皮裡膜外非薑汁竹

瀝不達痰在脇下非白芥子不除痰在骨節眼黑步難非萆薢苦參不祛痰在手臂肩背酸痛非導痰加薑黄木香桂枝不和痰在腸胃實結非用下藥不愈須分其陰陽虛實表裡以治　如瘧果因傷寒寒熱及時氣瘟疫而致黄涎聚於胸中心下牢固不可解則當用此引吐然亦須在發散表邪及提出陽分之後而用之尤須審其所見部位及藥佐使以治　然此陰毒之草其性悍暴雖有破癥逐飲之能而亦終損眞氣施之藿食者多效若肉食之人稍稍挾虛不可輕入所以仲景治瘧方中從無及此　與瓜蒂烏附尖萊菔子藜蘆皆爲吐劑而瓜蒂則止宜於熱痰烏附尖則止宜於溼痰萊菔子則止宜於氣痰藜蘆則止宜於風痰也　酒浸炒用莖葉即蜀漆功用略同但苗性輕揚治上焦邪結更宜

藜蘆 耑入肺胃 辛少苦多氣寒有毒吐風痰在膈 亙反五參細辛芍藥 入口卽吐氣善通頂令人嚏風癇症多用之治欬逆上氣上膈風涎喉痺不通鼻中息肉馬刀爛瘡頭瘍疥瘙惡瘡洩痢腸澼去積年膿血泄痢殺諸蟲毒去死肌暗風癇病小兒䶎齁痰疾 研末治馬疥癬 但此宜作散劑以投切勿湯藥以服 服之多令人煩悶吐逆大損津液虛者戒之 取根去頭用黃連爲使惡大黃畏葱白 服葱湯吐卽止

木鱉子 耑入外科外治 味甘辛性微溫有毒 引吐熱毒從痰外出味苦居多 止腰痛除粉刺䵟黯治疳積痞塊婦人乳癰利大腸瀉痢痔瘤瘰癧肛門腫痛治折傷消結腫惡瘡生肌 醋磨消腫毒 本有二種一名土鱉有殼一名番木鱉無

殺功用多從外治　喉痺用此醋漱喉間引痰吐出以解熱毒亦止可同山荳根青木香磨汁內含不可咽下　或同硃砂艾葉捲筒薰疥殺蟲最效　或用麻油熬擦癬亦可總不可入湯藥以致寒毒內攻耳　狗食卽斃人若誤用中寒口噤多致不救　功與木鱉畧同而寒烈之性尤甚　斑瘡入眼可用番木鱉半個輕粉冰片麝香爲末左目吹右耳右目吹左耳日吹二次卽住　專入外科治瘡用時取核扁如鱉綠色揀去油者

胡桐淚　耑入胃兼入腎　苦鹹大寒無毒引吐熱痰上攻　耑治咽喉熱痛齒䘌風疳瘰癧結核緣此熱盛於內上攻口齒發爲諸病用此苦以制熱鹹以軟堅　大毒熱心腹煩滿水和服之取吐　咽喉熱痛水磨掃之取涎　牛馬急黃黑汗水研

二三兩灌之立瘥　治口齒爲要　不宜多服恐吐不休

甜瓜蒂　耑入脾肺胃　味苦氣寒有毒吐熱痰在膈　氣味純陰功耑涌泄能吐風熱痰涎上膈宿食治面目四肢浮腫欬逆上氣皮膚水氣去鼻中瘜肉風眩頭痛癲癇喉痺頭目溼氣腦寒熱䶑眼昏癡黃疸殺蠱毒及食諸果病在胸腹中皆吐下之　得麝香細辛治鼻不聞香臭　但損胃傷血耗氣奪神若非上部實熱實邪不可輕用俗名苦丁香

萊菔子　耑入脾肺　氣味辛甘平無毒　生用研汁能吐風痰有推牆倒壁之功迅利莫禦　若醋研敷則癰腫立消炒熟則下氣定喘消食寬膨一生一熟功用懸殊　菔根性味類子生升熟降生則剋血消痰治痢熟則生痰助溼　火傷垂絕

用萊菔生汁灌之卽甦　打撲損傷青紫用搗爛署之卽散　煨熟擦摩凍瘡二三日卽和　偏頭風取近蒂青色半寸許搗汁滴鼻孔左痛滴右右痛滴左左右俱痛兩鼻皆滴滴後仰臥少頃日滴一次不過六七日永不再發　同地黃生汁服之白鬚髮蓋生地涼血萊菔汁破氣安得不白　小兒瘤瘄遊風塗之卽愈並能消麵毒腐積更解附子毒　性總耗氣傷血脾胃虛寒食不化者切忌虛弱者服之氣喘難布息　俗名蘿蔔子

膽礬　耑入肝膽兼入肺脾　味酸而辛氣寒而濇有小毒　性斂而能上行涌吐風熱痰涎在膈發散風木相火治欬逆痙癎崩淋能殺蟲治牙蟲瘡毒陰蝕喉痺乳蛾目痛難忍及金瘡不愈等症服此力能涌吐上出去其膠痰化其結聚則諸症悉除

治喉痺乳蛾用米醋煮眞鴨嘴膽礬爲末醋調探吐膠痰即瘥
治紫白癜風同牡礪生研醋調摩之即愈　治胃脘蟲痛以茶
清調膽礬末吐之即除　治走馬牙疳紅棗去核入膽礬煅赤研
末敷之追出痰涎即效　百蟲入耳用膽礬和醋灌即出　諸症
皆因風熱在膈　磨鐵作銅色者眞形似空青鴨色爲上　畏芫
花辛夷白薇　凡用吐法宜先少服不吐漸加之仍以鷄羽撩之
不出以虀投之不吐再投且投且探無不吐者吐至瞑眩愼勿驚
疑但飲冷水新水立解强者可一吐而安弱者作三次吐之吐之
次日頓快其邪已盡不快則邪猶引之未盡也宜再吐之吐後忌
飽食並酸鹹硬物乾物肥油之物尤忌房室悲憂

温散

草豆蔻專入脾胃　辛熱香散性兼有濇無毒燥溼除寒逐胃口上風寒止當心疼痛　凡溼鬱成病而見胃脘作痛服之最爲有效若使鬱熱內成及陰虛血燥者服之爲大忌耳溫中調中補胃健脾消食開鬱破氣治瘴療寒瘧傷暑吐下洩痢噎膈反胃痞滿吐酸痰飲積聚霍亂嘔吐婦人惡阻帶下消酒毒殺魚肉毒制丹砂去口中臭氣　功與肉蔻相似但彼濇性居多能止大腸滑脫也又功與草菓相似但彼辛熱浮散專治瘴癘寒瘧也　閩產名草豆蔻如龍眼而微長皮黃白薄而稜峭仁如砂仁辛香氣和滇廣所產名草果如訶子皮黑厚而稜蜜子粗而辛臭雖是一物微有不同　與知母同用治瘴瘧寒熱一陰一陽無偏勝之害蓋草果治太陰獨勝之寒知母治陽明獨勝之火

草果 耑入胃 辛熱浮散温胃逐寒治瘴癘寒瘧破氣除痰消食化積 凡冒巔霧不正瘴瘧服之直入病所皆效合常山則能截久瘧同知母則能除瘴癘寒瘧同橘半用則能除膈上痰同楂麯用則能解麯食魚肉 若使非因瘴癘或因溼熱而見痰滯傷暑而見暴注溲赤口乾及氣不實邪不盛者則並禁焉與草蔻皆用麵裹煨熟取仁忌鐵器 諸書載與草蔻氣味相同功效無異蓋草豆蔻治病取其辛熱香散能入太陰陽明除寒燥溼開鬱化食此因南地卑下山嵐煙瘴飲啖酸鹹脾胃常多寒溼濡滯之病故必用此相宜然多則助脾熱傷肺損目

使君子 耑入脾胃 味甘氣温無毒温脾燥胃殺蟲除積 助脾胃除溼熱治小兒五疳及百病瘡癬乳停食滯大人

小便白濁瀉痢腹蟲消積滯利水道　凡殺蟲藥多係苦辛惟使君子榧子獨異每月上旬蟲頭向上中旬向中下旬向下於上旬空心服此數枚則蟲皆死而出　忌熱茶同服令人作瀉　出閩蜀五瓣有稜內仁如榧亦可煨食久則油黑不可用

白荳蔻專入肺脾胃兼入大腸　辛溫香竄宣散肺分寒滯溫煖脾胃　理元氣收脫氣　消穀下氣寬膈進食治噎膈酒毒　本與縮砂氣味功用相同然此另有一種清爽妙氣而為肺家散氣要藥且流行三焦而治寒食膨脹虛瘧吐逆反胃腹痛並翳膜目眥紅筋等症　不似縮砂辛溫香竄兼苦功專和胃醒脾調中而於肺腎則止兼及　肺胃有火及因熱腹痛火升作嘔肺氣虛胃氣薄者切忌　番舶者良去衣微焙研細　凡用藥

治病最宜審諒氣味形質詳細考求不可一毫忽略竟無分別

縮砂密　㕞入脾胃兼入肺大小腸膀胱腎　辛温而濇補肺益腎和中行氣止痛安胎爲醒脾養胃要藥　治虛勞冷瀉宿食不消赤白洩痢腹中虛痛冷氣痛止休息氣痢消化水穀温暖肝腎　上氣欬嗽奔豚鬼疰驚癇邪氣霍亂轉筋脾胃氣結滯不散散寒飲脹痞噎膈嘔吐止女子崩中除咽喉口齒浮熱化銅鐵骨哽起酒香味　痛有喜按拒按之別痛喜手按多屬脾胃虛寒治須用此否則切禁　痞有因寒熱暑溼痰氣血食八種之別尤須審其兼症兼脈以求不可盡以砂仁爲治瀉痢由於寒溼者宜熱溼者忌　安胎惟挾寒滯者始宜挾熱屬虛浮者勿用且多服耗氣必致難產　出嶺南炒碎用

木香 耑入肝脾　味辛而苦氣溫無毒　疏肝醒脾散滯和胃下氣寬中爲三焦氣分要藥　治邪氣解毒疫瘟鬼殺鬼精物溫瘧蠱毒膀胱冷痛嘔逆反胃霍亂泄瀉痢疾九種心痛痃癖癥塊癃氣上衝治心腹一切氣煩悶逆氣裡急主脬滲小便祕　女人血氣刺心痛不可忍爲末酒服並治衝脈爲病健脾消食安胎　木香耑泄決胸腹間滯塞冷氣他則次之得橘皮肉豆蔻生薑相佐使絕佳效尤速　入理氣藥磨汁生用若實大腸麪煨熟用但香燥而偏於陽肺虛而熱血枯而燥者愼勿與之

香附 耑入肝膽兼入肺　辛苦香燥入肝開鬱散滯活血通經兼行諸經氣分　治心腹中客熱膀胱間連脇下氣防常日憂愁不樂心忪少氣利三焦充皮毛久服令人益氣長鬚眉

治霍亂吐瀉腹痛腎氣膀胱冷氣散時氣寒痰利三焦解六鬱消飲食積聚痰飲痞滿胕腫腹脹脚氣止心腹肢體頭目齒耳諸痛癰疽瘡瘍吐血下血尿血婦人崩漏帶下月候不調胎前產後百病　生則上行胸膈外達皮膚熟則下走肝腎外徹腰足炒黑則止血補虛鹽水浸炒則潤燥青鹽炒則補腎氣酒浸炒則行經絡醋浸炒則消積聚薑汁炒則化痰飲得參朮則補氣得歸地則補血得木香則疏滯和中得檀香則理氣醒脾得沉香則升降諸氣得川芎蒼朮則總解諸鬱得梔子黃連則降火熱得茯苓則交濟心腎得茴香補骨脂則引氣歸元得三稜莪朮則消磨積塊得厚朴半夏則決壅消脹得紫蘇葱白則解散邪氣得艾葉則煖子宮乃氣病之總司大抵婦人多鬱氣行則鬱解故服之尤效大凡病

則氣滯而餒故香附於氣分爲君舉世所罕知臣以參耆佐以甘草治虛怯甚速也　按此耑屬開鬱散氣與木香行氣貌同實異木香氣味苦烈故通氣甚捷此則苦而不烈故解鬱居多　但氣多香燥陰虛氣薄者禁用　或酒或醋或童便或鹽水浸炒各隨本方製用　經候須詳病症用藥如將行而痛者屬氣滯屬實行後而痛者屬氣與血俱虛痛而喜按者屬虛痛而拒按者屬實痛而喜按色淡者屬虛痛而拒按色紫者屬實大抵崩漏多因氣虛血熱而成故須涼血補氣爲要

蓽撥　耑入胃兼入脾膀胱　氣味辛熱無毒散胸腹寒逆陽明浮熱　治頭痛鼻淵牙痛嘔逆醋心霍亂冷氣心痛消食除胃冷補腰腳殺腥氣　與阿魏和合良得訶子人參桂心乾薑

治臟腑虛冷腸鳴神效　病患偏頭風痛須先口含温水隨左右以此末吹鼻最效　牙痛必用乾薑細辛調治熱痛用石膏牙硝風痛用皂角殭蠶蜂房二烏蟲痛用石灰雄黃　醋浸焙刮去皮粟子淨免傷人肺　古方用此甚少以其耗散真氣動脾肺之火以致喘嗽目昏腸虛　按涕濃而臭者為淵涕清而不臭者為鼽鼻生有肉痛極而不下垂者為瘜肉下垂而不痛者為鼻痔

艾葉　耑入肝脾兼入腎　辛苦性温無毒　其氣芳烈純陽除沈寒痼冷回陽氣將絕　生肌肉辟風寒温中逐冷除溼止霍亂轉筋痢後寒熱止腹痛殺蚘蟲治下部䘌瘡金瘡止吐血衄血下血膿血痢婦人漏血帶下治帶脈為病腰溶溶如坐水中安胎煖子宮開鬱　苦酒作煎治癬甚良　古方同阿膠以治虛

痢及胎前後下血同香附製丸以調經血而溫子宮兼除心腹諸痛同乾薑蜜爲丸以除冷惡鬼邪諸氣同白礬爲末以治疥瘡又以熟艾布兜以治寒溼脚氣及老人臍腹畏冷用絹裹以擦風瘙癮疹皆取辛溫以散若症非寒溼而用是藥燥烈以治其失匪輕

艾用火灸則氣下入藥則熱氣上衝　陽氣將絕之候灸之即能回陽且能通經以治寒溼百病　氣虛血虛者禁用　取蘄州艾陳者良揉搗如綿謂之熟艾灸火用婦人丸散煮搗餅再爲末用煎服生用蓋生用則溫熟用則熱苦酒香附爲使

大茴香　耑入肝兼入腎膀胱小腸　辛甘性熱無毒　入肝燥腎除肝經絡沈寒痼冷　調中止痛開胃下氣補命門不足煖丹田治諸瘻藿亂嘔吐癩疝陰腫腰痛小腸膀胱間冷氣

及乾溼脚氣並肝經虛火從左上衝頭面　有腫謂溼脚氣無腫謂乾脚氣　蓋茴香與肉桂吳茱萸皆屬厥陰燥藥但萸則走腸胃桂則入肝腎此則體輕能入經絡也必得鹽引入腎發出陰邪故治疝有效　但昏目發瘡若陽道數舉及得熱則吐者戒　鹽水炒用得酒良　㽞入藥用若入食料則不合宜

小茴香

㽞入肝胃兼入腎膀胱小腸　辛香氣溫無毒　健脾開胃理氣利膈　治霍亂嘔逆腹冷不下食溫腸滋食味補水臟治腎氣壯筋骨療兩脇痞滿閃挫腰疼牙齒疼痛殺魚肉毒　夏月祛蠅辟臭小如粟米食料宜之得酒良得鹽則入腎發邪故治陰疝寒疝　但性力稍緩不似大茴性熱多食傷目發瘡不宜多用　八角茴性平味辛甘功用略同自番舶來實大如

柏實裂成八瓣一瓣一核黃褐色　與小茴皆不入藥

益智　耑入脾胃兼入腎　氣味辛熱功耑燥脾溫胃及斂脾腎氣逆藏納歸源　此以散寒爲斂非收斂之斂故又號爲補心補命之劑　益脾胃理元氣補腎虛治遺精虛漏小便餘瀝益氣安神利三焦調諸氣治客寒犯胃冷氣腹痛及心氣不足多睡赤濁白濁熱傷心系吐血血崩諸症　小便多者取二十四枚碎入鹽同煎有奇驗　胃冷而見涎唾則用此以收攝蓋涎唾由於胃冷收攝亦是溫胃不當作甘補收斂看　脾虛而見不食則用此溫理蓋脾虛亦是脾寒不食不可作中空宜補看只是散寒逐冷　腎氣不溫而見小便不縮則用此鹽炒與烏藥等分爲末酒煮山藥粉爲丸鹽湯下名縮泉丸亦以溫爲縮也　心腎不交

而見夢遺崩帶則用此以爲秘精固氣亦以温爲固非以收濇爲固也　若因血燥有熱及氣虛而見崩帶遺濁等症者不可誤入此雖與縮砂同爲温胃但縮砂多有快滯之功此則止有逐冷之力宜分別審用　出嶺南形如棗核取仁鹽炒用[illegible]

山柰

耑入胃　氣味芳香功能煖胃辟惡　暖中解瘴癘治心腹冷痛寒食霍亂及風蟲牙痛　若症非溼穢不得妄用　出廣東根葉同生薑與甘松良薑俱入香料　治牙痛用山柰爲末鋪紙上捲作筒燒燈吹滅乘熱和藥吹入鼻內痛卽止　攝生方用肥皂一個去穰入山柰甘松各三分花椒食鹽不拘多少塡滿麪包煅紅取研日用擦牙漱去　水雲錄治婦人頭屑用山柰甘松零陵香一錢樟腦二分滑石半兩爲末夜擦旦篦去

甘松 崗入脾　甘温無毒芳香升竄醒脾開鬱辟邪除惡　治惡氣卒中心腹痛滿下氣風疳齒䘌黑皮䵟黯及野鷄痔得白芷附子良　出凉州葉如茅根緊密者佳此屬草部與松木松香不同　聖濟總錄治風疳蟲牙蝕肉至盡用甘松膩粉各二錢半蘆薈半兩猪腎一對切炙爲末夜漱日復貼之有涎吐出即愈　若脚氣膝腫煎湯淋洗惟寒溼則宜熱溼者休用

良薑 崗入胃　氣味辛熱無毒　温胃散寒除泄　治胃脘冷痛消宿食解酒毒去食積不消絞痛殆甚及霍亂泄痢吐惡寬胸膈除瘴瘧破冷澼去腹内久冷氣痛下氣益聲好顏色忽然惡水嘔清水含塊嚥津須臾即瘥　口臭者同草豆蔻爲末兼飲　若傷暑泄瀉實熱腹痛切忌　虛人須與參朮同行若單

用多用恐犯沖和之氣

紅豆蔻 即良薑子氣味辛甘而溫　治腸虛水瀉心腹絞痛霍亂嘔吐酸水噎膈反胃虛瘧寒脹散寒燥溼醒脾溫肺去宿食解酒毒治風寒牙痛及瘴霧毒氣　忌製同上有火者服之恐傷目致衄　凡有心口一點痛者乃胃脘有滯或有蟲也多因怒極受寒所致非心氣痛也用高良薑酒洗七次同香附子醋洗七次焙研因寒薑末爲君附末佐之因怒附末爲君薑末佐之寒怒兼有平用以米飲入生薑汁一匙鹽一捻服之即止

乾薑 専入胃　其味本辛炮製則苦大熱無毒守而不走溫中散寒消痰開胃　治胸滿欬逆上氣心下寒痞目睛久赤反胃乾嘔霍亂止唾血鼻洪寒冷腹痛腰腎間冷痛皮間結氣瘀

血撲損風邪諸毒腸澼下痢及夜多小便去風痺消宿食通四肢關節開五臟六腑宣諸絡脈　凡胃中虛冷元陽欲絕合附子同投則能回陽立效故書有附子無薑不熱之句仲景四逆白通薑附等湯皆用之　元素曰乾薑氣薄味厚半浮半沈可升可降陽中之陰也又曰大辛大熱陽中之陽其用有四通心助陽一也去臟腑沈寒痼冷二也發諸經之寒氣三也治感寒腹痛四也　且同五味則通肺氣而治寒嗽同白朮則燥溼而補脾同歸芎則入氣而生血　炒黑其性更純味變苦鹹力主下走黑又止血辛熱之性雖無而辛涼之性尚在故能除血中之鬱熱而不寒止吐血之妄行而不滯較之別藥徒以黑能止血者功勝十倍矣血寒者可多用血熱者不過三四分為嚮導而已　白淨結實者良母薑

曬乾爲乾薑炒炮爲炮薑炒黑爲黑薑

藿香 常入脾胃肺 辛香微溫無毒 香甜不峻醒脾止惡宣胸止嘔 治風水毒腫去惡氣止霍亂心腹痛爲脾胃吐逆要藥 開胃進食溫中快氣治肺虛有寒上焦熱壅飲酒口臭煎湯漱 藿香正氣散用理脾肺之氣俾正氣通而邪氣自除故同烏藥順氣散則可利肺同四君子湯則可健脾以除口臭但陰虛火旺及胃虛胃熱作嘔者勿服

薰草 常入肺 即零陵香也味甘而辛性平無毒溫氣散寒辟惡止痛 治頭風心腹痛滿去臭惡氣明目去淚療風邪衝心傷寒頭痛上氣腰痛止下痢洩精 治血氣腹脹莖葉煎酒服 單用除鼻中瘜肉鼻癰 得升麻細辛煎飲治牙齒腫痛

多服作喘以香耗氣也　婦人浸油飾頭香無以加香舖多作料令體香和諸香作湯丸用得酒良　出粵西者佳

排草香 耑入脾　氣味芳香辟臭袪去邪惡氣逐除鬼魅使其氣不克勝　水腫脚氣風瘡用生薑芥子煎湯浴洗取其香以通達解散故僅可外治　若作湯服則經絡徧佈雖能袪邪倘正氣或虛又恐因香而斷敗矣卽諸香類斯亦曾取用然此補少泄多究不堪內入　惟婦人浸油省頭甚佳

石菖蒲 耑入心兼入脾胃膀胱　辛苦而溫芳香而散入心宣氣通竅醒脾逐痰　爲補心氣不足要劑　治風寒溼痺欬逆上氣開心孔通九竅明耳目出聲音主耳聾耳鳴心積伏梁多忘止心腹痛霍亂轉筋頭風淚下鬼氣殺諸蟲惡瘡疥瘙癰

瘡溫丈夫水臟腸胃止小便除煩悶女人血海冷敗下血崩中安胎漏小兒中惡卒死客忤癲癇　久服輕身不忘不迷惑延年益心智高壽不老張潞言能補五臟者以心爲君主五臟系焉故也　耳痛者作末炒乘熱裹署甚驗　四肢溼痺不得屈伸小兒溫瘧身積熱不解可作湯浴　擣汁服解巴豆毒　千金方治胎動不安半產漏下或搶心下血及產後崩中不止並以菖蒲一味煎服皆取開竅安養血氣之意　但香燥而散陰血不足者忌精滑汗多者尤忌嫠婦失合者禁用以能動心胞之火耳　取一寸九節紫花根瘦者佳去皮微炒用秦艽爲使惡麻黃忌飴糖羊肉鐵器　楊士瀛曰下痢噤口雖係脾虛亦係熱氣閉膈心胸俗用木香失之溫用山藥失之閉惟參苓白朮散加石菖蒲粳米調下或

用參苓石蓮肉少入菖蒲服胸次一開自然思食

半夏

㕵入脾胃膽兼入心　辛温有毒體滑性燥能走能散能潤能燥和胃氣燥脾溼補肝潤腎燥脾胃溼痰　治眉稜骨痛痰厥頭痛除腹脹及目不得眠消痰下肺氣開胃健脾去心腹胸膈痰滿欬逆頭眩咽喉腫痛心下急痛堅痞吐食反胃霍亂轉筋腸腹冷痰瘧腸鳴下氣止汗墮胎療痿黃生者摩癰腫除瘤癭氣開鬱結　王好古曰腎主五液化爲五溼在腎爲唾在肝爲淚在心爲汗在肺爲涕在脾爲痰痰者因咳而動脾之溼也　時珍曰脾無溼不生痰故脾爲生痰之源肺爲貯痰之器按有聲無痰曰欬蓋傷於肺氣也有痰無聲曰嗽蓋動於脾溼也有聲有痰曰欬嗽或有因火因風因寒因溼因虚勞因食積宜分症論治大

法治嗽當以化痰爲主而化痰必以順氣爲先蓋氣一順而通身之津液皆順矣宜以半夏燥其溼枳殼橘紅利其氣肺虛加溫斂之藥肺熱加涼瀉之藥　暴死以末吹鼻能救如或縊或壓或溺或魘或產之類　不眠以半夏爲通其陰陽自能得臥素問曰胃不和則臥不安半夏能和胃氣而通陰陽靈樞曰陽氣滿不得入於陰陰氣虛故目不得瞑飲以半夏湯陰陽旣通其臥立至又有咳嗽不得眠者左不得眠屬肝脹宜平肝右不得眠屬肺脹宜清肺　少陰咽痛生瘡語聲不出合鷄子苦酒名苦酒湯仲景用治咽痛蓋取其開竅利溼之意　但陰虛火盛熱結胎滑痰涌勞嗽失血等症則非所宜　圓白而大陳久者良浸七日逐日換水瀝去其涎同皂莢白礬薑汁甘草遞浸以制其毒　次用皂莢水白

礬水生薑水甘草水各浸七日夜卽爲法製亦不可製過無性柴胡射干爲使畏生薑秦皮鱉甲雄黃忌羊血海藻飴糖以甘膩凝滯也　惡皂莢反烏頭以其辛燥悍烈也

煙草　耑入表與胃　味辛鮮甘氣温且熱治風寒溼痺辟山嵐瘴毒　如遇山巔惡毒瘴溼能致腠理閉密餘因風寒食滯而致霍亂嘔吐宿食難消膨脹鬱結下陷後墜服此亦克有功但其氣竄善走每一入口不循常度頃刻而卽周一身令人通體俱快以之代酒代茗終身不厭似亦不見妨人然火氣薰灼耗血損年人自不覺耳　閩產者佳　煙筒中水能解蛇毒

延胡索　耑入心肝　氣味辛温無毒行心肝血中氣滯氣中血滯　治月水不調腹中結塊崩中淋露胎產不下產後

血暈暴血衝上落胎除風治筋縮破疝瘕跌仆損傷瘀血止痛活血利氣暖腰膝止暴腰痛通小便　治心氣小腹有神　理週身溼痺上下諸痛往往獨行功多　方勺泊宅編云一人病徧體作痛殆不可忍都中醫或言中風中溼脚氣諸治悉不效周離亨言是氣血凝滯所致用延胡索當歸桂心等分爲末溫酒服三四錢隨量頻進以止爲度痛遂頓止蓋延胡索爲活血利氣第一品藥也　然此既不益氣養營徒仗辛溫攻凝逐滯虛人當兼補藥同投否則徒損無益　通經墮胎瘀滯有餘者宜之若經事先期虛而崩漏產後虛運斷不可服　根如半夏肉黃小而堅者良酒炒行血醋炒止血生用破血炒用調血

丁香　耑入肺胃腎　辛溫純陽細嚼力能下達逐步開關直入

丹田泄肺溫胃煖腎止呃　溫脾胃止霍亂辟脹風毒諸腫齒疳
䘌能發諸香　治口中冷氣腹痛陰痛暖腰膝療腎氣奔豚壯陽
消痃癖骨槽勞臭反胃解惡去邪殺蟲鬼疰蠱毒酒毒治奶頭花
止五色毒痢及五痢　療虛噦嘔逆甚驗　治小兒吐瀉痘瘡胃
虛灰白不發　非若縮砂密功專溫肺和中木香功專溫脾行滯
沈香功耑入腎補火而於他臟則止兼及　此爲煖胃補命要劑
故能治逆若止逐滯則木香較此更利但辛熱而燥非屬虛寒者
忌用　有雌雄二種雌即鷄舌香力大若用雄去丁蓋乳子畏鬱
金忌火　張璐曰呃逆宜辨寒熱倘有未明用藥立斃凡聲之有
力而連續者雖見手足厥逆大便必堅定屬大熱下之則愈萬舉
萬全若非胃中有實火何以激搏其聲逆上而衝乎　若其聲低

怯而不能上達於咽喉或時鄭聲雖無厥逆定屬虛寒苟非丁附必無生理假令胃中稍有陽氣何至聲音低怯不達也　蓋胃中有火則聲洪無火則聲怯誤以柿蒂蘆根葦治之雖倉扁復出不能挽回元陽悔其何及

白檀香　耑入肺胃脾兼入腎　氣味辛溫逐冷除鬱薰之清香可愛　消風熱腫毒　治中惡鬼氣殺蟲　止心腹痛霍亂噎膈吐食散冷氣引胃氣上升進飲食　面生黑子每夜以漿水洗拭令赤磨汁塗之甚良　腎氣痛水磨塗外腎並腰腎痛處　道書謂之浴香不可以之燒供上真今西南諸番皆用諸香塗身　但此動火耗氣陰虛火盛者切忌　色潔白者佳

檀香色紫氣平味鹹血分之藥　和營氣消腫毒　摩塗惡

毒風毒　醋磨傳一切卒腫　刮末傳金瘡止血定痛療淋　諸
香動火耗氣夏月囊香解臭尚恐其散眞氣而開毛孔況服之乎
癰疽潰後諸瘡膿多及陰虛火盛者俱不宜用

蘇合香　竄入諸竅　味甘氣溫通竅逐邪殺鬼除瘧　解一切
不正之氣治溫瘧蠱毒癇痓並痰積氣厥山嵐瘴溼殺
三蟲除邪令人無夢魘通神明　出中臺川谷天竺崑崙安南諸
國又云是諸香煎成非一物也　形如黐膠以筋挑起懸絲不斷
者眞　昔文正公氣羸多病宋眞宗賜藥酒一缾令空腹飲之數
日大覺安健迄表謝時上曰此蘇合香酒也每酒一斗入蘇合香
丸一兩同煮極能和氣血辟外邪調五臟却腹中諸疾每冒寒夙
興則飲一盃而安　今人濫用蘇合丸不知諸香走眞氣唯氣體

壯實者庶可暫服一二丸否則當深戒之

安息香

耑入心肝　味苦而兼甘其性平逆心氣活肝血　治心腹惡氣鬼疰邪氣魍魎鬼胎血邪解蠱毒霍亂風痛男子遺精暖腎氣婦人血噤並產後血暈　婦人夜夢鬼交同臭黄燒熏丹穴永斷　凡香皆屬燥烈惟此辛香平和燒之異香滿室去鬼來神令人心肺皆沁神氣通暢洵爲佳品　但元氣虛損陰火太旺病非關惡氣侵者忌焉　然係西戎及南海波斯國樹中之脂其香如膠如飴何能多得以燒之能集鼠者眞

吳茱萸

耑入肝兼入脾胃腎膀胱　辛苦燥熱微毒耑入厥陰氣分疏肝燥脾溫中下氣散寒除脹　止痛除溼血痺逐風邪開腠理欬逆寒熱　利五臟去痰冷逆氣呑酸頭痛喉舌

口瘡飲食不消心腹諸冷絞痛霍亂痞滿泄痢腎氣脚氣水腫大腸壅氣腸風痔疾囊溼疝氣血痢殺三蟲鬼魅疰氣　治婦人產後餘血及心痛等症　按吞吐酸水河間丹溪單指屬熱景岳專指屬寒然斯症寒熱俱有在醫於病所見兼症與脈及平昔臟氣偏純審實明辨可耳　咽喉口舌生瘡以吳茱萸末醋調貼兩足心一夜便愈者以其引熱下行也　但走氣動火久服令人目昏發瘡血虛有火者忌味甘而細陳者良泡去苦烈汁用　止嘔黃連水炒治痢鹽水炒治血醋炒惡參硝石

烏藥　專入胃腎兼入脾肺膀胱　辛溫香竄治氣逆胸腹不快上入脾肺下通膀胱腎經能疏胸腹邪逆之氣　治中惡中風中氣氣厥頭痛腫脹喘急反胃吐食泄瀉霍亂心腹痛疰

忤鬼氣宿食不消膀胱腎間冷氣攻衝疝氣脚氣小便頻數白濁

女人血氣凝滯小兒䖦蛔癖疽瘡癧疥癘蠱毒療猫犬白病

功與木香香附相同但木香苦溫入脾爽滯於食積則宜香附辛

苦入肝膽二經開鬱散結於憂鬱則妙此則逐逆邪橫胸無處不

達故用以爲胸腹逆邪要藥氣行則風自散故不須治風　若氣

虛内熱而見胸膈不快則非所宜　烏藥止可以除冷氣　根有

車轂紋形而連珠者良酒浸一宿或煅研用

樟腦

嵩入關竅兼理脚氣　辛熱香竄逆竅辟惡　性稟龍火

能於水中發火置水中其燄益熾能通關利竅治中惡邪

氣心腹痛寒溼脚氣除溼殺蟲　中惡卒死者用樟木燒煙薰之

置鞋中去脚氣　薰衣篋辟蛀蟲　方書每和烏頭爲末醋丸

彈子大置於足心以治脚氣火烘汗出爲效　出韶郡諸山以樟木蒸汁煎煉結成樟腦升打得法能亂冰片

川椒

耑入肺脾腎　辛熱有毒純陽無處不達能上入於肺發汗散寒中入於脾煖胃燥溼消食下入右腎命門補火治腎間冷氣上逆　治邪氣欬嗽嘔逆溫中逐骨節皮膚死肌寒熱痺痛心腹冷痛吐瀉溫瘧留飲水腫腸澼下痢女子乳餘疾下乳汁破產後宿血縮小便治陰衰洩數陰汗精泄並齒牙動搖目暗經滯癥瘕蚘痛鬼蛀蠱毒殺魚肉毒　喫飯傷飽覺氣上衝心胸痞悶者水吞川椒卽散以其能通三焦下惡食也　凡嘔吐服食不納者必有蚘在膈間蚘聞藥則動動則藥出而蚘不出但於嘔吐藥中加川椒艮蓋蚘見椒則頭伏也按蚘蝕有腹痛面白唇紅

時發時止等症可察　凡腎氣上逆須以川椒引之歸腎　此雖與胡椒相同但胡椒則止溫胃除寒逐水此則更兼入腎補火而於逐水不甚專也　出四川肉厚皮皺者良秦產名秦椒味辛過烈閉口者有毒殺人微炒出汗搗去裡面黃殼取紅用得鹽良使杏仁畏款冬防風附子雄黃麻仁涼水　子名椒目苦辛耑行水道不行穀道能治水蠱除脹定喘及腎虛耳鳴

松脂　耑入肝脾　芳香燥結除邪下氣潤心肺治耳聾強筋骨治崩帶古方多用辟穀　祛風除溼化毒治癰疽頭瘍白禿疥瘙風氣除胃中伏熱咽乾消渴風痺死肌　煎膏生肌止痛排膿抽風貼諸瘡膿血瘻爛塞牙孔殺蟲　外科取用甚多性溫而燥血虛者勿服　水煮百沸白滑方可用

胡椒　耑入胃　辛熱純陽無毒比蜀椒更甚　下氣溫中去痰除臟腑中風冷及胃口虛冷氣宿食不消霍亂氣逆心腹卒痛冷氣上衝腸滑冷痢及陰毒腹痛胃寒吐水牙齒浮熱作痛溫胃除寒逐水　殺一切魚肉毒　同鹽火煅擦牙良　世人因其快膈嗜之者衆然多服損肺走氣動火動血損齒昏目發瘡痔臟毒必陰氣至足者方可用

畢澄茄　耑入胃兼入脾　辛溫無毒暖脾胃去嘔吐噦逆下氣消食去皮膚風心腹間氣脹令人能食療鬼氣能染髮及香身　治一切冷氣痰澼並霍亂吐瀉肚腹痛腎氣膀胱冷與胡椒一類二種胡椒係向陽生此係向陰生

麥芽　耑入胃　味甘氣溫耑消穀食能助胃氣上行而資健運

消一切米麵諸果食破冷氣去心腹脹滿溫中下氣止霍亂除煩悶袪痰飲破癥結能催生墮胎　補脾胃虛寬腸下氣腹鳴者用之　以穀消穀有類從之義停穀食者宜之然有積消積無積久服則消腎氣墮胎　古人唯取穬麥爲芽今人多取大麥非也炒用荳蔻砂仁烏梅木瓜芍藥五味爲使　薛立齋治婦人喪子乳脹幾欲成癰單服麥芽一二兩炒煎服立效　外臺方麥芽一升服下胎神驗　李時珍曰無積而久服之則消人元氣恐與白朮諸藥消補兼施則無害

大蒜　尚入脾胃諸竅　氣味辛溫有小毒　宣竅逐寒辟惡開胃健脾爲袪寒去溼解暑散痰消腫散毒第一要劑　主霍亂腹中不安消穀溫中除邪痺毒氣治蠱毒傅蛇蟲沙虱瘡塗

丁腫甚良　貼足則鼻衄能止　敷臍則下焦水氣能消　切片艾灸則癰毒惡毒瘡腫核能散　李迅曰癰疽着灸勝於用藥緣熱毒中隔上下不通必得毒氣發洩然後能散初起便用獨頭大蒜切片灸之三壯一易百壯爲率但頭頂以上切不可灸恐引氣上行更生大禍也　但其性熱氣臭多食生痰動火散氣耗血昏目損神虛弱有熱之人切勿沾脣亦忌同蜜食

薤　耑入肺大腸　味辛苦氣温通肺氣利腸胃　一名藠子係動滑藥　調中助陽散血疏滯定喘散血生肌泄下焦大腸氣滯治泄痢下重胸痺刺痛去水氣温中散結氣安胎利產女人赤白帶下作羹食之　骨哽在咽不出者食之即下　與蜜同擣塗湯火傷甚速　赤者療金瘡祛風生肌肉　王好古曰下重者

氣滯也四逆散加此以洩滯　瘀血可散本經治金瘡瘡敗取辛以洩氣溫以長肉也　風寒喘急千金方用之　風寒水腫生擣敷又擣汁生飲之　胸痺刺痛可愈仲景用括蔞薤白白酒湯肘後方治中惡卒死用薤汁灌鼻中韭汁亦可　實通氣滑竅助陽佳品　功用類韭但韭則入血行氣此則耑通寒滯及兼滑竅然無滯者勿用雖有補虛之說亦勿信取白用忌牛肉食之成瘕

胡荽　耑入心脾　辛溫香竄微毒　內通心脾小腹外行腠理達四肢散風寒解一切不正之氣　治發熱頭痛穀食停滯療沙瘮痘瘡不出作酒噴之立出通心竅目翳不退塞之鼻中即袪　治腸風用熱餅裹食甚良　補筋脈令人能食合諸菜食氣香令人口爽解飛尸鬼疰蠱毒及魚肉毒　然多食久食損人

精神令人多忘腳軟能發液臭非同補藥可以常服　時珍曰諸瘡皆屬心火營血內攝於脾心脾之氣得芳香則運行得臭惡則壅滯且直指方云痘疹不快宜用胡荽酒噴之以辟惡氣床帳上下左右皆宜掛之以禦汗氣胡臭天癸淫佚之氣一應穢惡所不可無若天時陰寒尤宜用此

雄黃　常入胃肝　味辛而苦氣溫有毒散結行氣殺蟲辟惡得銅可作金　治瘧疾寒熱伏暑泄痢酒飲成癖驚癇頭風眩運破孥妖辟幽暗鼠瘻惡瘡疽痔死肌疥蟲䘌瘡及一切蟲獸傷殺精物惡鬼邪氣解藜蘆毒蚖虺毒焚之蛇皆遠去　狐惑以雄黃半兩燒於瓶中卽止　陰腫如斗以雄黃礬石各二兩甘草一尺水浸　消瘧母治風狗咬傷　治白禿頭瘡雄黃猪脂敷

之　孕婦佩之轉女成男　明徹不臭者良醋浸入萊菔汁煮乾用生山陰者名雌黃功用略同劣者名薰黃燒之則臭止可薰瘡疥殺蟲虱　虞雍公允文感暑下痢連月不瘥忽夢仙官延坐壁間有藥方其詞云暑毒在脾溼氣連腳不泄則痢不痢則瘧獨鍊雄黃蒸餅和藥別作治療醫家大錯公依方服愈

白芥子

耑入肺　氣味辛溫無毒　治脇下及皮裡膜外風痰非此不達　通經絡發汗開胃利氣豁痰除寒暖中治咳嗽反胃面目黃赤痺木腳氣筋骨腰節諸痛癰毒腫痛　熨惡氣遁尸飛尸及暴風毒腫流四肢疼痛　燒煙及服解邪魅　咳嗽胸膈支滿上氣多唾者每用溫酒吞下七粒　又醋研傅射工毒　然大辛大熱中病即已若久服則耗損真氣令人眩運損目

且肺熱陰虛火盛久嗽者尤忌之　韓悉用三子養親湯以治老人痰氣蓋白芥子主痰下氣寬中紫蘇子主氣定喘止嗽萊菔子主食開痞降氣各微炒研看病所主爲君

石灰　耑入肝脾　稟壯火之烈燥血止血散血　治肌膚骨髓瘡瘍惡毒時行熱氣刀刃金傷痄腮腫毒疽瘍疥瘙熱氣惡瘡癩疾死肌附骨疽去黑子息肉癭贅疣子婦人粉刺產後陰不能合收脫肛陰挺消積聚結核　治金瘡者以其性能堅物使不腐壞且血見灰卽止時珍曰石灰止血神品也但宜乾用着水卽爛肉　氣味辛烈用必視症酌施如敷刀斧傷則必用牛膽以灰納於膽內陰乾　點疣痣去根則和白糯米蒸透　風化自裂者良　壙灰火毒已出主頑瘡膿水淋漓歛瘡尤妙　汪昂曰有

人腳肚生一瘡久遂成漏百藥不效自度必死一村人見之曰此膳漏也以石灰溫炮薰洗覺痒即是也洗不數次遂愈

伏龍肝 耑入肝脾　係竈心赤土味辛氣溫無毒調中止血燥溼消腫　治心痛狂顛風邪中惡卒魘欬逆風噤反胃吐衄崩帶尿血遺精腸風癰腫蠱毒臍瘡丹毒重舌催生下胎小兒夜啼　日華子方催生下胞者取其溫中而鎮重下墜也博救方治子死腹中以水調三錢服其土當兒頭上戴出　功專去溼無溼者勿用　取多年竈心黃土研細水飛用

本草匯纂 中

醫學六種 本草

楚北屠夔臣輯　脈訣附後

本草匯纂

同治癸亥夏鐫　育德堂藏板

第二卷目錄

平散
蒼耳子一　　稀簽草二　　木賊二　　夏枯草二
青木香三　　野菊花三　　浮萍三　　款冬花三　　甘菊四
馬兜鈴四　　檳榔五　　大腹皮五　　白芨五　　蕪夷五
蒺藜六　　五加皮七　　石楠葉七　　橘皮八　　青皮八
神麴八　　荷葉九　　爐甘石九　　白石英十　　紫石英十
殭蠶十　　蠶砂十一　　通草十一　　土茯苓十一　　木通十二
茯苓十二　　茯神十三　　

瀉澄
澤瀉十三　　木通十三　　海金砂十四
車前子十三　　燈草十三　　萹蓄十四　　
防己十四　　茵陳十五　　地膚子十五　　白蘚皮十六　　苦參十六
琥珀十七　　豬苓十七　　赤小豆十七　　滑石十八　　石燕十九

刺蝟皮十九
瀉水
大戟十九 芫花二十 蕘花廿一
甘遂廿一 商陸廿一 海藻廿三 昆布廿三 葶藶廿四
白前廿四 續隨子廿四 瞿麥廿五 石葦廿五 紫貝廿五
田螺廿六 螻蛄廿六
降痰
括蔞仁廿七 天花粉廿七
貝母廿七 竹瀝廿八 白果廿九 礞石廿九 白礬卅
蓬砂三十 牛黃卅一
瀉熱
牽牛卅二 大黃卅二
連翹卅三 前胡卅三 白薇卅三 白斂卅四 紫菀卅四
蘆根卅五 貫衆卅五 青葙子卅五 竹茹卅六 淡竹葉卅六
天竹黃卅六 秦皮卅七 川楝子卅七 密蒙花卅七 柿蒂卅八
梨卅八 西瓜卅八 銅青卅九 海石卅九 空青卅九
石膏四十 青鹽四一 食鹽四一 朴硝四一 元明粉四二

本草彙纂 卷二目錄

寒水石 四一　雪水 四二　孩兒茶 四三　熊膽 四三　鱧魚膽 四三
石決明 四三　珍珠 四四　金汁 四四　秋石 四四　瀉火
黃芩 四四　黃連 四五　胡黃連 四七　知母 四七　青黛 四八
龍膽草 四八　玄參 四九　山梔子 五十　地骨皮 五十　丹皮 五一
黃蘗 五一　桑白皮 五二　射干 五二　天冬 五二　枇杷葉 五六
茶茗 五三　犀角 五三　羚羊角 五五　八中白 五五　童便
下氣　荊三稜 五五　旋覆花 五五　杏仁 五六　枳殻 五六
枳實 五六　蕎麥 五六　沙參 六一　薰苡仁 六二　鈎藤 六六
麥冬 六六　百部 六二　石斛 六六　粳米 六六
白茅根 六六　青蒿 六七　萱草 六七　山楂 六六　雞蘇 六七
米醋 充　陰陽水 七十　鱉甲 充　　　　　　温血

澤蘭七十　大小薊七十　穀精草七一　王不留行
天仙藤七二　骨碎補七三　砂糖七一　　酒七四
韮菜七四　　墨七五　　　桂心七三　　乳香七三

涼血

側柏葉七九　長砂七九　百草霜七六　兔屎七六　海螵蛸七六
銀柴胡八一　蒲公英八一　赤芍八十　地榆八十　卷柏八十　旱蓮草七六
猪尾血八三　兔肉八三　凌霄花八二　槐角八二　無名異八三
　　　　　青魚膽八三　夜明砂八三　血餘末

本草匯纂卷二

湖北孝感縣屠道和燮臣氏纂　男仁鏡　壽農恭校字
孫義廉　鶴浦　侍校
均　可垣
湖南安化門人梁　煥梅青校

平散

蒼耳子　耑入肝脾　味苦而甘氣溫無毒祛肝風除脾溼活血通氣　治頂巔風痛風寒頭痛風溼周痹目暗腰重膝屈四肢拘攣骨節癱瘓瘰癧瘡疥瘙癢疳䘌溼䘌惡肉死肌疔腫痔漏久服益氣　炒香浸酒服去風多補益　嗜酒不已以毡中蒼耳子七枚燒灰投酒中飲之即不嗜　但此雖爲祛風療溼聖藥然散氣耗血虛人勿服尤忌猪肉以其動風助溼如風邪觸犯

則徧身發出赤丹而病益增盛　去刺酒拌蒸用

豨薟草 耑入肝　味苦而辛性寒不温有小毒散肝經風溼治肝腎風氣四肢麻痺筋骨冷痛腰膝無力風溼瘡瘍金瘡止痛　久瘧痰瘧搗汁服取吐　治熱䘌煩滿不能食生搗汁三合服多則令人吐　搗傳虎傷狗咬蜘蛛咬蠶咬蠼螋溺瘡然此雖理風溼究爲燥血之品恃以爲補則非　須加酒蜜同製方不傷正生用恐令人作泄　夏秋採者佳蒸曬九次用

木賊 耑入肝膽　味甘微苦氣温無毒　表散火鬱風溼專治目疾迎風流淚翳膜遮睛　入肝膽二經血分驅散風熱使血上通於目故爲去翳明目要劑　兼治疝痛脫肛腸風痔漏赤痢及婦人月水不通崩帶赤白解肌止血消積塊　其去翳明

目功雖有類穀精能駕甘菊但穀精則去星障甘菊則止調和血藥於障全不能退此則能去翳障也　然氣血虧損則用穀精木賊去障又當兼以芍藥熟地滋補肝腎使目得血而能視若徒用此二味退障則卽有當歸補助猶恐辛散非宜　多服損肝

夏枯草　專入肝　辛苦微寒無毒　散結消癭明目緩肝火解內熱治瘰癧溼痺目珠夜痛頭瘡鼠瘻破癥散癭乳腫乳巖脚痛　多服傷胃如內有火亦忌　目白珠屬陽故晝點苦寒藥則效黑珠屬陰故夜點苦寒藥反劇　一人至夜目珠疼連眉稜骨痛及頭半邊腫痛用黃連膏點之反甚諸藥不效灸厥陰少陽疼隨止旋作乃以夏枯草二兩香附二兩甘草四錢爲末每服一錢半茶清調服下咽則疼減半至四五服全愈矣

青木香

耑入肺　辛苦微寒無毒散毒泄熱　卽馬兜鈴根一名土青木香與木香之別名青木香者不同彼性屬溫此性屬寒也可升可降可吐可利治感受惡毒而致胸膈不快則用此上吐感受風溼而見陰氣上逆則用此下降　治頭風瘙癢禿瘡鬼疰積聚諸毒熱腫蛇毒水磨爲泥封之日二三次立瘥又搗末水調塗丁腫大效　治蠱毒同酒水煮服使毒從小便出又水煮三兩取汁服立吐敷禿瘡可止瘙痒　惟虛寒切禁以味辛與苦恐泄人眞氣也

野菊花

耑入肺肝　味辛且苦散火氣消癰毒　一名苦薏爲外科癰腫藥也調中止洩治癰腫疔毒眼目熱痛婦人腹內宿血瘰癧未破用根煎酒熱服渣敷自消　治毒連根葉搗

爛煎酒熱服取汁以渣敷貼　但胃氣虛弱切勿妄投

浮萍　耑入肺兼入肝脾　體輕氣浮辛寒入肺發汗入肝搜風入脾利溼　古人謂發汗勝於麻黃下水捷於通草治熱毒風熱熱狂熁腫毒風疹湯火傷暴熱皮膚搔癢風溼麻痺癱瘓腳氣打撲損傷目赤翳膜口舌生瘡吐血衄血癜風丹毒　擣汁服主水腫利小便爲末酒服方寸匕治人中毒爲膏傅面黚長鬚髮止消渴勝酒　然必大實熱方用若表虛自汗切禁燒煙辟蚊氣虛者愼勿近之昔有小兒因此致斃　須七月七日採

款冬花　耑入肺　辛溫純陽疏肺泄寒　書載虛實寒熱通用者以辛溫之中仍有和緩之意　潤心肺益五臟瀉熱消痰除煩定驚明目治欬逆上氣喘渴喉痺肺痿肺癰咳吐膿瘀

肺氣上促急熱勞欬連連不絕涕唾稠粘寒熱邪氣爲治嗽要藥能治肺痿肺癰咳吐膿者亦是肺虛得此以爲溫潤故服之即止若血因實致則此斷屬難投　生河北關中者良世多以枇杷蕋僞充　揀淨和甘草水浸暴用得紫菀良杏仁爲使　按肺爲清淨之府不容物雜有一外感則氣逆不伸一有內傷則肺燥不潤故在喉如癢如梗欬自外入者宜辛溫疏散而收斂最忌欬自內成者宜滋補潤養而宣洩非宜唯此氣味辛溫能疏泄肺鬱至水虧火嗽則有宜於冬地勞嗽骨蒸則宜於丹皮地骨

甘菊

耑入肝肺腎　味辛甘苦袪風養肺滋腎明目　養肝血安腸胃調四肢生熟皆可食　治風熱內熾眼目失養欲脫淚出翳膜遮睛與頭痛眩運腦骨疼痛身上一切游風溼痺皮

膚死肌瘡腰痛去來陶陶除胸中煩熱　作枕明目葉亦明目
除目翳同枸杞相對蜜丸久服永無目疾　以單瓣味甘者入藥
黄入陰分白入陽分紫入血分白朮及枸杞根桑根白皮爲使

馬兜鈴 耑入肺　辛苦性寒無毒　體輕而虛熟則四開象肺
清肺氣補肺去肺中溼熱　治肺熱咳嗽痰結喘急肺
氣上逆坐息不得欬逆連連不止血痔瘻瘡及大腸經熱亦可吐
蠱　又於寒中帶散故肺熱痰喘聲音不清者服此最宜　且體
輕則性上涌故蛇蠱一味濃煎服之探吐卽解　湯劑用之多亦
作吐　至云能補肺陰者亦熱清氣降而肺自安之意　治痔瘻
腫痛以馬兜鈴於缾中燒煙薰患處良　肺寒喘嗽失音切忌肺
虛挾寒者畏之如螫　去筋膜取子用

檳榔 耑入腸胃　辛温苦澀治胸膈瘴癘澎脹　通關節利九竅除一切風破胸中氣治心痛積聚能瀉至高之氣使下行以至於極性如鐵石故有墜下之力　破堅消脹化食行痰下水　治痰氣喘急瀉痢後重心腹諸痛大小便氣秘裏急後重療諸瘧禦瘴癘水腫脚氣酒醉不解膀胱諸氣衝脹爲病氣逆裏急殺蟲如陰毛蛀虱用此煎洗　治腹脹搗末服　燒灰傳口吻白瘡　但非煙瘴之地常服恐洩眞氣　鷄心尖長錦紋者良

大腹皮 耑入腸胃　辛濇性温無毒　治霍亂瘴瘧痞脹痰隔醋心冷熱氣攻心腹健脾開胃下氣寬胸散痞滿膨脹水氣浮腫脚氣壅逆胎氣惡阻脹悶　開心腹之氣祛皮膚之水蓋檳榔性苦沉降能泄有形之積滯此則性輕能散無形之積滯

虛脹禁用以其泄眞氣　黑豆汁洗淨曬乾煨切用

白芨 專入肺　味苦而辛性濇而收微寒無毒入肺止血散瘀治胃中邪氣賊風鬼擊止驚邪血邪血痢癇疾風痺赤眼溫熱瘧疾發背瘰癧痔瘻腸風刀箭瘡傷生肌止痛　治白癬疥蟲惡瘡癰腫敗疽死肌去腐逐瘀生新　塗手足皴裂面上黑點皰鼾面瘡　跌撲損傷酒調服湯火灼傷油調敷　紫石英爲使畏杏仁反烏頭　血出於鼻是由清道至血出於口是由濁道來嘔血出於肝吐血出於胃痰帶血出於脾咯血出於心唾血出於腎試血法吐水內浮者心肺血沈者肝腎血半浮半沈者脾胃血服白芨須隨所見以羊肺肝心同服佳

蕪荑 專入脾兼入肝　味辛而苦氣溫無毒燥脾殺蟲散皮膚

骨節溼熱　主積冷氣心腹癥痛除肌膚骨節中風淫淫如蟲行
腸風痔漏惡瘡疥癬散腸中嗢嗢喘息逐寸白去三蟲殺蟲止痛
蟲生人腹多因溼兆滯得風助寒成用此暖胃益血理中而蟲
自化　治婦人子宮風虛孩子疳瀉冷痢得訶子良　和猪脂塗
熱瘡　和蜜治溼癬　脾胃虛者雖有積亦勿概投　形類榆莢
陳久氣羶者良　蟲牙作痛以蕪荑仁安蛀孔及縫中甚效　直
指方云嗜酒人血入於酒爲酒鱉多氣人血入於氣爲氣鱉虛勞
人敗血雜痰爲血鱉搖頭掉尾如蟲之行上浸人咽下蝕人肛或
附脇背或隱胸腹大則如鱉小則如錢治如上法

蕤核　耑入肝　甘寒微温散肝風熱　眼科藥也强志明耳目
除目赤痛傷淚出眼胞風腫弦爛左右眥熱障翳治鼻衄

鼻齆破心下結痰痞氣除腹中熱結痞氣　生治嗜睡熟治不眠

目病不因風熱而因於虛者勿用　叢生有刺實如五味圓扁

有紋紫赤可食　湯浸去皮尖劈作兩片芒硝木通通草同煎大

半時取出研膏入藥　仁齋曰拘急牽颸瞳青胞白癢而清淚不

赤不痛是爲風眼烏輪突起胞硬紅腫眵淚溼漿裡熱刺痛是爲

熱眼眼渾而淚胞腫而軟上壅矇矓酸澀微赤是爲氣眼風與熱

並則癢而浮赤風與氣搏則癢而昏沈血熱交聚故生淫膚粟肉

紅縷偷針之類氣血不至故有眇視胞垂雀眼盲障之形淡紫而

隱紅者爲虛熱鮮紅而垢赤者爲實熱兩眥呈露生胬肉者此心

熱血旺白睛紅膜如傘紙者此氣滯血凝熱滯則瞳人內壅湧白

睛帶赤冷症則瞳人青綠白睛枯槁眼熱經久復爲風熱所乘則

赤爛眼中不赤但爲痰飲則作痛肝氣不順而挾熱則羞明熱氣蓄聚而傷胞則胞合白睛帶赤或紅筋者其熱在肺上下胞或口脣間如瘡點者其熱屬脾翳起肺家受熱如碎米狀者易散如梅花者難消　撥雲膏取下翳膜蕤仁去油五分青鹽一分猪胰子五錢共搗二千下如泥罐收點之　又蕤仁一兩去油入白蓬砂一錢麝香二分研勻去翳妙不可言

五加皮

耑入肝腎　辛苦性溫無毒　辛順氣而化痰苦堅骨而益精溫祛風而勝溼逐皮膚之瘀血療筋骨之拘攣

治心腹疝氣腹痛四肢不遂賊風傷人中風骨節攣急腰脊痛兩脚疼痹虛羸陰痿囊溼小便餘瀝女子陰癢䘌蝕小兒脚軟三歲不能行明目縮便愈瘡療疝　釀酒飲治風痺四肢攣急　作

木浸酒飲治目僻眼矓　葉作蔬食去皮膚風溼　但性屬疏泄須與補藥同投若下部無風溼寒邪而有火及肝虛而有火者勿服　莖青節白花赤皮黃根黑上應五車之精故名芬香五葉者佳遠志爲使惡元參　時珍曰五加治風溼痿痹壯筋骨強志意其功良深昔人云寧得一把五加不用金玉滿車誠足珍重　腳氣之病因風寒溼之氣而成風勝則筋骨爲之拘攣溼勝則筋脈爲之緩縱寒勝則血脈爲之凝滯皆資此治

石楠葉

耑入肝　辛苦性平無毒祛風逐熱固腎　養腎氣內傷陰衰利筋骨皮毛療腳弱煩悶疼痛逐諸風除熱及五臟邪氣殺蟲　治頭風爲末吹鼻愈浸酒飲亦可　婦人不可久服令思男　出關中者佳炙用五加皮爲使惡小薊

橘皮　耑入脾肺兼入大腸　苦辛氣温無毒辛能散苦能燥温能和宣肺氣燥脾溼爲脾肺氣分之藥　治胸中瘕熱逆氣上衝胸中吐逆霍亂嘔噦反胃嘈雜時吐清水痰痞痎瘧脾不消穀快膈調中開胃止洩除膀胱留熱停水通淋利小便袪大腸秘塞婦人乳癰去寸白蟲破癥瘕痃癖入食料解魚腥毒　宣通五臟統治百病皆取其理氣燥溼之功　入和中藥則留白入疏通藥則去白名橘紅兼能除寒發表　但氣雖中和過服亦損眞元故無滯而氣虚者宜愼之　廣產爲勝皮厚不脆有猪棕紋陳久者良故又名陳皮　治痰核童便浸曬治痰積薑汁炒治頑痰白礬炒入下焦鹽水炒　橘核治疝痛偏墜或硬如石有橘核丸

青皮　耑入肝　苦辛性燥烈本陳皮之嫩者行肝氣滯　陳皮浮而上入脾肺氣分青皮陳而降入肝膽氣分平下焦肝氣仍兼疏泄　疏肝膽泄肺氣發汗破堅癖積結氣滯除痰消痞治胸膈氣逆脇痛左脇積氣並氣鬱久怒久瘧疝痛乳腫去下焦諸溼引諸藥至厥陰之分　但有汗氣虛切忌醋炒用　肉生痰聚飲　核治疝痛腰腎冷痛　乳房屬陽明頭屬厥陰或因忿怒鬱悶厚味醞積致肝氣不行閉竅胃血騰沸化膿亦或子有滯痰膈熱含乳而搖噓氣所致者治法以青皮疏肝滯石膏清胃熱甘草節行濁血栝蔞仁消腫導毒或加沒藥橘葉金銀花蒲公英皂角少許若於腫毒處灸三五壯尤佳久則凹陷成乳巖難治

神麯　耑入脾胃　辛甘氣溫無毒　散氣調中開胃消食化水

穀宿食癥結積滯除痰逆霍亂泄痢脹滿健脾暖胃亦治目疾悶挫腰痛者煅過淬酒温服有效　婦人產後欲回乳者炒研酒服二錢日二次卽止甚驗　本白麪杏仁赤小豆青蒿蒼耳紅蓼六味作餅蒸鬱而成　小兒補脾輕平等藥醫多用此調治蓋取辛不甚散甘不甚壅温不見燥也然必合以補脾等藥並施則佳

若孕婦無積及脾陰虛胃火旺者並勿用

荷葉　耑入膽　味苦氣平無毒升陽散瘀　色青形仰中空象震爲膽木必用之藥　燒飯合藥助脾胃而升發陽氣散瘀血留好血治吐血崩淋損傷血脹腹痛產淤一切血症洗腎囊風殺菌蕈毒　胎衣不下酒煮服　東垣清震湯治頭面風痛取以升發風寒用荷葉一枚升麻蒼朮各五錢煎服　聞人規治

痘瘡風寒外襲變黑倒靨　但升散消耗虛人忌之

爐甘石　耑入胃　甘辛而濇氣溫無毒和血脈散風熱　止血消腫毒生肌明目去翳退赤收溼除爛弦袪痰爲目疾要藥用龍腦點治目中一切諸病　目翳得此卽能撥雲用爐甘石青礬朴硝等分爲末每用一字沸湯化溫洗日三次　治齒疏陷物用爐甘石煆寒水石等分爲末每用少許擦牙久久自密忌用鋼刷　治下疳陰溼用爐甘石火煆醋淬五次一兩孩兒茶三錢爲末麻油調敷立愈　時珍常用甘石煆飛海螵蛸硼砂等分爲細末硃砂衣等分減半同入點諸目病炒煆用童便良　產金銀坑中卽金銀之苗也狀如羊腦鬆似石脂能點赤銅爲黃今之黃銅皆其所點　煆紅童便淬七次研粉水飛

白石英　味甘而辛性平無毒散肺分寒燥不潤　治肺癰吐膿欬逆上氣疸黃胸膈間久寒益氣除風溼痺消渴陰痿不足實大腸利小便補五臟通日月光耐寒熱　凡服宜食冬瓜龍葵以壓石氣然亦止可暫服　白如水晶者良　按此本非潤劑而十劑並指爲溼亦謂辛能化液溫能滋潤故雖辛若溼是以寒燥不潤之症得此辛以暢達而滯不至見枯

紫石英　即石英之紫色者性味俱同散心肝二經血分寒燥不燥不潤　治心腹邪氣胃中冷氣心神不安肝血不足寒熱咳嗽驚悸夢魂不安女人心腹痛及子戶因風寒內乘絕孕安魂定魄鎮驚安神爲心肝經溫血要藥　陰虛火旺者忌　色淡紫瑩徹五稜火煆醋淬七次研末二英俱畏附子惡黃連

殭蠶耑入肝兼入肺胃　辛寒微温祛風散寒燥溼化痰温行血脈　治中風失音頭風齒痛風痰結核皮膚風瘡丹毒作癢痰瘧癥結㿗瘍陰癢風蟲婦人乳汁不通崩中赤白下血產後腹痛小兒客忤疳蝕鱗體一切金瘡疔腫風痔滅諸瘢痕爲末封疔腫拔根極效　能治小兒驚癇及膚如鱗甲亦是胎元血氣不足得此辛鹹煎湯除垢則鱗甲自去病名胎垢　開關散用此炒和白礬半生半燒爲末每一錢用自然薑汁調灌得吐頑痰立效小兒加薄荷少許　治喉痺用此和天南星等分生研爲末每服一字薑汁調灌卽愈後以生薑炙過含之聖惠方用此五七枚乳香一分爲末每以錢燒煙薰入喉中涎出卽愈　治口噤發汗同白魚鷹屎白等分並治瘡滅痕　諸證由血虛而無風寒客邪

者禁　頭蠶色白直者良糯米泔浸一日待桑涎浮出焙乾去絲及黑口搗用惡萆薢桔梗茯苓桑螵蛸

蠶沙 耑入肝脾胃　味甘辛性溫無毒燥溼去風　治消渴癥結腸鳴熱中風痺癮疹婦人血崩頭風風赤眼　炒黃袋盛浸酒去風溼諸節不隨皮膚頑痺腹內宿冷冷血瘀血腰腳冷痛　炒熱袋盛熨偏風筋骨癱瘓手足不隨腰腳軟皮膚頑痺麻油調敷治爛弦風眼又調敷能治蛇串瘡　有人食烏梢蛇渾身變黑漸生鱗甲見者驚愕鄭奠一令日服晚蠶砂五錢盡二斗久之乃退　即二蠶矢也凡蠶砂蠶蛾皆晚者良淘淨曬乾用

滲溼

通草 耑入肺胃兼入心　色白氣寒體輕味淡無毒清肺利水

通乳　安心除煩止渴退熱療脾疸常欲眠頭痛目眩心煩噦出聲音治耳聾齆鼻息肉鼻塞利九竅血脈關節散癰腫諸結不消金瘡惡瘡鼠瘻破積聚血塊排膿止痛治水腫浮大通五淋利小便導小腸火女人血閉月候不勻催生墮胎去三蟲　理風熱小便數急疼小腹虛滿宜煎湯並葱飲有效　諸瘻瘡喉痺咽痛濃煎含嚥　孕婦及中寒者勿服　有細細孔兩頭皆空故名通草即今所謂木通也今之通草乃古之通脫木也

土茯苓　耑入胃肝兼入腎腸　甘淡氣平無毒消水除溼解楊梅結毒去濁分清　健脾胃強筋骨去風溼利關節止洩健行不睡治拘攣骨痛惡瘡癰腫解汞粉銀硃毒　但淡滲傷陰肝腎陰虧者勿服　楊梅瘡古無是病近起於嶺表風土卑溼

嵐瘴薰蒸飲啖辛熱男女淫穢溼熱之邪蓄積既深發爲瘡毒遂致互相傳染然皆淫邪之人病之其症多屬胃肝而兼及他經蓋相火寄於厥陰肌肉屬於陽明故也如兼少陰太陰則發於咽喉兼太陽少陽發於兩角若用輕粉劫劑毒氣竄入經絡筋骨莫之能出發爲結痛遂成痼疾須用此一兩外用金銀花防風木通木瓜白蘚皮各五分皂莢子四分人參當歸各七分日服三劑忌飲茶酒麵鹽醋並戒房勞百日渴飲土茯苓湯半月方愈取其溼熱除而濁陰得解　大如鴨子連綴而生白者良忌茶

茯苓

耑入脾胃兼入肺肝　性平味甘淡無毒上滲脾肺之溼下伐肝腎水邪其氣先升清肺化源後降利膀胱氣　治胸膈逆氣憂恚驚邪恐悸心下結痛寒熱煩滿欬逆口焦舌乾消

渴好睡肺痿痰壅心腹脹滿膈中痰水水腫淋結大腹淋瀝腎積奔豚逐水緩脾生津導氣平火止泄除虛熱開腠理調臟氣伐腎邪開心益志止健忘暖腰膝利腰膝間血開胃止嘔安魂養神除溼益燥益氣和中　赤茯苓破結氣瀉心及小腸膀胱溼熱利竅行水　茯苓皮治水腫膚脹開水道開腠理　若小便不禁虛寒精滑及陰虧而小便不利者皆禁　産雲南色白者佳去皮

茯神 耑入心　甘平無毒導心溼痰功與茯苓相彷　解不祥療風眩風虛五勞口乾止驚悸多恚怒善忘開心益智安魂魄養精神治心下急痛堅滿久虛而小腸不利者加而用之即茯苓抱根生者以其抱心故入心之用居多　去皮及中木

茯神心木　治偏風口面喎斜毒風筋攣不語心神驚掣虛而健

忘脚氣痺痛諸筋牽縮　此即茯神心內木又名黃松節　二茯俱惡白斂畏地榆秦艽鱉甲雄黃忌醋　治筋攣疼痛用此一兩乳香一錢石器炒研每服二錢木瓜湯下蓋乳香木瓜俱能伸筋

瀉溼

澤瀉　耑入膀胱腎　甘淡微寒無毒瀉膀胱氣分溼熱及腎經火邪　利溼行水治消渴痰飲嘔吐瀉痢腫脹水痞脚氣疝痛淋瀝陰汗尿血洩精　治一切溼熱之病俾溼熱既除則清氣上行又能止頭痛有聰耳明目之功　但病人無溼腎虛精滑目虛不明切勿輕與　蓋小便過利則腎水愈虛而目必昏此一定之理故扁鵲謂其害眼者確也　鹽水炒或酒拌忌鐵

木通　耑入心兼入小腸　甘淡輕虛無毒　淸火通竅利水瀉

心經小腸溼熱清肺熱　通利九竅血脈關節治胸中煩熱徧身拘痛大渴引飲淋瀝不通耳聾目眩口燥舌乾喉痺咽痛鼻衄失音脾熱好眠除煩退熱止痛排膿破血催生行經下乳　但精滑氣弱內無溼熱及姙娠均忌　色白梗細者佳籐有細孔

車前子　耑入肝肺　甘寒無毒清肺肝風熱以導膀胱水邪去風毒肝中風熱毒風衝眼赤痛障翳腦痛淚出壓丹石毒明目止痛去心胸煩熱氣癃養肺肝強陰益精令人有子利水道除溼痺女子淋瀝不欲食婦人難產導小腸熱止暑溼瀉痢陽氣下陷虛脫勿服　入滋補酒蒸搗餅入利瀉藥炒研

燈草　耑入心兼入肺　甘淡微寒無毒降心火清肺熱利小腸瀉肺通氣止血治陰竅濇不利行水除水腫癃閉　治五

淋水煮服敗席煮服更良　燒灰吹喉痺一方以燈心灰二錢蓬砂一錢吹之一方以燈心箬葉燒灰吹之一方以紅花燈心燒灰酒服　以灰塗乳上則兒飼之不夜啼縛把擦癬則蟲從草出浮水可見且能斷根　中寒氣虛小便不禁者勿服

扁蓄　耑入脾　味苦氣平無毒利水清熱除溼殺蟲　治浸淫疥瘙疽痔殺三蟲及蚘蟯腹痛利小便治黃疸熱淋女子陰蝕小兒魃病　但止屬標治不能益人勿常服也　葉細如竹弱莖蔓引節節有粉三月開紅花　治心頭痛海上歌云心頭急痛不能當我有仙人海上方扁蓄醋煎通口嚥管敎時刻便安康

萆薢　耑入肝胃　味苦氣平祛肝風除胃溼固腎　治頭旋腰脊痛强骨節風寒溼周痺中風失音手足驚掣腰脚癱緩

不遂關節老血膀胱宿水除痿失溺莖痛遺濁痔瘻惡瘡 陰虛火熾溺有餘瀝及無溼而腎虛腰痛者皆禁 白而虛軟者良

海金沙 耑入小腸膀胱 氣寒無毒通利小腸血分溼熱要藥治溼熱腫滿五淋解熱毒氣 凡小腸熱閉而見五淋疼痛不止者服之使熱盡從小便出 傷寒熱閉致腹滿狂燥加梔子朴硝蓬砂投治此竈裡抽薪之義惟熱在太陽經者宜之腎臟眞陽不足者切忌 此係草本產黔中楚南江浙川陝亦有收曝日中小乾以紙襯之以杖擊之有細砂落紙上且曝且擊以盡爲度莖細如線引竹木上葉紋緣處有砂黃赤色忌火

防已 耑入膀胱 大辛苦寒能行十二經通腠理利九竅瀉下焦血分溼熱爲療風水要藥 治膀胱火邪風寒溫瘧諸

癎中風手腳攣急拘痛口面喎斜散留痰肺氣喘嗽溼瘧腳氣止洩散癰腫惡結諸瘑疥癬蟲瘡　陰虛及溼熱在上焦氣分者禁用以此專瀉下焦血分也　十劑云通可去滯通草防己之屬是也蓋通草甘淡瀉氣分溼熱防己苦寒瀉血分溼熱　按此性險而健善走下行譬之於人幸災樂禍能爲亂階故非下焦實有溼熱與二便果不通利者未可妄投然用之得宜亦能敵克奏效凡腳氣病溼則腫熱則痛溼則加蒼朮薏苡木瓜熱則加黃芩黃柏風加羌活萆薢痰加竹瀝南星痛加香附木香血虛加四物大便秘加桃仁紅花小便秘加牛膝澤瀉痛連臂加桂枝威靈仙痛連脇加膽草隨症通活斯爲善矣　此與黃蘗地膚同瀉溼熱而氣味治功各別蓋黃柏瀉膀胱溼熱並入腎瀉火味苦而不辛地

膚亦瀉膀胱溼熱力稍遜於黃柏味苦而甘此則有苦無甘且辛險健異常　己有二種治風用木防己黑點黃腥木强治水用漢防己根大而虛通心有花紋色黃　酒洗用畏萆薢

茵陳　專入膀胱胃　苦平微寒無毒治太陽陽明溼熱爲治黃疸君藥　治天行時疾熱狂頭痛頭旋風眼疼痛瘴瘧熱結除頭熱通關節去伏瘕治通身發黃小便不利婦人癥瘕　按黃有寒熱陰陽之分寒則黃而色晦熱則身如橘色汗如柏油陽則如苗値大旱由燥而枯者陰則如苗値大潦由溼而黃者陽黃宜茵陳陰黃宜溫補若妄用茵陳多致不救　茵陳有二種葉細而靑蒿者可用若生子如鈴則爲山茵陳耑於殺蟲及治口瘡

地膚子　耑入膀胱　味苦而甘無毒　瀉膀胱血分溼熱利小

便淋閉　補中益氣去皮膚中熱氣使人潤澤久服耳目聰明散惡瘡疝瘕客熱丹腫　治淋利水功類黃柏但黃柏味苦而烈大瀉膀胱溼熱此則味苦而甘其力稍遜　凡小便因熱而見頻數及或不禁用此能使溼熱盡從小便而出　治疥瘡陰卵癩疾去熱風可作湯沐浴洗眼除雀盲澀痛　治丈夫陰痿不起與陽起石同服補氣益力　老年血虛氣衰雖有邪火內熾然眞陽不足當愼　葉如蒿莖赤子類蠶沙惡螵蛸

白鮮皮

專入脾胃　味苦鹹性寒無毒瀉脾胃溼熱入膀胱小腸行水道通關節利九竅爲諸黃風痺之要藥　治頭風頭痛眼疼黃疸欬逆腹中大熱飲水欲走大呼四肢不安溼痺死肌不可屈伸起止行步婦人產後餘痛陰中腫痛小兒驚癇一

切熱毒風瘡疥癬赤爛眉髮脫脆壯熱惡寒熱黃急黃勞黃酒黃穀黃　世僅以爲瘡瘍外用實昧本經主治之意　然此止可施施於脾胃堅實之人若下部素屬虛寒切勿妄用　根黃白而心實者良取皮用惡桑螵蛸桔梗茯苓萆薢　治鼠瘻已破出膿血用白蘚皮煮汁服一升當吐若鼠子也

苦參

耑入腎兼入脾胃　味苦性寒無毒瀉火燥溼補陰殺蟲養肝膽氣安五臟平胃氣令人嗜食輕身定志補中益氣治熱毒風皮肌煩燥生瘡赤癩眉脫心腹結氣癥瘕積聚黃疸中惡腹痛逐水除癰腫療惡瘡除伏熱嗜睡止渴醒酒明目止淚小便黃赤溺有餘瀝　治疥殺蟲漬酒飲　治腸風瀉血並熱痢殺疳蟲及下部䘌炒存性米飲服　大苦大寒肝腎虛而無熱及

脾胃虛寒者切忌　泔浸去腥氣蒸用元參爲使惡貝母菟絲子漏蘆反藜蘆　五參係人參沙參丹參紫參玄參五參惟人參言補餘不得以補名況此不在其列止屬除溼導熱之品

琥珀

耑入心肝兼入小腸胃　甘淡性平無毒淸肝腎熱邪利水消瘀入心肝二經血分安魂定魄　淸肺壯心明目磨翳止心痛癲邪安五臟消瘀血通淋　治產後血枕痛殺精魅邪鬼療蠱毒破結瘕止血生肌合金瘡　味甘淡上行能使肺氣下降而通膀胱故能治五淋通小便燥脾土　但此性屬消磨無補眞氣且淡滲傷陰凡陰虛內熱火炎水虧者勿服若血少而小便不利服之反致燥急之害　市人多煮雞子及靑魚膽僞充惟以手心摩熱拾芥者眞　用柏子末入瓦鍋同煮半日搗末用

猪苓 耑入膀胱腎經　甘淡微苦性平無毒除膀胱血分溼熱治渴除溼去心中懊憹解傷寒温疫大熱開腠理發汗主腫脹滿腹急痛治痎瘧利水道治淋腫腳氣白濁帶下妊娠子淋胎腫解毒蠱疰不祥　升而能降利溼行水與茯苓同而泄較甚宗奭曰損腎昏目潔古云淡滲燥亡津液無溼者勿服　多生楓樹下塊如猪屎故名　白而實者良去皮　凡服利水藥而明目者因除濁氣溼熱也又因此失明者因走泄真氣也

赤小豆 耑入小腸　甘酸色赤性平無毒利小腸溼熱　心之穀也其性下行入陰通小腸而利有形之病故與桑白皮同爲利水除溼之劑　十劑曰燥可去溼桑白皮赤小豆之屬是也其云燥者亦以溼去則燥非性燥也　治水氣內停溺閉腹

腫手足攣痺癰腫瘡疽且能去溼解酒通胎下乳　療寒熱熱中消渴除煩滿通氣去關節煩熱令人心孔開健脾胃令人美食下腹脹滿吐逆卒澼下水腫排癰腫膿血解溫疫治産難下胞衣暴痢後氣滿不能食者煮食一頓卽愈　治脚氣和鯉魚煮食利水消腫和鯉魚鯽魚黃雌雞煮食　一切熱毒癰腫擣末同雞子白塗　小兒黃爛瘡煮汁洗不過三度而瘥　患痄腮取小豆七七粒敷爲末敷之卽愈　腸疽既至五臟治甚驗　發背如爛瓜治如神　有婦食素産後七日乳脈不行服藥不效偶得赤小豆一升煮粥食之當夜遂行　但性最粘敷毒乾則難揭入苧根末卽不粘此法最佳　最滲精液久服令人枯瘦身重　緊小而赤黯色者良其稍大而鮮紅淡紅色者並不治病今肆中半粒紅

半粒黑者是相思子並非赤小豆勿用

滑石　專入膀胱　味甘氣寒無毒色白除上中下溼熱　治身熱中暑積熱嘔吐煩渴黃疸水腫脚氣淋閉利小便止泄痢吐血衄血金瘡血出諸瘡腫毒通乳汁下胎產難通五臟六腑津液燥溼分水道實大腸化食毒行積滯逐凝血解燥渴補脾胃降心火偏主石淋爲要藥　然其清熱降火生津止渴開竅利溼下獨盡由小便而下蓋能上開腠理而發表是除上中之溼熱下利便溺而行是除中下之溼熱熱去則三焦寧而表裡安溼去則闌門通而陰陽利矣　同甘草爲六一散再加辰砂爲益元散凡走泄藥宜佐以甘草　凡脾虛下陷及精滑者禁之病有當發表者尤忌　白而潤者良石葦爲使宜甘草

石燕　耑入脾胃肝小腸　味甘性涼無毒利竅除溼解熱　療眼目障翳諸般淋瀝久患消渴臟腑頻瀉腸風痔瘻年久不瘥面色虛黃飲食無味婦人月水湛濁赤白帶下多年者每日磨汁飲之一枚用三日以此爲準亦可爲末水飛過每日服半錢至一錢米飲服至一月諸疾悉平　審病果因溼熱而成者用之出祁陽西北江畔灘上又云出零陵書言因雷雨自石穴中出隨雨飛墮者非　或煮汁或磨汁或爲末水飛　外有禽石燕另是一種補助與石鍾乳同功世每謂此石能助陽誤矣

刺蝟皮　耑入腸胃　味辛苦性平無毒祛腸胃溼熱血瘀　治胃逆理胃氣五痔陰蝕下血赤白五色血汁不止除腫痛引腰背酒煮服之　療腹痛疝積燒灰酒服　治腸風瀉血痔

痛有頭多年不瘥炙末飲服方寸匕　燒灰吹鼻止衄血甚效解
一切藥力　脂滴耳中治聾　蝟皮治胃逆開胃氣有功其字從
蟲從胃頗有理焉　普濟方治反胃用蝟皮燒灰酒服或煮汁或
五味淹炙食　但食肉切宜除骨若誤食則令人瘦劣節節漸小
也似鼠而圓大褐色攢毛外刺如栗房煆黑存性用

瀉水

大戟 苦入肺腎旁行經絡　氣味苦寒有小毒大瀉臟腑水溼
兼善逐血　辛能橫散故能發汗消癰寒能通二便閉治
十二種水頭痛中風頸腋癰腫皮膚疼痛吐逆心腹滿急痛天行
黃病下惡血癖塊腹內雷鳴瀉火逐痰治癮疹風及風毒蠱毒腳
腫通月水墮胎孕　李時珍云凡痰涎為物隨氣升降無處不到

入於心則迷竅而癲癇入於肺則竅塞咳唾而稠粘喘急背冷入於肝則留伏蓄聚而成脇痛乾嘔寒熱往來入於經絡則麻痺疼痛入於筋骨則頸項胸背腰脇手足牽引隱痛三因並以控涎丹主之蓋有大戟能泄臟腑之水溼甘遂能行經隧之溼白芥子能散皮裡膜外之痰氣但其性陰寒善走大損眞氣非元氣壯實水溼伏留不可妄施否則泄肺傷腎害人不淺　若中其毒者菖蒲可解反甘草用水漿煮去骨用　苗名澤漆治皮膚熱大腹水氣四肢面目浮腫利大小腸主蠱毒止瘧疾消痰退熱

芫花

耑入脾肺腎　味辛而苦氣溫有小毒大通內外水道治欬逆上氣喉鳴喘咽腫短氣胸中痰水喜唾寒痰涕如膠咳嗽瘧瘴水飲痰癖心腹脹滿痛引胸脇去水氣水腫五水在

五臟皮膚四肢攣急不能行步及腰痛下寒通利血脈療蠱毒鬼瘧疝瘕癰腫惡瘡風溼痺一切毒風殺蟲魚不似甘遂苦寒止泄經隧水溼大戟苦寒止泄臟腑水溼即蕘花亦較此稍寒　但毒性至緊取效甚捷稍涉虛者服之多致夭折不可不慎　反甘草陳久者良醋煮水浸暴用　根可搗汁浸線繫落痔瘡及敷瘡毒他不可用　飲有五皆由內啜水漿外受溼氣鬱蓄而留飲流於胸則爲支飲令人喘咳寒熱吐沫背寒流於肺則爲懸飲令人咳唾痛引缺盆兩脇流於心下則爲伏飲令人胸滿嘔吐寒熱眩運流於腸胃則爲痰飲令人腹鳴吐水脇胸支滿或作瀉泄忽肥忽瘦流於經絡則爲溢飲令人沈重注痛或作水氣胕腫　又水有風水皮水正水石水黃汗之別如水積胞中堅滿如石則爲石水汗

如柏汁多黃名曰黃汗久而不愈則爲癰膿又水在肺則咳在胃則嘔在頭則眩在心則悸在背則冷在脇則脹

蕘花 出入腸胃　辛苦而寒有毒大瀉裡結水涇　治痰飲咳嗽欬逆上氣喉痺腫滿傷寒溫瘧下十二種水破積聚大堅癥瘕蕩滌胸中留澼飲食寒熱邪氣利水道去痃癖氣塊　芫花辛溫多有達表行水之力此則氣寒多有入裡走泄之效然要皆破結逐水之品　芫花色紫蕘花色黃張仲景取以治利者亦水去則利止之意然用之須當斟酌反甘草

甘遂 出入脾胃肺腎膀胱　味苦氣寒有毒大泄腎經及隧道水涇直達水氣所結之處奔湧直決使之盡從穀道而出爲下水涇第一要藥　主十二種水大腹腫滿面目浮腫留飲宿

食破癥瘕積聚去痰水痰迷癲癇噎膈痞塞胸氣陰囊腫墜散膀
胱多熱皮中痞熱　去水極神損眞極速大寶大水可暫用之否
則宜禁　喻嘉言曰胃爲水穀之海五臟六腑之源脾不散胃之
水精於肺而病於中肺不能通胃之水道於膀胱而病於上腎不
能司胃之關時其蓄洩而病於下以致積水浸淫無所底止故凡
因實邪元氣壯實而致隧道阻塞見爲水腫蠱脹疝瘕腹痛無不
仗此迅利以爲開決水道之首如仲景大陷胸之類　然非症屬
有餘祇因中氣衰弱小便不通水液妄行脾莫能制妄用泄水之
品益虛其虛水雖暫去大命必隨書言甘草與此相反何以二物
同用而功偏奇亦以甘行而下益急非深於斯道者未易語此
河間云凡服水腫藥未全消者以甘遂末塗腹遶臍令滿內服甘

草水其腫便去二物相反而感應如此　皮赤肉白根作連珠重實者良麪裹煨熟用　用甘草薺苨汁浸三日其水如墨以清爲度再麪裹煨瓜蒂爲使惡遠志　水腫有風水皮水正水石水黃汗五腫水鬱於心則心煩氣短臥不克安水鬱於肺則虛滿喘咳水鬱於肝則脇下痞滿痛引少腹水鬱於脾則四肢煩熱體重不能衣水鬱於腎則腹痛引背央央腰髀痛楚水腫與氣腫不同水腫其色明潤其皮光薄其腫不速每自下而上按肉如泥腫有分界氣腫則色蒼黃其皮不薄其腫暴起腫無分界其脹或連胸脅其痛或及臟腑或倏爲浮腫或腫自上及下或通身盡腫按則隨起但仲景所論水腫多以外邪爲主而內傷兼及究之水爲至陰其本在腎腎氣旣虛則水無所主而妄行若不溫腎補脾但以行

氣利水終井引水歸腎之理猶之土在雨中則爲泥必得和風煖日則溼氣轉爲陽和自能令萬物生長矣　反甘草

商陸

耑入脾　辛酸苦寒有毒能通水道下行　療胸中邪氣水腫痿痺腹滿疝瘕癰腫及十腫水病通大小腸瀉蠱毒墮胎殺鬼精物熁腫毒傳惡瘡　喉痺不通薄切醋炒塗喉外良

功耑入脾行水其性下行最峻有排山倒海之勢功與大戟芫花甘遂相同　仲景牡礪澤瀉散內用商陸治大病後腰以下腫者急追以散之也若脾虛水腫因服輕劑未愈遂用此苦劣有毒純陰之藥迅迫圖功效雖稍見未幾即發決不可救　取花白者良赤者傷人只堪貼臍入麝三分搗貼小便利則腫消　銅刀刮去皮水浸一宿黑豆拌蒸得蒜良　喻嘉言曰從來腫脹徧身頭

面俱腫者尚易治若只單腹脹則難治徧身俱腫脹者五臟六腑各有見症故瀉肝瀉脾瀉膀胱大小腸間有取效之時若單腹脹久窒則清者不升濁者不降互相結聚牢不可破實因脾胃之衰微所致而瀉脾之藥安敢取用明乎此則惟有培養一法補元氣是也又有招納一法宣布五陽是也更有解散一法開鬼門潔淨府是也凡腫傷脾則臍必突傷腎則足底必平傷肺則背肩聳傷肝則脣黑皮腫傷心則缺盆必平及咳嗽失音凡腫先起於腹後散四肢者可治先起四肢後歸於腹者必死　嘉言曰其味酸辛其形類人療水貼腫其效如神斯言盡之

海藻　耑入腎　苦鹹氣寒無毒泄熱散結軟堅　治癭瘤結氣散頸下硬核痛瘰癧癥瘕癰腫心下滿氣急腹中上下雷

鳴或幽幽作聲疝㿗凡腹痛則曰疝丸痛則曰㿗及痰飲腳氣奔豚水腫利小便辟百邪鬼魅　凡水因熱成而致隧道不通小便祕塞硬結不解者用此堅軟結泄邪退熱能使熱盡從小便出而病愈　若病非實結及脾寒有溼者勿服　海帶下水消癭催生治婦人病功同海藻但稍粗柔韌而長　皆反甘草略洗去鹹水用　偏有方同甘草以治瘰癧者蓋激之以潰其堅耳　丹溪治癭氣初起用海藻一兩黃連二兩爲末時時舐咽先斷一切厚味

昆布

鹹入腎　利水

氣味鹹寒滑無毒功同海藻而少滑性雄破結　治十二種水腫癭瘤陰㿗膈噎結氣瘻瘡去面腫利水道治惡瘡鼠瘻頑痰積聚性更雄於海藻多服令人瘦削出登萊者搓如繩索出閩越者大葉如菜略洗去鹹味用

葶藶 耑入肺兼入胃　辛苦大寒無毒性急不減硝黃大瀉肺中水氣膹急下行膀胱　治積聚癥瘕結氣伏留熱氣水腫痰壅止嗽定喘利水療皮間邪水上出面目浮腫暴中風熱痱癢肺壅上氣咳嗽胸中痰飲通月經　十劑云洩可去閉葶藶大黃之屬是也大黃則泄脾胃陰分血閉葶藶則瀉肺經陽分氣閉

葶藶有苦有甜甜者性緩雖瀉而不傷苦者性急既瀉肺而復傷胃故必用大棗閒補但水去即止不可過劑且性峻不可混氣

子如黍米微長色黃糯米微炒用得酒良榆皮爲使

白前 耑入肺　甘辛微溫無毒爲降氣祛風除痰要藥　治肺氣壅實煩悶胸脇逆氣咳嗽上氣呼吸欲絕及腎氣奔豚

金匱治咳嗽脈沉深師治久咳上氣該取降肺除痰之意　惟

肺實者宜否則忌　似牛膝取粗長堅直易斷者良去頭鬚甘草水浸一晝夜焙用忌羊肉若短小能彎不斷者是白薇氣味不同

深師治體腫短氣脹滿晝夜倚壁不得臥常作水雞聲者用白前二兩紫菀半夏三兩大戟七合煮取溫服禁食羊肉飴糖

續隨子

耑入胃　味辛氣溫有毒大瀉胸中溼滯　即俗名千金子是也下氣最速治積聚脹滿痰飲心腹痛冷氣利大小腸下惡物治婦人血結月閉瘀血癥瘕除蠱毒鬼疰塗疥癬瘡　積聚痰飲不下食嘔逆及腹內諸疾研碎酒服不過三顆當下惡物　宜一切痼滯治肺氣水氣日服十粒即瀉若瀉多則以酸漿水或薄醋粥喫即止　攻擊腫脹月閉性最猛摯宜相證酌用不可概施若脾胃虛寒平素滑瀉者服之必死大忌　時珍曰

續隨與大戟澤漆甘遂莖葉相似其功長於利水惟在用之得法亦皆要藥也　去殼取色白者研細紙包壓去油用　黑子癧贅用此搗爛時時塗之自落或以煮線繫之自漸脫去

瞿麥　歸入心兼入小腸　味苦性寒無毒大瀉心熱利水　止霍亂通關格養腎氣逐膀胱邪逆主五淋月經不通破胎墮子下閉血破血塊排膿利小便決癰腫去癃閉拔肉刺除目翳然氣稟純陽必其小腸氣厚服此疏泄之味病始克除若使小腸素虛縱云心屬有熱不惟其熱不除且虛而益虛必致變生他症矣娠妊產後小便不利及脾虛水腫均並禁焉惡螵蛸　淋症有虛有實如淋果屬熱其莖痛不可忍手按熱如火燥血出鮮紅不黏淋出如砂水石臍下妨悶煩燥熱渴六脈沈數有力洵爲屬

熱　如其莖中不痛痛喜手按或於溺後纔痛稍久始止或登厠小便濇痛大便牽痛面色痿黃飲食少思語言懶怯六脈虛浮無力是爲屬虛

石韋　甞入肺　苦甘微寒無毒淸熱利溼　淸肺熱以滋化源通膀胱而利水道止煩下氣治勞熱邪氣崩漏金瘡淋瀝遺溺通膀胱利小便去惡風淸肺氣　治發背炒末冷酒調服別錄謂其補五臟益精氣亦止淸熱利溼之功非眞有補性也無溼熱者勿與　生石陰處柔靭如皮須拭去背上黃毛微炙杏仁滑石射干爲使得菖蒲良生古瓦上者名瓦韋治淋亦佳

紫貝　甞入脾肝　味鹹氣平有毒功甞利水通癃消腫逐蠱除溼熱　治目翳鼻淵出膿血傷寒狂熱溫瘧寒熱能解肌

散結熱下水氣浮腫療鬼疰蠱毒腹痛下血男子陰瘡脚氣小兒疳蝕斑疹吐乳解漏脯麪䐿諸毒射罔毒藥箭毒　燒研點目去翳　卽貝子之色赤者也其物出於雲南白入氣紫入血紫斑而骨白　但與貝子相類如砑蠃之類皆能相混須宜分別　背上深紫有黑點者良以蜜醋相兌浸之蒸過取出以淸酒淘研　貝類極多古人以爲寶貨而紫貝尤貴後世不用貝錢而藥中亦希使之

田螺　耑入膀胱腸胃　味甘大寒無毒能引熱下行　利溼熱壓丹石毒去目下黃腹中結熱止噤口痢下水氣淋閉脚氣上衝小腹急硬小便赤澀手足浮腫　止消渴生浸取汁飲之目患赤痛以珍珠末黃連末納入良久取汁點目神效　療熱

醒酒煮汁服　治黃疸搗爛貼臍　搗肉傅熱瘡　取水搽痔瘡狐臭　燒研治瘰癧癬瘡　小便腹脹如鼓取田螺一枚鹽一匙連殼搗碎敷臍下一寸三分卽通此雖外治亦見性引下行

螻蛄耑入腸胃　氣味寒鹹攻拔水氣癰腫　下哽噎治產難療水腫頭面腫利大小便通石淋治瘰癧骨哽出肉中刺解毒除惡瘡治口瘡甚效　性甚奇特將此分爲上下左右四截上消上腫下消下腫左消左腫右消右腫自腰以前甚濇能止大小便自腰以後甚利能下大小便　癰腫瘰癧肉刺生搗汁以塗骨哽入喉不下末吹卽愈　箭簇入肉用此塗貼患處則箭卽拔　牙齒疼痛土狗一個舊糟裹定溼紙包煨焦去糟研末傅之立止　治石淋用螻蛄七個鹽二兩新瓦上焙乾研末每酒服一

錢郎愈　去翅足炒用　或云用火燒地赤置螻於上任其跳死覆者雄仰者雌也　治水甚效但其性急迫虛人戒之

降痰

栝蔞仁 耑入肺兼入脾胃　氣味甘寒無毒甘補肺苦寒潤下能清上焦之火使氣下降爲治嗽要藥　潤肺燥降火治咳嗽滌痰結利咽喉　治結胸胸痺酒黃熱痢通乳止消渴利大腸消癰腫毒瘡並悅澤人面　子炒用補虛勞口乾潤心肺治吐血腸風瀉血赤白痢手面皺　緣人受火逼則水必停而痰生肺失養而氣壅故有喘急胸滿咳嗽咽閉口渴等病此性能除上焦蓄熱胸膈鬱結痰氣使之入腸胃而下降故仲景小陷胸湯治邪結在胸小柴胡湯以易半夏治少陽症口渴大要取其清降之

力也　且又能洗滌胸膈垢膩鬱熱爲治消渴之聖藥　但寒胃
滑腸胃虛食少脾虛泄瀉者忌若熱利者又宜　實圓長如熟柿
子扁多脂去油用拘杞爲使畏牛膝乾漆惡乾薑反烏頭

天花粉　耑入肺　味酸而甘微苦微寒無毒卽括蔞根也亦同
括蔞能降膈上熱痰　治熱狂時疾生津消渴滌身熱
煩滿除腸胃中痼熱疸黃身面黃脣乾口燥短氣止小便利通月
水消腫毒乳癰發背痔瘻瘡瘍排膿生肌長肉消撲損瘀血補虛
安中續絕傷　其瀉火降痰較括蔞性急迫而有推墻倒壁之功
脾胃虛寒者均戒用　澄粉食大宜虛熱人畏惡同括蔞

貝母　耑入肺兼入心　辛苦微寒無毒瀉心火散肺鬱淸心肺
熱痰　治傷寒及虛勞煩熱肺痿肺癰咯血吐血咳嗽上

氣療腹中結實心下滿洗洗惡風寒目眩項直喉痺止汗化燥痰除淋瀝邪氣疝瘕癭瘤乳閉難產金瘡風痙惡瘡不斂等症　研末點目去膚翳　以七枚研末酒服治產難及胞衣不下與連翹同服主項癭瘤疾　第世多用爲治痰之藥不知痰有風痰寒痰溼痰熱痰燥痰虛痰氣痰食積痰皮裡膜外痰之別如肺受火形水飲不化鬱而爲痰此痰之因於燥者則當用此苦以瀉火辛以散鬱寒以折熱若係脾胃虛寒水飲停積窒而不通而見咳嗽不寧此痰之因於溼者則宜用半夏若混以貝母妄投其失遠矣蓋一宜半夏一宜貝母況半夏兼治脾肺貝母獨清肺金半夏用其辛溫散寒性速貝母用其苦涼清熱性緩大有不同　貝母能散心胸鬱氣詩曰言采其蝱是也　大者爲土貝母如浙江貝母之

類大苦大寒止能淸解不可不辨　川產開瓣者良獨瓣不堪入藥去心米拌炒用厚朴白薇爲使畏秦艽反烏頭

竹瀝

耑入經絡皮裡膜外　甘寒而滑無毒消風降火利竅行痰養血潤燥　治暴中風風痺胸中大熱止煩悶消渴勞復中風失音不語淸風痰虛痰在胸膈使人癲狂痰在經絡四肢及皮裡膜外者非此不達不行療小兒天弔驚癇陰虛發熱風痙自汗反胃口噤胎產血暈等症解射罔毒　蓋瀝之出於竹猶血之出於人極能補陰長於淸火其補陰亦由火淸而致性滑流利走竅逐痰爲中風要藥蓋中風皆由陰虛火旺煎熬津液成痰壅塞氣道不得升降服此流利經絡使痰熱去氣道通而外症自愈故火燥熱者宜之　若胃寒腸滑及寒痰溼痰食積生痰者勿用

但竹類甚多惟取竹肉薄節用將竹截作二尺長劈開以磚兩片對立架竹於上以火炙出其瀝以盤盛起收之備用薑汁爲使　笋性滑利多食瀉人僧家謂之刮腸篦　笋尖發痘瘡　荆瀝性味相近氣寒多用荆氣虛熱多用竹　姜公服竹瀝餌桂得長生蓋竹瀝性寒以桂濟之亦與薑汁佐竹瀝之意相同也

白果 耑入肺　味甘苦性平收濇無毒熟食溫肺益氣定痰哮斂喘嗽縮小便止白濁帶下　生食降痰解酒消毒殺蟲　多食則嚼漿塗頭面手足去皶皰䵟黵皴皺及疥癬疳䘌陰蝨收濇太過令人壅氣臚脹昏悶小兒發驚動疳　同汞浣衣則死蟲蝨　生末經火得肆其才而不窒熟則火制氣因不伸

礞石 耑入肝　氣味甘鹹平體重沉墜色青入肝能平肝下氣

爲治頑痰癖結之聖藥　治積痰驚癇欬嗽喘息食積不消留滯臟腑宿食癥塊久不瘥小兒食積羸瘦婦人積年食癥攻刺心腹得巴豆硇砂大黃荊三稜作丸服良　蓋風木太過脾土受制氣不運化積氣生痰壅塞膈上變生風熱治宜用此重墜下泄則風木氣平而痰積自除若血虛氣弱食少便溏服此必致泄利不止小兒服之多成漫症　堅細青黑中有白星點硝石礞石等分打碎拌勻入砂鍋煅至硝盡石色如金爲度如無金星者不入藥研末水飛去硝毒　喻嘉言曰小兒初生以及童幼肌肉筋骨臟腑血脈俱未充長陽則有餘陰則不足故易於生熱熱甚則生風生驚亦所恆有設當日直以四字立名曰熱痰風驚則後人不眩因四字不便立名乃節去二字以驚字領頭風字煞尾後人不解

以爲奇特之名不知小兒腠理不密易於感冒風寒病則筋脈牽强入遂因其頭搖手動而立抽掣之名因其口噤脚攣而立搐搦之名因其脊强背反而立角弓反張之名妄用金石等藥鎮墜外邪深入臟腑千中千死間有體堅症輕得愈者又詫爲再造奇功遂致各立耑門雖日殺數兒而不知其罪矣驚風一症不見於古實係妄鑿務須詳辨

白礬 耑入脾　氣寒味酸鹹無毒逐熱痰下泄上涌　性濇而收治中風失音除風去熱燥溼追涎化痰墜濁解毒除風殺蟲止血定痛療寒熱洩痢白沃陰蝕惡瘡目痛堅骨齒除固熱在骨髓去鼻中息肉脫肛陰挺崩帶風眼痰飲瘡瘍疔腫瘰癧疥癬鼻䶎喉痺癰疽虎犬蛇蠍百蟲傷蠱毒　但暫服則可久服則

損心肺傷骨　潔白光瑩者佳生用解毒煅用生肌　凡病癰疽發背不問老少皆宜服黃礬丸服至一兩以上無不見效最止疼痛不動臟腑活人不可勝數用明亮白礬一兩生研以好黃蠟七錢鎔化和丸梧子大每服十丸漸加至二十丸熱水送下如未破則內消已破即便合如服金石發瘡以白礬末酒服即效

蓬砂　耑入肝　辛甘微鹹涼無毒色白質輕除上焦胸膈熱痰治喉痺口齒諸病　消痰止嗽破癥結去口氣消障翳噎膈反胃積塊骨硬結核瘀肉陰㿉惡瘡　性能銷金若證非有餘者切勿輕用　出西番者白如明礬出南番者黃如桃膠甘草湯煮化微火炒鬆用　頌曰今醫家用硼砂治咽喉最爲要功宗奭曰含化咽津治喉中腫痛膈上痰熱初覺便治庶不致成喉痺

性能制汞啞銅並柔五金而去垢膩

牛黃 耑入心肝　味苦性凉有小毒清心肝熱痰　清心解熱通竅利痰治驚癇寒熱盛狂痓中風失音口噤驚悸天行時疾健忘虛乏安魂魄辟邪魅卒中惡療小兒百病諸癇熱夜啼胎毒痰熱發痘墮胎　牛黃在於心肝膽之間凝結成黃故還以治心肝膽之病取其長於清心化熱故用以除驚痰之根　至中風不語必其邪已入臟九竅多滯脣緩便閉舌短耳聾鼻塞目瞀方可投服若中腑而見四肢不着中經而見口眼喎斜不為開痰順氣養血活血便用此投治引邪深入如油入麪莫之能出　小兒純陽病多胎熱痰熱病屬心肝二經命在須臾者用此多有回生之力　脾胃虛寒者切忌　牛有黃必多吼喚以盆水承之俟

其吐出迫喝卽墮水名生黃如鷄子黃大重疊可揭　輕虛氣香者良　殺死角中得者名角黃心中者名心黃肝膽中者名肝膽黃成塊成粒總不及生者　但取磨指甲上黃透指甲者眞尤須防駱駝黃以亂　中風須辨眞僞眞則外有表症可察僞則內有虛症可尋眞則表症見而神志無恙氣血未甚虧損特以外邪內襲而成偏廢新邪而致舊邪交感面赤唇焦牙關緊閉上視强直掉眩煩渴　僞則表症既無而精氣全失眞陰既稿眞陽既耗面靑或白與黑痰喘昏亂眩運多汗甚則手足厥逆脫症全具　眞脈則陽浮而數陰濡而弱及或浮滑沈滑微虛微數　僞則兩尺沈滑微細虛散欲絕及或寸關搏指絃滑洪數　又中風開口則心絕手撒則脾絕遺尿則腎絕氣喘面黑鼻煤則肺絕　用藥始

宜辛熱以祛外邪繼宜辛潤甘潤以固血脈

瀉熱

牽牛

耑入肺兼入大小腸　氣味辛辣苦寒有毒屬火善走白者力緩入肺瀉氣分溼熱三焦壅結逐痰消飲治一切氣逆壅滯及大腸氣秘風秘　黑者力速入右腎命門走精隧通下焦遏鬱水腫腳氣除風毒利小便　治痃癖氣塊腰痛下冷膿瀉蠱毒藥殺蟲墮胎　和山茱萸服去水病　凡氣虛及溼熱在血分者大忌　惟水氣在肺喘滿腫脹等症暫用以為開泄俾氣自上送下而使二便頓開以快一時若果下焦虛腫還當佐以沈香補骨脂等味以為調劑俾補瀉兼施而無偏陂損泄之害矣　取子淘去浮者舂去皮酒蒸研細得木香乾薑良

大黃

耑入脾胃　大苦大寒無毒性沈下降善走不守入胃下熱攻滯　耑入陽明胃腑大腸大瀉陽明內結宿食不消凡傷寒邪入胃腑而見日晡潮熱譫語斑狂便閉硬痛手不可近及温熱瘴瘧下利赤白腹痛裡急黃疸火瘡水腫積聚癥瘕留飲宿食心腹痞滿腸間結熱二便不通與熱結血分瘀血血燥血祕實熱蕩滌腸胃推陳致新故昔人有將軍之號　通女子經候及寒血閉脹小腹痛諸老血留結小兒寒熱時疾煩熱蝕膿然苦則傷氣寒則傷胃下則亡陰故必邪熱實結宿食不下用之得宜若使病在上脘雖或宿食不消及見發熱只須枳實黃連以消痞熱宿食自通若誤用大黃推蕩不下反致熱結不消爲害不淺大黃芒硝則泄腸胃之燥熱牽牛甘遂則泄腸胃之溼熱巴豆硫

黃則瀉腸胃之寒結均當詳爲分別　至於老人虛祕腹脹少食婦人血枯陰虛寒熱脾氣痞積腎虛動氣及陰疽色白不起等症不可妄用以取虛虛之禍　川産錦文者良生用峻熟用純忌進穀食得穀食則不能通利黃芩爲使

連翹 耑入心　味苦微寒無毒解心經熱邪爲瀉心要劑　除心家客熱瀉心火除脾胃溼熱治耳聾渾渾焞焞散諸經血凝氣聚利水通經排膿止痛治癰毒五淋寒熱鼠瘻瘰癧癰腫惡瘡癭瘤熱結蠱毒等症　書載瀉六經鬱火亦以心爲火主心清則諸臟皆清矣　經言諸痛瘡瘍皆屬心火連翹實瘡家聖藥也　凡癰腫而痛者爲實邪腫而不痛爲虛邪腫而赤者爲熱結不赤者爲留氣痰飲　脾胃不足慎之癰疽潰後勿服

前胡 耑入肝膽　味苦微寒無毒功耑下氣袪肝膽外感風邪痰火實結　淸肺熱化痰熱散風邪去痰滿胸脇中痞心腹結氣傷風頭痛傷寒寒熱推陳致新明目益精開胃下食破癥結痰結暨氣實哮喘咳嗽反胃嘔逆痞膈霍亂轉筋骨節煩悶安胎及小兒疳氣　能去熱實及時氣內外皆熱單煮服之　二胡俱是風藥柴胡上升引邪外出前胡下降引火下行用各不同若外感風邪與痰火實結而用柴胡上升不如火益熱乎故必用此下降　但陰虛火動並氣不歸元胸脇逆滿毫無外感者切忌

皮白肉黑味甘氣香者良內有硬者名雄胡須揀去勿用忌火

白薇 耑入肺　味苦而鹹性寒無毒瀉肺燥熱又爲陽明衝任之藥蓋其味苦泄鹹降能使陰氣自上而下　治暴中風

身熱肢滿忽忽不知人狂惑邪氣寒熱酸疼温瘧洗洗發作有時風温灼熱多眠驚邪痓病百邪鬼魅傷中淋露產虛煩嘔汗出血厥酸痛熱淋遺尿下水氣利陰氣益精氣久服利人　血熱相宜血虛及胃虛泄瀉陽氣外越者均忌　似牛膝而短小柔軟去鬚酒洗惡大黃大戟山茱薑棗　金匱安中益氣竹皮丸治婦人產中虛煩嘔逆千金萎蕤湯治風温身熱汗出身重又有白薇芍藥湯治婦人遺尿白薇芍藥二味等分酒調服不拘胎前產後皆能補陰平陽而兼行肺以清膀胱上源並非虛寒不禁者比也　古方調經種子往往用之無不孕緣於血熱而少其源起於真陰不足陽勝而內熱故營血日枯也此能清熱益陰則血自生旺而有子矣須佐以歸地芍杜蓯蓉等藥

白斂

耑入脾肝　味辛苦甘性平無毒散肝脾溼熱內結解毒敷癰腫疽瘡發背瘰癧面上皰瘡金瘡撲損腸風痔漏刀箭瘡止痛生肌斂瘡方多用之搽凍耳解狼毒毒　治目赤小兒驚癇溫瘧女子陰中腫痛帶下赤白淋濁失精又爲內科之用胃氣虛弱癰疽已潰者均忌　蔓赤枝有五葉根如卵而長三五枚一窠皮烏肉白　反烏頭色赤爲赤斂功用皆同

紫菀

耑入肺　辛苦而溫色赤無毒瀉肺瀉熱然雖入至高之臓仍具下降之性治欬逆上氣欬唾膿血喘急息賁虛癆咳嗽驚悸吐血諸血胸中寒熱結氣去蠱毒痿蹷尸疰百邪鬼魅能開喉痺取惡涎又能通利小腸以治溺濇便血及小兒驚癇益肺氣安五臟調中補五勞體虛不足下氣化痰止渴潤肌膚

添骨髓　李士材比爲金玉君子非多用獨用不能速效然辛散性滑止屬暫用之品若陰虛肺熱者又不宜專用多用須與地黄麥冬共之　蓋疏泄居多培養力少與桑白皮杏仁同爲一類但桑白皮杏仁則瀉肺經氣分此則專瀉肺經血分也　肺虛乾咳禁用乾咳類多血虛不可再泄　根作節紫色潤軟者良　白者名女菀入氣分此入血分去頭鬚蜜水浸焙款冬爲使惡天雄瞿麥藁本遠志畏茵陳　人多亂以車前旋覆代不可不辨

蘆根　耑入肺胃兼入心　味甘氣寒無毒清肺降火兼瀉胃中熱嘔治客熱消渴傷寒煩熱利肺氣療喉痺消癰腫止小便數甚至不能忍者　男女吐血衄血嘔血咯血下血並燒存性温湯服一錢匕　蘆笋能解魚蟹河豚毒反胃嘔吐由於寒者勿

服　取逆水肥厚在土內者甘美若露出水面者損人去鬚節肺爲水之上源脾氣散精上歸於肺通調水道下輸膀胱腎爲水臟而主二便三經有熱則小便迫數難忍以火性急速故也蘆中空入心肺淸上焦熱則氣化行而小便自復其常道矣

貫衆 耑入肝胃　味苦微寒無毒瀉熱殺蟲辟時行不正之氣除頭風腹中邪熱氣破癥瘕斑痘毒漆毒骨哽殺三蟲去寸白蟲止金瘡治下血崩中帶下產後血氣脹痛解豬病　俗名管仲人多置之水缸使不染時行不正之氣力能解毒　止鼻血爲末水服一錢有效　解鯉魚骨哽煎濃汁飲卽下　根似狗脊而大汁能制三黃化五金伏鍾乳結砂制汞解毒軟堅

靑葙子 耑入肝　味苦微寒無毒瀉肝經風熱莖葉專名靑葙

與鷄冠花微異子與草决明功同　莖葉治邪氣皮膚中熱風瘙身癢惡瘡疥蟲痔蝕下部䘌瘡止金瘡血殺三蟲　療溫癘擣汁服　子治口脣色青五臟邪氣肝臟熱毒衝眼赤障青盲翳腫惡瘡疥瘡益腦髓鎭肝明耳目堅筋骨去風寒溼痺　但瞳子散大者勿服以其能助陽火故也

竹茹 耑入肺胃　味甘而淡氣微寒而滑無毒清肺凉胃解煩除嘔　開胃土之鬱清肺金之燥凉血除熱治上焦煩熱止肺痿唾血鼻血吐血崩中嘔啘噎膈溫氣寒熱傷寒勞復婦人胎動小兒熱癇　治產後嘔逆內虛煩熱短氣　頭痛悶亂不解用竹皮大丸或甘淡竹茹湯　刮去青皮用第二層

淡竹葉 耑入胃心　味甘辛而淡氣寒無毒清胃凉心止渴消

痰除上焦風邪煩熱　治咳逆上氣喘促嘔噦吐血喉痺熱狂煩悶温痰迷悶中風失音不語壯熱頭痛頭風胸中痰熱壓丹石毒止驚悸妊婦頭旋倒地小兒驚癎天吊逐鬼疰惡氣煩熱殺小蟲涼心經益元氣除熱緩脾　杲曰除新入風邪之煩熱止喘逆氣盛之上衝總屬清利之品　齒中出血煎濃汁漱並洗脫肛不收

凡竹須生長甫及一年者爲嫩而有力

天竺黃 耑入心　味甘氣寒無毒瀉心熱　治中風痰壅卒失音不語去諸風熱利竅豁痰鎮心明目滋養五臟治小兒驚風天吊客忤癎疾　係天竺國竹精氣結成其粉形如竹節功用略同　竹瀝皆能逐痰利竅但此性較爲和緩而無寒滑之患　然久服亦能寒中　今多骨灰蛤粉雜入宜辨之

秦皮　耑入肝膽腎　味苦氣微寒色青性濇無毒功耑入肝除熱入腎濇氣　治風寒温痺洗洗寒氣除熱去目中久熱兩目赤腫疼痛風淚不止目中青翳白膜男子少精腸澼下痢婦人帶崩小兒癎驚身熱作湯浴　煎水澄清洗赤目極效　洗蛇咬同藥煮湯並研末傳之　治赤眼腫痛合黄連等分頻點並秦皮一味煎湯以洗甚效　久服頭不白輕身皮膚光澤肥大有子但氣寒傷胃總不宜於胃虚少食之人耳　出西土皮有白點漬水碧色書紙不脱者眞　細辛大戟爲使惡吳茱萸

川練子　耑入心胞兼入小腸膀胱　味苦氣寒微毒解鬱熱狂燥疝瘕蠱毒　郎苦練子又名金鈴子　能導小腸膀胱之熱因引心包相火下行通利小便爲疝氣要藥　治温疾傷

寒狂燥熱厥止上下部腹痛療瘡疥殺三蟲並疝瘕熱被寒束疝見囊腫莖強掣引作痛等證然人止知其能治疝而不知其能逐熱解狂如中大熱狂失心燥悶作湯浴不入湯使　脾胃虛寒者大忌　疝屬熱者必見囊腫莖强其痛必從下而上用川楝以爲嚮導則熱可除如疝並非屬熱其痛自上而下痛引入腹且有厥逆吐涎非用辛温不能見效若以川楝同入則誤矣然古方偏有同投者亦因其内有錯雜之邪而卽錯雜以治之也　殺蟲專用此以酒煎投服卽時吐出治癧煎湯洗之川産良酒蒸待皮軟刮去皮取肉去核凡使核不使肉使肉不使核如使核搥碎茴香爲使　雄根赤無子大毒雌白有子微毒

蒙花　耑入肝　味甘微寒無毒功耑入肝潤燥除熱養營　消

目中赤脈青盲膚翳赤腫多眵淚怕日羞明及小兒痘瘡餘毒肝氣攻眼蓋肝開竅於目目得血而能視得此清熱養陰則肝血足而諸症自愈　然味薄於氣佐以養血之藥則更有力焉　產蜀中樹高丈餘葉冬不凋其花繁密蒙茸故以蒙名　揀淨酒浸一宿候乾蜜拌蒸曬三次

柿蒂　耑入肺胃　味苦氣平潤肺寧嗽濇腸　開胃濇腸消痰止渴潤聲喉　生柿甘冷潤腸止咳嗽清肺理焦煩　乾柿甘寒而濇濇腸止洩潤肺寧嗽消宿血治肺痿熱咳咯血反胃腸風下血痔漏　柿蒂止呃逆與丁香同用一辛熱一苦平得寒熱兼濟之妙　柿霜乃其津液生津化痰清上焦心肺之熱爲尤佳能治咽喉口舌瘡痛作嗽然必元氣未離始可投服若虛煩喘

嗽及冷痢滑洩者均忌　不宜與蟹同食令人腹痛作瀉

梨　耑入肺胃兼入心　味甘微酸氣寒無毒瀉肺胃熱結凉心利大小腸　治客熱中風不語傷寒發熱除賊風止心煩氣喘熱狂清喉降火止嗽消痰作漿吐風痰解渴潤燥醒酒解瘡毒及丹石熱氣　切片貼湯火傷止痛不爛　卒中風不語者生擣汁頻服　薑汁蜜製消痰止嗽　胸中痞塞熱結者宜多食焉便祕狂煩驚邪咽乾喉痛中風因熱反胃不食癰疽目障皆治然必元氣素實大便素堅方宜否則多致寒中萎困　金瘡及乳婦血虛者尤忌恐血得寒益凝且冷利之物多啖尤傷脾胃

西瓜　耑入心胞胃　味甘性寒解心胞胃熱止消渴　消煩解暑熱療喉痺寬中下氣治血痢解酒毒　含汁治口瘡

治太陽陽明熱病大渴又引心胞之熱下入小腸膀胱而出有天生白虎湯之譽　治目病以皮切片曬乾日日服之大效　多食傷脾助溼若脾胃素虛恣服轉瀉必致膈滯上湧或瀉或腫或脹在所不免　衛生歌云瓜桃生冷宜少食免致秋來成瘧疾

銅青

耑入肝膽　味苦酸濇氣平微毒瀉肝膽積熱除目翳卽銅祿是也　內科吐風痰之劑外科止金瘡之血女科理血氣之痛眼科除風熱之疼去膚赤及鼻瘜肉　醋醮喉中吐風痰　爲散能療喉痺牙疳　醋調揩腋下治狐臭　薑汁調點爛弦風眼去疳瘡惡瘡殺蟲所治皆厥陰之病　錦囊用上上黃連三錢杏仁八粒去皮生用生甘草六分膽礬一分銅青三分大元棗一枚水煎乘熱擦眼甚效　卽吐痰亦須視人之虛實强弱而

察其脈乃可投之　蓋多服則損血以醋製銅刮用

海石　耑入肺腎　味鹹氣寒無毒軟堅消老痰結核散上焦積熱破下焦積塊　一名浮石係水沫結成浮於水上故以浮名色白體輕入肺清其上源止嗽止渴治上焦痰熱目翳痘癰積塊癭瘤通淋消疝下氣療瘡腫殺野獸毒但實則宜投虛則宜慎多服損人血氣　水沫日久結成海中者味鹹更良

空青　耑入肝　甘酸大寒瀉肝積熱除內外目翳爲治目神藥療目赤痛去膚翳止淚出治青盲耳聾明目利小水通關竅養精神治頭風益肝氣鎮肝瞳人破者得再見物　中風口喎不正以豆許含嚥甚效　此感銅精氣而結故耑入肝明目蓋人得水氣之清者爲肝血其精英則爲膽汁肝開竅於目血者五

臟之英注之爲神膽汁充則目明減則目昏銅亦青陽之氣所生其氣之清者爲碌猶肝血也其精英爲空青之漿猶膽汁也治目神藥亦以類相感焉　鑽孔取漿點多年青盲内障翳膜其殼磨翳甚效書云不怕人間多瞎眼只愁世上無空青　但其中水久則乾必須驗内有青碌如珠者卽是無卽不確　凡人多怒則火起於肝水虛則火起於腎得此寒以除熱則火自斂寶濟錄治黑翳覆瞳用空青礬石煅各一兩貝子四枚研細日點效

石膏 耑入胃腑兼入脾肺　甘辛而淡體重而降無毒其性大寒功耑入胃清熱解肌發汗開鬱　治陽明頭痛發熱惡寒日晡潮熱口乾舌焦脣燥中暑微熱牙痛神昏譫語氣逆驚喘腹脹溺閉腸胃結氣中暑自汗胃熱發斑除肺熱散陰邪止消渴

煩逆緩脾益氣　治傷寒頭痛如烈壯熱皮如火燥和葱煎茶去頭痛　按此是胃府藥邪在胃腑肺受火制用此辛寒清肺故有白虎之名肺主西方故也　但西方有肅殺而無生長如不得已而用中病即止切勿過食以損生氣　況有貌似熱症裡實陰寒而見斑黄狂燥日晡潮熱便祕等症服之更須斟酌　汪昂曰按陰盛格陽陽盛格陰二症至為難辨蓋陰盛極而格陽於外外熱而內寒陽盛極而格陰於外外冷而內熱經所謂重陰必陽重陽必陰重寒則熱重熱則寒也當於小便分之便清者外雖燥熱而中實寒便赤者外雖厥冷而內實熱也再看口中之燥潤及舌胎之淺深胎黄黑者為熱宜白虎湯亦有胎黑屬寒者舌無芒刺口有津液急宜温之誤投寒劑則殆矣　又按熱在胃腑症見斑疹

然必色赤如錦紋者爲斑隱隱見紅點者爲疹斑重而疹輕斑疹亦有陰陽陽症宜石膏又有内傷陰症見斑疹者微紅而稀少此胃氣極虚逼其無根之火遊行於外當補益氣血使中有主則氣不外游血不外散若作熱治生死反掌醫者最宜審慎

青鹽 鹹入腎兼入心 味鹹氣寒無毒除腎經血分實熱 治目痛心腹痛助水臓益精氣除五臓癥結心腹積聚蠱毒疥癬吐血溺血齒舌出血牙齦熱痛堅骨固齒明目烏鬚功勝食鹽 解芫青斑蝥毒 小便不通用戎鹽彈丸大一枚茯苓半觔白朮二兩煎服 出西羌不假煎煉方稜明瑩色青者良

食鹽 鹹入心腎 味鹹氣寒補心潤腎軟堅除熱 治目赤癰腫血熱心虚骨病齒痛痰飲喘逆結核積聚腹痛霍亂又

能涌吐醒酒解毒殺蟲洗目去風　空心揩齒吐水洗目夜見小字　病因心起喜笑不休用鹽煅赤沸飲即止　橫生逆產用鹽摩產婦腹並塗兒足底仍急爪搔之即便縮入乃正產　浙西將軍病每夕蚯蚓鳴於體一僧用此方洗之而安以蚓畏鹽也　痰嗽哮症血病消渴及水腫俱大忌　過食滲胃中津液故渴

朴硝　耑入腸胃兼入腎　味苦鹹辛大寒無毒消臟腑熱邪固結　治天行熱疾頭痛寒熱邪氣逐六臟積聚結固留癖血閉熱脹停痰痞滿胃中食飲熱結推陳致新化諸種丹石煉餌腹脹疫癘黃疸淋閉瘰癧目赤障翳通經墮胎消癰腫排膿潤毛髮　即皮硝生於鹵地刮取初次煎成為朴其性急由朴再煎為芒其性差緩最陰能柔五金化七十二石為水況入臟腑積聚乎

然必熱邪深固閉結不解用此苦鹹以爲削伐則藥與病符方不見碍　若使病非實熱及或熱結不堅妄用承氣朴硝等以爲消削必至傷人性命　硝利小便而墮胎然傷寒妊娠可下者用此兼大黄引之直入大腹潤燥耎堅瀉熱而母子俱安

玄明粉　耑入腸胃　味辛甘鹹性冷無毒瀉腸胃實熱　治心熱煩燥五臟宿滯癥結明目退膈上虛熱消腫毒去胃中實熱蕩腸中宿垢　係芒硝再煎而成其色瑩白功用等於芒硝皆有軟堅推陳致新之力然煆過多次其性稍緩不似芒硝其力迅銳服之恐有傷血之虞　若佐甘草同投則膈上熱痰胃中實熱腸中宿熱皆治　忌苦參　惟三焦腸胃實熱積滯少年氣壯者量與服之若脾胃虛寒無實熱及陰虛火動者均爲大戒

寒水石　耑入胃腎　味辛而鹹氣寒無毒解火熱利水道　治身熱腹中積聚邪氣皮中如火燒時氣熱盛五臟伏熱胃中熱煩滿水腫止渴涼血降火止牙疼堅牙明目壓丹石毒解傷寒勞復　然此止可暫治有餘之邪及敷湯火水傷若虛人熱浮其切忌焉　又名凝水石白水石生於鹵地因鹽津滲入土中年久結聚清瑩有稜而成也瑩白含之即化者眞否即是僞但眞者絕少　易簡方湯火傷用寒水石燒研敷　經驗方小兒丹毒皮膚熱赤用寒水石半兩白土一分爲末醋調塗

雪水　耑入胃　味甘性冷氣稟太陰解熱除燥　治傷寒陽毒天行時氣瘟疫並盛夏暑熱內淫燥熱殆甚大人丹石發動小兒熱痛狂啼酒後暴熱洗目退赤　傷寒火暍宜用此煎藥

抹痱亦良　解燒酒諸毒　治熱症可用塊置於兩乳之間　宋徽宗食冰致病楊介仍用冰煎藥深得以冰解冰之義

孩兒茶　耑入心肺　味苦微濇性凉無毒功耑清上膈之熱化痰生津收溼止血定痛生肌　除心肺熱塗金瘡口瘡喉痺咽痛同蓬砂合末吹之治時行瘟瘴煩燥口渴並一切吐血衄血便血尿血血痢及婦人淋崩經血不止陰疳痔瘻紅腫熱瘡　出南番係細茶末入竹筒埋土中日久取出搗汁熬成塊小潤澤者上大而枯者次之眞僞難辨氣質莫考用宜愼之

熊膽　耑入心肝兼入脾大腸　味苦性寒無毒功耑凉心平肝治時氣熱盛變爲黃疸暑月久痢心痛疰忤目赤翳障諸疳耳鼻瘡惡瘡痔漏殺蟲及小兒風痰壅塞瘈瘲驚癇　治心中

涎以竹瀝化兩豆許服之甚良　性善辟塵若於水面投少許則塵豁然而開　取少許研滴水中掛如線直至水底不散者眞止可作丸勿煎湯服　實熱則宜虛家當戒

鱧魚膽 耑入心脾　味甘性寒無毒　卽烏魚名七星魚又名七烏鯉　祛風下水療五痔治溼痺利大小腸治妊娠有水氣　凡膽皆苦惟此獨甘泄心脾熱治十二種水氣垂死用肉與冬瓜葱白煮服　煮湯浴兒可稀痘特須除夕浴之　喉痺將死者點入少許卽愈病深者水調灌之臘月收取陰乾

石決明 耑入肝　味鹹氣寒無毒入肝除熱爲磨翳消障之品治目障翳痛靑盲肝肺風熱骨蒸勞極通五淋愈瘡疽　但須與養藥同入方能取效久服令人寒中　研細水飛點

目能消外障　痘後眼翳可同穀精草等分細研末猪肝蘸食卽退　一名千里光得水中陰氣以生形如蚌而扁七孔九孔者良鹽水煮一伏時或麪裹煨熟研粉極細水飛惡旋覆

珍珠　耑入心肝兼入脾胃　味甘微鹹氣寒無毒除心肝熱邪及脾腎溼熱　鎭心點目去膚翳障膜安魂魄止遺精白濁墜痰拔毒收口生肌治驚熱痘疔下死胎胞衣綿裹塞耳治聾除面鼾合知母療煩熱消渴塗面令人潤澤好顏色塗手足去皮膚逆臚　若病不由火熱者忌之　卽蚌所生稟太陰精氣而成功用多入陰經光明堅硬大小無定要以新完未經攢破者爲上　耳聾本屬腎虛有熱耳爲腎竅甘寒所以主之　治疔腫癰毒長肉生肌尤臻奇效　但體堅硬取新潔未經攢綴者乳浸三日

研粉極細如飛麪方堪服食否則傷人臟腑外摻肌肉作痛

金汁

耑入胃　味苦氣寒大解胃腑熱毒　一名糞清主治同人中黃　用櫻皮綿紙上鋪黃土淋糞濾汁入新甕碗覆埋土中一年清若泉水全無穢氣勝於人中黃年久彌佳　又取糞入罈埋於土中三年取出瑩清如水得土氣最厚故能入胃大解熱毒凡溼熱時行毒勢衝迫勢危莫制者用此灌之下咽稍減以氣味相投故直入其巢而破毒　澆花最良

秋石

耑入腎　味鹹氣溫補腎水潤三焦　滋陰潤臟退骨蒸軟堅塊治虛癆冷疾消痰咳通溺利便濇精固氣爲滋陰降火之聖藥爲精火兩衰而用安五臟養丹田返本還元明目清心延年益壽　但氣薄火衰水泛亦忌　秋時取童便每缸用石

膏七錢桑條攪澄傾清液如此三次乃入秋露水攪澄故名秋石如此數次俟其滓穢淨鹹味減然後以重紙鋪灰上晒乾刮去在下重濁取輕清者爲秋石再將秋石研入罐鐵盞蓋定鹽泥固濟升打升起盞上者名秋水味淡而香乃秋石之精英也

瀉火

黃芩 耑入心脾肺兼入肝大腸膀胱　味苦性寒無毒清上中二焦實火除脾家溼熱　瀉肺火上逆肺中溼熱涼心解渴去關節煩悶寒熱往來天行時疾風熱溼熱頭痛火欬肺痿胸高氣喘喉痺喉腥目中腫赤瘀血壅盛上部積血諸失血胃中熱熱毒骨蒸腸胃不利小腹絞痛奔豚腸澼安胎養陰退陽治黃疸破五淋疔瘡排膿瘰乳癰發背惡瘡火瘍女子血閉淋露下血小

兒腹痛苦寒傷胃虛寒者戒之　胎前若非實熱而服陰損胎元矣　酒炒則膈熱可除而肝膽火熄生用則實熱堪投而腹痛自愈　但肺虛腹痛屬寒者忌　柴胡退熱乃苦以發之散火之標也黃芩退熱乃寒能勝熱折火之本也　東垣治肺熱身如火燎煩燥引飲而晝勝者宜一味黃芩湯以瀉肺經氣分之火　中虛者爲枯芩卽片芩瀉肺火淸肌表之熱內實者名條芩卽子芩瀉大腸火　上行酒炒　瀉肝膽火猪膽汁炒　山藥龍骨爲使畏丹皮丹砂　黃明者良　痢爲腸澼凡痢有寒有熱痢屬熱則形氣堅强脈必滑實有力身則畏熱喜冷不欲衣被渴則恣好冷水愈凉愈快隨飲隨消小便熱赤濇痛不堪下痢純紅痛則鞭硬拒按並或頭痛身熱筋骨痠痛此實症也痢屬寒則形體薄弱顏色

青白脈雖緊數而無力無神脈卽眞絃而中虛似實血則微紅不鮮或雜有紫紅紫白屋漏形下物或淺黃色淡不甚穢臭痛則不實不堅或喜揉按或喜煖熨或胸腹如箕而不欲食或胃脘作嘔而多呑酸或數至圊欲出不出或口雖渴而不欲飲卽飲亦不欲咽此虛症也　肺虛不宜者以苦寒傷脾胃損其母也

黃連　耑入心兼入腸胃脾　大苦大寒無毒大瀉心火實熱治熱氣目痛眥傷淚出明目鎭肝凉血燥溼開鬱解渴除煩消心瘀止盜汗治鬱熱在中煩燥惡心兀兀欲吐心下痞滿心病逆盛心積伏梁去心竅惡血解服藥過劑煩悶嘈雜呑酸吐酸腹痛心痛定驚解酒毒及巴豆輕粉毒殺蚘　止腸澼除日乾治癰疽瘡瘍與婦人陰蝕小兒疳積並吐血衂血調胃厚腸益膽療口

瘡　虛寒爲病大忌　出宣州者粗肥出四川者瘦小毛多刺多狀類鷹爪連珠者良去毛薑汁炒　黃芩龍骨爲使惡菊花元參殭蠶白蘚皮畏款冬花牛膝忌猪肉殺烏頭巴豆毒　元素曰黃連其用有六瀉心臟火一也去中焦溼熱二也諸瘡必用三也去風溼四也赤眼暴發五也止中部見血六也　震亨曰下痢胃口熱噤口者用黃連人參煎湯終日呷之如吐再强飲但得一呷下咽便好　元素曰古方以黃連爲治痢之最蓋治痢惟宜辛苦寒藥辛能發散開通鬱結苦能燥溼寒能勝熱使氣宣平而已諸苦寒藥多泄惟黃連黃柏性冷而燥能降火去溼而止瀉痢故治痢以之爲君　杲曰凡眼暴發赤腫痛不可忍者宜黃連當歸以酒浸點之宿食不消心下痞滿者須用黃連枳實　時珍曰黃連治

目及痢爲要藥古方治痢香連丸用黄連木香薑連散用乾薑黄連變通散用黄連茱萸薑黄散用黄連生薑治消渴用酒蒸黄連治伏暑用酒煮黄連治下血用黄連大蒜治肝火用黄連茱萸治口瘡用黄連細辛皆是一冷一熱陰陽互用無偏勝之害

胡黄連　耑入臟腑骨髓　苦平無毒　理腰腎補肝膽明目治骨蒸勞熱三消去心熱五心煩熱傷寒咳嗽温瘧瀉痢五痔婦人胎蒸消果子積爲小兒疳熱良藥　氣味亦同黄連性耑下達大瀉臟腑骨髓淫火熱邪　同猪胰療楊梅惡瘡同乾薑治小兒果積同雞肝治小兒疳眼同烏梅治小兒血痢　脾胃虚寒者切忌　心黑外黄折之塵出如煙者真出波斯國近時秦隴南海亦有畏惡同黄連　經曰心移熱於肺爲膈消渴而多飲爲

上消肺熱症也又曰二陽結而爲消多食善饑爲中消胃熱症也渴而小便數有膏爲下消腎熱症也　經言痔因飽食經脈橫解腸澼爲痔又言督脈生病見痔漏按痔有牝痔牡痔脈痔腸痔血痔之分皆溼熱下流傷於血分無所施洩則逼肛門而爲痔

知母

當入肺兼入腎　辛苦寒滑無毒治肺中久伏熱邪以清化源又佐黃柏以治膀胱熱邪瀉下焦有餘之火因而上清肺金入肺腎二經氣分　消痰止嗽治傷寒煩熱久瘧骨蒸熱厥頭痛喉中腥臭肢體浮腫心煩躁悶消渴熱中陽明火熱産後蓐勞安胎止子煩安心止驚悸除熱勞傳尸疰痛下水通小腸滋腎水平命門相火辟射工溪毒黃柏雖除膀胱溼熱但肺金不肅則化源無滋故必得知母之辛苦沈中有浮降中有升既能下佐

黄柏以泄腎水復能上行以潤心肺俾氣清肺肅而溼熱得解是以昔云黄柏無知母猶水之無蝦也誠以見其金水同源子母一義不可或離之義性最沈寒本無生氣清火則可補陰則謬久服傷胃滑腸令人作瀉　第其陰柔巽順似乎有德猶之小人在朝國家元氣受其剝削而有陰移而莫之覺者是宜見之真而辨之早也讀此可爲妄用知母黄柏一箴　得酒良上行酒浸下行鹽水拌忌鐵　震亨曰小便不通有熱有溼有氣結於下宜清宜燥宜升又有隔二隔三之治如肺不燥但膀胱熱宜瀉膀胱此正治如因肺熱不能生水則清肺此隔二之治如因脾溼不運而津不上升故肺不能生水則燥胃健脾此隔三之治瀉膀胱黄柏知母之類清肺車前茯苓之類燥脾二朮之類

青黛

耑入肝　味鹹性寒無毒大瀉肝經實火及散肝經火鬱係藍靛浮沫攪澄掠出取乾而成　治天行頭痛發熱瀉肝散五臟鬱火解煩熱消食積止吐血咯血痢血　除小兒風熱驚癎疳毒丹熱殺蟲　磨傅癰瘡蛇犬等毒金瘡出血同大黄末傅之尤良　如聖餅子治咯血用青黛同杏仁研置柿餅中煨食　皆取苦寒之性以散風鬱燥結之義　卽云功與藍等而止血拔毒之功治膈化蟲之力更有勝也　藍葉與莖卽名大青大瀉肝膽實火以袪心胃熱毒故於時疾陽毒發斑咽痺等症最利斑由裏實表虛而得故由得以透肌斑如疹子者其熱輕斑如錦紋者其熱重斑如紫黑者其熱極重而胃爛也舌胎赤斑頭痛有犀角大青湯　一婦患臍腹二陰徧生溼瘡熱痒而痛出黄汗

二便澁用鰻鱺松脂黃丹之類塗之熱痛愈甚其婦嗜酒喜食魚蝦發風之物乃用馬齒莧四兩研爛入青黛一兩和塗熱痛皆去仍用入正散而愈此中下焦蓄蘊風熱毒氣若不出當作腸風內痔婦不能禁酒果仍發痔

龍膽草　苦入肝膽兼入膀胱腎　大苦大寒無毒沉陰下降大瀉肝膽火邪兼膀胱腎經除下焦溼熱功同防己　除胃中伏熱時氣溫熱骨間寒熱驚癇邪氣蠱膈天行瘟疫去目中黃及睛赤腫脹瘀肉高起痛不可忍療咽喉痛風熱盜汗口乾熱狂熱痢疸黃寒溼腳氣去腸中小蟲殺蠱毒治小兒壯熱骨蒸客忤疳氣癰腫瘡疥明目止煩　苦寒至極大損胃氣無實火者忌甘草水浸暴用小豆貫眾為　惡地黃　酒浸亦能外行上行

汪昂曰目疾初起宜發散忌涼藥經云火在上者因而越之　脚氣因足傷於寒溼而成但腫而不痛者爲溼脚氣宜清熱利溼搜風拘攣枯細痛而不腫者爲乾脚氣宜養血潤燥舒筋

玄參

專入腎

苦鹹微寒無毒入腎補水瀉無根浮游之火上攻咽喉、主暴中風傷寒身熱支滿狂邪忽忽不知人熱風頭痛傷寒陽毒發斑懊憹煩渴溫瘧喉痺咽痛瘰癧結核癰疽鼠瘻骨蒸傳屍下水止煩滋陰降火　然此只可暫用以熄火非若地黃溫腎壯水以制陽光故元參非眞能滋陰亦以火折而陰不受熬煎自能滋也　若脾虛泄瀉者切忌　蒸過焙用勿犯鐵器惡黃耆山茱薑棗反藜蘆　腎脈貫肝膈入肺中循喉嚨系舌本凡腎水虛損相火上炎者多有喉痺咽腫咳嗽吐血等症

射干　甾入心肝脾　辛苦微寒有小毒瀉火解毒散血消痰治喉痺咽痛爲要藥消結核疝瘕治咳逆上氣腹中邪逆胸滿氣喘去胃中癰瘡瘰老血在心脾間痰涎積於肺脾肝內降實火利大腸通經閉治便毒瘧母等症　惟實火者宜之虛則大戒　泔水浸一日篁竹葉煮半日

天冬　甾入肺兼入心腎　甘苦大寒清金降火益水之上源下通足少陰腎　潤燥滋陰保定肺氣治欬逆喘促肺痿生癰吐膿除熱中風主心病嗌乾心痛渴而欲飲痿躄嗜臥足下熱而痛殺蟲治瀊疥及一切有火諸症　陽事不起宜常服之　但性寒而滑利若脾胃虛寒及熱而溏泄惡食者忌　取肥大明亮者良去心皮酒蒸用地黃貝母爲使惡鯉魚　熬膏尤良　肺癰

本於五臟藴火及胃中積熱上而與外感風寒內傷營血熱結而成　痿則本於津液枯槁不能上輸於肺及風熱傷衛而致氣竭力疲　癰則爲陽實痿則爲陰虛　癰則邪傷於營故唾有血而無沫而便多下膿垢痿則邪傷於衛故唾有沫而無血而便多下濁沫　癰則口中辟辟作燥而渴痿則口中不燥而步武喘鳴冲擊連聲而痰始應　癰則胸中隱隱作痛痿則胸中不痛而氣餒不振　癰則脈數而實痿則脈數而虛　癰則宜表宜下痿則宜滋宜潤　治法因於內者從內酌治因於外者從外酌解因於虛者養血補氣保肺因於溼者瀉熱豁痰開提升散

丹皮　耑入心腎肝　辛苦微寒無毒瀉腎經血分實火實熱治無汗骨蒸並治心腎肝三經血中伏火　和血凉血而生

血破積血止衂血吐血主治寒熱中風瘈瘲驚癇除癥堅瘀血留舍時氣頭痛煩熱五勞勞氣頭腰痛風禁癲疾散諸痛療癰瘡退無汗之骨蒸治女子經脈不通血瀝腰痛下胞胎及産後一切冷熱血氣　時珍曰伏火爲陰火即相火熾盛則血必枯必燥必滯與火上浮因爲吐爲衂　汪昂曰血屬陰本靜因相火所逼故越出上竅　世人耑以黄柏治相火而不知丹皮之功更勝蓋黄柏苦寒而燥初傷胃久則敗陽苦燥徒存補陰絶少丹皮赤色象離能瀉陰中之火使火退而陰生所以入腎而佐滋補之用較黄柏不啻霄壤矣　元素曰丹皮治無汗之骨蒸地骨皮治有汗之骨蒸神志不足者屬心與腎仲景腎氣丸用丹皮治神志不足也内經曰水之精爲志故腎藏志火之精爲神故心藏神　但補性少

泄性多凡胃氣虛寒血崩經行過期不淨者並禁胎前亦宜酌用
赤者利血白者兼補氣單瓣花紅者入藥肉厚者佳酒拌蒸用
忌蒜胡荽伏砒畏貝母蔻絲大黄　瘛則筋急而縮瘲則筋緩而
伸或伸或縮手如曳鋸謂之瘛瘲卽俗所謂搐搦驚則外有所觸
心無所主痫則卒然昏仆身軟吐痰時發時止　五癆一曰志癆
二曰心癆三曰思癆四曰憂癆五曰疲癆

黄蘗 耑入腎兼入膀胱　味苦性寒微辛沈陰下降瀉膀胱相
火除溼清熱補下焦虛　治心痛鼻衄頭瘡口瘡骨蒸勞
熱目赤耳鳴消渴便閉諸痿癱瘓水瀉熱痢黄疸水腫痔血腸風
諸瘡痛癢殺蟲安蚘男子陰痿及傅莖上瘡治下血如雞鴨肝片
女子漏下赤白陰陽蝕瘡傅小兒頭瘡診其尺果洪大按之有力

可炒黑暫用使其溼熱順流陰火潛消則陰不受熬煎乃能得長非黃柏眞能滋陰也　得知母滋陰降火得蒼朮除溼清熱爲治痿要藥得細辛瀉膀胱火治口舌生瘡　川產肉厚色深者良生用降實火蜜炙則庶不甚傷胃炒黑能止崩帶酒製治上蜜製治中鹽製治下惡乾漆得知母良　必屬實火方宜若虛火誤服則恐有寒中之變　奈今人不問虛實竟以爲去熱治癆之妙藥而不知陰寒之性損人氣減人食消亡命門眞元之火阻喪脾胃運行之職元氣旣虛又用苦寒遏絕生機爲患莫測　自古人同知母用於六味丸中名知柏地黃丸又知柏各一兩酒洗焙乾入桂名滋腎丸謂其可滋眞陰此說一出天下翕然宗之至今牢不可破詎知黃柏性稟至陰味苦性寒只入腎瀉火[illegible]膀胱瀉熱且行

嚴冬肅殺之令安能補陰不可不知　時珍曰東垣丹溪皆以黃柏爲滋陰降火要藥上古所未言也蓋氣爲陽血爲陰邪火煎熬則陰血漸涸故陰虛火動之病須之然必少壯氣盛能食者用之方宜　癱瘓本有氣虛血虛脾虛腎虛溼痰死血之別但因熱傷血血不養筋而致耎短而拘因溼則傷筋筋不束骨而致弛長而痿宜用蒼朮黃柏名二妙散以治　震亨曰火有二君火者人火也心火也可以溼伏可以水滅可以直折黃連之屬可以制之相火者天火也龍雷之火也陰火也不可以水溼折之當從其性而伏之惟黃柏之屬可以降之　汪昂曰按火有虛火實火燥火溼火相火鬱火之異虛火宜補實火宜瀉燥火宜滋潤鬱火宜升發溼火由溼鬱爲熱多病胕腫經所謂諸腹脹大皆屬於熱諸病胕

腫皆屬於火是也宜利溼清熱而兼補脾相火寄於肝腎乃龍雷之火非苦寒所能勝宜滋腎養血壯水之主以制陽光又按諸病之中火症爲多有本經自病者如忿怒生肝火焦思生心火之類是也有子母相尅者如心火尅肺金肝火尅脾土之類是也有臟腑相移者如肺火咳嗽久則移熱於大腸而泄瀉心火煩焦久則移熱於小腸而爲淋閉之類是也又有別經相移者有數經合病者當從其重者而治之

桑白皮

耑入肺痰泄氣　辛甘性寒無毒善入肺中氣分瀉火利水除　治肺熱喘滿唾血熱渴水腫臚脹虛勞客熱頭痛消痰止渴開胃下食療腹滿水腫霍亂吐瀉利二便散瘀血下氣行水殺腹臟蟲　煮汁飲利五臟入散用下一切風氣水氣

研汁治小兒天吊驚癇客忤及傳鵝口瘡大驗　爲線可縫金瘡　時珍曰桑白皮長於利小水乃實則瀉其子也故肺中有水氣及肺火有餘者宜之十劑云燥可去溼桑白皮赤小豆之類是也此燥字就溼去重除之後而言勿泥燥熱之燥看　羅謙甫曰是泄肺中火邪非瀉肺氣也火與元氣不兩立火去則氣得安矣但性寒而裂肺虛火衰水涸風寒作嗽者爲切忌焉　刮去皮取白或生用或恐瀉氣則蜜炙用續斷桂心爲使忌鐵　桑枝能通關節行津液祛風利水治偏體風癢乾燥水氣脚氣久服終身不患偏風療口乾及癰疽後渴用嫩條細切一升熬香煎飲亦無禁忌扎把燃火則能除風去痺故煎藥熬膏良　桑椹甘酸而溫色黑入腎而補水利五臟關節痛安魂鎮神聰耳明目除熱養陰

生津止渴烏鬚黑髮利水消腫解酒不可多食恐致衄　口乾爲末蜜丸艮取極熟者濾汁熬膏入蜜煉稠點湯和酒並妙入燒酒經年愈佳四月飲桑椹酒能理百種風　桑耳散血除瘀破癥攻瘕　桑葉清肺瀉胃涼血燥溼去風長髮明目代茶止消渴末服止盜汗　米醫錢乙治肺氣熱盛咳嗽而後喘面腫身熱瀉白散用桑白皮炒一兩地骨皮焙一兩粉甘草炒半兩每服一二錢入粳米百粒水煎食後溫服桑白皮地骨皮皆能瀉火從小便去甘草瀉火而緩中粳米清肺而養血此乃泄肺諸方之準繩也　時珍曰煎藥用桑者取其能利關節除風寒溼痺諸痛也觀靈樞經治寒痺內熱用桂酒法以桑炭炙布巾熨痺處　又癰疽發背不起發或瘀肉不腐潰及陰瘡瘰癧流注臁瘡頑瘡惡瘡久不愈者

用桑木灸法未潰則拔毒止痛已潰則補接陽氣亦取桑通關節去風寒火性暢達出鬱毒之意其法以乾桑木劈成細片紮作小把燃火吹熄灸患每吹灸片時以瘀肉腐動爲度內服補托藥誠良方也　聖濟錄治吐血不止晚桑葉焙研凉茶服三錢只一服止後用補肝肺藥　千金方治頭髮不長用桑葉麻葉煮泔水抹之七次可長數尺　集簡治風眼下淚用臘月不落之桑葉煎湯日日溫洗或入芒硝　扶桑丸除風溼烏鬚明目用黑芝麻同桑葉等分爲丸經霜葉研末米飲服止盜汗

山梔子

耑入心肺　味苦大寒輕飄象肺色赤入心瀉心肺熱邪使之屈曲下行從小便而出　解三焦鬱火平熱厥頭痛面赤目赤口噤心痛首瘂止吐血衄血崩淋血痢損傷瘀血

心煩懊憹不眠解五黃五淋亡血津枯消渴除時疾熱去熱毒風紫癜白癘皰皶瘡瘍殺蠱蟲毒風瘡　上治心肺火下泄肝腎膀胱火清胃脘血瘀大小腸大熱消臍下血滯　惟其氣浮故仲景用以吐上焦痰滯惟其味苦故丹溪用以降內鬱熱邪　然損胃伐脾氣虛者忌之心腹痛不因火者尤爲大戒若非實熱概用恐有損食瀉洩之虞　生用瀉火治上爲宜炒黑止血治下爲宜薑汁炒止煩嘔內熱用仁表熱用皮　心痛因熱固當用此但丹溪謂心痛久則鬱而成熱特就大勢論耳若使痛喜手按及痛喜飲熱湯其痛雖久豈可作熱治乎仍當以臟之陰陽及今所見之兼症兼脈以分病之是寒是熱藥之宜溫宜涼不可拘泥　梔子止熱鬱之血耳若經寒而血不歸則不可妄用本草匯曰治實火之

血順氣爲先氣行則血自歸經治虛火之血養正爲先氣壯則自能攝血柰今醫士不論寒熱虛實但見血病即作熱治妄用梔連芩柏殊爲可惜　治衄血不止用山梔子燒灰吹之屢效　治小便不通用梔子仁十四箇獨蒜頭一箇滄鹽少許搗貼臍及囊良久即通　治喫飯直出用梔子二十四箇微炒去皮水煎服　治下痢鮮紅血用梔子燒灰水服一錢匙　煩則屬氣燥則屬血故梔豉湯吐虛煩客熱瓜蒂散吐痰食宿食

地骨皮　耑入肺腎　味甘氣寒降肺中伏火除肝腎虛熱涼血涼骨　治吐血尿血咳嗽五內煩熱腎熱消渴外治肌熱虛汗上除頭風痛中平胸脇痛下痢大小腸瘵在表無定之風邪傳尸有汗之骨蒸　即枸杞根也與丹皮同治骨蒸但丹皮治

無汗骨蒸此治有汗骨蒸若有汗而用丹皮辛散必致奪汗無血細剉拌麪煮熟吞之去腎家風益精氣　煎湯嗽口止齒血治骨槽風　葉名天精草苦甘而涼清上焦心肺客熱代茶止消渴今人但知芩連治上焦火知柏治下焦火而不知地骨皮之甘淡微寒深得補陰退熱之義時珍常以青蒿佐此退熱屢有殊功李東垣曰地爲陰骨爲裡皮爲表服此既治內熱而於表裡浮游之邪無不皆愈此爲表裡上下通治而於下尤切　但皮胃虛寒及腸滑中寒者均忌　甘草水浸用　潮熱是由內薰蒸而達於表朱二允曰能退內潮人所知也能退外潮人實不知病或因風寒散而未盡作潮往來非柴葛所能治用地骨走表又走裡之藥消其浮游之邪未有不愈者特表而出之　頭痛係外感之風

則宜散邪係内生之風則宜清熱蓋熱退而風自熄也

枇杷葉　耑入肺　味苦氣平清肺和胃降氣爲降火消痰止嗽之要劑　治肺氣熱咳嘔逆口渴卒啘嘔噦不止婦人産後口渴療肺風瘡及胸面上瘡解暑毒療腳氣　緣嗽多由胃氣不和肺氣不順以致火氣痰塞因而咳嗽不已丹溪云氣有餘便是火火起則痰生服此則肺金清肅而氣不得上逆而順矣氣順則痰與火皆順蓋痰氣火同爲一類由是嘔者逆者咳者渴者悉愈　昔人用此合款冬紫菀杏仁桑皮木通等分大黃減半蜜丸以治肺熱火嗽身如火焚每食後夜卧含化甚效取葉乾重三錢者爲氣足拭淨毛免射肺作咳　治胃病薑水塗炙黃治肺病蜜水塗炙黃　但虛寒嘔吐及風寒咳嗽者忌之

茶茗　耑入胃腎　味甘氣寒消胃腎火　又入肺清痰利水入心清熱解毒　下氣消食去痰熱除煩渴清頭目醒昏睡解酒食油膩燔炙之毒利大小便止頭痛愈瘻瘡寒胃消脂　合醋治泄痢甚效　與生薑治赤白痢同川芎葱白煎飲治頭痛味甘而細者良　但酒後飲茶引入膀胱腎經患瘕疝水腫　空心飲茶直入腎削火復於脾胃生寒陽臟服之無碍陰臟不宜但熱服則宜冷服聚痰多服損神少睡久服傷精瘦人　茶之產處甚多性亦不一名陽羨者爲眞巖茶能降火清頭目　經冬過臘名臘茶能佐劉寄奴以治便血甚速　松蘿生徽州耑化食日鑄生浙江耑清火　建茶生閩耑解瘴　苦丁生六合耑止痢普洱生滇南消食解瘴止痢　蒙山世所罕有眞僞難辨總屬

導痰消滯之品

犀角 耑入胃兼入心　苦酸鹹大寒清胃中大熱凉心瀉肝袪風利痰辟邪解毒治狂言妄語熱煩癰腫驚煩目赤磨汁治吐血衄血下血蓄血傷寒時疫發斑發黃痘瘡稠密內熱黑陷消癰化膿解山瘴溪毒殺鈎吻鴆羽蛇毒　胃爲水穀之海口鼻爲陽明之竅凡毒邪必先由口鼻以至胃腑五臟六腑皆稟氣於胃風邪熱毒必先干之飲食藥物亦先入胃　犀角苦寒角尖精力盡聚使入陽明以清諸熱百毒則熱邪既去心經自明而如上諸症亦愈　用犀作筯遇飲食有毒則生白沫攪之無白沫者則無毒　大寒之性非大熱者不敢輕用妊娠服之能消胎氣烏而光潤者良角尖尤勝　現成器物多被蒸煮不堪入藥　鎊

成以熱掌摸之香者眞入湯劑磨汁入丸剉細紙裹納懷中待熱搗之立碎升麻爲使忌鹽

羚羊角　專入肝兼入心肺　苦鹹大寒無毒專瀉肝火兼淸心肺　平肝舒筋定風安魂散血下氣辟惡解毒治傷寒時氣寒熱煩滿氣逆食噎不通熱在肌膚溼風注毒伏在骨間狂越僻謬夢壓驚駭瘀滯惡血血痢腫毒疝氣瘰癧惡瘡及中惡毒風卒死昏亂不識人　散產後惡血衝心煩悶燒末酒服之　本火畜而性獨屬木故入肝經甚捷同氣相求也治目暗障翳及小兒驚癎婦人子癎大人中氣搐搦筋脈攣急歷節掣痛　相火寄於肝膽在氣爲怒病則煩懣氣逆噎塞不通寒熱及傷寒伏熱惟羚羊角能降之　羚之性靈而筋骨之精在角故又能辟惡而解

諸毒碎佛牙而燒煙走蛇虺也　性寒能伐生生之氣無大熱者勿用　多兩角惟一角者更勝剉研極細或磨汁用

人中白 耑入膀胱肝　味寒氣平無毒瀉肝膀胱火邪使之盡從小便而出　即溺白垢之物刮取在新瓦上煅研用

治肺痿心膈熱羸瘦傳尸勞熱消渴降火消瘀血治咽喉牙疳口瘡痘瘡倒陷鼻衄諸竅出血肌膚汗血脚氣成漏疳䘌湯火灼瘡燒研主惡瘡　陽虛無火食不消腸不實者忌之　以蒙館童子便桶及山中老僧溺器刮下者尤佳新瓦煅過　李士常苦鼻衄僅存喘息醫用人中白散即時血止又魯棠鼻衄如傾白衣變紅頭空空然醫用此治之即止並不再作

童便 耑入膀胱兼入肺胃肝心　味鹹氣寒無毒能引肺火下

本草圖象　卷二

行從膀胱出乃其舊路降火滋陰甚速　爲除勞熱骨蒸咳嗽吐血婦人產後血衄暈絕悶絕之聖藥　治寒熱頭痛久嗽上氣失音勞渴煩燥痃瘧中暍鬼氣痓病吐衄損傷瘀血皮膚皴裂蛇犬咬火燒癥積滿腹絞腸痧痛產後敗血入肺火熱如燎胞衣不下殺蟲解毒　嘗見覆車被傷七人仆地呻吟俱令灌此皆得無恙凡一切傷損不問壯弱及有無瘀血俱宜服此若脇脹或作痛或發熱煩燥口渴惟服此一味勝於他藥他藥雖效恐有瘀血反致誤人童便不動臟腑不傷氣血萬無一失軍中多用此屢試有效

禁忌同人中白　取十二歲以前童子不食葷腥去頭尾取中間一段清徹如水者用當熱飲如冷則和熱湯服蓋熱則眞氣尚存其行自速冷則惟有鹹寒之性或入薑行痰或入韭汁散瘀冬

月用湯溫之童男者尤良

下氣

荆三稜 耑入肝　味苦氣平大破肝經血分破血中之氣　治氣脹破積氣通肝經積血消瘡腫堅硬食停腸痛老癖癥瘕積聚結塊婦人血脈不調心腹痛通月水產後腹痛血暈下乳汁墮胎利氣止痛功近香附而力峻同血藥則通血同氣葯則治氣　按化積必藉氣運若專用尅伐則氣愈不運積安得去須輔以健皮補氣藥爲要　出荆地色黃體重若鯽魚而小者良今世所用皆草三稜醋浸炒或麪裹煨

旋覆花 耑入肺大腸　性辛溫味苦鹹微毒下肺氣消痰結一名金沸草性主下降　除頭目風心脾伏飲脇下脹滿

胸上痰結唾如膠漆風氣溼痺皮間死肉目中眵䁾大腹水腫行痰水治噫氣消堅軟痞利大腸通血脈定驚悸筋斷搗汁滴傷處以滓敷上半月卽愈時珍曰凡藤蔓多象人之筋故治筋病多用旋覆花藤細如筋可咬故能續筋敷傷仲景治傷寒汗下後心下痞堅噫氣不除有旋覆花代赭石湯噫氣卽噯氣也經曰五氣所病心爲噫又曰寒氣客於胃厥逆從下散上復出於胃故爲噫噫氣多屬氣虛三焦失職清無所歸濁無所降然亦有痰有火有食仲景立此以治傷寒汗下後胃虛內用人參甘草以扶正薑棗以和中旋覆花旋轉陰中阻格之陽升而上達赭石使戀陽留滯之陰降而下行然後參甘大棗可收補虛之功生薑半夏可奏開痞之效　陰虛勞嗽風熱燥欬皆忌若誤用之其嗽必甚　且走散

之藥冷痢大腸虛寒者切忌　花須金錢菊去皮蒂蕊殼蒸用入湯劑須用絹包煎恐其毛入肺作嗽

杏仁

耑入肺　辛苦甘溫潤利有小毒散肺氣分風寒下氣除喘解肌潤燥宣滯行痰　治時行頭痛去頭面諸風氣皶皰喘嗽上氣喘促雷鳴喉痺驚癇心下煩熱急滿痛上焦風燥胸膈氣逆腹痺不通大腸氣秘溫病腳氣蠱毒瘡疥狗毒麪毒錫毒金瘡殺蟲消腫　入天門冬煎潤心肺和酪作湯潤聲氣　東垣論杏仁與紫菀均屬宣肺除鬱開溺但紫菀主泄肺中之血杏仁主下肺中之氣　與桃仁俱治便秘而杏仁治其脈浮氣喘便秘於晝而見桃仁治其脈沉狂發便秘於夜而見　馮楚瞻論杏仁栝蔞均屬除痰而杏仁從腠裏中發散以祛故表虛者最忌栝蔞

從腸胃中清利以除故裡虛者切忌　用杏仁以治便秘須用陳皮以佐則氣始通脈浮者屬氣用杏仁陳皮脈沈者屬血用桃仁陳皮肺與大腸爲表裡賁門在胃口之上主往來魄門即肛門主收納爲氣之通道故並用陳皮佐之　至久服令人鬚眉髮落亦是耗氣之故　陰虛喘嗽及亡血與表虛者均未可妄投　去皮尖炒研發散連皮尖研雙仁者殺人得火良惡黃耆黃芩葛根

醫餘云索麪豆粉近杏仁則爛是杏仁能消其積也狗咬傷瘡嚼爛杏仁以塗即愈是能解狗毒也　諸瘡腫痛用杏仁去皮研攄取膏入輕粉麻油調搽神效是能治瘡瘍毒也　目中翳遮但瞳子不破用杏仁三升去皮麪裹作三包糠火煨熟去麪研爛壓去油每一錢入銅碌一錢研勻點之是能治目翳也

枳殼 耑入肺胃及大腸　苦酸微寒無毒功耑下氣行痰開胸利肺開胃破胸膈以上之氣而使之下行　治反胃霍亂風痺淋痺食積欬嗽背膊悶倦胸膈痰滯心腹結氣兩脇脹虛闗膈壅寒癥結痃癖水腫泄痢裡急後重腸風淋閉痔腫散結消脹除痞止風痛炙熨痔腫　但損胸中至高之氣雖可束胎瘦胎然必氣實可投若虛而用之則不免有虛虛之禍　且大損眞元彼脹滿因於邪實者可用若因土虛不能制水肺虛不能行氣而誤用之則禍不旋踵如氣弱脾虛以致停食痞滿法當補中益氣則食自化痞自消若再用此破氣是抱薪救火矣　王好古曰枳實佐以參朮乾薑則益氣佐以硝黃牽牛則破氣故本經先言益氣後言消痞　昔湖陽公主難產方士進瘦胎飲用枳殼四兩甘

草二兩五月後日服一錢潔古改以枳朮名束胎丸寇宗奭謂瘦胎束胎二藥予甚不然蓋孕婦全賴血氣以養胎血氣充實胎乃易生彼公主奉養太過氣實有餘故可服之若概施則誤矣　時珍曰八九月胎氣盛壅用枳殼蘇梗以順氣蓋胎前無滯則產後無虛若氣弱者則忌　陳者良麪炒用

枳實　嵛入脾胃　苦酸微寒無毒散胸膈以下實氣　較殼雖小然性酷下氣最迅有推墻倒壁之功不似枳殼體大氣散而僅爲利肺開胸寬膈之味　解傷寒結胸上氣喘咳胸脇痰澼心下急痞痛逆氣脇風痛胃中溼熱火風在皮膚中如麻豆苦痒逐停水消脹滿破積堅止溏泄腎內傷冷陰痿而有氣加而用之　枳實與枳殼主治略同但枳實利胸膈力猛枳殼寬腸胃力

緩　氣在胸中則用枳殼氣在胸下則用枳實雖古有云枳殼治氣枳實治血然氣行則血自通究皆利氣之品而非通血之劑同白朮則可調脾同大黃則可推蕩若氣虛痞滿而用枳實枳殼則與抱薪救火者無異矣　時珍曰自飛門至魄門皆肺主之三氣而已蓋三焦貴相通也而臟腑最喜清利故又云益氣

蕎麥

耑入腸胃　味甘性寒降氣寬腸消積去穢　消熱腫風痛除白帶白濁脾利泄洩以沙糖水調炒麵二錢服數痘瘡潰爛湯火灼傷去氣盛溼熱實腸胃益氣力續精神　痢疾及絞腸痧腹痛炒焦熱水衝服　小兒丹毒赤腫熱瘡醋調塗極妙

蕎味甘入腸性寒泄熱氣動而降能使五臟滓滯皆能鍊化俗言一年沈積在腸胃者卽去也　但脾胃虛寒者勿食食則令人

頭眩　作麪和猪羊肉食則鬚眉脫落　又不可合黃魚食皆性動降之故　燒灰淋汁即鹼同化石灰能去靨肉

平瀉

沙參

耑入肺　甘苦而淡性微寒無毒體輕入肺清熱泄火補肺陰養肝氣宣五臟風氣治久嗽肺痿頭痛胸痺心腹痛驚氣煩熱皮間邪熱皮肌浮風常欲眠疝氣下墜療惡瘡疥癬身癢排膿消癰腫　寒客肺中作嗽者勿服　至言補肺養肝及益脾腎皆是從子母受累推究而出服此肺不受刑子母相安即肝亦不受累諸臟並見安和　非眞能補陰也熱在於肺能清肺熱則陰不受累故書言人參補五臟之陽沙參補五臟之陰　凡書所載藥性補瀉類多如斯不獨沙參爲然　似人參而體鬆白

實長大者良生沙地者長大生黃土者瘦小　惡防己反藜蘆

薏苡仁　耑入肺脾胃　味甘而淡性微寒屬土色白無毒乃陽明藥也上清肺熱下理脾溼升少降多　治肺痿肺癰咳吐膿血涕唾上氣風熱筋急拘攣除筋骨中邪氣不仁療水腫溼痺疝氣泄痢熱淋墮胎利小便止消渴殺蚘蟲破腫毒去乾溼腳氣大驗健脾益胃補肺清熱勝溼祛風　但此性力和緩用之須倍他藥　若津枯便祕陰寒轉筋及有孕婦女不宜妄用　殺蚘取根同糯米煮熟或鹽湯煮過用　筋爲厥陰所主而亦藉陽明胃土以爲長養蓋陽明胃土內無溼熱以淫則上不薰蒸於肺以致肺熱葉焦則宗筋亦潤宗筋潤則筋束而機關利凡萎厥多因肺熱葉焦而機關不利故治萎則獨取於陽明薏苡清熱除溼

實爲治痿要藥　震亨曰寒則筋急熱則筋縮急因於堅强縮因於短促若受溼則弛弛則引長然寒與溼未常不挾熱三者皆因於溼然外溼非內溼啓之不成病故溼多因酒而魚肉繼之甘滑陳久燒炙並辛香皆致溼之因也筋急寒熱皆有因熱者固當用薏苡清熱除溼因寒者又當散寒除溼不宜用此清熱之劑

麥冬　耑入心肺　味甘微苦微寒甘多寒少潤肺清心瀉熱有類天冬但彼所主在肺此則在肺而並在心　消痰行水生津止嗽解熱除煩療時疾熱狂頭痛熱毒大水面目肢節浮腫治肺痿吐膿止嘔吐同人蔘則能復脈生津名生脈散　清肺中伏火補心氣不足療身重目黃心下支滿心腹結氣虛勞客熱暑傷元氣脈絕短氣口乾燥渴强陰益精消穀調中止血妄行及

經水枯乳汁不下腸中傷飽羸瘦短氣定肺保神安魂定魄　久服輕身明目和車前地黃丸服去溼痺變白夜視有光斷穀爲要藥　但性寒而潤虛寒泄瀉者勿用　肥白而大者佳去心入滋補藥酒潤或拌米炒黃地黃車前爲使惡款冬苦參青箱木耳忌鯽魚熬膏良　蓋肺朝百脈脈屬心心燥則肺金失養而脈絕心清則氣即充而脈復麥冬氣稟清肅能於心中除煩由於肺清則水得生而心不煩譬如人當盛暑則燔灼不寧若值秋風一至則炎熱頓解而無燥鬱不堪之候　東垣曰人參甘寒瀉火熱而益元氣麥冬苦寒滋燥金而清水源五味酸溫瀉丙火而補庚金益五臟之氣　治嗽須分內傷外感如外感則聲盛而濁先緩後急日夜無度痰涎稠粘而喘急　內傷聲怯而槁先急後緩或早甚

或暮甚清痰少氣而喘乏　外感則其發必暴或爲寒熱或爲氣逆或爲鼻塞聲重頭痛輕者脈亦和緩重者脈見弦洪　內傷其發有漸或素有勞積虛損日漸以甚其症或爲寒熱潮溼或爲形容瘦減或兩顴常赤或氣短喉乾其脈輕亦微數重必細數弦緊

痿證有五按經言肺熱葉焦皮毛虛弱急薄以着則症見足弱不能以行心熱火炎下厥則症見筋縱不能任地肝熱口苦血乾則症成拘攣筋痿脾熱胃乾而渴肌肉不仁則症發爲肉痿腎熱腰脊不舉骨枯髓減則症發爲骨痿獨肺熱葉焦高源化絕則諸臟不得仰肺灌溉故痿獨推於肺而治痿又責重於陽明

百部　甫入肺　甘苦微溫無毒潤肺除寒殺蟲止嗽　治咳嗽上氣火炙酒漬飲之　除一切蠱毒及傳屍骨蒸寒嗽暴

嗽久嗽疳積疥癬殺蚘蟯蛔虱及樹木蛀蟲觸煙卽死去寸白蟲蠱蠶咬毒　但傷胃滑腸脾胃虛人須與補氣藥並行　根多隊成故以百名取肥實者竹刀劈去心皮酒浸焙用

百合　耑入心肺　味甘淡性平微寒無毒淸心肺餘熱　治百合病止嗽定膽益氣補中斂氣養心安神定魄　除浮腫臚脹痞滿寒熱通身疼痛顛邪狂叫驚悸喉痺心痛心下急滿腹脹百邪鬼魅涕淚不收脚氣熱欬產後血狂運乳癰腸癰發背諸瘡腫善通二便　心急黃宜蜜蒸食之　但中寒下陷者忌之初嗽者不宜遽用花白者入藥　百合之甘斂勝於五味之酸收蓋久嗽之人肺氣必虛虛則宜斂　涕淚係肝膽之邪有寒有熱不可概作熱經曰肺爲涕肝爲淚心爲汗脾爲涎腎爲唾

石斛 耑入脾腎 甘淡微鹹性平微寒無毒入脾除虛熱入腎濇元氣 治發熱自汗傷中除痺下氣逐脾膚邪熱痱氣補五臟虛勞羸瘦安神定驚強陰益精久服厚腸胃健筋骨強腰膝補腎益力療骨痿風痺腰腳軟弱囊溼精少小便餘瀝癰疽排膿內塞 長於清胃除熱惟胃虛有虛熱者宜之若虛而無火者不得混用 但形瘦味淡非先入藥久熬其汁莫出 且治虛熱補性雖有亦在量病輕重施用 取光潤如金釵股短中實者良長而虛者味苦名木斛服之損人去頭根酒浸用惡巴豆畏殭蠶細剉水浸熬膏更良

鈎藤 耑入心肝 味甘微苦氣平微寒無毒清心熱袪肝風爲心肝經要藥 治頭旋目眩舒筋下氣寬中小兒驚癇瘛

瘈眼翻抽掣客忤胎風發斑疹內釣腹痛婦人赤白帶下主肝風相火之病使風靜火熄則諸證自平　袪肝風而不燥庶幾中和故小兒科珍之　但性稍寒無火者勿服　然惟小兒風熱初起病未見甚者用之得宜若使風火至極勢雖驟遏則此疏泄輕平之品何能驟期見效是又當投以重劑則藥始與病當而無病重藥輕之弊矣　取藤細多鈎者良鈎猶有力但久煎則無力　凡籐類皆象筋故抽掣病由筋而生者必多用之按筋急而縮爲瘛筋緩而弛爲瘲伸縮不已爲瘛瘲俗謂之搐搦是也

白茅根 甘入心兼入脾胃　味甘性寒無毒瀉火消瘀涼血止噦除伏熱利水道　治勞傷虛羸肺熱喘急內熱煩渴傷寒噦逆黃疸水腫止吐衂諸血瘀血血閉寒熱利小便下五淋

除客熱補中益氣堅筋療婦人月經不勻通血脈止淋瀝崩中鍼能潰膿花能止血　凡苦寒之藥多傷氣敗胃惟此味甘性純專理血病凡吐血瘀淋崩閉並以上諸症審係因熱因火而成者服之則熱除而血卽理火退而氣與水亦俱消矣　吐血由於心肝火旺逼而上行與衄血由於肺火所致皆當用此水煎溫服或爲末米泔水調服　若吐血由於虛寒者則非所宜　且能潰癰疽及瘨毒諸瘡或用根搗敷或煮汁調敷或酒煮均可此藥甘不泥膈寒不傷中爲治虛羸客熱犯中州之要劑時珍曰此良藥也人多忽之　茅以白者爲良針尤益小兒

青蒿 專入肝膽兼入腎三焦　味苦微辛氣寒無毒清肝腎三焦陰火伏留骨節　治骨蒸勞瘦瘧疾寒熱風毒熱黃蓐

勞虛熱虛煩盜汗久瘧久痢瘰癧痂癢惡瘡殺蝨鬼氣尸疰明目清暑辟穢補中益氣駐顏色長毛髮令黑不老兼去蒜髮殺風毒心痛熱黃生搗汁服並貼之　燒灰隔紙淋汁和石灰煎治惡瘡瘜肉黶斑生搗敷金瘡止血止痛良　凡苦寒藥多與胃家不利惟青蒿芬芳襲脾宜於血虛有熱之人以其不犯冲和之氣爾然寒而泄洩者仍當避之　童便浸用熬膏良使子勿使葉使根勿使莖　伏內庚日采蒿懸門庭可辟邪故能治鬼疰

萱草　耑入心脾　味甘氣微涼無毒清心利水除煩　去溼除熱消食止渴治小便赤澀身體煩熱開胸寬膈除酒疸安五臟令人心平氣和無有憂鬱因是命名久服輕身明目　時珍曰萱草卽今東人採其花晒乾而貨之名黃花菜又曰萱屬水性

下走陰分一名宜男草苗如葱葉烹之可以適口又云卽鹿葱但氣味輕淡服之功難遽臻不似猛烈者入口卽見有效

山楂

耑入脾胃　甘酸微溫無毒化飲食消肉積化痰破氣伐胃戕脾　治痰飲痞滿癥瘕積聚吞酸滯血痛脹化血塊氣塊活血療腰痛小腸疝氣發小兒瘡疹　婦人產後兒枕痛惡露不盡煎汁入砂糖服之立效　煮汁洗漆瘡多瘥　煮汁服止水利淋頭洗身治瘡癢　按楂最能消化肉食與麥芽消穀食者不同凡煮老鷄硬肉投此數枚則易爛其消肉積之功可推　且人多食則嘈煩易饑服參太過但用山楂卽解豈非戕脾伐生氣之驗歟　兒枕痛能止痘瘡不起能發猶見通瘀運化之速　時珍曰凡脾弱食物不化胸腹酸利脹悶者於每食後嚼二三枚絕

佳但不可多恐反尅伐也　若云健脾亦因脾有食積用此消磨俾食行而痰消氣破而滯化止屬消導之品故實而用此輕平消導則健倘虛而用此保無伐生生之氣乎　大者良

粳米

甘入脾胃兼入心肝　補中壯筋骨益腸胃溫中益氣止煩止渴止洩和胃氣長肌肉通血脈和五臟好顏色　常食乾粳飯令人不噎　煮汁主心痛止渴斷熱毒下痢　合芡實作粥食益精強志聰耳明目　北粳良南粳溫赤粳熱白粳涼晚白粳寒新粳熱陳粳涼　新米作食動風陳者下氣病人尤宜諸方用此佐助蓋恐藥性苦寒得此甘緩同入脾胃氣不致頓損而熱與煩亦得與之俱安矣此雖常食之物服之不覺有益而一投入藥中則其力甚巨未可等爲泛常而忽視也

米醋

耑入肝　味酸苦氣溫無毒斂血氣散瘀消癰腫下氣消食　除癥瘕心腹諸痛黃疸黃汗破結氣心中酸水痰飲治婦人心痛血氣並產後及傷損金瘡出血昏運殺一切魚肉菜毒理諸藥消毒　同青木香磨服則止卒心痛及心腹血氣諸痛以火淬醋入鼻則治產後血暈　治口瘡浸黃蘗含之　塗腫痛用大黃末調之　治痃癖和生大黃煎服甚良　多食傷筋軟齒損胃減顏色　時珍曰脾病毋多食酸酸傷脾肉䐢脣揭

陰陽水

耑入腸胃　即沸湯半杯合井冷水半杯而合用之也調中傷食治陰陽不和吐瀉並作霍亂不寧病屬倉卒寒熱難分陰陽莫測惟急用此投治庶使陰陽調和而症得愈若心腹絞痛止有吐瀉之勢而無吐瀉之實者是爲乾霍亂即絞

腸痧則又另有法在非此水所能治　心腹絞痛不得吐瀉此名乾霍亂吐瀉有物名溼霍亂蓋病在上則吐在下則瀉邪在中則吐瀉並作　若偏劑別出須當詳審未可妄投

鱉甲　專入肝　味鹹氣平無毒瀉肝分積熱除勞嗽骨蒸　治心腹癥結宿食癥塊堅積去痞疾息肉温瘧老瘧瘧母寒熱往來血瘕腰痛陰毒腹痛脇下撲損血瘀痔核惡肉婦人經阻產難經脈不通漏下五色產後陰脫癆陰蝕墮胎消陰瘡腸癰瘡腫小兒驚癇斑痘煩喘補陰補氣　肝虛無熱者忌　色綠九肋重七兩者爲上醋炙若治勞童便炙更可熬膏　鱉肉凉血補陰亦治瘧痢然冷而難消脾虛者大忌　惡礬石忌莧菜鷄子　究之皆除熱伐肝之品非眞滋肝藥也

温血

鷄蘇　耑入腸胃　味辛微温無毒温利下焦血分瘀滯　卽龍腦薄荷也生於水旁又名水蘇係野生之物功有類於蘇薄但蘇薄性稍凉主升多於氣分疏散水蘇性稍温主降多於血分温利　清肺下氣理血辟惡消穀治頭風目眩血瘀血熱肺痿血痢吐衂崩淋喉腥口臭脚腫邪熱等病　釀酒清酒及酒煮汁常服治頭風目眩及産後中風惡血不止服之彌妙　作生菜食除胃間酸水　但辛烈之物走散眞氣虛者宜愼表疏汗出者亦忌　方莖中虛似蘇葉而微長齒密面皺氣甚辛烈

澤蘭　耑入肝脾　苦甘辛微温無毒入脾行水入肝治血　治頭風目痛面黄浮腫通九竅利關節破宿食調月經消癥

癥散水腫治產後百病腹痛勞瘦血淋腰痛吐血衄血癰毒撲損金瘡　與蘭草一類二種　俱生下溼紫莖素枝赤節綠葉葉對節生有細齒但以莖圓節長葉有歧爲蘭草莖微方節短葉有毛爲澤蘭蘭草走氣分利水除痰殺蠱辟惡爲消渴良藥澤蘭走血分消水腫塗癰毒破瘀除癥爲婦人要藥　蘭澤草採置髮中除垢浸油塗髮去風垢令香潤　此脾肝藥也脾喜芳香肝宜辛散脾氣舒則三焦通利而正氣和肝鬱散則營衛流行而病邪解但性雖和緩終是破血之品無瘀者勿用

大小薊 耑入肝　甘溫無毒皆能破血退熱治吐衄腸癰　但小薊力微不如大薊力迅之消癰腫大薊止吐血衄血女子赤白沃安胎搗根絞汁服半升主崩中血下立瘥　葉治腸

癰腹臟瘀血作運撲損生研或酒或童便任服又惡瘡疥癬同鹽研署之　小薊養精保血破宿血生新血暴下血血崩金瘡出血嘔血等症絞取汁温服作煎和糖合金瘡解蜘蛛蛇蝎毒　治熱毒風並胸膈煩悶開胃下食退熱補虛損　苗去煩熱生研汁服

大小薊相似花如髻大薊莖高而葉皺小薊莖低而葉不皺皆用根　若脾胃虛寒飲食不思泄瀉不止者切勿妄服

紫砂糖 耑入肝　味苦性温導血通滯緩肝和中消痰治嗽治心腹熱脹口乾渴解酒毒及煙草毒　臘月瓶封窖糞坑中患天行狂熱者絞汁服甚良　味甘主緩主壅故痰溼過服則恐至戀膈脹滿　蔗漿煎至紫黑色其性較白糖更温多食生胃火助溼熱損齒生蟲　白砂糖入氣補脾潤肺主治略同入

食損齒生蟲助熱反致熱壅上膈　中滿者勿服與鯽魚同食成疳蟲與筍同食不消成癥身重不能行與葵同食生流癖

穀精草　耑入肝兼入胃　和目　味辛微苦氣溫無毒入肝散結通血　功能明目退翳兼治頭風喉痺頭痛目盲齒風牙痛諸瘡疥癢　本穀餘氣結成得天地中和之氣辛能散結溫能通達治血熱遊淚雀盲至晚不見並疳疾傷目痘後星障皆效且退翳明目功力駕於白菊而去翳明目尤爲專劑　時珍曰穀精體輕性浮能上行陽明分野凡治目中諸病加而用之甚良明目退翳實在菊花之上　按望月沙係兔食此草而成望月沙尚能治眼則知此更眼家要藥　取嫩秧花如白星者良

王不留行　耑入肝胃　味辛甘平氣溫無毒入肝行血不留止

心煩鼻衄袪遊風風毒風疹去風痺通經內塞金瘡止血定痛婦人血經不勻難產下乳利小便拔竹刺治惡瘡發背癰疽瘻乳與瞿麥同則知疏泄至極　能走血分通血脈乃陽明衝任之藥性走而不守謂雖有王命不能留其行故名古書云穿山甲王不留婦人服之乳常流亦其行血之力也　又云止血定痛能治金瘡似與行血之意相悖詎知血瘀不行得此則行血出不止得此則止非故止也得其氣味以爲通達則血不從瘡口長流而自散各經以致其血自止其痛自定豈必以止爲止哉古人表著治功多如此立談待後人思議詳審　失血後與崩漏家及孕婦並忌

花如鈴鐸實如燈籠子殼五稜取苗子蒸漿水浸用　一

天仙藤 耑入肝脾　味苦氣溫無毒活血利水　一云即青木

香藤疏氣活血治風勞心腹痛妊娠水腫　同麻黃治傷寒發汗同大黃墮胎苦主疏泄溫得通活故能活血通道而使水無不利風無不除血無不活痛與腫自無不愈也　治子腫用天仙藤香附子陳皮甘草烏藥等分爲末用木瓜生薑蘇葉煎湯服爲天仙藤散始自兩足漸至喘悶似水足趾出水謂之子氣葉似葛圓而小有白毛根有鬚四時不彫者是

骨碎補 耑入腎兼入心　味苦而溫無毒破瘀逐血補骨　功耑入腎堅骨入心破血治腎虛久瀉耳鳴骨中毒氣氣血疼痛五勞六極手足不收上熱下冷跌撲損傷骨痛牙痛血出至命名之意以骨碎能補骨耳雖與補骨脂相似然總不如補骨脂性耑固腎通心而無破瘀逐血之治也　腎虛泄瀉耳鳴研

末夾猪腎煨空心食蓋腎司開闔之權久泄多責於腎　牙痛炒黑爲末擦牙折傷粥和末裹傷處　根似薑而扁長銅刀刮去黃赤毛細切蜜拌蒸曬用　勿與風燥藥同用

桂心

專入心　味甘苦辛性熱無毒溫血分寒除冷止痛　取中心者爲桂心專溫營分之裡藥治九種心痛腹內冷氣痛不可忍風僻失音陽虛失血欬逆結氣一切風痺風氣骨節攣縮鼻中息肉喉痺噎膈腳痺不仁通九竅利關節續筋骨益肌肉宣氣血補虛寒及五勞七傷止下痢破血通利月閉胞衣不下破痃癖癥瘕內托癰疽痘瘡消瘀血能引血化汗化膿殺三蟲解蛇蝮毒殺草木毒　所治專主心腹之裡非若肉桂未去外層皮肉其治專在通經達絡以除風寒溼痺而僅在軀殼之外也　九種

心痛一蟲二疰三風四悸五食六飲七冷八熱九去來痛後人丞祖其義而更爲別之有九曰飲曰食曰血曰氣曰冷曰熱曰悸曰蟲曰蛭皆明邪乘手少陰之絡而成

乳香

專入心兼入脾胃腎　一名薰陸香苦温辛香無毒活血舒筋行氣　治耳聾中風口噤不語止霍亂衝惡中邪氣心腹痛疰氣生肌止痛不眠補腎定諸經之痛止大腸洩澼療折傷治諸瘡令內消癰疽諸毒託裡護心且用入瘡口能使毒氣外出不致內攻亦治癲狂　癰疽已潰勿服膿多勿敷出諸番圓大如指頭明透者良　性黏難研水飛過用缽坐熱水中以燈心同研則易細　凡血因氣逆則血凝而不通以致心腹絞痛毒因氣滯則血聚而不散以致痛楚異常乳香入心復能入腎溫補使氣

與血互相通活俾血不令氣阻氣亦不令血碍實爲行氣活血之品 非如沒藥氣味苦平功耑破血散瘀止有推陳之力而無致新之妙 凡人筋不伸者敷藥宜加乳香以其性能伸也 治口瘡燒煙以薰 治癲狂用靈仙辰砂乳香棗仁酒下恣飲沈醉聽睡或加人參內入名寧志膏

酒 耑入脾胃走表 甘辛苦淡大熱有毒宣行藥勢 通血脈養脾氣苦者能降辛者能散甘者和中而緩厚者尤熱而毒淡者利小便用爲向導可以通一身之表引藥至極高之分熱飲傷肺温飲和中少飲則和血行氣壯神禦寒辟邪逐穢和胃怡神壯色且霧露嵐瘴風寒暑溼得此皆可暫辟 若恣飲不節則損胃爍精動火生痰發怒助慾致生溼熱諸病 至於夜飲尤屬不

宜蓋夜氣主收斂氣蜜則固若用酒宣發醉飲就枕熱壅三焦傷心損目亂其神明勞其脾胃停溼動火致病多端

韭菜

專入肝腎腸胃　味辛微酸氣溫無毒活血補陽通滯治吐血衄血唾血尿血溫中下氣補虛益陽調和臟腑令人能食充肺氣除心腹痼冷腹中冷痛止洩膿血　搗汁服治胸痹骨痛不可觸者又解藥毒癲狂狗咬人數發者亦塗諸蛇虺蠍蠆惡蟲毒又治肥白人中風失音及胸痺刺痛如錐即吐出胸中惡血甚驗　將汁澄清和童便飲之能消散胃脘瘀血甚效又主上氣喘息欲絕解肉脯毒止消渴盜汗熏產婦血運洗腸痔脫肛滯氣客於腸胃則血因氣而益阻胃氣不通於五臟則腰臍冷而痃癖生肝主疏泄腎主閉藏肝腎虛則啟閉非時經曰足厥陰

病則爲遺尿及爲白淫服此氣行血散肝補腎固而病自愈凡血瘀氣滯等症俱能立效　治犬蛇傷用此搗爛如泥加鹽少許作厚纏頻換則安　被刑杖及打折血凝薄敷運動即散　久病下痢不止同鯽魚煮食即止　但火甚陰虛用之最忌忌蜜牛肉

韭子治功略同但治遺精白濁更甚蒸暴炒研用　素問曰足厥陰病則遺尿思想無窮入房太甚發爲筋痿及爲白淫男隨溲而下女子綿綿而下韭子之治遺精漏泄小便頻數女人帶下能入厥陰補下焦肝及命門之不足命門者藏精之府故同治也　蟲牙救急易方用瓦片煆紅安韭子數粒清油數點待煙起以筒吸引至痛處良久以溫水嗽吐有小蟲出爲效未盡再薰　震亨曰心痛有食熱物及怒鬱致死血留於胃口作痛者宜韭汁桔梗加

入藥中開提血氣有腎氣上攻以致心痛者宜用韭汁和五苓散爲丸空心茴香湯下蓋韭性急能散胃口氣血滯也　反胃宜用韭汁二盃入薑汁牛乳各一盃細細溫服蓋韭汁消血薑汁下氣消痰和胃牛乳能解熱潤燥補虛也單方總錄曰食不得入是有火食久反出是無火李士材又謂此不必拘但察脈大有力嘔吐酸臭當作熱治脈小無力嘔吐清水當作寒醫色之黃白而枯者爲虛寒紅赤而澤者爲實熱能合色脈庶乎無誤

墨　專入肝腎　味辛氣溫止血生肌宣滯　治血熱過下瘟疫鼻衄產後血暈崩脫金瘡及飛絲塵芒入目濃磨點之　止血則以苦酒汁送投　消諸癰腫則以猪肝汁釅醋調　胞衣不下則以酒磨服　眼有絲纏則以墨磨雞血速點　客忤中腹則

磨地漿汁呑　松煙墨方可入藥惟遠煙細者佳粗者不可用

百草霜　耑入肝兼入腎　味辛氣温無毒活血止血殺蟲　即釜底煤煙也所主與伏龍肝相似　治傷寒陽毒發狂黄疸瘧痢噎膈咽喉口舌諸瘡婦人崩中帶下胎前産後諸病消化積滯止上下諸血　凡血見黑即止蠱毒惡氣得辛温則散吐血血暈或酒水醋細研温服　亦塗金瘡止血生肌　白禿諸瘡亦須用此皆取火化從治之義

兔屎　耑入肝　一名望月砂味辛性平微冷無毒除熱結毒積及目中浮翳　治癆瘵五疳疳瘡痔漏蠱食痘瘡殺蟲解毒　若陰氣上乘目翳不清未可用也　蓋其餌穀精草故能明目　妊婦忌服恐生缺唇尤恐有倒逆之慮

海螵蛸

專入肝兼入腎　味鹹氣微溫無毒入肝腎血分通血脈除寒溼治血枯此即烏賊魚骨也　止吐血衄血目翳淚出聤耳出膿腸風崩漏澀久虛瀉痢腹痛環臍丈夫陰中腫痛又止瘡多膿汁不燥婦人赤白漏下經汁血閉陰蝕腫痛寒熱癥瘕無子血瘕血枯病屬肝唾血下血治瘧消癭研末傳小兒疳瘡痘瘡臭爛大人陰瘡湯火傷跌傷出血　聤耳底有膿及耳聾同麝為末吹耳　治赤白翳同冰片少許點之　止鼻衄同槐花末吹　治喉痺同銀硃吹鼻　治蝎螫疼痛同白礬末吹鼻　小兒重舌鵞口同雞子黃塗　小兒臍瘡出血膿同乾胭脂為末油調　塗舌腫血出如泉同蒲黃等分為末傳之　皆是宣通血分之滯無他術也取骨魚鹵浸炙黃用惡附子白芨白斂能淡鹽

腹中有墨書字逾年乃減　時珍曰按素問云有病胸脇支滿者妨於食病至則先聞腥燥臭出清液先唾血四肢清目眩時時前後血病名曰血枯得之年少時有所大脫血或醉入房中氣竭肝傷故月事衰少不來治之以四烏鰂魚一藘茹爲末丸以雀卵大如小豆每服五丸飲以鮑魚汁所以利腸中及肝傷也觀此則其人厥陰血分無疑矣　經閉有二症有餘者血滯不足者肝傷烏鰂所主者肝傷血閉不足之症正與素問相合

涼血

生地黃

耑入心肝腎兼入小腸　味甘苦性寒無毒涼血解熱瀉火消瘀　入心腎瀉丙火清燥金治心腹急痛齒痛唾血心痛掌中熱痛脾氣痿蹷嗜臥足下熱而痛吐血咯血衄血

畜血溺血崩中帶下傷中胞漏胎動下血破惡血去瘀通經療熱毒痢疾腸胃如焚傷寒瘟疫痘症諸大熱大渴引飲折跌絕筋利大小便殺蟲　必燥結有實火者方可用若血因寒滯用此則寒益甚　肥大者良酒製免傷胃忌鐵　錢仲陽導赤散與木通同用能瀉丙丁之火　血出於鼻是由清道血出於口是由濁道血出於咳是由於肺血見於嘔是由於肝血見於吐是由於胃血出痰涎而帶是出於脾血見於咯是出於心血見於唾是出於腎血由耳出其名曰衈血由鼻出其名曰衄血由肌膚而出其名曰血汗血由口鼻俱出其名曰大衄皆當詳其虛實以治

紅花　專入肝兼入心胞　辛苦甘溫無毒色紅入血爲通瘀活血要劑　潤燥消腫止痛通經治喉痺不通痘瘡血滯產

後血運口噤腹內惡血不淨胎死腹中經閉便難肌膚疼痛　胭脂係紅花染出解痘毒敷痘疔並治小兒聤耳用紅花三錢半枯礬五錢爲末以綿杖繳淨吹之　時珍曰紅花汁與血同類故能行男子血脈女子經水但少則生血多則行血過多則行血不止恐致危斃　經閉有血枯血滯之分此惟血滯者宜之　血下而清者營虛有熱血下而濁者熱與溼蒸血色鮮者屬火發血色黑者屬血燥極　血與瀉物並下者屬有積或因脈絡受傷血從尿出者屬陰虛火動或因房勞過度營血妄行　血色黑黯面色枯白尺脈沉遲者屬下元虛寒陽虛陰走　嘔吐而見血色紫凝者屬熱甚銷鑠故見稠濁　熱甚水化故血見黑紫　血從汗出者屬火喜傷心喜則氣散故血隨氣以行　血在糞前者爲近血其

血由於大腸血在糞後者爲遠血其血由於肺胃由氣虛腸薄故血滲而下出也　血自口鼻上出爲陽盛陰衰有升無降

紫草 專入心胞肝　甘鹹氣寒無毒色紫質滑入心胞肝涼血解毒　治心腹邪氣通九竅利二便療五疸消水腫瘑癬惡瘡斑疹痘毒盛和血利大腸合膏塗小兒瘡及面皶　活幼書云紫草性寒小兒脾胃實者可用脾胃虛者反能作瀉凡便滑者忌服　古方用茸以發痘瘡取其初得陽氣以類觸類今人不達此理一概用之誤矣

旱蓮草 專入肝腎　味甘而辛性平色黑無毒爲止血涼血要劑　又名鱧腸草金陵草　益腎陰烏髭髮如鍼灸瘡發紅血不止者傅之立已　止血排膿通小腸傅諸瘡並蠶瘑

血痢熬膏用卽止膏點鼻中添腦　一汁塗鬚眉髮生速而繁並變白爲黑　㾼火瘡發紅卽退　擦齒牙動搖卽固　合冬青子名二至丸能補肝腎但性陰寒雖涼血不益脾胃　須同薑汁椒服方免腹痛作瀉　似蓮房斷之有汁須臾而黑熬膏良

側柏葉

耑入肺肝　苦濇微寒性凊而燥無毒最凊血分溼熱止吐血衄血痢血崩中赤白腸風尿血去風溼諸痹歷節風痛生肌殺蟲　傅湯火傷止痛滅瘢　其止血涼血者蓋仗金氣以制木借炒黑以止血也　但塗湯火傷損灸罨凍瘡取汁塗頭潤鬢髮染鬚　取根上發栰數莖蒙茸茂密名佛手柏者眞　酒浸或炒或生用桂牡礪爲使惡菊花宜酒　汪昂曰肢節大痛晝靜夜劇名曰虎歷節風亦風溼所致治宜用此

辰砂 専入心　味甘微寒體陽性陰無毒淸心熱鎭驚安神潤心肺養精神安魂魄鎭心定驚瀉心經邪熱治驚癇殺精魅邪惡鬼淸肝明目袪風止渴解毒定癲狂止牙疼下死胎解胎毒痘毒驅邪瘧除中惡腹痛毒氣疥瘻諸瘡塗瘡痂息肉　杲曰丹砂純陰納浮游之火而安神明凡心熱者非此不能除　同滑石甘草則淸暑同遠志龍骨則養心氣同丹參則養心血同地黃枸杞則養腎同厚樸川椒則養脾同南星川烏之類則袪風且以人參茯神濃煎汁調入丹砂則治離魂病凡人自覺本形兩分並行並臥不辨眞假者離魂病也　夜多惡夢戴辰砂如箭鏃者浹洵即驗　又以丹砂末一錢和生鷄子黃三枚攪勻頓服則妊娠胎動即安胎死即出愼勿經火及一切烹鍊則毒等於砒礵

况此純陽重滯卽未烹鍊久服呆悶以其虛靈之氣被其鎮墜也明如箭簇者良惡磁石畏鹽水忌一切血

赤芍 歸入肝　味酸微寒無毒瀉肝血熱　主寒熱治目赤脇痛血虛腹痛下痢腹痛堅積血痺瘕疝血聚外腎爲疝腹內爲瘕經閉腸風癰腫散惡血利小便安脾肺收胃氣止洩痢與白芍主治畧同但白補而斂赤瀉而散白則斂陰益脾能於土中瀉木赤則散邪行血能於血中活滯　至云產後忌用亦須審其脈症及臟偏勝若何不可拘　如臟屬陽脈症俱實雖產後亦所不忌若臟屬陰脈症俱虛卽產前不得妄施凡治病總以通曉脈症虛實爲要　惡芒硝石斛畏鱉甲小薊　反藜蘆

地榆 歸入肝腸胃　苦酸微寒性沈而濇無毒清下焦血熱血

筋俾熱悉從下解爲解熱止血要藥　止吐血鼻衄崩中腸風血痢治膽氣不足明目消酒除渴止汗止痛除惡肉療金瘡膿血諸瘻惡瘡熱瘡婦人乳產痔痛月經不止止水瀉冷熱痢痔瘻極效

氣血虛寒及初起者禁用　作膏可貼金瘡　搗汁可塗虎犬蛇蟲傷飲之亦可　汁釀酒治風痺補腦　似柳根外黑裏紅取上截炒黑用梢反行血得髮良惡麥冬　腸風下血清而色鮮四射如濺乃風性使然素問所謂久風入中則爲腸風飧泄是也若肛門射血如線或點滴不已者乃五痔之血耳

卷柏　專入肝　味辛無毒生用性平破血通經治癥瘕淋結炙用性溫止血治腸風脫肛　治頭中風眩五臟邪氣止欬逆療痿躄除面皯暖水臟女子陰中寒熱痛治尸疰鬼疰腹痛百

邪鬼魅啼泣强陰益精令人好容顔　性與側柏懸殊側柏仗金氣以制木借炒黑以止血治各不同　鹽水炒半日井水煮半日焙用　生石上卷攣如鷄足故以卷名俗呼萬年松

銀柴胡　耑入腎兼入胃味甘微寒無毒入胃除虛熱入腎凉血治虛勞肌熱骨蒸勞瘧熱從髓出小兒五疳羸熱

功等石斛皆入胃而除虛熱但彼兼入腎濇元氣强筋骨此則入腎凉血爲異　肝癆必用此爲主虛癆方中亦用此治上下諸血且與北胡大異蓋北胡能升少陽清氣上行升清發表必有外邪方用此則氣味下達入腎凉血與彼迥不相符　若用北胡以治虛勞則陰火愈升愈起將咳嗽發熱愈無寧日可不辨而混用乎　出銀州者良根長尺餘微白故以銀胡號之

蒲公英　耑入胃肝　味甘性平微寒無毒淸胃熱涼肝血　化熱毒解食毒散滯氣消腫核專治疔毒乳癰亦爲通淋妙品　擦牙染鬚髮壯筋骨　白汁塗惡刺狐尿刺瘡卽愈　緣乳頭屬肝乳房屬胃乳邕乳巖多因熱盛血滯用此宜入胃肝二經故婦人乳癰水腫煮汁飲及外敷立消用忍冬同煎入酒少許服尤良　內消須同夏枯貝母連翹白芷等藥同用　又能入腎涼陰故於鬚髮可染獨莖一花者是有椏者非　莖斷有白汁凡螳螂諸蟲游諸物上必遺精汁乾久則有毒人手觸之成疾名狐尿刺慘痛不眠百療難效取汁厚塗卽愈千金極言其功

淩霄花　耑入肝　味甘而酸氣寒無毒瀉肝血熱　卽紫葳花肝經血分藥也凡人蟲伏血中而見腸結血閉風癢崩

帶癥瘕一切由血瘀血熱而成者治當用此肺癰多用此爲君妊娠內有瘀積用此去瘀而胎自安若瘀血既無妄用必生他故故又云孕婦忌服　然此究爲女科血熱必用之藥但當相症施治　蔴生花開五瓣黃赤有點不可近鼻聞必傷腦　治酒皶用凌霄花爲末和蜜陀僧唾調敷　此專主瀉熱熱去則血自活

槐角 火　苦入胃大腸兼入肝　味苦酸鹹大寒無毒除熱散結清火　除五內邪熱止涎唾補絕火瘡目淚不止頭腦心胸間熱口齒風襲固齒烏髭去風眩煩悶痔瘻腸風陰瘡溼癢潤肝燥涼大腸婦人乳瘕子臟急痛墮胎　槐花苦涼功用相同　去單子及五子者銅鎚搥細牛乳拌蒸　槐花味苦獨甚其涼大腸血分更甚凡大小便血及目赤腫痛舌衄並用舌衄炒研摻之

但性純陰虛寒者宜戒卽虛熱而非實火亦勿妄投陳者良　十
月上巳採槐角漬牛膽中乾百日食後吞一枚明目補腦髮白還
黑腸風痔血尤宜服之　肛邊發露肉珠狀如鼠乳時出膿血曰
牡痔肛邊腫痛生瘡突出腫至五六日自潰出膿血者曰牝痔肛
邊生瘡顆顆發癟癢而復痛更衣卽出清血者名曰脈痔腸內結
核痛而有血寒熱往來登厠脫肛者曰腸痔因便而血隨出者曰
血痔又曰糞前有血名外痔糞後有血名內痔穀道弩肉名舉痔
頭上有孔名瘺瘡內有蟲名蟲痔　大法用槐角地榆生地涼
血芩連梔柏清熱防風秦艽袪風溼芎歸人參利血生血枳殼寬
腸升麻升提治腸風畧同不宜專用涼藥須兼補劑收功

無名異 耑入肝　味甘而鹹微寒無毒解熱和血收溼氣　卽

俗名乾子是也治金瘡折傷內傷消癰疽腫毒止痛生肌肉合金瘡　凡癰腫以醋摩傳之　人於受杖時每服三五錢則杖不甚痛亦不甚傷用醋摩塗腫處卽消究皆外治之品　生川廣小黑石子也一包數百枚

猪尾血　耑入肝兼入心脾　涼血活血和龍腦香治痘瘡倒靨

卽猪尾尖剖出者蓋猪遍身皆滯食飽卽臥其活止在一尾而尖尤至活使瘀血一活則通身之血俱活況以至陰之物而治至陰之血則熱自得陰化而悉解　吳黃建中著有救偏瑣言治痘凡逢毒盛而見乾紅晦滯紫豔乾燥之象輕則用以桃仁地丁紅花赤芍重則用以猪尾尖血取一盞二盞入藥同投兼佐冰片開洩腠理通達內外誠發千古未發之奇祕也

兔肉　耑入肝兼入大腸　性寒涼血解熱毒利大腸　兎肝瀉肝熱故能明目　久食絕人血脈損元氣陽事令人痿黃妊婦尤爲大忌不獨令子生出卽形缺脣已也　今人不察動以爲虛勞聖藥以致陽氣日虛陰氣日竭其害不可勝言

青魚膽　耑入肝膽　味苦氣寒涼肝血開目翳功專點目去障治鯁　目睛生汁注眼能於黑夜視物以其好噉螺蜆蓋螺蜆能明目也　又主塗痔瘡搽火瘡吹喉痺功與熊膽相同臘月收陰乾　色青入肝開竅於目以膽入膽故也

夜明砂　耑入肝　味辛性寒入肝活血明目爲治目盲障翳之聖藥　一名天鼠屎卽蝙蝠屎也因食蚊蟲而化蚊善食人血砂皆蚊眼故卽以食血者治血　治驚疳瘧魃乾血氣痛

腹痛消積下死胎塗瘰癧癰腫　加石決明猪肝煎名決明夜靈散治雞盲眼　一同鱉甲燒煙能辟蚊　洵淨焙用惡白微白斂

血餘

耑入肝心兼入腎　味苦微溫涼血逐瘀　療驚癇理咳嗽固崩帶止血暈血痢血淋舌血鼻衄及轉胞不通塗瘡疥入膏敷毒　若胃虛用之多致吐瀉皂莢洗煆用　素問曰腎之華在髮註云腎主髓腦者髓之海髮者腦之華腦減則髮落蓋水出高源故腎華在髮髮者血之餘也　精之榮以鬚氣之榮以眉血之榮以髮　類苑云髮屬心氣火氣而上生鬚屬腎氣水氣而下生眉屬肝稟木氣而側生故男子腎氣外行故有鬚女子宦官則無也　生人髮掛果樹上烏鳥不敢來食其實又人逃走取其髮於線車上却轉之則迷亂不知所適此皆神化莫測

本草匯纂　下

第三卷目錄

下血　紫參三七二　茜草二　鬱金二

莪朮三　薑黃四　蒲黃五　丹參六　益母草六

劉寄奴七　蘇木七　沒藥八　郁李仁八　乾漆八

血竭九　桃仁九　蓮藕十　自然銅十一　古文錢十一

花蕊石十一　皂礬十二　五靈脂十二　瓦楞子十三　斑蝥十四

水蛭十四　蝱蟲十五　䗪蟲十五　螃蟹十五

殺蟲

天名精十六　鶴虱十六　雷丸十七　蘆薈十七　阿魏十八

大楓子十八　榧實十八　石榴皮十九　水銀十九　銀硃十九

輕粉二十　穀蟲二十

發毒　蓖麻子二一　芙蓉花二一

楓香二一　象牙二二　蟾酥二二　人牙二三

解毒

本草圖纂 卷三

景天 二三	蚤休 二三	馬鞭草 二四	露蜂房 二四	牛蒡子 二四
金銀花 二五	山荳根 二五	蕎苣 二六	漏蘆 二六	白頭翁 二六
山慈菰 二七	菉豆 二七	蚯蚓 二八	蝸牛 二八	八中黃 二九

毒物

| 續增二品 | 鳳仙子 二九 | 巴豆 二九 | 砒石 三一 | 硇砂 三一 |

南天燭 三二　冬蟲夏草 三二

附錄日食菜物

糯米 三三	粟米 三三	稷米 三四	梁米 三四	黍米 三四
大麥 三四	穀芽 三四	小麥 三五	浮麥 三五	麥麩 三五
麵 三五	紅麴 三五	菉荳粉 三五	黃豆 三六	豆腐 三六
豆醬油 三七	白豆 三七	黑豆 三七	豌豆 三八	
豇豆 三八	陳倉米見十一卷扁豆見十二卷		胡麻見十三卷麥芽見七八卷	

本草彙纂 卷三目錄

米醋見二卷 薏苡仁見二卷 酒見二卷 菉豆見二卷 **菜部**

百菜三八　黑薑三九　煨薑三九　莧菜三九
芥菜三九　芹菜三九　菠菜四十　油菜四十　馬齒莧三九
胡蘿蔔四一　竹筍四一　同蒿四十　水蕨四一
魚腥草四一　茄子四一　壺盧四二　土芋四一
越瓜四二　胡瓜四三　冬瓜四二　南瓜四二
石花菜四四　龍鬚菜四四　木耳四四　苦瓜四四
生薑見一卷　蔥葉見一卷　小茴香見一卷　香薷四四　蘑菰四四
胡椒見一卷　大蒜見一卷　百合見一卷　乾薑見一卷　雄見一卷
栗子四五　柿子四五　香櫞四六　韮菜見二卷 **果部**
海松子四六　落花生四六　甘蔗四六　楊梅四六　橄欖四六
　　　　　　　　　菱角四七　荸薺四七

慈菰四七　龍眼四見一卷　大棗五見一卷　荔枝五見一卷　飴糖六見一卷
蜂蜜八見一卷　蓮子三二見一卷　芡實三二見一卷　葡萄三三見一卷　木瓜三八見一卷
烏梅三八見一卷　白果二九見二卷　梨三八見二卷　西瓜三八見二卷　杏仁六十見二卷
砂糖見二卷　桃仁見二卷　藕見二卷

禽獸部

鵝四七
斑鳩四八　鴈四八　雉四八　鷄六見一卷　鴨十二見一卷
野鴨本卷五二　鴿十二見一卷　羊十三見一卷　牛八見一卷　豬二四見一卷
犬三一見一卷　兔八三見二卷　馬四八　驢五十　騾五一
狗寶五一　熊五二　鹿五二

鱗部

鯉魚五二
鯽魚五三　鱓魚五三　鱠魚五四　海參五四　蟶五四
魚翅五四　淡菜五四　江珧柱五五　河豚五五　黃顙魚五五
鮑魚五五　青魚五五　白魚五五　鯿魚五五　鯰魚五五

本草匯纂卷三　男仁鏡　壽農恭校字

湖北孝感縣屠道和燮臣氏纂　孫義廉鶴浦　義均可垣　侍校

湖南安化門人梁　煥梅青隨校

下血

紫參 端入肝兼入胃膀胱　味苦而辛氣寒無毒功端破血逐瘀　治寒熱邪氣心腹積聚堅脹衄血汗出狂瘧瘟瘧唾血腸中聚血腸胃大熱止渴益精消瘀通九竅治婦人血閉不通血痢赤白痢利大小便瘰癧腫諸瘡金瘡破血生肌止痛　仲景治下痢腹痛而用紫參湯以除亦取散其積血之意　但市人罕

識其眞用以紫菀爲代雖其寒熱不同而其疎利則一　反藜蘆
又名牝蒙　聖惠方治吐血不止用紫參人參阿膠炒等分爲末
烏梅湯服一錢一方去人參加甘草以糯米湯服

三七

耑入肝胃兼入心大腸　甘微苦溫無毒入肝血分化血爲水　止血散血定痛治吐血衂血血痢血崩目赤癰腫經水不止產後惡血不下跌撲損傷血出不止者嚼爛塗或爲末摻之爲金瘡杖瘡要葯並虎蛟蛇傷　蓋血瘀則痛敷散則血止三七能於血分活滯故能止血定痛試法取人猪血中血旋化爲水者眞　能損新血無瘀者勿用　時珍曰能合金瘡如漆黏物又云受杖時先服一二錢則血不衝心杖後尤宜服之　產廣西略似白芨其長者如老乾地黃有節味微甘頗似人蔘

茜草 耑入心胞肝　味酸鹹寒色赤無毒入心胞肝血分行血止血　治寒溼風痺黃疸六極傷心肺吐血止鼻洪骨節風痛瀉血尿血月經不止帶下撲損瘀血活血通經痔瘻瘡癤排膿酒煎服總皆除瘀去血之品　功用略似紫草但紫草只入肝涼血使血自爲通活此則能入肝與心胞使血必爲走泄也　但血虛發熱及無瘀者均忌用　根可染絳忌鐵

鬱金 耑入心兼入肺　辛苦微甘氣寒無毒其性輕揚入心散瘀通滯其氣先上行而微下達　涼心熱散肝鬱破血積惡血血淋尿血治血氣心腹痛失心癲狂下氣女人宿血氣心痛產後敗血衝心冷氣結聚溫醋磨傳之亦治馬脹及痘毒入心陽毒生肌定痛　震亨曰鬱金屬火與土其性輕揚上行治吐血衄

血唾血血腥及經脉逆行並宜鬱金末加韭汁薑汁童便同服其血自清痰中帶出者加竹瀝又鼻血上行者鬱金韭汁加四物湯服之　如敗血衝心加以薑汁童便去心瘋癲明礬爲丸硃砂爲衣與受蠱毒加以升麻之類　經驗方治失心癲狂用眞鬱金七兩明礬三兩爲末薄糊丸白湯下又婦人癲狂十年至人授此方初服心胸間有物脫去神氣洒然再服而甦此驚憂痰血絡聚心竅所致鬱金入心去惡血明礬化頑痰故也　范石湖集云嶺南有桃生之害於飲食中行厭勝法魚肉能反生於人腹中致死每陰投其家初中覺胸腹痛次日刺人十日則反生在腹中　胸膈痛即用升麻或膽礬吐之若膈下痛以米湯調鬱金末二錢服即瀉出惡物或合鬱金升麻服之不吐則下　若惡血惡痰惡瘀惡

痔在於下部而難消者俟其辛氣既散苦氣下行卽能爲通無濡滯難留之弊此葯本屬入心散瘀因瘀去而金得泄能散金之鬱故命名鬱金　如眞陰虧虛火亢吐血不關肺肝氣逆者不宜用也　出川廣圓如蟬肚外黃內赤色鮮微香折之光明脆徹苦中帶甘者乃眞市多以薑黃僞充

莪朮　㟁入肝　辛苦氣温無毒大破肝經氣分之血　治心腹痛霍亂冷氣吐酸水中惡疰忤鬼氣解毒開胃消食酒研服通肝經聚血通月經消瘀血止撲損痛下血及內損惡血破奔豚痃癖以酒醋摩服　蓋人血氣安和則氣與血通血與氣附一有所偏非氣盛而血碍卽血壅而氣滯三稜氣味苦平既於肝經血分逐氣莪朮氣味辛温復於肝經氣分逐血故凡氣因血滯而

見積痛不解吐酸奔豚痞癖癥瘕等症者須當用此調治俾氣自血順而不致閉結不解矣　但蓬朮雖屬磨積之味若虚人服之則積未去而眞已竭須得蔘朮補助爲妙　大者爲廣朮根如生薑莪朮根下似卵不齊堅硬難搗炭火煨透乘熱搗之或醋磨酒磨或煮熟用　按之應手爲癥是因傷食所得假物成形爲瘕是因傷血所得見於肌膚可見爲痞是因傷氣所得結於隱癖不見爲癖是因積聚所得　五積肝積曰肥氣在左脇下形如覆杯有頭有足如龜鱉狀　心積曰伏梁起於臍上大如手臂上至心下

脾積曰痞氣在胃脘覆如大盤　肺積曰息奔在右脇下覆如大　腎積曰奔豚發於少腹上至心下如豚奔走之象或上或下亦無定時　經曰大積大聚毒可犯也衰其大半而止過者死

故去積須以甘温調養又曰壯者氣行則已怯者則着而成病潔古云壯人無積惟虛人則有之故養正則邪自除　血積宜用桃仁山甲乾漆大黄蝱蟲蓬朮瓦壟子　痰積宜用半夏南星白朮枳實礞石硝石風化硝白芥子海石蛤粉　水積宜用大戟甘遂蕘花芫花　酒積宜用乾葛神麯荳蔻黄連乾薑甘草牽牛　茶積宜用薑黄茱萸椒薑　癖積宜用三稜莪朮巴霜大黄　肉積宜用山楂阿魏硝石　蟲積宜用雄黄錫灰檳榔雷丸蕪荑使君子鶴虱　瘧積宜用桃仁鱉甲草果

薑黄　專入脾兼入肝　味辛而苦氣温色黄無毒理血中之氣破血下氣治手臂風寒溼痺痛心腹結聚疰忤除風消腫性更烈於鬱金除血積氣脹癥瘕血塊撲損瘀血止暴風痛冷氣

下食通月經療産後敗血攻心　功用頗類鬱金三稜莪朮延胡索但鬱金入心專瀉心包之血莪朮入肝治氣中之血三稜入肝治血中之氣延胡索則於心肝血分行氣氣分行血此則入脾既治氣中之血復理血中之氣　陳藏器曰此藥辛少苦多性過鬱金破血立通下氣最速　若血虚腹痛臂痛而非瘀血凝滯者用之病反增劇　蜀川産者色黃質嫩有鬚折之中空有眼切之分爲兩片者爲片薑黃　廣生者質粗形如乾薑僅可染色不可入藥有損無益　時珍曰古方五痺湯用片子薑黃治風寒溼氣手臂痛　戴元禮云片子薑黃能入手臂治痛其兼理血中之氣可知　和濟方治小兒胎寒腹痛啼哭吐乳大便色青狀若驚搐出冷汗薑黃一錢沒藥一錢乳香二錢爲末蜜丸芡實子大每服一

丸鈎籐湯下　經驗方心痛難忍用薑黃一兩肉桂三兩爲末醋湯服一錢立效　凡用總宜片子薑黃廣產者勿誤用

蒲黃 甘入肝　味甘氣平無毒治分生熟生用性滑行血炒用性濇止血　用生則宣瘀通滯凉血和血止心腹諸痛膀胱寒熱瘀積塊跌撲傷損風腫癰瘡游風腫毒排膿溺閉不解通經絡下乳汁　用熟焦黑則止吐血鼻衄下血腸風瀉血痢血尿血妊婦下血墜胎血運血癥兒枕氣痛帶下月候不勻止泄精然證屬外因固可建奇功若內傷不足之吐衄則非此能治　時珍曰一婦舌脹滿口以蒲黃頻摻及曉乃愈　宋度宗舌腫滿口御醫用蒲黃乾薑末等分搽之立愈觀此則蒲黃之凉血可知矣蓋舌爲心苗心包相火乃其臣使得乾薑爲陰陽相濟也　失笑

散用此同五靈脂治血氣滯痛　但無瘀者勿用　香蒲花上黄粉名蒲黄　根去熱燥心下邪氣口中爛臭堅齒明目

丹參　苦入心胞絡兼入肝　味苦色赤性平而降入心胞絡破血瘀安神志　治頭痛目赤寒熱積聚百邪鬼魅腹痛氣作聲音鳴吼腸鳴幽幽如走水除風邪留熱心腹痛疾結氣邪氣骨節疼痛四肢不遂腰脊强冷熱勞風痺足軟脚痺　破宿血生新血安生胎墮死胎除煩養神定志調經脈活血通心胞絡並除崩帶癥瘕疝痛瘡疥癬癭腫毒丹毒排膿生肌止痛　總由瘀去則病除非真能生新安胎養神定志也　妊娠大便不實者切忌雖能生血究長於行血若無瘀者須斟酌用之　畏鹽水忌醋反藜蘆　時珍曰五參配五色五臟故人參入脾曰黄參沙參入

肺曰白參玄參入腎曰黑參北蒙入肝曰紫參丹參入心曰赤參其苦參則右腎命門藥也乃人或捨紫參而稱苦參其亦未達此義　按婦人明理論云四物湯治婦病不問胎前產後經水多少皆可通用惟一味丹參散與之相同蓋丹參生血安胎止帶調經其功大類當歸地黃芎藭芍藥故也　普濟用五參丸治面上酒刺用紫丹八沙苦五參各一兩胡桃仁杵和爲丸茶下

益母草　耑入心胞肝　辛苦微寒無毒一名茺蔚功能入肝心胞絡消水行血去瘀生新調經解毒爲胎前產後要劑

治風解熱順氣活血養肝益心安魂定魄止渴潤肺療血逆大熱頭痛心煩血風血痛血淋血閉血崩帶下胎漏產難產後血脹血暈疔腫乳癰等症　外此番沙腹痛嘔吐用此濃煎恣飲亦取

能散惡血若其病非惡血則非所宜　但氣味辛散滑利全無補益勿因其有益母之名而濫用之瞳神散大者尤忌子主治略同但行中有補非若莖之徒以消水行血爲事也　雖曰行中有補究是滑利之品非血滯血熱者勿與瞳神散大亦忌　忌鐵子微炒用　時珍曰益母根莖花葉實並皆入藥若治肝經風熱明目益精調經則用子若治腫毒瘡瘍消水行血婦人胎產諸病宜並用爲良蓋根莖花葉專於行血而子則行中有補也　帶下者因病生於帶脉蓋橫於腰間也下白則爲白帶屬氣虛宜補中益氣下赤則爲赤帶屬血虛宜養血滋陰兼調氣

劉寄奴　專入肝　味苦微溫無毒破瘀通經除癥下脹及止金瘡血止大小便血湯火傷毒　治心腹痛下血破血止

霍亂水瀉小兒尿血新者研末服愈　血在人身本貴通活若滯而不行則癥瘕脹滿愈甚行而不止則血亦滯而不收必使血出益甚寄奴總為破血之品故能使滯者破而即通亦使通者破而即收也但性多走泄不可過服久服令人吐利　一莖直上葉尖長糙澀花白蕊黃如小菊花　莖葉花子皆可用

蘇木

耑入心胃　甘鹹辛平微凉無毒入三陰血分行血去瘀宣表裏之風　治霍亂嘔逆虛痨血癖氣壅滯婦人血氣心腹痛月候不調産後血運脹滿欲死癰腫撲損排膿止痛　男女中風口噤不語及經絡不通産後惡露不安並宜細研乳頭香末方寸匕以酒煎蘇方木調服立吐惡物即瘥　産後敗血上冲加乳香酒服此實證也若挾虛氣喘面黑欲死乃敗血乘虛入肺

也用蘇木二兩水二碗煮一碗入人蔘末一兩服隨時加減神效不可言倘或產後去血太多氣隨血去脉微神倦口鼻氣冷胸腹無滯而運者宜單用大劑獨蔘湯以固其脫　但性疎泄產後惡露已淨大便不實及無瘀滯者均忌　出蘇方國忌鐵

沒藥　耑入心兼入肝　苦平兼辛無毒入十二經宣血破瘀散結止痛　治目赤翳暈膚赤心膽虛肝血不足墮胎及產後心腹血氣痛破癥瘕宿血損傷瘀血金瘡杖瘡諸惡瘡痔漏消腫定痛生肌　若諸痛不由血瘀而由血虛產後惡露去多腹中虛痛癰疽已潰法當咸禁　出諸番色赤類琥珀者良　用鉢坐熱水中以燈心同研則易細

郁李仁　耑入脾兼入大腸膀胱　性平味辛苦酸甘無毒入脾

下氣行水破血潤燥　治水腫癃急面目四肢浮腫大腸氣滯燥濇不通大腹水腫腸中結氣關格不通用酒炒能入膽治悸並目張不眠止五臟膀胱急痛宣腰胯冷膿消宿食利小便　破癖氣下四肢水酒服四十九粒　研和龍腦香點赤眼　然此止屬治標救急之劑　津液不足者慎勿輕投且多食尤令人津液虧損燥結愈甚　湯浸去皮尖蜜浸研如膏　錢乙傳乳婦因悸而病既已目張不得瞑乙令煮郁李酒飲醉即愈原因目系內連肝膽恐則氣結膽橫不下郁李去結隨酒入膽結出膽下則目能瞑矣此蓋得肯綮之妙者也

乾漆　耑入肝脾　味辛氣溫毒烈功專行血殺蟲削年深堅結之積滯破日久凝結之瘀血　療咳嗽消瘕結續筋骨絕

傷除腰痛治傳尸癆除風女子疝瘕經脉不通利小腸去蚘蟲丹溪云漆性急而飛用之中節積滯去後補性內行人不知也血見乾漆即化爲水其能損新血可知虛人及慣生漆瘡者戒之勿爲丹溪飛補之說所誤　如無積血者亦忌以其大傷營血損胃氣耳炒令煙盡爲度或燒存性半夏爲使畏川椒紫蘇雞子螃蟹　若患漆瘡以生蟹汁紫蘇解之漆得蟹而成水物性相制也凡畏漆瘡者嚼蜀椒塗口鼻則可免

血竭 耑入肝　味甘而鹹性平有小毒色赤入心肝血分散瘀生新專除血痛　治心腹卒痛折跌金瘡血出瘡口不合止痛生肌療婦人血氣痛小兒瘛瘲破積血去五臟邪氣攪刺內傷血聚並宜同酒調服乳香沒藥雖主血病而亦兼入氣分此則

專入血分但性急迫引膿甚利不可多服凡血病無積瘀者忌之
係南番樹木之液猶人之膏脂磨之透指甲燒之有赤汁涌出
久而灰不變本色者眞嚌之不爛如蠟爲上假者是海母血味大
鹹有腥氣　須另研作粉篩過若同衆藥搗則化作塵飛

桃仁　耑入心胞肝　辛苦甘平無毒入心胞肝破血通瘀　止
欬逆上氣消心下堅硬心腹痛除卒暴擊血骨蒸肝瘧寒
熱鬼疰疼痛瘀血血閉癥瘕邪氣血結血燥通潤大便破畜血産
後血病過月水殺三蟲療跌撲損傷積血皮膚瘙癢發熱如狂爲
畜血必需之藥　每夜嚼一枚和蜜塗手面良　若非血瘀而誤
用之必大傷陰氣　且氣薄味厚沉而下降瀉多補少散而不收
用之不當及過用多用使血下不止損傷眞陰不可不愼　行血

連皮尖生用　潤燥去皮尖炒用俱研碎或燒存性用　雙仁者有毒不可用香附爲使　詵曰能發丹石毒生者尤損人瑞曰桃與鱉同食患心腹痛服朮人亦忌之　成無己曰肝者血之源血聚則肝氣燥肝苦急急食甘以緩之桃仁緩肝散血故仲景抵當湯用之治傷寒八九日內有蓄血發熱爲狂小腹滿痛小便自利者此湯主之又有當汗失汗熱毒深入吐血及血結胸煩燥譫語者亦以此湯主之　張璐云大抵氣血喜溫而惡寒寒則泣不能流溫則消而出之此軒岐秘旨但世醫一見血症每以寒涼滋陰爲務其始非不應手取效一時乃屢發屢折而旣病之虛陽愈衰必致嘔逆喘乏奪食泄瀉尚以藥力未逮猛進苦寒有陰不濟陽而上溢者尙爲戈戟况陽不統陰而亡脫者尤爲鴆砒蓋因陽藥

性暴稍有不順下咽立見其害不若陰柔之性至死不知其誤而
免旁人之譏謗也噫醫之弊僅可爲知者道難爲俗人言耳

蓮藕　耑入心脾　味甘濇性平生寒熟溫無毒入心脾血分消
瘀除熱　生用甘寒涼血散瘀止渴除煩治霍亂後虛渴
病後乾渴熱渴　熟用甘溫補心益胃止泄止怒大能開胃補五
臟實下焦久服令人心懽同蜜食令人腹臟肥不生諸蟲亦可休
糧　生搗汁罯金瘡折傷止暴痛解射罔毒酒毒蟹毒　澄粉服
食安神益胃輕身延年但世多以豆麥僞充眞者絕少　盛怒血
淋以髮灰二錢藕汁調服　折裂凍瘡熱搗塗患處　孟詵曰產
後忌生涼獨藕不忌謂其能散瘀血也　藕節味濇同生地汁童
便服之善止一切血症　煮忌鐵器　噤口痢服之能使結糞自

下胃氣自開亦以熱除血解爲治　然噤口冷痢則忌服　主折傷續筋骨破積聚排膿治産後血邪止驚悸以酒磨服

自然銅

耑入骨　味辛氣平無毒散瘀血破氣接骨止痛　合乳香沒藥䗪蟲五銖古錢麻皮灰血竭狗頭骨作丸以當歸地黃續斷牛膝丹皮紅花煎濃湯送下以治跌撲損傷最效但中病即已過服恐泄眞氣　銅非煆不可用然火毒金毒相煽復挾香藥熱毒內攻雖有接骨神功頗多燥烈之弊大宜愼用産銅坑中火煆醋淬七次細研甘草水飛用

古文錢

耑入肝腎　味辛氣平有毒破瘀開結散滯　治目赤腫痛翳障數日不能開用生薑一塊洗淨去皮以古青錢刮汁點之初甚苦熱淚篾面然終無損傷且一點遂愈　治跌

撲損傷火煆醋淬四十九次能入受傷凝滯之所而消其瘀血婦人生產橫逆心腹痛月膈五淋燒赤以醋淬用　止心腹痛和薏苡根煮服　治五淋以大青錢煮汁服

花蕊石 耑入肝　性温味酸而濇氣平無毒通瘀止血　耑入肝經血分能化瘀血爲水止金瘡出血刮末傅之即合仍不作膿治一切失血傷損內漏目翳療婦人血運惡血下死胎下胞衣　但此原屬刼藥下血止後須以獨參湯救補則得之矣若過服則大傷陰血恐於肌肉有損不可不謹　產硫黃山中以罐固濟頂火煆過出火毒研細水飛曬乾用　近世以合硫黃同煆研末敷金瘡其效如神人有倉卒金刃不及煆治者刮末敷之亦效　時珍曰花蕊石酸濇功專止血能化爲水酸以收之也東

垣謂胞衣不出濇劑可下赤石脂亦下胞胎義同

皂礬 耑入脾兼入肝　酸濇性涼無毒化痰燥溼解毒殺蟲酸涌涼散濇收散風眼蟲牙口瘡喉痺消積滯除脹滿黃腫瘧痢惡瘡疥癬　釀鯽魚燒灰同服療腸風下血利小便　功等白礬但力稍緩然燒赤則入血分伐肝木燥脾溼去積垢其效甚速　治喉痺取酸涌化痰之力同米醋研食之咽汁立瘥　且諸治之外又善消積滯凡腹中堅積諸葯不能化者紅磨同健脾消食葯爲丸投之輒消　但胃弱人不宜多用服此者終身忌蕎麥犯之立斃　深青瑩淨者良煆赤名絳礬畏醋　按張三豐仙傳云治脾土衰弱肝木氣盛木來剋土心腹中滿或黃腫水土色宜伐木丸方用蒼朮二觔米泔水浸同黃酒麪麯四兩炒赤色皂

碧一觔醋拌曬乾火煅爲末醋糊丸每服三四十丸好酒米湯下日三服時珍常以此加平胃散治賤役中腹滿果驗　金匱治女癆黑癉硝石礬石丸專取皂礬破瘀

五靈脂

專入心肝　氣腥臭難聞味甘性溫無毒入肝行血破瘀止痛　即北地寒號蟲鳥屎也狀如凝脂故名能入血凝臭穢之處而療其病　治心腹冷氣療傷冷積心腹脇肋少腹諸痛目翳作痛往來不定疝痛血痢腸風身體血痺刺痛肝瘧發寒熱反胃消渴及痰涎挾血成窠血貫瞳子血凝齒痛重舌女子血閉胎前產後血氣諸痛小兒驚風五疳五癇癲疾殺蟲解葯毒及蛇蠍蜈蚣傷爲血分行氣必需之葯　凡血崩經水過多赤帶不止宜半炒半生用酒調服能行血止血治血氣刺痛　但此

氣味俱厚辛羶不堪故僅可治有餘之滯若血虛無瘀者服之大損眞氣且腥更使人動吐所當避也　酒飛去砂石曬乾入藥行血宜生止血宜炒惡人參　市多雜以砂石貨之然色黑氣甚臊惡總以糖心潤澤者眞　宗奭曰目中翳障往來不定乃血病也肝受血則能視目病不治血爲背理也用五靈脂而愈　有人被蛇毒傷良久昏憒僧以五靈脂一兩雄黃半兩酒調二錢灌之遂甦仍以滓敷咬處少頃復灌二錢其苦皆去　李仲南云五靈脂治崩中非止血之藥乃去風之劑風動物也衝任經虛致風傷襲營血以至崩中暴下與荆防治崩義同方悟古人識見深遠如此但未及肝血虛滯亦自生風之義耳　按衝爲血海任爲胞胎任脈通衝脈盛則月事以時下無崩漏之患且易生子

瓦楞子 耑入肝　味鹹而甘性平無毒瀉肝經血分積塊　卽蚶子殼消血塊化痰積治血氣冷氣爲婦人血塊癥瘕男子痰癖積聚要藥　連肉燒存性研傳小兒走馬牙疳有效與鱉甲䗪蟲同類皆能消瘧除積但䗪蟲其性甚迅此與鱉甲其性稍緩耳　煅紅醋淬三次用　積者陰氣也五臟所生其始發有常處其痛不離其部上下有所終始左右有所窮處謂之積聚者陽氣也六腑所成其始發無根本上下無所留止其痛無常處謂之聚　積聚之症非止根於偶爾食積不化可用以化氣消導之劑經言卒然飽食則脹滿起居不節用力過度則絡脈傷傷於陽絡則血外溢血外溢則衄血傷於陰絡則血內溢血內溢則後血傷於腸胃之絡則血溢於腸外腸外有寒汁沫與血相摶則

並合凝聚不得散而積成矣且胃之大絡名曰虛里貫膈絡肺出於左乳下其動應衣是即陽明宗氣所出之道凡人飲食不節漸以留滯而致痞積成於右脅膈膜之外者即此候也

班蝥 耑入下部　味辛氣寒有毒破惡血惡毒　其性下走而不上專走下竅直至精溺之處蝕下敗物痛不可當且入胎則墮其毒可知　外用蝕死肌敷疥癬鼠瘻惡瘡　內治破石淋拔瘰癧疔腫下猘犬傷惡毒蠱毒輕粉毒取其以毒攻毒然惟實者可用　楊登甫曰瘰癧之毒莫不有根大抵治以班蝥地龍膽爲主制度如法能令其根從小便出如粉片血塊爛肉次以木通滑石燈心輩導之　下犬毒之初先於患人頭上拔去血髮二三莖以班蝥七枚去翅足炙黃用蟾蜍擣汁服之瘡口於無風處

搠去惡血小便洗淨髮炙敷之服後小便當有瘀毒泄去三四日當有狗肉三四十枚爲盡如數少再服七枚若愈後忌聞鍾聲復發則不可治矣去頭足糯米炒熟生用則吐瀉人亦有用米取氣不取質者畏巴豆丹參惡甘草芫花

水蛭 耑入肝　味鹹與苦氣平有毒通利水道破血墮胎　治惡血積聚赤白游瘢丹腫腫毒初生　女子月閉欲成血癆逐惡血瘀血破血瘕積聚無子利水道墮胎並癰疽惡瘡折傷墜跌畜血　染鬚極效　即馬黃蜞也雖煅之存性然見水復能化生噛人臟腑如犯之者用黃泥作丸吞之必入泥而出或以牛羊熱血同猪脂飲之亦下但破瘀之葯甚多倘須用此　炒枯黃或先熬黑過七日置水不活者方用　畏石灰食鹽

蝱蟲　䏻入肝　微苦微鹹氣寒有毒破血墮胎　治喉痺結塞　逐瘀血破血積通血脈利九竅除賊血在胸腹五臟攻血徧行經絡墮胎只在須臾　療血蓄身黃脈結腹痛如狂女子月水不通並癥瘕寒熱瘧母堅痞積塊　蓋此物善噬牛馬猪血因其性取用故以治血結諸病　但性屬惡毒若非氣足之人實有蓄血者勿輕與　去翅足炒用惡麻黃

䗪蟲　䏻入肝　味苦鹹性寒有毒凉血破積軟堅接骨　治心腹寒熱洗洗血積癥瘕破堅下血閉月水不通行產後血積折傷瘀血重舌木舌小兒腹痛夜啼　郎屬地鼈又名土鼈生土中善攻隙穴以刀斷之中有汁如漿鬪按郎連復能行走故能治跌撲損傷續筋接骨眞奇物也　古方治跌撲損傷多合自然

銅龍骨血竭乳香沒藥五銖錢黃荊子麻皮灰狗頭骨以治　通乳脈用一枚擂水半含嚥服勿令知之　虛人有瘀斟酌用之陰乾臨時研入畏皂莢菖蒲　凡人陰血貫於周身雖賴陽和亦忌燥烈若熱氣內鬱則陰陽阻膈而經絡不通因而寒熱頓生得此鹹寒入血軟堅則凡血聚積塊癥瘕癖不悉除而血脈調和營衞暢達月事時至又安有血枯血閉而不見其生育者乎

螃蟹 耑入胃肝　味鹹最屬陰寒有小毒除血熱血滯化血爲水　弘景曰以黑犬血灌蟹三日燒之能集鼠於庭　同銀硃燒烟則使臭蟲卽斃　蟹近於漆則化漆爲水　筋骨損斷去殼同黃搗爛微炒納入瘡中筋卽連也　治胸中邪氣熱結喎辟面腫蓄血發黃　解結散血愈漆瘡消食搗膏塗疥癬搗汁滴

耳聾　婦人乳癰硬腫及產後肚痛血不下者以酒食之小兒解顱不合同白芨末搗塗以合爲度　但性寒傷中敗胃動風若血因寒滯及腹中疼痛喜熱惡寒者切忌　孕婦食之令兒橫生其爪尤甚能墮胎　與柹同食令人瀉泄及發癥瘕　宗奭曰此物極動風有風疾人切不可食　中蟹毒者搗藕節熱酒調服

殺蟲

天名精　耑入肺胃　味甘辛寒無毒　破血生肌去痺除胸中結熱止煩渴逐水吐痰止瘧止鼻衄治瘀血血瘕欲死下血止血乳蛾喉痺砂淋血淋利小便解毒小兒牙關緊閉急慢驚風殺三蟲除諸毒腫疔疥瘻痔金瘡　揩身癢癮疹立已　服汁吐瘧痰　嗽汁止齒痛　搗敷蛇蟲螫毒　根名杜牛膝　功

用相同色白如短牛膝煎湯洗痔渣塞患處良地黃爲使

鶴虱 耑入肝　氣味辛平入肝除痰殺蟲　治蚘齩腹痛殺五臟蟲止瘧傳惡瘡　凡一身痰凝氣滯得此苦以疎泄則痰氣頓解而蟲自無安身之地矣　蟲心痛以淡醋和半匕服立瘥　除蚘蟯蟲爲散以肥肉臛汁服方寸匕亦入丸散用　蟲痛則面白脣紅時作時止　即天名精子最粘人衣有狐氣炒熟則香但藥肆每以胡蘆蘿蔔子代充不可不辨　千金方曰人腹生蟲大率有九一曰伏蟲長四分爲羣蟲之主二曰蚘蟲長一尺生發多則貫心而殺人三曰白蟲即寸蟲長一寸子孫相生其母轉大長至四五丈亦能殺人四曰內蟲狀如爛杏令人煩滿五曰肺蟲狀如蠶令人咳嗽六曰胃蟲狀如蝦蟆令人嘔吐胃逆喜噦七

曰弱蟲又名膈中狀如爪瓣令人多唾八曰赤蟲狀如生肉令人長鳴九曰蟯蟲形極微細有如菜蟲居於廣腸之間多則為痔劇則為癩因人瘡痍即生癰疽癬瘻瘑疥齲蟲等症

雷丸　入胃兼入大腸　味苦而鹹性寒有小毒除熱消積殺蟲　入胃除熱消積治淫熱內鬱癲癇狂走逐邪氣毒氣皮中熱結汗出惡風蟲毒寸白蟲自出殺三蟲作摩膏除小兒百病利丈夫不利女子　腹大氣脹蠱作人聲者服之即能有效但殺蟲之外無他長久服令人陰痿若無蟲積者不得妄用　竹之餘氣得霹靂而生故名大小如栗皮黑肉白者良若肉紫黑者殺人竹刀刮去黑皮甘草水浸一宿酒拌蒸或炮用厚樸芫花為使惡葛根　蟲在肝令人恐怖眼中赤壅蟲在心令人心煩發躁

在脾使人勞熱四肢腫急在肺使人咳嗽氣喘

蘆薈　苦入肝兼入脾心　大苦大寒無毒功專殺蟲除疳涼肝明目鎮心除煩　除熱風煩悶胸膈間熱氣小兒驚癇疳積殺三蟲及痔病瘡瘻解巴豆毒　研末傅䘌齒甚妙治溼癬出黃汁　治蟲用蘆薈使君子等分爲末米飲下　單用殺疳吹鼻殺腦疳及除鼻癢　然苦雖能殺蟲寒雖能療熱而氣甚穢惡僅可施之藜藿人若脾胃虛者入口便大吐逆遂致奪食瀉泄因而羸瘦怯弱者多矣　出波斯國木脂也如黑錫味苦色綠者眞

劉禹錫傳信方云予少年曾患癬初在頸項間後延上左耳遂成溼瘡浸淫用諸藥徒令蜇蠚其瘡轉甚偶過楚州賣藥人教用蘆薈一兩炙甘草半兩研末先以溫漿水洗癬拭淨傅之立乾便

瘥眞奇方也　氣血得香則順得臭則逆愼之

阿魏　耑入脾胃　味辛氣平且極臭烈無毒入脾胃消痞除穢殺諸小蟲　去臭氣下惡氣破癥積除邪鬼蠱毒風邪鬼疰心腹中冷傳尸冷氣霍亂心腹痛腎氣瘟瘴治瘧辟瘟消肉積及一切蕈菜毒解自死牛羊馬肉毒　治久瘧用眞阿魏丹砂糊丸人參湯下　但人血氣聞香則順遇臭則逆故胃虛氣弱之人雖有痞積但當先養胃氣胃强則堅積自磨而消矣切勿用此臭烈更傷胃氣　出西蕃波斯國中阿虞木脂熬成　至難辨眞僞但取少許安置銅器一宿沾處白如銀汞者眞昔人以眞者最難得故云黄芩無假阿魏無眞　又劉禹錫詩云阿魏無眞卻有眞臭而止臭乃爲珍　用鉢細研熱酒器上熰過入藥

大楓子 耑入肝脾　味辛　性熱有毒取油殺瘡癬疥癘楊梅諸瘡有殺蟲刼毒之功止可外敷不可內服　粗工治大風病佐以大楓油殊不知此物性熱雖有燥痰之功而究易傷血往往有病將愈而先失明者不可不慎　凡血燥之病宜苦寒以勝縱瘡疥有宜辛熱而血既受損病必益劇即效期刼致亦戒多服須除油為妙　出南蕃子中有仁白色久則油黃不用

榧實 耑入肺　甘濇微苦體潤而滑性平無毒潤肺殺蟲化水治咳嗽明目消穀健筋骨助陽道行營衛輕身令人能食多食一二升亦不發病　治腹中邪氣白濁癖五痔去三蟲蠱毒鬼疰惡毒寸白蟲　丹溪曰此肺家果也炒食味即香酥甘美但多食則恐引火入肺大腸受傷或致滑腸然惟五痔人宜之

好食茶葉面黃每日食榧子七枚以愈爲度　治寸白蟲日食榧子七枚滿七日蟲化爲水　昔東坡詩云驅除三彭蟲愈我心腹疾義正是矣　忌鵝肉反菉豆能殺人

石榴皮　耑入胃肝兼入大小腸　止下痢漏精治筋骨風腰腳不遂行步攣急疼痛澀腸取汁點目止淚下　煎服下蚘虫殺蟲　止下血脫肛奔中帶下　浸水汁黑如墨烏鬚方絲雲油中用之　但多戀膈成痰痢疾未盡者服之太早反爲害也

酸石榴治瀉痢崩中帶下過食損肺壞齒　榴花千葉者治心熱吐血又研末吹鼻止衄血立效亦敷金瘡出血

水銀　走而不守　性稟至陰辛寒有毒殺諸蟲治瘡疥　治惡瘡瘑疥疹瘻痂瘍白秃皮膚中蝨除蝨風解金銀銅錫毒

能銷五金鎔化還復爲丹　墮胎絕孕　得鹽礬爲輕粉加硫黃爲銀硃用錫成罐同硫黃打火昇煉則爲靈砂同皂礬則爲升降靈丹凡藥之飛騰靈變無有過是故以之殺諸蟲除疥瘡也　以傳男子陰器則必消痿無氣　入耳能蝕人腦至盡頭瘡切不可用　性滑重直入肉令百節攣縮外敷尚防毒入若內服則害不待言　得棗肉入唾同研則散得鉛則凝得硫黃則結得川椒則收水銀失在地者以花椒茶末收之　畏磁石砒霜

銀硃 外治　性躁味辛有毒殺蟲治瘡　破積滯刼痰涎散結胸瘰疥癬惡瘡殺蟲及虱　其性躁烈能爛齦攣筋時珍曰功過與輕粉同　且同蟹殼燒之則臭蟲絕迹　和棗肉薰之則瘡疥頓枯　但用以服食古人切戒謂其性悍烈良非所宜

係水銀同煅煉成硃外治亦取以毒攻毒之意也

輕粉　耑入筋骨　辛冷而燥有毒殺蟲治瘡刼痰消積　通大腸除水腫蠱脹瘰癧疥癬蟲及鼻上酒皶風瘡瘙癢轉小兒疳痺　烈毒之性走而不守今人用治楊梅瘡毒雖能刼風痰溼熱從齦而出暫得寬解然毒氣竄入筋骨血液耗損久久發爲結毒遂成廢人仍須用水銀昇鍊入三白丹引拔毒之藥同氣搜逐瘋風醉仙丹通天再造散用以搜剔毒邪仍從齒縫出再以錢氏利驚丸白餅子並用則痰積從大便而出　黃連土茯苓陳醬可制其毒　畏磁石黃連忌一切血　升鍊輕粉法水銀一兩白礬二兩食鹽一兩同研不見星鋪鐵器內以小烏盆覆之篩竈灰鹽水和封固盆口以炭打二炷香取開則粉升於盆上矣其白如

雪輕盈可愛　又法水銀一兩皂礬七錢白鹽五錢同上升法一
兩汞可升粉八錢　綠礬原與水銀難合而何偏製成粉蓋水銀
金之魂魄綠礬鐵之精華二氣同根是以鍊成但無鹽則色不白
太眞玉紅膏輕粉滑石杏仁等分爲末蒸過入腦麝少許鷄子
清調勻洗面畢傳之旬日色如紅玉

穀蟲　耑入腸胃　味苦性寒消食積　治熱病譫妄毒痢作吐
小兒疳積疳瘡腹大腳弱翳膜遮睛　出於糞中故仍取
入腹消積俾不傷正氣　其法漂淨炙黃爲末調服　用蝦蟆數
十隻打死置於罈內取穀蟲入內食盡然後洵去穢惡取穀蟲焙
乾　鼻齒疳瘡取此有尾者燒灰一錢同褐衣灰和勻頻吹最效
治鍼箭入肉中及取蟲牙用白馬腦上肉二斤待生蛆與烏骨

白鷄食之取糞陰乾每一錢入硇砂一錢研勻用少許擦痛處片時即落皆取穢以入穢遇骨與肉鑽入之意無他義也

發毒

蓖麻子　耑入經絡諸竅　甘辛有熱性味頗類巴豆既有收引拔毒之能復有開竅通利之力　搗膏以貼手臂腫痛一夜即效用此同羊脂麝香煎作摩膏日摩數次　子宮脫下用此研膏以塗頂心即入或搗仁貼丹田亦可　胞衣不出用此研膏以塗脚心即下　中風口眼喎斜偏左貼右手心偏右貼左手心即正　至於口噤鼻塞耳聾喉痹眼脹用煙油薰即開　水癥浮腫以水研服二枚即吐惡沫再加至三枚三日一服即瘥雖壯人亦止可五粒　鍼刺入肉竹木骨硬用仁搗敷患處即拔　熝

癧惡瘡用仁外敷立愈　時珍曰鵜鶘油能引藥氣入內蓖麻油能引毒氣出外　凡此皆屬外用以奏奇功但熱毒氣味頗類巴豆不可內服　鹽水煮去皮研取油用忌鐵

芙蓉花 耑入肺兼入肝　味辛氣平質滑涎粘無毒功專清肺涼血散熱解毒止痛消腫排膿　爲外科癰疽藥也凡清涼膏清露散鐵箍散卽是此物　凡一切癰疽腫毒無論花葉及根皆可搗研爲末調蜜塗四圍留中患處乾則頻換初起者卽覺清涼痛止腫消已成者卽膿出已潰者卽易斂或加赤小豆蒼耳子同入爲末屢有殊功然必毒輕不重方可取用若大毒陰毒其勢莫遏則非輕平小劑所能治此又不可不知也

楓香 耑入肝脾　味辛苦氣平無毒性最疏通透毒外出　治

吐血衄血咯血齒痛癮疹風癢浮腫一切癰疽瘡疥金瘡解毒止痛生肌　係楓膏脂所成結而爲香故曰楓香又名白膠香　外科取用甚多金瘡研末敷之即效筋斷即續　齒頰腫痛燒灰揩牙甚佳永無牙疾　咳嗽膿血同藥服之即愈皆取透發病氣之意　時珍曰楓香松脂皆能亂乳香但其色白微黃功亦相近

以虀水煮十二沸入冷水中揉扯數十次曬乾用

象牙

耑入肌肉　味甘性寒無毒能拔毒外脫　主治邪魅精物驚悸風癇熱氣骨蒸及諸惡瘡肉有毒未拔者並宜生屑入藥立效蓋象性剛猛牙則善脫故能以脫引脫耳　癰腫不解用牙磨水服之並剉末蜜調塗之即效　諸鐵箭簇及竹木刺雜物入肉刮牙屑和水敷之立出　治癇病刮牙屑研末炒黃飲

服　諸物刺咽中磨水服之亦出舊梳尤佳　諸骨鯁入喉刮下薄片頻服即吐不吐再服以吐出爲度　象皮味鹹氣溫專治金瘡不合用皮煆灰存性敷之亦可熬膏入散

蟾酥 耑入胃　味辛氣溫有毒能拔一切風火熱毒之邪使之外出　治疔瘡發背陰瘡陰蝕疽癘惡瘡使邪盡從汗發不留內入而熱自解　酥同牛酥或吳茱萸苗汁調摩腰眼陰囊治腰腎冷並助陰氣又療蟲牙　治齒縫出血及牙痛以紙絍少許按之立止　但性有毒總皆外科奪命之功然多用則恐爛人肌肉　即或入丸亦止可三四釐多則毒人作丸亦宜雜他藥如牛黃明礬乳香沒藥之內勿單服也即書載拔諸毒只宜用酥一錢白麪二錢硃砂少許作錠諒病輕重酌與不可盡服　治背發

無名等毒取酥三五分廣膠水化米醋入銚火化乘熱手刷不已以散爲度刻玉取蟾酥肋塗之軟如刻蠟　蟾酥氣味辛寒凡癥瘕積塊風犬咬傷小兒疳積瘟疫發斑瘡疽發背用之與酥略同以其辛能發散寒能逐熱外敷固見神功若內服則宜除去頭足及腹內腸垢用　風狗咬傷取蟾蜍後足擣汁生食先於患人頂心上拔去血髮三四莖於小便內見沫其毒即解　發背初腫未成者用活蟾蜍繫瘡上半日蟾必昏憒置水中救其命再易一個三易則毒散矣如勢重則剖蟾蜍合瘡上不久必臭不可聞再易二三次即愈慎勿輕爲微物　酥以油草紙裹眉裂之酥出紙上陰乾用　蟾蜍焙乾去皮爪酒浸用

人牙 齒入腎　味鹹性温入腎推毒外出　功齒治痘倒靨或

出不快及見黑陷多因毒氣深入故須用此內發並和酒麝達之痘自紅活蓋劫劑也　若伏毒在心昏冒不省人事及氣虛色白痒塌不能作膿熱痱紫泡之症止宜解毒補虛苟誤用此則鬱悶聲啞反成不救可不慎哉　煅退火毒研細水飛用

解毒

景天 耑入心　苦酸而寒有小毒瀉熱解毒一名慎火草　治熱狂頭痛赤眼寒熱大熱火瘡身熱煩邪惡氣風痺風疹癀癢療金瘡止血除諸蠱毒痂疕女人帶下煎水浴小兒去煩熱驚　純陰之品獨入離宮專清熱毒療諸火丹及一切遊風搗敷毒傷蛇咬　但中寒人服之大有害惟外塗不妨耳

蚤休 耑入肝膽　味苦微寒有毒功專解毒去瘧疾寒熱驚癇

搖頭弄舌熱氣在腹中胎風手足搐能泄瘰癧療癲疾癰瘡除蝕下三蟲去蛇毒　一名重樓金線歌云七葉一枝花深山是我家癰疽如遇此一似手拈拏　但苦寒不宜多用

馬鞭草 嵩入肝腎　味苦微寒破血消脹殺蟲　治氣血癥瘕久瘧婦人血氣肚脹月候不調通月經療發背癰疽下部䘌瘡陰腫楊梅結毒金瘡行血活血殺蟲破堅積搗爛煎取汁熬如飴每空心酒服一錢匕　但其性專以驅逐爲長若瘡證久而虛者須斟酌用之　莖方葉似益母穗如車前取用苗葉

露蜂房 嵩入肝胃　味甘氣平有毒功專攻毒　治驚癇瘈瘲寒熱邪氣癲疾鬼精蠱毒腸痔敷重舌　療蜂毒毒腫附骨癰疽根在臟腑塗瘰癧成瘻止風牙虫痛煎水漱之　洗狐

尿刺瘡又洗乳癰蜂疔惡瘡　其用以毒攻毒取露天樹上者佳
癰疽潰後禁之　洗瘡煎用治癰腫醋調塗

牛蒡子

耑入肺　辛苦冷滑無毒除風瀉熱散結　一名鼠粘子又名惡實　宣肺氣清咽喉理痰嗽治痘證消斑疹明目補中去皮膚風利腰膝凝滯之氣利二便通十二經散瘡瘍癰腫面目浮腫及一切臭毒痧閉　研末浸酒每日服二三盞除諸風去丹石毒利腰膝　食前熟挼三枚吞之散諸結節筋骨煩熱毒　吞一枚出癰疽頭　凡人毒結多緣外感風寒營氣不從逆於肉裡故生如上諸症牛蒡既能降氣下行復能散風除熱洵爲表裡兩解之劑　但性滑冷利惟血熱便閉者宜之否則禁用痘證虛寒泄瀉及脾虛泄瀉均忌　實如葡萄而褐色酒拌蒸待

有霜拭去用　根和猪脂搗貼瘡腫及反花瘡

金銀花

肃入肺　味甘性微寒無毒清肺熱解癰毒　又名忍冬除痢袪風養血止渴治寒熱身腫腹脹滿能止氣下澼療疥癬楊梅惡瘡癰疽痔漏爲外科治毒通行要劑洵清熱解毒之上品力主通利　能治五腫屍疰　又治飛屍遁屍風屍沈屍屍注鬼擊及一切風溼氣久服輕身延年益壽　熱毒血痢水痢濃煎服　稟春氣以生性極中和故無禁忌其藤葉名忍冬以經冬不凋也乾者不及生者力速釀酒代茶熬膏竝妙須多用乃效　忍冬酒治一切癰疽陋貧者遇葯材難得即用忍冬藤生取一把以葉入砂盆研爛入生餅子酒少許稀稠得所塗四圍中留一口洩氣其藤只用五兩重之木鎚搥碎不可犯鐵再用大生甘

草節一兩入沙鍋內以水二碗文武火浸煎至一碗入無灰好酒一大碗再煎十數沸去渣分三服一日一夜喫盡病勢重者一日二劑服至大小腸通利則藥力大到花與葉同功花尤妙

山荳根　耑入心兼入肺大腸　苦寒無毒功專瀉心保肺降陰經火逆解咽喉腫痛第一要藥　消腫止痛治喉癰喉風齲腫齒痛含之嚥汁喘滿熱咳腹痛下痢五痔諸瘡敷禿瘡蛇狗蜘蛛傷療人馬急黃解諸藥毒　緣少陰之脈上循咽喉咽喉雖處肺上而肺逼近於心故凡咽喉腫痛多因心火挾相火交熾以致逼迫不寧耳治當用此以降上逆之邪俾火自上達下而心氣因而以寧　且能祛大腸風熱肺與大腸相表裏肺氣清則大腸風熱亦解　又解藥毒殺小蟲并腹脹喘滿熱厥心痛火不上

逆則心腹皆安　並療人馬急黃磨汁以飲蓋熱去則血行也　五痔諸瘡服之悉平　總賴苦以泄熱寒以勝熱耳　但大苦大寒脾胃所惡食少而泄者切勿沾脣　苗蔓如豆經冬不凋

薺苨　耑入肺脾　體虛無心味甘性寒無毒和中明目利肺氣止咳消渴強中然力專主解毒以毒性急迫甘以和之故也　解百藥毒殺蠱毒治蛇蟲咬壓丹石發動療瘡毒疔腫　即甜桔梗也肘後方云一藥而解眾毒者惟薺苨汁濃飲一升或煮爛嚼之亦可作散服此藥在諸藥中毒皆自解也　虎中藥箭食清泥而解野諸中藥箭蹙薺苨而食觀此洵爲解毒之最　孫思邈治強中病莖長興盛不交精出消渴之後發爲癰疽有薺苨丸猪腎薺苨湯二方亦皆取其清熱解毒之功　似桔梗而味甘不

苦市多以亂人參不可不察　薺苨丸用薺苨大豆茯神磁石栝蔞根熟地黃地骨皮元參石斛鹿茸一兩人參沈香各半兩爲末以猪肚洗淨煮爛杵和爲丸空心鹽湯下　猪腎薺苨湯用猪腎一具薺苨石膏各三兩人參茯苓磁石知母葛根黃芩栝蔞根甘草各二兩黑大豆一升水一斗半先煮猪腎大豆取汁一斗去滓下藥再煮三升分三服後人名爲石子薺苨湯　似人參而體虛無心味甘又有僞作黨參者宜詳辨之

白頭翁　耑入腸胃　味苦性寒無毒瀉腸胃熱毒　治温瘧寒熱及一切風氣明目療鼻衄齒痛骨痛熱毒血痛腹痛百節骨痛暖腰膝逐血消贅疣項下瘤癧瘕積聚療金瘡血痔偏墜　何書用此以治痢便膿血經云腎欲堅急食苦以堅之痢

則下焦虛損故以純苦之劑以堅如仲景治挾熱下痢用白頭翁黃連黃栢秦皮名白頭翁湯　邪結陽明服此清熱解毒則腎不燥擾而骨固齒屬腎也胃不受邪而齒安齦屬陽明也毒不上浸而衄止若熱不內結則瘀與瘕皆却　小兒頭禿得除亦皆清熱解毒之力　近根有白茸頭上有白毛者方眞得酒良

漏蘆 耑入胃肺兼入大小腸　味苦而鹹氣寒無毒解胃腑熱毒並通乳汁　去風赤眼皮膚熱毒惡瘡疽痔溼痺止遺溺洩精尿血腸風通婦人經脈解小兒壯熱癰疽瘰癧金瘡撲損續筋骨止血排膿補血長肉清熱解毒俾邪盡從便出而愈　但諸症非由熱毒而起及氣虛瘡瘍不起與孕婦有病者均忌　出閩中莖如油麻枯黑似漆者眞甘草拌蒸連翹爲使

山慈姑耑入胃　味苦微辛氣寒微毒瀉熱消結解毒　治瘰癧結核瘡瘻癰疽無名疔腫癮疹惡瘡蛇虺狂犬傷攻毒破皮解諸毒皆用醋磨汁外敷因可解散內服亦可調治並剝人面皮除皯黵　但性寒涼不可過服　根與慈葱小蒜相類去毛殼用　普濟方治粉滓面䵟用山慈姑夜塗旦洗

菉荳耑入腸胃　味甘氣寒　清腸胃熱毒通行十二經清熱解毒　能厚腸胃潤皮膚去浮風和五臟益元氣安精神治頭風頭痛除吐逆寒熱熱中泄痢卒澼利小便消腫脹清痘毒解一切藥草牛馬金石砒霜等毒　煮食消腫下氣壓熱解毒　煮汁則止消渴　生研絞汁服治丹毒煩熱風疹藥石發動熱氣奔豚　磨粉合以乳香丹砂則能護心使毒不入護心膏用此粉撲

痘潰尤妙　築枕夜臥則能明目疎風　杖瘡疼痛用鷄子白調敷卽愈　皮尤涼於菉荳洗目並飲退翳明目如神　與榧子同食殺人　有誦觀音經者出行折足哀叫菩薩夢僧授一方菉荳粉新銚炒紫色井水調厚敷紙貼杉木札定其效如神

蚯蚓 耑入脾兼入經絡　味鹹性寒無毒蚓原土德而星應軫水清熱利水　治頭風齒痛風熱赤眼木舌喉痺鼻瘜聤耳中風癎疾蠱毒殺三蟲及長蟲除伏屍鬼疰傷寒伏熱溫病大熱狂言飮汁皆瘥療小兒熱病癲癎急漫驚風血熱痘瘡斑多紫黑癥瘕大腹黃疸損傷乘危瘰癧潰爛流串腎風脚氣歷節風痛腎臟風注卵腫脫肛　解射罔蜘蛛毒及蚰蜒入耳　炒爲末主蛇傷毒　葱化爲汁療耳聾　又塗丹毒傳漆瘡　蓋此物伏處

鑽土飲泉是其本性故伏熱停癥蓄水觸着卽消能使盡從小便而出　時珍曰其性寒而下行故能解諸熱病下行且利小便治足疾而通經絡也　凡跌撲受傷血瘀經絡亦宜用此消化但審認不確妄爲投用良非所宜　取老而白頭者良搗汁井水調下入藥或曬乾爲末或微炙或燒灰或葱與鹽化爲水各隨本方用

宗奭曰腎臟風下注病不可闕也頌曰脚氣藥必須此物爲使然亦有毒有人因脚病用此果得奇效病愈猶常服至廿餘日燥渴但欲飲水不已遂至頓委大抵攻病用毒藥中病卽當止也汪昂云中其毒者鹽水解之張將軍病蚯蚓咬毒每夕蚓鳴於體濃煎鹽水洗身數過而愈　泥敷小兒陰囊熱腫腮腫

蝸牛 耑入經絡大腸胃　味鹹性寒有小毒瀉經絡腸胃風邪

熱毒　卽帶殼大蜒蚰也生下溼地陰雨卽出性稟至陰止鼻衄通耳聾消喉痺除賊風定驚癎治口眼喎斜筋脈攣拘療諸風熱腫毒脫肛痔瘡腫痛癰疽發背疔腫及小兒臍風撮口　制蜈蚣蝎蠆毒研爛塗之　頌曰入嬰孩藥最勝總取其鹹寒解諸熱性耳　取形圓大緣桑木者佳　無殼名蜒蚰

人中黃　歸入腸胃　味甘性寒瀉腸胃實熱　治天行熱狂熱疾熱毒溼毒大解五臟實熱陽毒熱狂痘瘡血熱黑陷不起　飯和作丸清痰消食積降陰火　是用甘草末入竹於竹筒塞孔冬月置糞缸內經春取出點掛風處陰乾取用　入胃解毒以味甘故也　解五臟實熱以氣寒故也　又治溫疫諸毒斑狂及發痘瘡黑陷不起以其臭與不正相類故能以毒攻毒也

倘遇急難得可取坑垢以代　但非實熱極盛者均忌

毒物

鳳仙子 耑入腎　味微苦氣温小毒攻堅破硬拔毒　治産難積塊噎膈下骨哽透骨通竅　其性急猛異常又名急性子即俗呼金鳳花子也能於骨穴堅硬處所極力搜治是以勝金丹用治狂癡取其急領砒毒吐泄　同砒霜點牙即落　同獨蒜搗汁塗痞塊即消加麝香阿魏尤捷　投子以煮硬肉即爛但此物生不蠱蠹蜂蝶不近且多食則戟人喉若無毒用之當細審量　噎食不下用鳳仙花子酒浸三宿曬乾爲末酒丸菉荳大每服八粒温酒下不可多用即急性子也

巴豆 耑入腸胃　辛而大熱大毒生猛熟緩可升可降能行能

止開竅宣滯去臟腑沈寒通大便寒結爲斬關奪命之將　破痰癖血瘕氣痞食積生冷硬物所傷大腹十種水種瀉痢驚癇口喎耳聾牙痛喉痺除蠱毒鬼疰邪物殺蟲魚治瘻痺落胎爛胎　既云能降能行又云能升能止何也蓋因沈寒痼冷積聚於臟深入不毛故欲去不能不去不得若非辛熱迅利斬關直入掃除陰霾推陳致新亦安能蕩滌如斯哉是卽書所謂能降能行者耳　至有久病溏泄服升提濇藥而泄反甚脈滑而沈是明腸胃久傷冷積凝氣所致法當用以熱下則寒去利止而脈始得上升是卽所謂能升能止也　夫醫理元遠變化靡盡在人引伸觸類毋爲書執則用藥不歧卽如大黃亦屬開關通便之品然惟腑病多熱者最宜若臟病多寒而用大黃通利不亦自相悖謬乎故曰誤用有

推牆倒壁之慮善用有勘亂調中之妙　元素曰世治酒病膈氣而以巴豆辛熱通開腸胃鬱熱不知鬱熱雖開血液隨亡其陰損傷必致寒結胸膈小兒疳積用之不死亦危奈何庸人畏大黃而不畏巴豆以其性熱劑小耳試以少許擦皮膚須臾發泡況下腸能無潰灼熏爛之患乎卽有急症不得已而用之宜壓去其油取霜少許入藥或用殼用仁用油生用炒用醋煮燒存性用研去油名巴霜芫花爲使畏大黃黃連凉水中其毒者以此解之或黑豆汁菉豆汁亦佳得火良　時珍曰一婦年六十餘溏泄五載犯生冷油膩肉食卽作痛服升濇藥泄反甚脈沈而滑此乃脾胃久傷積冷凝滯法當以熱下之用蠟匱巴豆丸五十粒服一二日不利而愈自是每用治痢泄愈者僚近百人　仲景治傷寒傳裏多熱

者多用大黃東垣治五積屬臟者多用巴豆與大黃同服反不瀉人　汪昂曰纏喉急痺緩治則死用解毒丸雄黃一兩鬱金一錢巴豆十四粒去皮油為丸每服五分津咽下雄黃破結氣鬱金破惡氣巴豆下稠涎然係厲劑不可輕用或用紙撚蘸巴豆油燃火刺喉或搗巴豆綿裹隨左右納鼻中吐出惡涎紫血即寬　時珍曰巴豆緊小者為雌有稜兩頭尖者是雄雄則更峻耳用之得宜皆有功力但不去膜則傷胃不去心則作嘔

砒石　常入腸胃　辛苦而酸大熱大毒常能燥痰可作吐藥療痰在胸膈除哮截瘧外用蝕敗肉殺蟲枯痔　出於信州故名信石即錫之苗故錫亦云有毒色白有黃暈者名金腳砒生者名砒石煉過者曰砒霜其色紅性尤烈煉砒霜時人立上風十

餘丈其下風所近草木皆死毒鼠鼠死貓犬食亦死人服至一錢者立斃　烟火家用少許則爆聲更大其性急烈可知　若酒服及燒酒服則腸胃腑爛頃刻殺人雖萊菔冷水亦無解矣奈何以必死之藥治不死之病惟膈痰牢固爲哮爲瘧果因寒結萬不得已始借此酸寒涌泄吐之然須斟酌偶用可耳　時珍曰凡痰瘧及齁喘用此眞有劫病立起之效但須冷水吞之不可以飲食同投靜臥一日或一夜亦不作吐若稍以物引發即作吐也　一婦病心痛數年不愈一醫用人信半分茶葉一分白湯調下吐痰血一塊而愈　殺蟲及惡瘡用砒石銅綠等分爲末攤紙上貼之其效如神　枯痔外敷　畏醋菉豆冷水羊血

硇砂　耑入腸胃　味苦鹹與辛性大熱五金八石俱能消磨故

能消肉食不化　消食破瘀去目翳弩肉治噎膈癥瘕積痢骨哽
食肉飽脹除痣靨疣贅去惡肉生好肌除冷病大益陽事　係鹵
液所結而成稟陰毒之氣含陽毒之精本草言能化人心爲血硬
肉難化入砂卽爛故治噎膈癥瘕肉積有殊功其性猛烈殆不堪
言況人脆腸薄胃其堪用此消導乎　第或藥與病對有非峻迫
投治不能奏效如穀食不消則必用以麴蘖魚鱉不消則必用以
橘葉紫蘇生薑菜果不消則必用以丁香桂心水飲不消則必用
以牽牛芫花至於肉食不消又安能舍此阿魏硇砂而不用乎第
當詳其虛實審其輕重緩急以求藥與病當耳　如其審症不明
妄爲投治禍猶反掌不可不愼　出西羌如牙硝光淨者良用水
飛過醋煮乾如霜刮下用之忌羊血　時珍曰硇砂大熱有毒之

物噎膈反胃積塊肉瘕之病用之則有神功蓋此疾皆起於七情飲食所致痰氣鬱結遂成有形妨碍道路吐食痛脹非此消化豈能去之　潔古云食而有積攻之尚不可過況虛而有積者乎但謂壯實之人其在初時果有大積攻之自便若屬虛人縱有大積或用攻補兼施其宜多攻少補宜多補少攻是在臨證斟酌耳如其眞虛不問徒以實治卽屬偏見貽害不可勝言

續增

南天燭　耑入肺兼入肝腎　子酸甘平無毒强筋骨益氣力固精駐顏枝葉酸濇功用相同尤止泄除睡久服輕身長年變白却老令人不饑　一名南燭一名草木之王時珍曰吳楚深山中甚多葉如苦楝而小七月開小白花結子成簇生靑九月

熟則紅紫色內有細子其味甘酸人家多植庭除間按古今詩云即楊桐也葉似冬青而小臨水生者尤茂凌冬不凋今江東州郡亦有之株高三五尺寒食採其葉漬水染飯色青而光能資陽氣謂之青精飯　此木最難長初生三四年狀若菘葉之屬亦頗似巵子二三十年乃成大株故曰木而似草也

冬蟲夏草 耑入肺腎　味甘性平保肺益腎止血化痰止勞嗽產雲貴冬在土中身彊如老蠶有毛能動至夏則毛出土上連身俱化爲草若不取至冬復化爲蟲

附錄日食菜物

糯米 味甘性平　功耑緩中雖兼補中益氣止虛寒泄瀉縮小便收自汗亦祇因性糯不利留滯在中上壅不下之故非

如參芪性主溫補仍兼通活也況服之使人多睡身軟無力四肢不收發風昏昏更發痘瘡且猫食之則腳屈難行馬食之則足重難移姙婦雜肉食之令子不利一切病人與小兒及中滿腹脹者皆忌之本屬陰物陰卽寒象特釀酒熬餳則熱餳卽白糖之未扯者色紫黑能潤肺和脾化痰止嗽張仲景建中湯用之取甘以補脾緩中然多食則發溼熱動痰火損齒凡糯米總不宜多食

粟米

味鹹氣微寒主益腎氣去脾胃中熱益氣　此腎之穀也治虛熱消渴止泄利滲利小便泄腎邪降胃火治反胃吐食及霍亂轉筋陰縮入腹鼻衄不止者煮水飲陳者良　但不宜多食過食恐致滯氣與鴈食則足重難飛與杏仁同食則吐瀉不止　粟泔汁洗諸瘡瘍良

稷米 味甘氣平緩脾潤肺主益氣補不足　稷與黍一類二種糯者爲黍不糯者爲稷黍可釀酒稷可作飯猶稻之有粳與糯也而稷又有蘆稷麥稷之分蘆稷則形高於蘆實亦香美性復中和益氣和中宜脾利胃煎湯治霍亂吐瀉如神燒酒治腹中沈痾啾唧若黍稷則形狀如粟但粟穗則叢聚攢簇黍稷則疎散成枝味甘性寒作飯疎爽香美可愛服之可以清熱涼血解暑止渴治癰疽背發瘟疫等證孫眞人云稷脾之穀也脾病者宜食之合羊肉煮粥食能補中益氣肥身體並解丹石苦瓠毒癰疽發背熬黑塗之但多食則冷氣內發

粱米 色黄味甘性平益氣和中止洩助精神　治客風頑痺霍亂下痢身煩熱若小兒腦熱鼻無涕以生磨水調貼顖門

赤丹小瘡如火炙研末蜜水調塗　白粱青粱性皆微涼白主除熱益氣青主胃痺熱中消渴止洩利小便益氣補中輕身延年

黍米　味甘性溫益氣補中　治咳嗽失音霍亂吐瀉心腹疼痛澁腸胃　生擣汁服治鼈瘕煮粥飲治男子陰易嚼汁搽小兒鵝口用鷄卵清調敷湯火傷孫眞人曰肺之穀也肺病者宜食之但多食則生煩熱緩筋骨

大麥　味甘性平微寒主渴除熱益氣調中補虛養血久服悅顏色冷人白　除脹滿舒胸膈滑腸下氣涼血止下利治纏喉風食不能下用此麪作稀糊合嚥以助胃氣而下丹溪曰大麥初熟人多炒食則生火熱之病若煮粥食則有益也

穀芽　味甘苦性溫無毒消食與麥芽同功苦溫中則以穀芽爲

上　味甘氣和具生化之性爲消食健脾開胃和中要藥

小麥　氣微寒味甘無毒　此心之穀也能養心除煩熱利小便止躁渴咽乾養肝氣止漏血唾血　仲景曰婦人臟躁證悲傷欲哭狀若神靈用大棗湯以大棗十枚小麥一升甘草一兩每服一兩亦補脾氣也　聖惠方用小麥飯治煩熱少睡多渴青蒿散用小麥百粒治小兒骨蒸肌熱婦人勞熱

浮麥　即水淘浮起者味鹹性涼能止虛汗盜汗勞熱骨蒸汗爲心液麥爲心穀浮者無肉故能涼心

麥麩　醋拌蒸能散血止痛熨腰腳折傷風溼痹痛寒溼腳氣炒熱以布包互換之至汗出爲度最良蓋麥之涼全在皮故麥去皮即熱凡瘡瘍痘瘡潰爛不能著席者用麥麩裝褥臥性涼

而軟誠妙法也

麴　味甘氣温微毒補虛養氣助五臟厚腸胃並敷癰腫損傷散血止痛止衂血吐血食宜畧同醋入以其升發脾胃之氣得醋則稍歛然能壅氣作渴助溼發熱脾虛有溼熱者服之最忌

紅麴　味甘性温色赤入榮破血活血和血燥胃消食　治溼熱內淫赤白下痢跌打損傷心腹作痛胎前産後惡露不淨小兒吐逆不喜食乳山瘋瘴氣血阻痺痛時珍曰人之水穀入胃中焦溼熱熏蒸游溢精氣化爲榮血此造化自然之妙也紅麴以白米飯雜麴母溼熱蒸罯卽變爲真紅此人窺造化之巧者也故治脾胃榮血得同氣相求之義也

綠豆粉　清胃止熱瀉治痘瘡潰爛用乾粉撲　有市民素誦觀

音經甚誠偶出行折一足哀叫菩薩夢僧授一方綠豆粉新銚炒紫色井水調厚敷杉木皮紮定其效如神　凡癰疽惡瘡用綠豆粉一兩乳香五錢燈芯同研和勻以甘草濃煎湯下一錢若毒氣攻心有嘔逆之證大宜服此蓋綠豆壓熱下氣消腫解毒乳香消諸癰腫毒服至一兩則毒不致內攻也　磨粉合以乳香丹砂則能護心使毒不入護心膏用此　築枕夜臥則能明目疎風　杖瘡疼痛用鷄子清調敷卽愈　與榧子同食殺人

黃豆　味甘性平炒食則熱　生則疎泄熟則壅滯　通大腸寬中下氣行水道消水脹腫毒　誤食毒物須生搗研汁水吐之　諸菌毒濃煎汁飲　內癰及臭毒腹毒腹痛並與生黃豆嚼甜而不生惡心者是卽上部結有癰膿及中臭毒發痧之眞候

痘後餘毒發癰炒黑研末以清油搽之　痘後風癬以豆殼煎湯洗　痘後生瘡以痘燒黑研末香油調塗　腫瘍背瘡等症以豆生浸細磨和滓炒熱以敷或炒黑爲末以香油塗之　但多食則生痰動咳壅氣上衝患黄水疥瘡者不宜食又忌同猪肉食

豆腐　味甘而鹹氣寒微毒　胃火衝擊内熱鬱蒸症見消渴脹滿並休息久痢用白豆腐煎食　赤眼腫痛内服消風熱藥外用鹽收豆腐片每夜貼之酸漿者勿用　杖瘡青腫用豆腐切片貼之頻易又或用燒酒煮腐以貼色紅卽易　燒酒醉死者心頭熱者用熱豆腐切片通身以貼冷卽頻易　然多食則發腎氣瘡疥頭風惟杏仁可解多食中毒者萊菔湯亦可解　豆皮能除斑痘翳朦　豆芽發疥動氣

豆醬油 味鹹性冷解腎熱邪及諸食物毒氣小麥醬殺藥力不如豆醬　凡蛇蟲蜂蠆犬咬湯火砒霜蟲毒皆當用此以解　手指掣痛用醬清和蜜温熱浸之　癧瘍風駁用醬清和石硫黄細末日日揩之　大便不通用醬汁灌入孔中　飛蟲入耳用醬滴灌耳中即出　中輕粉毒用三年陳醬化水以漱　身上乾燥用豆醬入藥以塗　妊娠下血則用豆醬二升去汁取豆炒研服方寸匕尿血則用豆醬煎乾生地二兩爲末每服一錢米湯以下　但小兒過服則恐生痰動氣妊娠合雀肉以食則令兒面黑所當避也取陳久者佳

白豆 氣平味甘一名飯豆爲肺腎之穀導滯調中益五臟煖腸胃助血脈肺虚喘促能下氣更能補脾益氣

黑豆 味甘性平色黑體潤此腎之穀也入腎祛風散熱利水下氣活血解毒明目鎮心澤肌補骨止渴生津　去水則治身面浮腫水痢不止痘瘡溼爛下氣則治腳氣攻心胸脇卒痛解熱則治熱毒攻眼乳巖發熱活血則治便血赤痢折傷墮墜解毒則治風癱瘡疥丹毒蛇蠱益腎則治腰膝疼痛妊娠腰痛胎動不安產後中風危篤等症　下產後餘血熬令烟盡以酒淋服又能解毒　同甘草則解百藥毒　稀痘方以此煮食　治痘瘡火毒發狂同人中黃煮水飲立平　生則性平炒食極熱煮食甚寒作豉極冷造醬及生黃卷則平牛食之溫馬食之冷但性壅多服令人身重忌厚樸犯之則動氣畏五參龍膽草猪肉得前胡杏仁牡礪石蜜諸膽汁良

穭豆　味甘性温疏和脾胃多服壅氣　治誤吞鐵針積善堂方一女子誤吞針入腹諸醫不能治有人教令煮穭豆和韮菜食之針自大便同出誤吞金銀物者用之皆效可驗其性疎利已見一班　若中氣素餒之人稍服即作脹

豌豆　味甘氣平無毒調榮衛補中氣利腸胃溼熱　凡人病因溼熱而見脹滿消渴溺閉寒熱熱中吐逆泄澼者服此最宜治氣虚病脹同羊肉煮食亦能奏功　治小兒痘中有疔或紫黑而大或黑壞而臭或中有黑線者證十死八九惟四聖丹一方最妙用豌豆四十九粒燒存性頭髮灰三分眞珍珠十四粒研爲末油臙脂同杵成膏先以針挑破痘疔咂出惡血以少許點之即時變紅活色　出胡地大如杏仁者良

豇豆 味甘而鹹性平無毒安胃養腎開胃理中生精補髓和五臟益元氣　此腎之穀也補腎氣虛損入鹽少許食之甚效治吐逆泄痢小便頻數溺有餘瀝生津止渴飲汁解草莽毒時珍曰豇豆可菜可果可穀益氣補中爲豆中之上品　但功多補腎惟水腫忌補腎氣餘則諸疾無禁

白菜 味甘性微涼和中通利大小腸解酒渴除胸中煩悶消食治瘴清熱　古名菘治小兒赤遊風以菘菜搗敷即止　治飛絲入目以白菜搗爛帕包滴汁二三點入目即出　治漆毒生瘡用白菘菜搗爛塗之即退　但氣虛胃冷人不宜食仲景言葯中有甘草若食菘則病纏綿不愈有足疾者不宜食夏季尤不宜多食多食則皮膚搔癢以生薑解之

黑薑 辛苦大熱除胃冷而守中去臟腑沉寒錮冷去惡生新凡血症可用此二三分以爲嚮導取水能制火之義也

煨薑 用生薑懼其散用乾薑懼其燥惟此略不燥散凡和中止嘔及與大棗並用取其行脾胃之津液而和營衛最爲平妥 老薑洗淨用溼粗草紙包炭火內煨令草紙純焦並薑外皮微焦中心深黃色則透矣切片用

莧菜 甘冷利 白莧補氣除熱通九竅 赤莧主赤痢射工沙虱 紫莧殺蟲毒治氣痢 六莧並利大小腸治初痢滑胎 忌與鱉同食 子祛肝風客熱明目治青盲及眼見黑花

馬齒莧 酸寒無毒 散血消腫利腸滑胎解毒通淋治產後虛汗祛風殺蟲療小兒丹毒女人赤白帶下破痃癖止消

渴　飲汁治反胃諸淋金瘡流血破血癖癥瘕緊脣面皰解馬汗射工毒塗之瘥　治腳氣陰腫　煮粥止痢及疳痢　治癰瘡殺諸蟲擣汁生服當利下惡物去白蟲　和梳垢封丁腫又燒灰和陳醋滓先灸後封之卽根出　亦忌與鱉同食　子明目治青盲及目中出淚或出膿　葉如馬齒有大小二種小者入藥

芥菜　氣味性烈通肺開胃順氣豁痰通竅治咳嗽利胸膈聰耳明目　但有瘡瘍痔疾便血者勿食同兎肉食成惡邪病同鯽魚食發水腫多食反動氣與風生食發丹石　鹽菜無忌河間云辛走氣氣病無多食辛食則肉胝而脣褰凡食辛而淚墮者蓋淚爲肝液以金尅木也

芹菜　性平味甘兼有辛苦清風熱活血脈利口齒祛頭風治身

熱煩渴開鼻齆壅塞　此有水旱二種惟有毛者佳須察其辛多於苦則能除寒溼及女子赤沃苦多於辛則能治熱溼及癖腫但芹在水須防有蟲在葉開視之不見令人爲患面青手青腹滿如妊痛不可忍作蛟龍病須服糖餳二三觔吐出便瘥且春夏之交多有蜥蜴虺蛇在此處遺精　其根白盈尺者曰馬蘄溼熱之氣最盛食之發瘡疥和醋食之損齒有鼈瘕人更不可食

菠菜　味甘性冷且滑通利腸胃熱毒滌胃熱開胸膈潤燥止渴解酒除煩痔漏之人尤爲相宜　但凡蔬菜皆能疎利腸胃而此則冷滑尤甚多食則令人脚弱腰痛與鱓魚同食則發霍亂北人宜食南人不宜而泄瀉者尤不可食

同蒿　味甘氣辛性平兼燥　消痰利水安脾和胃養心安心氣

於素稟火衰者最宜　冬食爽口快心滑利腸垢春深則不宜食然相火內熾證見諸般燥候食之令人氣滿頭昏目眩心煩舌强且多食亦動風氣

油菜　味辛氣温一名蕓薹行血破氣治産後一切氣痛血痛並諸遊風丹　熱腫瘡痔等症用之皆宜　遊風丹取葉搗敷隨手卽消其騐如神亦可搗汁服　小兒驚風貼其頂顖引氣上出婦人難産亦用歌云黄金花結粟米實細研酒下十五粒靈丹功效妙如神難産之時能救急　血痢腸風産後血風及癥結乳癰皆宜搗汁以服　風熱腫脹腰腳腫痛皆宜搗葉汁以塗但泄瀉及舊患腳氣者不宜食有痼疾及孤臭人食之反劇　子打油善治癰疽及塗痔漏中蟲蠹肉生蟲以此油塗卽滅

胡蘿蔔 甘辛微温無毒　下氣補中利胸膈腸胃滯氣安五臟令人健食有益無損　元時始自胡地來氣味微似萊菔故名有黄赤二種　子似蒔蘿可和食料

竹筍 甘微寒無毒　消渴利水道不可久食　利膈下氣化熱消痰爽胃　竹能損氣古人以笋爲刮腸篦　常見俗醫治痘往往勸飲筍尖湯不知痘瘡不宜大腸滑利陰受其害者不知其若干人矣　小兒尤不宜食最難化乾筍尤甚

芋 辛平滑有小毒宜與薑同煮寛腸胃充肌膚滑口　冷啖療煩熱止渴　產婦食之破血飲汁止血　破宿血去死肌和魚煮食則下氣調中補虛多食難尅化滯氣困脾並動宿冷　梗擦蜂螫良　和鯽魚鱧魚作臛良久食治人虛勞無力

土芋　味甘辛性寒有小毒煮熟食甘美不肌厚腸胃止熱嗽生研水服解諸藥毒當吐出惡物止

水蕨　甘苦寒無毒　去暴熱利水道　腹中痞積淡煮日食一二日即下惡物忌雜食一月餘乃佳　作蔬味甘滑亦可醋食　澄粉甚滑美

魚鯹草　味辛微寒有小毒　散熱毒癰腫瘡痔脫肛斷痞疾解硇毒敷惡瘡白禿俱用淡竹筒內煨擣

茄子　甘寒而利無毒　主治寒熱五臟勞　治溫疾傳尸勞氣　醋摩傅腫毒　老裂者燒灰治乳裂　大腸易動者忌之　性寒利女人多食則傷子宮　時珍曰段成式酉陽雜俎言茄厚腸胃動氣發疾蓋不知茄之性滑不厚腸胃也　散血廣腸動

風發病　茄根散血消腫煮汁漬凍瘡最良

葫蘆 甘平滑無毒　治腹脹黃腫消渴惡瘡鼻口中肉爛痛利水道　消熱服丹石人宜之　除煩治心熱利小腸潤心肺治石淋　甘冷多食令人吐利　但患腳氣虛脹冷氣者忌之　名醫錄云浙人食匏瓜多吐瀉謂之發暴蓋此物以暑壅成成故也惟與香菜同食則可免　禦藥院方云此子治齒齗或腫或露齒搖疼痛用八兩同牛膝四兩每服五錢煎水含嗽日三四次　亞腰壺盧連子燒存性或酒下或白湯下消腹脹黃腫　葉甘平無毒為茹耐饑　蔓鬚花預解小兒胎毒　亦名瓠瓜苦壺盧治水腫

冬瓜 性寒味甘無毒瀉熱益脾利二便消水腫止消渴散熱毒

癧腫　益氣耐老除心胸滿去頭面熱　切片摩痱子甚良　壓丹石毒　子補肝明目　治男子白濁女子白帶　除煩滿不樂可作面脂　去皮膚風及黑䵟潤肌膚　令人悅澤好顏色　皮燒存性研末酒調熱服治跌撲損傷極効　葉殺蜂療蜂疔　又焙研傳多年惡瘡　藤燒灰出繡黕并可淬銅鐵伏砒石煎湯洗黑䵟并瘡疥脫肛擣汁服解木耳毒　但性走而急久病及陰虛者忌之九月勿食令人反胃須被霜食之乃佳　煮食煉五臟爲其下氣故也

南瓜　甘寒無毒補中益氣　但傷脾敗胃　多食發腳氣黃疸不可同羊肉食令人氣壅

越瓜　甘寒無毒利腸胃止煩渴　一名菜瓜利小便去煩熱解

酒毒宜洩熱氣燒灰傳口吻瘡及陰莖熱瘡　和飯作鮓久食益腸胃　生食多冷中動氣令人心痛臍下癥結發諸瘡又令人虛弱不能行不益小兒天行病後不可食　不可與牛乳酪及鮓同食　又暗人耳目　用醬豉糖醋浸藏皆宜　亦可作菹

胡瓜甘寒有小毒一名黃瓜　清熱解渴利水道　治小兒熱痢及出汗　療水病肚脹咽喉腫痛杖瘡焮腫火眼赤痛湯火傷灼　葉苦平有小毒除小兒閃癖一歲用一葉生挼擣汁服得吐下良　根擣傅狐刺毒腫　多食助寒熱多瘧病積瘀熱發疰氣令人虛熱上逆少氣損陰血發瘡疥脚氣虛腫百病　天行病後尤戒食　滑中生疳蟲不可多用醋　小兒切忌

絲瓜甘平無毒煮食除熱利腸　老者燒存性服去風化痰涼

血解毒殺蟲通經絡行血脈下乳汁　治大小便下血痔漏崩中黃積疝痛卵腫血氣作痛癧疽瘡腫齒䘌痘疹胎毒　暖胃補陽固氣和胎　痘瘡不快用枯者燒存性入硃砂研末蜜水調服甚妙　兼治風熱腮腫肺熱面瘡玉莖瘡潰坐板瘡疥天泡溼瘡手足凍瘡痔漏脫肛酒痔酒痢腰痛喉閉化痰止嗽風蟲風氣牙痛除小兒浮腫水蠱腹脹　葉治癬瘡頻搽摻之　擣傳頭瘡湯火傷刀瘡魚臍丁瘡　根治齒䘌腦漏及腰痛不止　一名天絲瓜亦有天羅布瓜蠻瓜魚鰦各名

茭白

味甘冷滑利五臟去煩熱除目黃解酒毒利二便治酒皻面赤白癩癧瘍風熱目赤　根名菰根冷利甚於蘆根實名彫胡米歲饑可以當糧　但滑利而冷甚不益人

苦瓜　氣味苦寒無毒除邪熱解勞乏清心明目　子味苦甘無毒能益氣壯陽

石花菜　甘鹹大寒滑去上焦浮熱發下部虛寒狀如珊瑚有紅白二色枝上有細齒一種稍粗而似鷄爪謂之鷄腳菜菜味更佳

龍鬚菜　甘寒無毒微鹹清熱消癭利小便

木耳　甘平有小毒益氣不饑輕身强志利五臟宣腸胃治五痔及一切血症　治眼流冷淚血注腳瘡崩中漏下新久泄痢血痢下血一切牙痛　生古槐桑樹者良柘樹者次之　地耳甘寒明目　石耳甘平明目益精　但生樹上多動風氣發痼疾

令人肋下急損經絡背膊悶人　中其毒者擣冬瓜蔓汁解之
赤色及仰生者不可食
香蕈　甘平無毒益氣不饑破血治風　松蕈治溲濁不禁食之
能有効　生桐柳枳椇色紫者名香蕈色白者名肉蕈皆
因溼氣薰蒸而成　生深山爛楓木上小於菌而薄黃黑色味甚
香美最爲佳品
蘑菰蕈　甘寒無毒益腸胃化痰理氣　出山東淮北諸處埋桑
楮木於土中澆以米泔待菰生采之長二三寸本小末
大白色柔軟其中空虛狀如未開玉簪花俗名雞腿蘑菰謂其味
如雞也一種狀如羊肚有蜂窠眼者名羊肚菜　土菌甘寒有毒
燒灰敷瘡疥動氣發病不可多食

栗子　鹹溫無毒益氣厚腸胃補腎氣令人耐饑　生食治腰腳不遂　療筋骨斷碎腫毒瘀血生嚼塗之有效　一毬三顆其中扁者爲栗楔治筋骨風痛　活血尤效　每日生食七枚破冷痃癖　又生嚼罯惡刺出箭頭傅瘰癧腫毒痛小兒疳瘡口瘡衄血不止　療金刀斧傷熊虎爪傷及馬咬成瘡馬汗入肉

栗內薄皮曰荴擣散和蜜塗面令光急去皺文　燒存性研末吹咽中下骨鯁　殼治反胃消渴止瀉血鼻血不止　外刺煮汁洗火丹毒腫　樹皮煮汁洗沙蝨溪毒　根治偏腎氣酒煎服之

天師栗治久食已風攣　栗之大者爲板栗中心扁子爲栗楔稍小者爲山栗山栗之圓爲末尖者爲錐栗圓小如橡子者爲莘栗小如指頂者爲茅栗石栗圓如彈子皮厚而味如胡桃出蘄州

作粉食勝於麥麩但以飼孩兒令齒不生　小兒不可多食生則難化熟則滯氣隔食生蟲往往致病

柹子　甘寒澀無毒　潤肺止咳嗽清胃理焦煩　濇腸止洩而消宿血　治肺痿熱咳咯血反胃腸風下血痔漏　柹霜乃其津液生津化痰清上焦心肺之熱爲尤佳治咽喉口舌瘡通耳鼻氣治腸胃不足解酒毒壓胃間熱止口乾　續經脈氣補虛勞不足消腹中宿血濇中厚腸健脾胃氣　療痘瘡入目數臁脛爛瘡　解桐油毒　烏柹味甘性溫即火薰乾者殺蟲療金瘡火　生肉止痛　除狗齧瘡斷下痢　服藥口苦及嘔逆者食少許即止　柹餅及餻與小兒食治秋痢　柹蒂治咳逆不止皮晒焙研末米飲服止下血　湯火瘡燒灰油調傳　俗作柹子

按柹音肺　冷痢滑泄者忌之　忌與蟹同食令人腹痛作瀉

香櫞 辛苦酸温入肺脾二經理上焦之氣而止嘔進中州之食而健脾除心頭痰水治痰氣咳嗽心下氣痛　性雖中和單用多用亦損正氣須與參朮並行乃有相成之益爾　陳久者良　根葉功用略同

楊梅 味酸甘温無毒鹽藏食去痰止嘔消食下氣生津和利五臟能滌腸胃除煩潰惡氣燒灰服斷下痢甚驗　多食令人發熱衄血損齒及筋忌生葱同食能發瘡致痰　杭州蘇州最美青時酸紅後變紫味如蜜鹽藏蜜漬糖收火酒浸俱佳

橄欖 味酸甘温無毒清肺開胃下氣除煩生津解酒利咽喉解河豚諸毒及魚骨哽　核磨汁急流水調服亦解河豚毒

療初生胎毒齶裂生瘡牙齒風疳下部疳瘡　味澀而甘醉飽宜之然性熱多食能致上壅　過白露摘食庶不病痁

海松子　味甘而香小温無毒潤肺開胃散水氣治肺燥咳嗽除骨節風頭眩去死肌變白潤五臟　逐風痺寒氣虛羸少氣補不足澤皮膚　治小兒寒嗽　同栢子仁治大便虛秘便溏精滑者勿與有溼痰者亦禁　多食發熱毒

落花生　辛甘而香潤肺補脾和平可貴　出閩廣藤生花落地而結實故名　炒用

甘蔗　甘平濇無毒和中助脾除熱潤燥消痰止渴解酒毒利二便治嘔噦噎膈反胃大便結燥　滓燒存性研末烏柏油調塗小兒頭瘡白禿　燒烟勿令人入目能使暗明　胃寒嘔吐

中滿滑瀉勿食

菱角 甘平無毒安中止渴補五臟不饑輕身 蒸暴餌之斷穀長生 解丹石毒 解暑及傷寒積熱止消渴解酒毒射罔毒 擣爛澄粉食補中延年 芰花及烏菱殼入染鬚髮方 生食性冷利 多食傷人臟腑損陽氣痿莖生蟯蟲水族中此物最不治病若過食腹脹者可暖薑酒服之即消 有兩角三角四角之殊三角四角者爲芰兩角者爲菱 一名芰實

葧薺 味甘微寒滑無毒治消渴痺熱溫中益氣 下丹石消風毒除胸中實熱氣 作粉食明耳目消黃疸開胃下食厚腸胃不饑能解毒服金石人宜之 除五種膈氣消宿食 治誤呑銅物及血痢下血血崩辟蠱毒 性極涼瀉泄有冷氣人不可

多食致腹脹氣滿　小兒食多臍下結痛孕婦尤忌

慈姑 苦甘微寒無毒治百毒産後血悶攻心欲死産難胞衣不出擣汁服一升又下石淋　葉治惡瘡腫小兒遊瘤丹毒擣爛塗之卽消　療蛇蟲咬擣爛封之　調蚌粉塗瘙痱　多食乾嘔發虛熱及腸風痔漏脚氣癱風損齒失顏色皮肉乾燥

鵝 甘平無毒補中益氣利五臟解五臟熱服丹石人宜之　煮汁止消渴　尾肉爲臈能塗手足皴裂納耳中治聾及聤耳　血鹹平微毒中射工毒者飲之並塗其身立愈　膽解熱毒及痔瘡初起頻塗抹之自消　卵與肉性同　涎治咽喉穀賊　毛治射工水毒及小兒驚癇　燒灰酒服治噎疾　掌上黃皮燒研搽脚趾縫溼爛油調塗凍瘡　屎絞汁服治小兒鵝口瘡　蒼鵝

屎傳蟲蛇咬毒　鵝口瘡自內生出可治自外生出不可治用食草白鵝下清糞濾汁入沙糖少許搽之或用雄鵝糞眠倒者燒灰入麝香少許搽並効　但肉性冷多食令人霍亂發痼疾

斑鳩甘平無毒明目多食益氣助陰陽令人不噎　久病虛損人食之補氣　血熱飲解蠱良　屎治聤耳出膿疼痛及耳中生耵聹同夜明沙末等分吹之　性慤孝而拙於為巢

鴈甘平無毒治風攣拘急偏枯血氣不通利久服益氣不饑輕身耐老　長毛髮鬚眉殺諸石藥毒　療耳聾和豆黃作丸補勞瘦肥白人　塗癰腫耳疳　又治結熱胸痞嘔吐及風痲痺久食動氣壯筋骨利臟腑　骨燒灰和米泔沐頭長髮　毛治喉下白毛及小兒癇　自落翎毛小兒佩之辟驚癇　屎治灸瘡

腫痛和人精塗之

雉味酸微寒無毒補中益氣力止洩痢除蟻瘻　治脾虛下痢産後下痢消渴飲水心腹脹滿　腦塗凍瘡　尾燒灰和麻油傳天火丹毒　屎治久瘧不止　久食及食非其時則生蟲有毒唯九十冬月稍有補餘月則發五痔諸瘡疥　不與胡桃同食發頭風眩運及心痛與菌蕈木耳同食發五痔立下血同蕎麥食生肥蟲　卵同葱食生寸白蟲自死爪甲不中者殺人　即野鷄

馬

味辛苦冷有毒除熱下氣長筋骨强腰脊壯健强志輕身不饑作脯治寒熱痿痺及傷中　煮汁洗頭瘡白禿並豌痘瘡毒

鬐膏甘平有小毒生髮除面䵟手足皴粗入脂澤用　療偏風口喎僻　乳甘冷無毒止渴治熱作酪性温飲之消肉　心治

喜忘　肺治寒熱蒸瘦　肝有大毒炙研每食前熱酒服一錢治心腹滯悶四肢疼痛月水不通　白馬陰莖甘寒平無毒治傷中絶脈陰不起强志益氣長肌肉肥健生子助丈夫陰氣及小兒驚癇　駒胞衣治婦人天癸不通煅存性爲末入麝香少許空服新汲水下三錢不過三服即通　眼平無毒治驚癇腹滿瘧疾　小兒魅病與母帶之　夜眼治卒死尸厥齲齒痛　牙齒甘平有小毒治小兒癇水磨服　燒灰唾和塗癰疽丁腫出根効　骨有毒燒灰和醋傳小兒頭瘡及身上瘡耳瘡陰瘡瘭疽有漿如火灼敷乳頭飲兒止夜啼並邪瘧辟瘟疫氣　頭骨甘微寒有小毒主治喜眠令人不睡或作枕亦良　燒灰治齒痛傳頭耳瘡馬汗氣臁瘡潰爛　脛骨煅存性降陰火中氣不足者用之可代黃芩黃連

懸蹄治驚邪瘈瘲乳難辟惡氣鬼毒蠱疰不祥　止衄內漏齲齒赤馬者治婦人赤崩白馬者治白崩　主癲癎齒痛　療腸癰下瘀血帶下殺蟲又燒灰入鹽少許摻走馬疳蝕甚良　赤馬皮催生良並治小兒赤禿　騣有毒治小兒驚癎女子崩中赤白燒灰服止血塗惡瘡　尾治小兒客忤腹內蛇癥　腦有毒斷酒臘月者溫酒服之　血有大毒入人肉中必死　汗有大毒患瘡人觸之即加劇　白馬溺辛微寒有毒治消渴破癥堅積聚男子伏梁積疝婦人瘕積銅器承飲之　洗頭瘡白禿漬惡刺瘡日日干次愈乃止　熱飲治反胃殺蟲反肉癥息肉食髮成瘕伏梁心積婦人乳腫小兒赤疵蟲牙疼痛利骨取牙狐尿刺瘡痞塊心痛白馬屎微溫無毒止渴止吐血下血鼻衄金瘡出血婦人崩中

絞汁服治產後諸血氣傷寒時疾當吐下者及時行病起合陰陽垂死者　又治杖瘡打損傷瘡中風作痛炒熱包熨五十遍極効　卒中惡死酒服產後寒熱悶脹燒灰水服　療久痢赤白馬咬瘡馬汗入瘡及剝死馬骨刺傷人毒攻欲死者和豬脂塗之

屎中粟療金瘡小兒寒熱客忤不能食除小兒脇痛及剝馬中毒　馬絆繩煎水洗小兒癇　燒灰摻鼻中生瘡　馬自死者不可食能殺人　白馬黑頭不可食食則令人癲馬鞍下肉色黑及白馬青蹄或生角或無夜眼均不可食　患痢生疥並妊婦乳母忌食　同倉米蒼耳食必得惡病十有九死同薑食生氣嗽同猪肉食成霍亂食馬肉毒發心悶者飲清酒則解飲濁酒則反加

食馬肉中毒者飲蘆菔汁或食杏仁可解

驢 甘涼無毒解心煩止風狂釀酒治一切風　主憂愁不樂能安心氣同五味煮食或以汁作粥食　補血益氣治遠年勞損煮汁空心飲療痔引蟲　野驢肉同功　頭肉煮汁服二三升治多年消渴即瘥又漬麴醞酒服去大風動搖不休者　亦洗頭風風屑　同薑虀煮汁日服治黃疸百藥不治者及中風頭眩　脂敷惡瘡疥癬及風腫　和酒服三升治狂癲不能語不識人和烏梅爲丸治多年瘧未發時二十丸　生脂和生椒搗熟綿裹塞耳治積年聾疾又和酒服治卒欬嗽和鹽塗身體手足風腫　髓治耳聾　血鹹涼無毒利大小腸潤結燥下熱氣　乳甘冷利無毒治小兒熱急黃及驚邪赤痢癇疾客忤天弔風疾　療大熱止消渴及心痛連腰臍者　蜘蛛咬瘡器盛浸之蚰蜒及飛蟲入耳

滴之當化成水　頻熱飲治氣鬱解小兒熱毒不生痘疹浸黃連取汁點風熱赤眼　陰莖甘溫無毒強陰壯筋　駒衣斷酒煆研酒服方寸匕　皮煎膠食之治一切風毒骨節痛呻吟不止和酒服更良　膠食主鼻洪吐血腸風血痢崩中帶下其生皮覆瘧疾人良　兼治牛皮風癬　毛治骨頭中一切風病用一斤炒黃投一斗酒中漬三日空心細飲食令醉暖臥取汗明日更飲如前忌陳倉米麪　骨煮湯浴歷節風　頭骨燒灰和油塗小兒顱解　懸蹄燒灰傅癰疽散膿水及腎風下注天柱毒瘡飲酒穿腸鬼瘧不止　溺辛寒有小毒浸蜘蛛咬瘡狂狗咬傷癬癘惡瘡並多飲取瘥風蟲牙痛頻含漱　屎辛心氣痛經水不止疔瘡中風小兒眉瘡　燒灰吹鼻止衄油調塗惡瘡溼癬　耳垢刮取塗蠍螫

尾軸垢治新久瘧無定期者以水洗汁和麪如彈丸二枚作燒餅未發前食一枚發食一枚効　驢槽治小兒拗哭不止令三姓婦人抱兒臥之移時卽止勿令人知　食驢肉飲荊芥茶殺人妊婦食之難產同鳧茈食令人筋急　病死者有毒

騾　辛苦温有小毒性頑劣肉不益人孕婦食之難產　蹄治難產燒灰入麝香少許酒服一錢　屎治打損諸瘡破傷中風腫痛炒焦裹熨之冷卽易

狗寶　味甘鹹平有小毒耑攻翻胃善理疔疽及噎食癰疽瘡瘍　噎食病用狗寶爲末每服一分以威靈仙二兩鹽三錢搗如泥將水一鍾攪勻去滓調服　赤疔瘡用狗寶八分蟾酥二錢龍腦二錢麝香一錢爲末好酒和丸麻子大每服三丸以生葱

三寸同嚼細用熱葱酒送下暖臥汗出爲度後服流氣追毒藥貼拔毒膏取愈　生癩狗腹中狀如白石帶青色其理層疊亦難得之物

熊 甘微寒無毒治風痺不仁筋急五臟腹中積聚寒熱羸瘦頭傷白禿面上䵟䵳久服强志不饑輕身長年　療飲食嘔吐補虛損殺勞蟲酒鍊服之　長髮令黑悅澤人面及面上䵟䵳掌食之可禦風寒益氣力

鹿 味甘溫無毒補中益氣力强五臟生者療中風口僻割片薄之　補虛瘦弱調血脈養血生容治產後風虛邪僻　凡藥餌之人久食鹿肉服葯必不得力爲其食解毒之草制諸葯也九月已後正月已前堪食他月不可食發冷痛白臆者豹文者並

不可食　鹿肉脯炙之不動及見水而動或曝之不燥者並殺人不可同雉肉蒲白鮑魚蝦食發惡瘡

鳧卽野鴨也甘涼無毒補中益氣平胃消食除十二蟲身上有諸小熱瘡年久不愈者但多食之卽瘥　治熱毒風及惡瘡癤殺腹臟一切蟲消水　血治解挑生蟲毒飲探吐　不可合胡桃木耳豆豉食　九月以後立春以前卽中食大益病人

鯉魚甘平無毒下水氣利小便　煮食治欬逆上氣黃疸水腫脚滿下氣止渴及懷妊身腫並胎氣不安　作鱠溫補去冷氣痃癖氣塊橫關伏梁結在心腹欬嗽喘促　燒末能發汗定氣喘下乳汁消米飲調服治暴痢用童便浸煨止反胃及惡風入腹　消一切腫毒積年骨疽小兒木舌　鮓殺蟲及聤耳有蟲

膽治目熱赤痛青盲明目久服强悍益志氣　點眼治赤腫翳痛塗小兒熱腫　點雀目燥痛即明　滴耳治聾　療小兒咽腫大人陰㿗睛上生暈赤眼腫痛　脂治小兒驚忤諸癇　腦髓治諸癇煮粥食治暴聾和膽等分頻點目眥治青盲　血治小兒火瘡丹腫瘡毒塗之立差　腸治小兒肌瘡並痔瘻有蟲切斷炙熟帛裹坐之俱以蟲盡爲度　目治刺瘡傷風傷水作腫燒灰傅之　齒治石淋　骨治女子赤白帶及陰瘡魚鯁不出　皮治癮疹魚鯁不出者六七日燒灰水服日二次即愈　鱗治產婦滯血腹痛燒灰酒服亦治血氣吐血崩中漏下帶下痔瘻魚鯁　子合猪肝食害人鯉脊上兩筋及黑血有毒生溪澗中者毒在腦　凡炙鯉魚不可使煙入目損目光三日內必驗　天行病後下痢及宿

癥俱不可食服天門冬硃砂人不可食　忌同犬肉葵菜食

鰣魚　甘平無毒補虛勞蒸下油以瓶盛埋土中取塗湯火傷効　初夏時有餘月則無故名　形秀而扁微似魴而長白色如銀肉中多細刺如毛其子甚細膩大者不過二尺腹下有三角硬鱗如甲自甚惜之故漁人以絲網沉水數寸取之一絲罣鱗即不復動護其鱗也但纔出水即死最易餒敗　不宜烹煮唯以筍莧芹荻之屬連鱗蒸食乃佳　瘡癤疾人忌食

鱓魚　味甘大溫無毒補中益血及虛損婦人產後惡露淋瀝血氣不調羸瘦　療瀋脣止血除腹中冷氣腸鳴溼痹氣補五臟逐十二風邪患溼風惡氣人作臛空腹飽食暖臥取汗出如膠從腰腳中出候汗乾暖五枝湯浴之避風三五日一次甚妙

專貼一切冷漏痔瘻臁瘡引蟲　血塗癬及瘻瘡口眼喎斜入麝香少許右喎塗左左喎塗右正卽洗去　治耳痛滴數點入耳鼻衄滴數點入鼻疹後生翳點少許入目赤疵同蒜汁墨汁頻塗之又塗赤遊風　頭燒服止痢主消渴去冷氣及痞癥食不消百蟲入耳燒研綿裹塞之立出　皮治婦人乳核硬疼燒灰空心溫酒服　黑者有毒　時行病後忌食　多食動風氣令人霍亂發諸瘡　大者有毒殺人不可合犬肉犬血食之

鰌魚甘平無毒暖中益氣醒酒解消渴　同米粉煮羹食調中收痔　揩牙烏髭治陽事不起及牛狗羸瘦　不可同白犬血食世俗名泥鰍

海參甘溫補腎益精壯陽療痿清潤五臟益氣養血　治吐血

下血平肝火及咳嗽煩熱　滑利大腸通便閉　遼海產者良有刺者名刺參無刺者名光參　脾胃不和不宜食

蟶甘温無毒補虛主冷痢煮食之去胸中邪熱飯後食之與丹石人相宜　治婦人產後虛損　天行病後不可食

魚翅甘平無毒活血養氣舒筋養肝經血及陰血　治崩血不止及血虛血冷　寬中健胃　即海內柔魚鮑魚銀魚之翅柔魚俗呼成油魚鮑魚產於海銀魚產於湖古名鱠殘魚

淡菜甘温無毒補五臟益陽事理腰腳氣消宿食除腹中冷氣痃癖及癭氣　治虛勞傷憊精血衰少及吐血久痢腸鳴腰痛疝瘕產後瘦瘠　療產後血結腹內冷痛並癥瘕潤毛髮治崩中帶下燒食令飽其外多食發丹石令人腸結並脫髮

江珧柱 甘鹹微溫下氣調中利五臟療消渴消腹中宿食令人能食易饑　產四明奉化者佳

河豚 甘溫無毒補虛去溼氣理腰腳去痔疾殺蟲伏硇砂　肝及子有大毒治疥癬蟲瘡用子同蜈蚣燒研香油調搽之

黃顙魚 甘平微毒能醒酒袪風　煮食消水腫利小便　燒灰治瘰癧久潰不收斂及諸惡瘡　療水氣浮腫及臁瘡　涎作生津丸治消渴　頰骨治喉痺腫痛燒研茶服三錢

鮑魚 辛臭溫無毒治墜墮骽蹷踠折瘀血血痺在四肢不散者女子崩中血不止　煮汁治女子血枯病傷肝利腸同麻仁葱豉煮羹通乳汁　治妊娠感寒腹痛　頭治眯目燒灰療疔腫瘟氣　但妊婦食之令子多疾

青魚　味甘性平入肝通氣入脾利水治溼熱下注腳氣疼腫及溼熱上蒸眼目不明　療腳氣必同韭白食始有溫和之力眼睛汁點目能夜視　服术人忌之服石人相反

白魚　味甘氣平入肺利水開胃下氣　治淋用白魚同滑石取其長以治水　但性滑利同棗食則脾腎受泄必致腰痛且過食則脾胃不溫必致飽脹不快唯有炙食及或醃或糟乃可

鯿魚　一名魴魚詩云必河之魴是也　氣味甘溫無毒補肺氣利五臟調胃去胃風助脾令人多食　疳痢人勿食

鯗魚　一名石首魚一名黃花魚乾則為鯗　甘平無毒開胃益氣炙食能消瓜成水治暴下痢及卒腹脹消宿食

臟腑主治藥品

補肝氣 杜仲 山茱萸 鷄肉 續斷

補肝血 荔枝 阿膠 桑寄生 何首烏 狗脊

麋茸 獺肝 紫河車 菟絲 人乳

疏肝氣 木香 香附 柴胡 芎藭

平肝氣 金銀薄 青皮 鉄粉 密陀僧 雲母石

珍珠 龍骨 龍齒

破肝氣 三稜 枳實

斂肝氣 龍骨 酸棗仁 炒白芍 龍齒 烏梅

木瓜

散肝風 荊芥 鈎藤 蛇退 蒺藜 蟬退

浮萍 王不留行 全蝎 桂枝 白花蛇 石南籐

蜈蚣　川烏附　樟腦

散肝風溼桑寄生　羌活　側附子　狗脊　松脂

蒼耳子　豨薟草　威靈仙　茵蕷　海桐皮　秦艽

五加皮

散肝風熱

木賊　蕤仁　氷片　决明子　爐甘石　青葙子

散肝風氣芎藭　麝香　薄荷　蘇合香

散肝風痰南星　皂角　烏尖附　白芥子　天麻

散肝風寒痰蔓荆子　殭蠶　山甲

散肝血穀精草　石灰

祛肝寒肉桂　桂心　吳茱萸　艾葉　大茴香

小茴香

滲肝溼 茯苓 土茯苓 天仙籐

瀉肝溼 龍膽草 連翹 珍珠 皂礬 白歛

瀉肝痰滯 前胡 鶴虱 磁石

溫肝血 白虫蠟 肉桂 續斷 芎藭 香附

荆芥 伏龍肝 延胡索 爐甘石 蒼耳子 海螵蛸

酒 百草霜 砂糖 兔屎 王不留行 澤蘭

韭菜 墨 劉寄奴 大小薊 天仙籐 海狗腎

蒺藜 鹿茸 鹿角 艾葉

涼肝血 生地黃 代赭石 蒲公英 青魚膽 紅花

地榆 白芍 槐角 槐花 側柏葉 卷柏

無名巽　淩霄花　豬尾血　紫草　夜明沙　兔肉
旱蓮草　茅根　蜈蚣　山甲　琥珀　芙蓉花
赤芍　醋　熊膽

破肝血　莪朮　紫貝　五靈脂　紫參　益母草
蒲黃　血竭　蓮藕　古文錢　皂礬　歸尾
鱉甲　貫眾　茜草　桃仁

散肝血　乾漆　三漆　䗪虫　蝱虫　螃蟹
瓦楞子　水蛭　花蕊石

止肝血　炙卷柏　伏龍肝　墨　炒艾葉　炒蒲黃
花蕊石　青黛　百草霜　炒側柏　石灰　劉寄奴
王不留行

散肝熱　決明子　野菊花　夏枯草　木賊

瀉肝熱　代赭石　石南葉　琥珀　車前子　牛黃
前胡　秦皮　空青　銅青　蒙花　石決明
珍珠　淩霄花　生棗仁　蘆薈

瀉肝熱痰　磁石　前胡　牛黃

吐肝熱痰　膽礬

瀉肝火　鉤藤　熊膽　女貞子　羚羊角　青黛
熊膽草　人中白　黃芩　大青　青蒿草

散肝毒　蜈蚣　蛇退　野菊花　王不留行

解肝毒　土茯苓　蒲公英　芙蓉花　皂礬　連翹
醋　藍子

拔肝毒　青黛　輕粉

補心氣　龍眼肉

補心血　當歸　柏子仁　食鹽　龜板

通心氣　菖蒲　遠志　桑螵蛸　薰香　安息香

雄黃　胡荽

却心寒　桂心

散心溼熱　香薷

散心痰溼　半夏　菖蒲

滲心溼　茯神　燈心　萱草

瀉心熱　代赭石　木通　瞿麥　牛黃　天竺黃

連翹　西瓜　黃連　山梔子　辰砂　百合

鬱金 蓮鬚 貝母 鈎藤 珍珠 土貝母
川楝子

瀉心溼熱 木通 黃連 連翹 梔子 珍珠
苦楝子 瞿麥

温心血 延胡索 安息香 骨碎補 桂心 乳香

涼心血 犀角 射干 童便 血餘 紅花
辰砂 紫草 熊膽 生地黃

破心血 丹參 沒藥 鬱金 桃仁 茜草
蘇木 益母草 蓮藕

解心毒 射干 貝母 連翹 山荳根 黃連

瀉心火 燈草 竹葉 熊膽 羚羊角 山荳根

童便　麥冬　萱草　生地　梔子　犀角

木通　黃連

鎮心怯　禹餘糧　鐵粉　代赭石　珍珠　辰砂

瀉心熱痰　牛黃　貝母

補脾氣　白朮

緩脾氣　炙甘草　合歡皮

健脾　白朮　白蔻　砂仁　肉荳蔻　蓮子

溫脾　龍眼　大棗　荔枝　犬肉　牛肉

飴糖　熟蜜

潤脾　山藥　黃精　羊肉　人乳　豬肉

醒脾氣　木香　甘松　藿香　菖蒲　大蒜

紅荳蔻　胡荽

寬脾氣　烏藥　藿香　神麯

升脾氣　蒼术

消脾氣　山查　橘皮　郁李　神麯　薑黃

破脾氣　枳實　郁李

歛脾氣　木瓜

散脾溼　蒼术　松脂　蒼耳子　防風　厚朴

排草

散脾溼痰　半夏　橘皮　神麯　石菖蒲

吐脾溼熱痰　白礬　皂礬

燥脾溼　白术　蛇床子　蜜蛇僧　松脂　石灰

橘皮　蕪荑　伏龍肝　蒼术　紅荳蔻　川椒
鯉魚

燥脾溼痰 烏头附　附子　乾薑

滲脾溼 茯苓　芡實　澤蘭　扁豆　山藥
浮萍　鴨肉　鯽魚

清脾溼痰 白蘚皮　薏苡仁　木瓜　蚯蚓　紫貝
皂礬　白礬　商陸　郁李

清脾熱 石斛　白芍　竹葉

瀉脾火 石斛　白芍

降脾痰 白礬　皂礬　射干　蜜陀僧

消脾積 砂仁　木香　使君子　山查　神麯

阿魏　橘皮

殺脾蟲　松脂　使君子　蕪荑　雄黃　扁蓄

紫貝　蚯蚓　皂礬　白礬　阿魏　烏梅

百草霜　蒼耳子　密陀僧　石灰

温脾血　白蟲蠟　伏龍肝　百草霜　天仙籐

涼脾血　射干

破脾血　郁李仁　紫貝　薑黃　蓮藕　皂礬

蚯蚓

止脾血　百草霜　石灰

解脾毒　蚯蚓　射干　白礬

補肺氣　人參　黃耆

溫肺　燕窩　飴糖　甘菊　胡桃肉

潤肺　蕤蕤　人乳　阿膠　胡麻　熟蜜

榧實

升肺氣　桔梗

通肺氣　薰香　安息香

泄肺氣　丁香　冬花　牽牛　白前　橘皮

紫菀

降肺氣　馬兜鈴　青木香　旋覆花　括蔞　花粉

葶藶　蘇子　枇杷葉　杏仁　萊菔子　補骨脂

破肺氣　枳殼

斂肺氣　粟殼　木瓜　烏梅　訶子　五味

蛤蜊粉

散肺寒　桔梗　麻黃　紫蘇　青葱　杏仁

白荳蔻　生薑　薰香　馬兜鈴　白石英　紫石英

紅荳蔻　川椒　款冬花　百部　丁香

宣肺風　甘菊　皂角

宣肺風溼　萎蕤　五棓子　百草煎　白前

宣肺風熱　辛夷　牛子

燥肺溼　川椒

滲肺溼　茯苓　桑白皮　薑皮

瀉肺溼熱　牽牛　黃芩　石葦　車前子　通草

薏苡仁　葶藶

散肺暑溼　紫蘇

瀉肺熱　馬兜鈴　青木香　五棓子　百草煎　通草

車前子　貝母　牽牛　石葦　牛子　金銀花

山梔子　白薇　知母　沙參　薏苡仁　百部

百合　黃芩　芙蓉花　柿霜　柿乾　土貝母

竹茹　梨　蛤蜊粉

瀉肺火　黃芩　括蔞　花粉　竹茹　桑白皮

羚羊角　地骨皮　枇杷　沙參　麥冬　生地

天冬　梔子

涼肺血　生地　紫菀

澀肺血　白芨

散肺毒 野菊花

解肺毒 金銀花 芙蓉花 牛子 貝母 黄芩

降肺痰 括蔞 花粉 貝母 生白菓 旋覆花

杏仁 土貝母 訶子

滋腎 冬青子 燕窩 桑寄生 枸杞 龜板

龜膠 胡麻 冬葵子 榆白皮 黑鉛 桑螵蛸

楮實 磁石 食鹽 阿膠 火麻 生地黄

溫腎 蓯蓉 鎖陽 巴戟天 續斷 菟絲

熟地黄 覆盆子 狗脊 鹿膠 紫河車 犬肉

獺肝 靈砂 海狗腎 山茱萸 葫蘆 白蒺藜

海螵蛸 川椒 胡桃肉 麋茸

燥腎　附子　肉桂　鹿茸　沈香　陽起石
仙茅　胡巴　淫羊藿　蛇床子　硫黃　遠志
石鍾乳　蛤蚧　鰕　雄蠶蛾　阿芙蓉　川椒
胡椒　益智　補骨脂　丁香

固腎　胡桃肉　菟絲子　覆盆子　補骨脂　蓮鬚
金櫻子　山茱萸　五味子　葡萄　阿芙蓉　沒石子
龍骨　牡蠣　沉香　靈砂　秦皮　石斛
桑螵蛸　芡實　訶子　石鍾乳

散腎寒　細辛　附子

燥腎寒　肉桂　陽起石　仙茅　胡巴　補骨脂
川椒　艾葉　胡椒

降寬腎氣　沉香降　補骨脂降　黑鉛降　硫黄降　霍砂
荔枝核寬　烏藥寬
引腎氣　川牛膝　五味子
祛腎風溼熱　白花蛇　石南籐　川烏附　獨活　桑寄生
蛇床子　巴戟天　冰片　淫羊藿　五加皮　天雄
蔓荊子　細辛
滲腎溼　茯苓　桑螵蛸　土茯苓　海螵蛸　鯉魚
瀉腎溼　防已　木瓜　苦參　海蛤　文蛤
琥珀　寒水石
伐腎邪　海藻　海帶　昆布　茯苓
軟腎堅　海狗腎　牡蠣　海藻　海帶　昆布

食鹽　青鹽　蛤蜊粉　海石　白梅

瀉腎熱　琥珀　防已　青鹽　秋石　寒水石

龍膽草　食鹽　童便　地骨皮

瀉腎火　玄參　黃蘗　茶茗　丹皮　胡黃連

青蒿草

煖腎血　陽起石　續斷　韮菜　骨碎補　海狗腎

墨　鹿茸

涼腎血　童便　地骨皮　血餘　銀柴胡　蒲公英

生牛膝　旱蓮草　赤石脂

破腎血　自然銅　古文錢

止腎血　墨　黑薑　炒黑艾　炙卷柏　炒梔子

象皮灰

消腎痰　海石

補腎火　附子　肉桂　鹿茸　沉香　陽起石

仙茅　胡巴　淫羊藿　蛇床子　硫黃　遠志

石鐘乳　蛤蚧　鰕　雄蠶蛾　阿芙蓉　川椒

胡椒　益智　補骨脂　丁香

補脾火　白朮　白蔻　縮砂密　肉荳蔻　使君子

蓮子

補胃火　大棗　韮菜　肉荳蔻　草荳蔻　草菓

白荳蔻　縮砂密　丁香　檀香　益智　山柰

良薑　炮薑　使君子　神麯　川椒　胡椒

大蒜　華撥

補肺火　人參　黃耆　飴糖

補大腸火　韮菜

補心火　龍眼肉　桂心　菖蒲　遠志　薰香

安息香　胡荽　雄黃

補小腸火　小茴　橘核

補肝火　杜仲　山茱萸　雞肉　續斷

瀉腎火　玄參　黃栢　茶茗　丹皮　胡黃連

青蒿草

瀉脾火　大黃　白芍

瀉胃火　茶茗　茅根　石膏

瀉肺火　黃芩　括蔞　花粉　竹茹　天冬
桑白皮　羚羊角　地骨皮　枇杷葉　沙參　麥冬
生地　梔子

瀉心火　燈草　竹葉　熊膽　羚羊角　山荳根
童便　麥冬　萱草　生地　梔子　犀角
木通　黃連

瀉肝火　鈎藤　熊膽　女貞子　羚羊角　青黛
龍膽草　人中白　黃芩　大青　青蒿草

瀉膽火　龍膽草　青黛　大青

瀉膀胱火　人中白　童便

瀉三焦火　青蒿草　梔子

散火　柴胡　升麻　葛根　薄荷　香附
羌活　白芷　水萍
煖火　甘草　麥冬　萎蕤　合歡皮
滋火　地黃　山茱萸　枸杞
引火　肉桂　附子　五味子
斂火　白芍　烏梅
用汗解熱　硫黃　柴胡　葛根　荊芥　升麻
薄荷　羌活　防風
用吐解熱　瓜蒂　萊菔子　藜蘆　食鹽　梔子
豆豉
用下解熱　大黃　芒硝

瀉上火　連翹　梔子　黃連　黃芩　生地

知母

瀉中火　龍膽草　青黛　白芍　石斛　石膏

瀉下火　黃柏　知母　丹皮　青蒿草

補上虛　人參　黃耆　桂心　當歸　龍眼肉

補中虛　白朮　炙草　淮山葯　首烏　山茱萸

阿膠

補下虛　附子　肉桂　硫黃　沉香　補骨脂

地黃　枸杞　菟絲子

散膽熱　柴胡

散膽風熱　木賊

瀉膽熱　空青　綠青　銅青　熊膽　青魚膽
膽礬　前胡
瀉膽熱痰　前胡
瀉膽火　龍膽草　青黛　大青
溫膽　棗仁　半夏
鎮膽　龍骨
養胃　陳倉米　大棗　人乳
溫胃　韭菜　爐甘石
固胃氣　蓮子　訶子　赤石脂　禹餘糧　肉荳蔻
粟殼　龍骨　粳米
斂胃氣　木瓜

升胃氣　乾葛　升麻　檀香　白附

通胃氣　烟草　通草　大蒜　雄黃

寬胃氣　藿香　神麯　蕎麥

破胃氣　枳實　山甲　蕎麥　續隨子

消胃積　砂仁　使君子　山渣　神麯　麥芽
蕎麥　雷丸　榖虫　阿魏　朴硝　硇砂
丁香　沙糖

殺胃蟲　使君子　乾漆　五棓子　百草煎　阿魏
雷丸　榖虫　厚朴

祛胃風溼　白芷　秦艽　防風

散胃風痰　白附

散胃溼熱痰　香薷溼熱　半夏溼痰

燥胃寒痰溼　肉荳蔻　草荳蔻　白荳蔻　砂仁　草菓

丁香　檀香　益智　山柰　良薑　炮薑

使君子　神麯　川椒　胡椒　大蒜　蓽撥

紅荳蔻

滲胃溼　石鐘乳　冬葵子　榆白皮　神麯　土茯苓

茅根　陳皮　鴨肉　鯉魚　萆薢

瀉胃溼熱　扁蓄　白蘚　木瓜　苦參　茵陳

刺蝟皮　白薇　寒水石　續隨子　蕘花

散胃熱　乾葛　升麻

瀉胃熱　雪水　柿蒂　大黃　竹茹　竹葉

立明粉　漏蘆　白頭翁　人中黃　金汁　梨
西瓜　珍珠　白薇　蘆根　犀角　蒲公英
粳米　石膏　柿乾　柿霜　雷丸　朴硝
菉荳　刺蝟皮　貫眾

涼胃血　地榆　槐角　槐花

破胃血　蘇木　三七　乾漆

吐胃痰毒　胡桐淚

解胃毒　土茯苓　漏蘆　白頭翁　金汁　綠豆
蝸牛　蒲公英　人中黃　茶茗　茅根　石膏

收澀　蓮子　訶子　赤石脂　禹餘糧　肉荳蔻
粟殼　烏梅　龍骨　粳米

溫補　韮菜
潤燥　胡麻　冬葵子　榆白皮　枸杞　花生
蓯蓉　油當歸　鎖陽　蜂蜜
祛腸風　皂角
開腸寒結　硫黃　巴霜　大蒜　葱白　川椒
半夏
開腸熱結　大黃　朴硝　食鹽　豬膽汁
瀉腸熱　白頭翁　人中黃　生地　朴硝　大黃
黃芩　綠豆　蝸牛　玄明粉
除腸溼　石鐘乳
除腸溼熱　白蘚皮　苦參　刺蝟皮　防已　黃連

玄明粉

升腸氣　升麻　乾葛

寬腸氣　蕎麥

消腸積　蕎麥（氣）　雷丸（熱）　穀虫（食）　硇砂（食）　厚朴（溼）

殺腸蠱　雷丸　穀虫　硇砂　厚朴　烏梅

涼腸血　石脂　地榆　槐角　槐花　刺蝟皮

破腸血　乾漆

解大腸毒　白頭翁　蝸牛　綠豆

寬小腸氣　小茴　橘核　荔枝核

滲小腸溼　冬葵子　榆白皮

瀉小腸溼熱　海金沙　赤小豆　木通　生地　赤苓

黄芩　川練子　防已

補膀胱氣　肉桂

散膀胱氣　荔枝核

瀉膀胱熱　猪苓　澤瀉　地膚子　茵陳　黃柏

黄芩　龍膽草　川練子

瀉膀胱溼熱　猪苓　澤瀉　地膚子　黃柏　田螺

川練子　滑石

祛膀胱風　藁本　羌活　防風

表膀胱寒　麻黄

瀉膀胱火　人中白　童便

祛風　荊芥肝　鈎藤肝　蛇退肝　蒺藜肝　蟬退肝

浮萍肝　全蝎肝　王不留行肝　虎骨肝　蜈蚣肝　白花蛇肝腎
川烏附肝腎　石南藤肝腎　甘菊肺腎　藁本膀胱　桂枝衛

祛風溼

海桐皮肝　豨薟草肝　蒼耳子肝脾　松脂肝脾　桑寄生肝腎
狗脊肝腎　巴戟天腎　獨活腎　側附子腎　蛇床子腎　萎蕤肺
白芷胃　萆薢胃　百草煎肺胃　五棓子肺胃　秦艽肝胃　防風膀胱胃
羌活膀胱肝　茵芋關節　威靈仙十二經

祛風熱

辛夷肺　牛蒡子肺　木賊肝膽　決明子肝　蕤仁
水片骨髓　爐甘石肝脾

祛風寒

杏仁肺　淫羊藿腎

祛風氣

芎藭肝　麝香關竅

祛風痰

南星肝　天麻肝　白前肺　白附子胃　皂角肝肺大腸

白芥子

祛風熱溼　蕪荑 肝　蝸牛 經絡腸胃

祛風熱氣　薄荷 肝

祛風寒溼　細辛 腎　天雄 腎　五加皮 肝腎　殭蠶 肝肺胃　蠶沙 肝肺胃

蔓荊子 筋骨頭面

通關諸藥　皂角　山甲　蜈蚣　白花蛇　茵芋

蘇合香　樟腦　細辛　蓽麻子　麝香　冰片

全蝎　川烏附

散寒　桔梗 肺　紫蘇 肺　葱白 肺　紫石英 肺　白豆蔻 肺

馬兜鈴 肺　黨參 肺　白石英 肺　紅豆蔻 肺　冬花 肺　百部 肺

麻黃 膀胱　蓽撥 胸腹　良薑 胃　藁香 肺心　乾薑 脾胃

散寒風　杏仁肺　淫羊藿腎　荷葉膽

散寒風溼　五加皮肝腎　天雄腎　細辛腎　蔓荆子筋骨血脈

殭蠶肝肺胃　蠶沙肝肺胃

散寒痰　生薑肺

逐血寒　肉桂肝腎　桂心心

逐寒　陽起石腎　胡巴腎　仙茅腎　補骨脂腎　川椒腎

巴豆腎　吳茱萸肝　大茴香肝　小茴香肝　艾葉脾肝腎　草菓胃

白檀香胃　益智胃　丁香肺胃腎　大蒜諸竅　草豆蔻胃口上

逐寒痰　胡椒胃腎　附子腎　砒石腸胃

散暑溼　紫蘇肺　厚朴胸腹　大蒜諸竅　蒼朮脾　扁豆脾

散暑溼熱　木瓜脾　香薷肺胃心

散暑熱　雪水胃　石膏胃　滑石中下　西瓜胃心包
補氣治暑　人參　黃耆　白朮
清熱治暑　黃柏　黃芩　黃連
利溼熱除暑　猪苓　澤瀉
祛寒治暑　乾薑　附子
消滯治暑　草菓　砂仁
升胃氣治暑　乾葛　升麻
養津治暑　烏梅　甘草
養血治暑　赤芍　生地　阿膠
散溼　蒼朮脾　厚朴胸腹　排草肌
散溼風　豨薟草肝　海桐皮肝　松脂肝脾　蒼耳子脾脾　桑寄生肝腎

狗脊 肝腎　巴戟 腎　獨活 腎　側附子 腎　蛇床子 腎　萎蕤 肺

白芷 胃　萆薢 胃　百草煎 肺胃　五棓子 肺胃　秦艽 肝胃　防風 膀胱胃

羌活 膀胱肝　茵芋 關節　威靈仙 十二經

散溼風寒　細辛 腎　天雄 腎　五加皮 肝腎　殭蠶 肝肺胃　蠶沙 肝肺腎

蔓荊子 骨頭面

散溼熱風　蕪荑 肝

散溼熱　香薷 肺胃心

散溼痰　半夏 脾胃膽心

燥溼　白朮 脾　石灰 脾　草豆蔻 脾　伏龍肝 肝脾　橘皮 肺脾

川椒 肺胃　紅豆蔻 胃　草豆蔻 胃

燥溼風　蛇床子 腎

燥溼熱　蜜陀僧脾

滲溼　茯神心　萱草心　山藥脾　浮萍脾　扁豆脾

澤蘭脾　鯽魚脾　芡實脾　鴨肉脾　海螵蛸腎　桑螵蛸腎

椒目腎　桑白皮肺　薑皮肺　石鍾乳胃腸　冬葵子胃腸　榆白皮胃腸

神麯胃腸　土茯苓肝腎　肉桂膀胱　天仙藤肝　鯉魚胃腎　通草肺胃

瀉溼熱　白礬脾　蚯蚓脾　苦參胃腸　茵陳胃腸　刺蝟皮胃腸

扁蓄胃腸　木瓜脾胃筋骨　石燕脾胃肝小腸　瞿麥心　燈草心　黃連心

白蘚皮脾胃膀胱　黑牽牛肺　黃芩肺　石葦肺　車前子肺　海蛤腎

文蛤腎　琥珀腎　猪苓膀胱　澤瀉膀胱　龍膽草肝　赤苓小腸

赤小豆小腸　白薇肺胃　寒水石胃腎　薏苡仁脾肺　白斂肝脾　白礬肝脾

連翹心肝　珍珠心肝　木通心小腸　滑石中下　苦楝子心胞小腸膀胱

伐水 海藻腎 海帶腎 昆布腎 郁李脾 商陸脾

葶藶肺 田螺膀胱 紫貝肝脾 甘遂經隧 大戟臟腑 芫花裏外

萆麻子經絡 螻蛄諸水 續隨子胃腑逐滯

通燥 胡麻 冬葵子 榆白皮 蓯蓉肉 鎖陽

熟蜜

通寒燥 硫黃 巴豆 大蒜 葱白 半夏

通熱燥 大黃 猪膽汁 食鹽

軟堅 海狗腎 牡蠣腎 海帶腎 昆布腎 食鹽腎

青鹽腎 蛤蜊粉腎 海石腎 白梅腎 芒硝腸胃 䗪虫肝

紫貝肝脾 鳳仙子骨穴硬處

散火 麻黃 桂枝 升麻 乾葛 柴胡

香薷

滋火　地黃　枸杞　淮山　首烏　阿膠
菟絲子

補火　人參　黃耆　白朮　附子　肉桂
乾薑

緩火　甘草　合歡皮　人乳　黃精　麥冬
萎蕤

瀉火　黃柏　黃芩　黃連　石膏　知母
膽草

引火　五味　補骨脂　附子　肉桂　熟地黃
牛膝

收火　人參　黃耆　白芍　龍骨　棗仁
　牡蠣

散熱　決明子肝　夏枯草肝　柴胡膽　乾葛胃　升麻胃
　秦艽胃腸　野菊花肺肝　淡豆豉上隔　香薷心肺胃

散風熱　辛夷肺　蕤仁肝　決明子肝　薄荷　青葙子肝

散溼熱　蕪荑皮膚骨筋

散熱痰　海石腎

散血熱　石灰骨筋皮膚　穀精草肝

吐痰　木鱉熱毒　括蔞肺隔熱　膽礬肺隔風熱

瀉脾熱　石斛　白芍

瀉胃熱　雪水　柿蒂　大黃胃大腸　竹茹胃肺　竹葉

玄明粉大腸胃　漏蘆　白頭翁大腸胃　人中黃大腸胃　金汁　梨胃肺

西瓜胃心　珍珠胃心肝　蘆根　犀角　蒲公英　粳米

石膏　柿乾胃肺　柿霜胃肺　雷丸　朴硝大腸胃　綠豆胃大腸

刺蝟皮　貫眾

瀉肺熱

馬兜鈴　青木香　百草霜　通草　車前子肺肝

貝母肺心　牽牛　石韋　牛子　金銀花　山梔子肺心

白微　知母　沙參　薏苡仁　百部　百合肺心

黃芩大腸肺　芙蓉花　柿霜肺胃　柿乾肺胃　土貝母肺心　竹茹肺胃

梨肺胃　蛤蜊粉　大行山黨參

瀉大腸熱

白頭翁大腸胃　人中黃大腸胃　生地　朴硝大腸胃　大黃大腸胃

黃芩大腸膀胱　綠豆大腸胃　蝸牛　玄明粉大腸胃

瀉心熱　代赭石　木通　瞿麥　牛黃心肝　天竺黃
連翹　山梔子心肺　西瓜心胃　黃連　辰砂　百合心肺
鬱金　蓮鬚　貝母心肺　鈎藤　珍珠心胃肝　土貝母心肺
川練子心胞膀胱心

瀉心胞熱　川練子心胞膀胱心

瀉肝熱　代赭石　石南葉　琥珀肝腎　車前子肝肺　牛黃肝心
前胡肝膽　秦皮　空青膽肝　銅青肝膽金部　蒙花　石決明
珍珠肝胃心　凌霄花　生棗仁　蘆薈

瀉膽熱　空青肝膽　綠青石部　銅青膽肝金部　熊膽　青魚膽
膽礬　前胡

瀉腎熱　琥珀腎肝膀胱　防己　青鹽　秋石　寒水石

龍膽草膽肝　食鹽　童便　地骨皮

瀉膀胱熱　猪苓　澤瀉　地膚子　茵陳　黃柏

黃芩　龍膽草膀胱腎肝　川練子心胞膀胱

瀉脾溼熱　白蘚皮脾胃大腸　薏苡仁脾肺　木瓜脾胃腎　蚯蚓　紫貝

皂礬肝脾　白礬　商陸　郁李仁

瀉胃溼熱　扁蓄　白蘚皮大腸胃脾　木瓜胃脾腎　苦參胃腎大腸　茵陳

刺蝟皮大腸胃　白微　寒水石胃腎　續隨子　蕘花

瀉肺溼熱　黑牽牛　黃芩小腸　石韋　車前子　通草

薏苡仁肺脾　葶藶

瀉大腸溼熱　防已大小腸　白蘚皮大腸胃　苦參大腸腎胃　刺蝟皮大腸胃　黃連大腸心

玄明粉

瀉心溼熱木通小腸心　黄連大腸心　連翹心肝　梔子　珍珠心肝
瞿麥　苦練子心胞膀胱心小腸
瀉心胞溼熱苦練子心胞膀胱心小腸
瀉小腸溼熱海金沙　赤小豆　木通小腸心　生地　赤茯苓
黄芩小腸心　防已大小腸腎　川練子心小腸心胞膀胱
瀉肝溼熱龍膽草膽脾膀胱　連翹肝心　珍珠肝心　皂礬肝脾
瀉膽溼熱龍膽草膽肝膀胱
瀉腎溼熱防已大小腸腎　木瓜腎脾胃　苦參大腸腎胃　海蛤　文蛤
琥珀　寒水石腎胃　海藻　海帶　昆布　茯苓
瀉膀胱溼熱猪苓　澤瀉　地膚子　黄柏　田螺
川練子心胞絡心小腸

瀉脾血熱　郁李仁　射干心肝　紫貝脾肝　薑黃　藕肝脾心

皂礬肝脾　蚯蚓

瀉胃血熱　地榆大腸胃肝　槐角大腸胃肝　槐花大腸胃肝　蘇木胃心　三七胃肝

乾漆胃肝大腸

瀉肺血熱　生地黃肺心　紫菀

瀉大腸血熱　石脂大腸胃肝　槐角大腸胃肝　地榆大腸胃肝　刺蝟皮　乾漆

瀉心血熱　犀角　射干心脾　童便心腎　血餘心腎　紅花心肝

長砂　紫草心胞心肝　生地黃心肺　熊膽　丹參　沒藥

鬱金心胞心　桃仁心胞心肝　茜草心胞心肝　蘇木心胃　益母草心胞心肝　藕心肝脾

瀉心胞血熱　紫草心胞心肝　鬱金心胞心　茜草心胞心肝　益母草心胞心肝　桃仁心胞心肝

瀉肝血熱　白芍　代赭石　蒲公英肝腎　青魚膽　紅花肝心

地榆大腸肝胃　槐角肝胃大腸　槐花大腸肝胃　側柏葉　卷柏　無名異
淩霄花　豬尾血　紫草肝心胞心　夜明沙　兔肉　旱蓮草肝腎
茅根　蜈蚣　山甲　琥珀　芙蓉花　赤芍
醋　熊膽　莪朮　紫貝肝脾　靈脂　紫參
益母草肝心胞心　蒲黃　血竭　藕肝心脾　古文錢肝腎　皂礬肝脾
歸尾　鱉甲　貫衆　茜草肝心胞心　桃仁肝心胞心　乾漆大腸肝胃
三七肝胃　䗪蟲　虻蟲　螃蠏　瓦楞子　水蛭
花蕊石

瀉腎血熱　童便腎心　地骨皮　血餘　銀柴胡　蒲公英腎肝
生牛膝　旱蓮草腎肝　赤石脂大腸腎　自然銅　古文錢腎肝　青鹽

瀉腎熱痰　海石

瀉肺熱痰　訶子　括蔞　花粉　白菓　杏仁
旋覆花
瀉脾熱痰　蜜陀僧　白礬
瀉肝腸熱痰　礞石
瀉胸膈熱痰　蓬砂
瀉心肝熱痰　牛黃　射干
瀉心肺熱痰　貝母　土貝母
瀉皮裏膜外熱痰　竹瀝
瀉肝膽熱痰　前胡
瀉肝脾熱痰　皂礬
表痰宣散　生薑肺寒　胡椒胃寒　半夏脾胃膽濕　神麯脾胃濕　天南星肝脾肺風

皂角肝肺大腸風　白芥子肺風　殭蠶肝風　白附子胃風　牙皂肝肺大腸風　烏尖附腎風

石菖蒲心溼　天麻肝風　橘皮脾胃溼　白前肺風

膈痰宜吐　木鱉外治熱毒　生萊菔脾肺氣　瓜蒂脾肺胃熱結　藜蘆肺胃風　常山心下積食

膽礬肝膽肺脾　白礬脾溼熱　蜀漆心下積食　食鹽心腎引水　烏尖附腎風　砒石腸胃寒

青木香肺氣毒　桔梗蘆肺風　胡桐淚胃熱結　皂礬肝脾溼熱　人參蘆肺虛　梔子心肺熱

實痰宜降　括蔞實肺　花粉肺　磁石腎　牛黃心肝　貝母肺

竹瀝經絡　白礬脾　生白菓肺　蓬砂肝　前胡肝膽　兒茶心肺

射干心脾　旋覆花大腸　杏仁肺　海石肺腎氣　沉香腎氣　土貝母心肺

鶴虱肝　訶子大腸肺　密陀僧脾　蒙石肝

乾薑胃　附子命

氣虛宜補　人參肺　黃耆肺　白朮脾　杜仲腎　山茱萸肝腎

鷄肉 肝　續斷 腎肝　龍眼 脾心　附子 腎　肉桂 腎肝　鹿茸 腎
沉香 腎　陽石起　仙茅 腎　胡巴 腎　硫黃 腎　遠志 腎
石鐘乳 腎大腸　蛤蚧 肺腎　益智 心脾腎　補骨脂 腎　丁香 肺胃腎

氣陷宜升　桔梗 肺　蒼朮 脾　乾葛 胃　升麻 胃脾　柴胡 肝
檀香 肺胃脾　白附 胃　白黨參 肺　薄荷 肝　荷葉 膽

氣塞宜通　藁香 肺　安息香 心肝　烟草 肺胃　大蒜 肺胃諸竅　雄黃 胃肺
木香 脾肝　附子 腎　芎藭 肝　甘松 脾　木瓜 脾肝肺　菖蒲 心
胡荽 心肺　麝香 諸竅　生薑 胃肺　紅豆蔻 脾　酒 肝血　蘇合香 諸竅

氣容宜寬　烏藥 胃腎　藿香 脾肺胃　檳榔 腸胃　大腹皮 腸胃　神麯 脾胃
橘核 小腸　蕎麥 腸胃　荔枝核 膀胱腎　小茴 肝胃　艾葉 肝脾　吳萸 肝

氣實宜泄　丁香 肺胃腎　冬花 肺　白牽牛 肺　白前 肺　山查 脾胃

廣皮肺脾　郁李仁脾　青皮肝　女菀肺　鶴虱肝　薑黃脾

玄胡索心肝

氣升宜降　馬兜鈴肺　青木香肺　旋覆花肺腸　括蔞實肺　花粉肺

葶藶肺　續隨子胃　蕎麥腸胃　蘇子肺　黑鉛腎　杏仁肺

炒萊菔肺脾　枇杷葉肺　沉香腎　補骨脂腎

氣堅宜破　枳殼肺　枳實脾胃　三稜肝　山甲肝肺胃

氣散宜斂　粟殼大腸肺　木瓜脾肺肝　烏梅肺腸肝　龍骨肝腎大腸　棗仁膽肝

炒芍藥肝脾　蛤蜊粉腎

氣脫宜固　胡桃肉腎　菟絲子肝腎　覆盆子腎　補骨脂腎　蓮鬚心腎

五味子肺腎　山茱萸肝腎　金櫻子脾肝腎　葡萄腎　阿芙蓉腎　沒石子腎

龍骨肝膽大腸　牡蠣腎　沉香腎　靈砂腎　秦皮肝膽腎　石斛脾胃

芡實脾腎　訶子大腸肺　桑螵蛸膀胱腎　石鐘乳大腸胃

氣亟宜辟　良薑胃寒　生薑肺寒　蛇退肝毒　蜈蚣肝毒　樟腦關竅邪

甘松脾溼臭　山柰胃溼臭　排草脾臭　大蒜脾胃暑　虎骨肝毒　胡荽心脾臭

薰香肺臭　雄黃胃肝邪　酒肝血諸惡　蒼朮脾溼　蘇合香諸竅　草菓胃瘴

烟草肺胃瘴　檳榔腸胃瘴　貫衆肝胃瘴

氣浮宜鎮　磁石腎　鐵粉肝　金銀薄肝　禹餘糧大腸　密陀僧脾

代赭石肝　雲母石脾　珍珠心肝　辰砂心　龍骨肝腎大腸　龍齒肝腎大腸

氣急宜緩　甘草脾　合歡皮心脾

血寒宜溫　白蟲蠟肝脾　肉桂肝腎　陽起石腎　續斷肝腎　荊芥肝

芎藭肝　香附肝膽　伏龍肝肝脾　玄胡索心肝　安息香心肝　爐甘石胃

蒼耳子肝脾　桂心心　海螵蛸肝　乳香心　酒肝脾胃肺　百草霜肝腎

沙糖 肝　兔屎 肝　王不留行 肝胃　韭菜 肝腸腎胃　天仙籐 肝脾　骨碎補 腎

澤蘭 肝脾　墨 肝腎　劉寄奴 肝　大小薊 肝　鷄蘇 腸胃　海狗腎 肝腎

鹿茸 腎　鹿角 腎督　蒺藜 肝腎　赤石脂 大腸

血熱宜凉　白芍 肝　代赭石 心肝　犀角 胃　射干 心脾肝　童便 膀胱

地骨皮 肺腎　血餘 肝心　銀柴胡 腎　蒲公英 胃肝　青魚膽 肝膽　紅花 心胞肝

地榆 肝腎腸胃　生牛膝 肝腎　槐角 大腸胃肝　槐花 肝胃　辰砂 心　側柏葉 肺肝

卷柏 肝　無名異 肝　凌霄花 肝　猪尾血 肝　紫草 心胞肝　夜明砂 肝

兔肉 肝　旱蓮草 脾腎　茅根 胃肝　蜈蚣 肝　琥珀 心肝　刺蝟皮 腸胃

生地 腎　芙蓉花 肺　赤芍藥 肝　鯉魚鱗 脾　醋 肝　熊膽 心肝

血凝宜散　石灰 肝脾　穀精草 肝

血積宜破　丹參 心胞　山甲 肝肺胃　郁李仁 脾　莪朮 肝　紫貝 脾肝

沒藥心　鬱金心　桃仁肝心胞　五靈脂肝心　茜草肝心胞　紫菀肺

紫參肝　蘇木胃心　薑黃脾　蒲黃肝　益母草肝心胞　血竭肝

生藕脾心　自然銅骨　古文錢腎肝　皂礬肝脾　蚯蚓脾經絡　歸尾肝

鱉甲肝　貫衆胃肝

血死宜散

斑蝥下部　乾漆脾肝　三七肝　水蛭肝　蝱蟲肝

䗪蟲肝　螃蟹肝　瓦楞子肝　花蕊石肝

血出宜止

卷柏肝　伏龍肝脾肝　墨腎肝　黑薑腎　炒黑艾腎肝

炒蒲黃腎肝　梔子肺心　石脂大腸　白芨肺　花蕊石肝　青黛肝

百草霜腎肝　劉寄奴肝　石灰脾肝　象皮灰肉肌　王不留行胃肝　炒側柏肝肺腎

消寒積

烏頭　乾薑　肉桂　吳茱萸　巴霜

消熱積

朴硝　黃連　大黃

消氣積　木香　沉香　厚朴　玄明索　蕎麥
枳實　陳皮　枳殼　青皮　牽牛

消蟲積　鶴虱　胡粉　阿魏　苦練根　川椒
雷丸　檳榔　使君子　雄黃　榧實　烏梅

消痰積　茯苓　半夏　礞石　磁石　海石
白芥子

消血積　桃仁　乾漆　䗪蟲　水蛭　瓦壟子
花蕊石

消水積　大戟　芫花　商陸　甘遂

消食積　山楂肉脾胃　麥芽胃　穀　神麴脾胃　麥屬寒氣　穀蟲腸胃食

消虛積　人參　白朮　黃耆　炙甘草

殺蟲藥 附

黃連 心 溼熱　苦參 腎 溼熱　扁蓄 脾 溼熱　白丑牛 肺 氣

白礬 脾 溼熱　蕪荑 脾 風溼熱　大黃 脾胃 熱　朴硝 腸胃 熱　青黛 肝 熱鬱　藍子 肝 熱

苦楝根 小腸膀胱 熱鬱　苦楝子 心胞小腸膀胱 熱鬱　貫眾 肝胃 熱毒　雷丸 胃 熱積

蘆薈 肝衝 熱積　蚯蚓 脾 熱積　青葙子 肝 風熱　蒼耳子 肝脾 風溼　松脂 肝脾 風熱　密陀僧 脾 溼

川椒 脾肺腎 寒溼　椒目 腎 寒溼　乾薑 胃 寒　附子 命 寒　硫黃 命 寒　巴豆 寒

雄黃 脾肺肝 惡氣　蘇合香 諸竅 惡氣　阿魏 脾胃 臭惡　樟腦 諸竅 惡氣　蛇蛻 肝 惡毒　犀角 胃 蠱毒

山槿皮 肝 風癬　海桐皮 肝 風癬　水銀 外 疥　輕粉 筋骨 疥　鉛粉 腎 疥　黃丹 血 疥

大楓子 肝脾 疥　石膏 皮膚胃 蠱溼熱　山茵陳 膀胱 口瘡　五棓子 肺胃 疥　百草煎 肺胃 疥　紫貝 肝脾 瘀

桃仁 肝 瘀　乾漆 肝胃 瘀　皂礬 肝胃 瘀　百草霜 肝 瘀　厚朴 腸胃 溼瘴　檳榔 肝 溼瘴

穀蟲 腸胃 滯　鶴虱 肝 痰滯　使君子 脾胃 積滯　榧實 肺 燥　烏梅 脾大腸 酸收　百部 肺 清熱

甘蜜 脾肺 引蟲　藜蘆 肺胃 上涌　相思子 上 涌　芫花 脾肺 水積　胡洞淚 胃 齒蟲　莨菪 齒蟲

韭子肝腎齒痛　蟾酥肌肉齒蝕　覆盆葉陰蝕　獺肝肝癆瘵　敗鼓心癆瘵　桃符板大腸癆瘵
鸛骨癆瘵　死人枕肝癆瘵　虎糞骨肝癆瘵

風痛

羌活　防風　桂枝　山甲　白花蛇
烏蛇　白附子　石南藤　川烏附　天雄　獨活

寒痛

麻黄　細辛　附子　乾薑　良薑
蓽撥　吳茱萸　大茴　小茴　川椒　肉桂
艾葉

溼痛

蒼朮　半夏　南星　猪苓　澤瀉
木通　車前　薏苡

熱痛

石膏　梔子　知母　大黄　黄芩
朴硝

火痛　沙參　黃芩　玄參　黃柏　白芍　黃連　天冬　麥冬

氣痛　青皮　厚朴　香附　枳殼　木香　檳榔　烏藥　陳皮

血痛　益母草　薑黃　桃仁　乳香　紅花　沒藥　三七　玄胡索　䗪蟲　五靈脂　水蛭

滯痛　槐花　木香　神麯　山楂　麥芽

蟲痛　川椒　烏梅　榧實　雷丸　苦楝根

虛痛　苦參　人參氣　白朮氣　黃耆氣　當歸血　地黃精

山藥精 附片火

火瀉 大黃 黃柏 黃芩 黃連 石膏
知母

熱瀉 大黃 朴硝 花粉 石膏 知母

寒瀉 麻黃寒外 桂枝風外 升麻寒外 乾葛寒外 乾薑寒內
附子寒內 丁香寒內 肉桂寒內

滯瀉 香附 川朴 枳殼 木香

虛瀉 人參 白朮 黃耆 當歸 山藥
熟地 附子 肉桂

中華醫藏

第三編

叢書卷

醫學六種

2

（清）屠道和 纂

《中華醫藏》編委會 編
江淩圳 主編

國家圖書館出版社

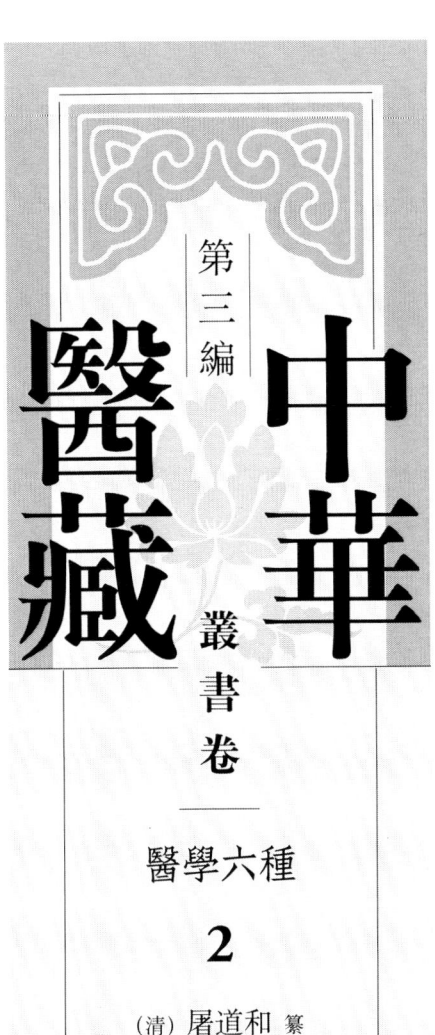

第二册目録

（清）屠道和 纂

醫學六種十一卷（二）

清同治二年（1863）湖北育德堂刻本

脈訣診要上

醫學六種

脈訣
診要

楚北屠燮臣輯

脈訣匯纂

同治癸亥夏鐫

望聞問附後

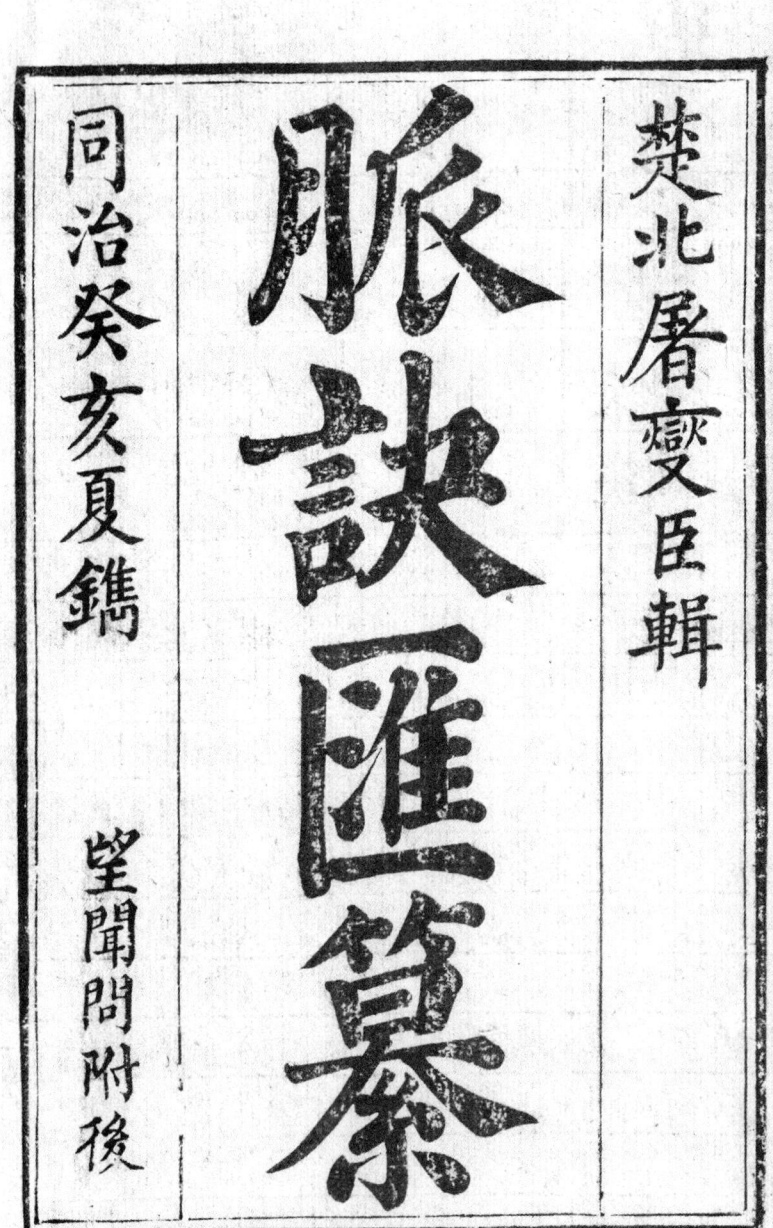

脈訣匯纂敘

脈理淵深本難窺測學者悅心研慮尤必銳意揣摩溫故知新方能探其閫奧初道夫尋舉按三端繼審夫浮中沈九候四言訣之精微須加熟玩念八法之奧義務細推詳逐部研求逐條尋繹先明本脈後辨病脈與證相宜則吉相反則凶所貴有力有神者總以和緩得胃氣爲上如經云意思欣欣悠悠揚揚不疾不徐難以名狀是也夫察脈審因原以佐望聞之不逮故古人以望聞問切譬人身四肢缺一不可今世則非獨望聞不講

卽問亦不知何經迄切則僅撮數字大要侈口欺人清夜自思果俱瞭然否特恐模糊投治必致輕者轉重重者轉深予用是滋懼數十年來殫精探索取各大家書纂成一帙俾業醫者循序漸進庶臨證得其指南而標本陰陽寒熱虛實確乎可憑自能因證施治所向奏功立起沉疴免致病者久受其困是一濟世之一端云

同治二年癸亥仲秋湖北孝感屠道和燮臣氏識於星沙寄廬

孝感唐君夔臣既將各名家本草彙輯成帙簡括詳明復取諸家脈訣摘其精粹藥性分類主治揭其大綱又編輯古今各良方令閱者瞭然用者簡易顏曰醫學六種其慇慇利世之心洵爲肫懇懇　昔赴禮闈試晉晤　唐君論交猶淺近幸舊雨重逢昕夕論文交稱莫逆始深悉　唐君爲人存心則務厚交友則推誠性仁慈勤施濟故其臨政處皆卓著循聲今觀所纂醫書亦可想見其拳拳愛民之懷有加無已夫望聞問切爲治病之提綱今世每略於望聞而切又弗能精詳祗憑一問更於藥性

未能淵博誤人多矣茲編特纂各條精要俾人詳細研求庶
業醫者庶可日期夫上達而延醫者亦不至偶誤於粗工愚故
嘉其好善之誠因援筆而樂爲之敘
同治二年仲秋月小西弟朱澤楠拜跋於長沙省之探杏山房

新著脈法心要　　脈法心參七　　四言脈訣十一
廿八脈紀要歌八二　新增脈要易知八二　廿八脈體象主病十三
辨論太素脈五六　從證不從脈五八　從脈不從證五八
望五八　　　　聞七三　　　　問七六

脈訣匯纂卷一

湖北孝感縣屠道和燮臣氏纂
男仁鏡　壽農恭校字
孫義廉　鶴浦
　義均　可垣　侍校
安化門人梁　煥梅青隨校

新著脈法心要

按脈爲血脈一身筋骨皆於是宗一身疾痛皆於是徵考諸先哲遺論固多精義獨標旨歸若揭以爲後世章程然有牽引時令巧借生死刻應數衍滿幅與夫就脈就症分斷考求毫無變換似非臨症要語是篇掇精聚華僭爲鄙句既以去乎膚廓復更化裁盡變推行盡通洵醫中之活潑脈法之喫緊至要處也用是另爲篇帙聊贅數言以弁其首又按篇中所論脈要前半止就脈象部位開闊敘入各就要處指明至後始將診脈大要層層剝進不令診法稍有遺義如中庸所論極致之功反求其

本以至聲色後泯而後已讀者愼毋取其脈象部位而置後幅變活要義於不審也晦菴朱子曰古人察脈非一道今世惟守寸關尺之法所謂關者多不明叔和俗傳脈訣詞最鄙淺非叔和本書乃能眞指高骨爲關然世之高醫以其書鷹遂委去而羞言之雲間錢溥曰晉太醫令王叔和著脈經其言可守而不可變及托叔和脈訣而醫經之理甚微蓋叔和爲世所信重故假其名而得行耳然醫之道日淺未必不由此而誤之也張璐胗宗三昧云王氏脈經全氏太素多習經語溷厠雜毒於中偶展一卷不無金屑入眼之憾至於紫虛四胗丹溪嬰寧樞要瀕湖脈學士材正眼等靡不稱譽一時要皆刻舟求劍按圖索驥之說而非胗要切語矣

脈之道貴乎活潑脈按內經謂之經隧後人謂之經脈林之翰指爲肌肉空鬆之處包藏營氣而爲晝夜運行不息之道路所以載脈者也若拘泥不通病難以測始以部位論之如左寸心部也其候在心與膻中右寸肺部也其候在肺

與胸中左關肝部也其候在肝膽右關脾部也其候在脾胃左尺腎部也其候在腎與膀胱小腸右尺三焦部也其候在腎與三焦命門大腸寸上爲魚際尺下爲尺澤故察兩寸而知頭面咽喉口齒頭痛肩背之疾察關而知脇肋腹背之疾察尺而知腰腹陰道腳膝之疾此皆就上以候上中以候中下以候下之謂也内經曰尺内兩旁則季脇也尺外以候尺裏以候腹中附上左外以候肝内以候膈右外以候胃内以候脾上附上右外以候肺内以候胸中左外以候心内以候膻中前以候前後以候後上竟上者胸喉中事也下竟下者少腹腰脛膝中事也張景嶽曰小腸大腸皆下部之府自當應於兩尺而二腸又運於胃氣本一貫故内經亦不言其定處而但曰大腸小腸皆

屬於胃是又於胃氣中察二腸之氣自叔和以心與小腸合於左寸肺與大腸合於右寸其謬甚矣繡按論脈經絡貫接則大小腸自當胗於兩寸論脈上下位置則大小腸胗尺之說借爲詆毀以表獨得不惟理與內經相違且更生其上下倒置之弊矣然五臟六腑其脈靡不悉統於肺肺雖五臟之一而實爲氣之大會故於右關之前一分號爲氣口候之以占終身焉吳草廬曰脈行始於肺終於肝而復會於肺肺爲氣所出之門戶故名曰氣口而爲氣之大會以占終身且諸氣不能自致於肺又必藉胃中水穀以爲輸將以爲灌溉故胃又爲先天之氣化後天之本源而爲諸氣之統司焉每見陰虛血耗之人日服六味四物而不得陰長之力其故實基此耳豈盡於六部

是非而不歸於氣口胃氣是胗乎提出胃氣爲胗脈之要胃氣者穀氣也穀氣減少即爲胃氣將絕血何從生今人好用四物而不顧瞻穀食多寡以阻生血之源者比比皆是經脈別論云食穀入胃經氣歸於肺肺朝百脈氣歸於權衡權衡以平氣口成寸以決生死營衛生會云人食氣於穀穀入胃以傳於肺五臟六腑皆以受氣其清者爲營濁者爲衛營行脈中衛行脈外命門相火雖寄在右腎水雖寄在左然腎同居七節一陰一陽精皆主閉蟄封藏令各得司豈腎獨歸於左而不於右可胗乎至於三部並取而爲九候則在表在裏在中又各見於六部之浮中沈是蓋外以候外裏以候裏中以候中豈盡寸陽尺陰所能統其表裏者乎頭痛在上本應寸見而少

陽陽明頭痛則又在於兩關邪傳足少陽膽經頭痛在左關邪傳足陽明胃經頭痛在右關太陽膀胱頭痛則又在於左尺是痛在於上者又不可以上拘矣淋遺在下本應尺求而氣虛不攝則病偏在右寸神衰不固則病偏在左寸是淋遺在下者又不可以下拘矣中氣虛而吐瀉作則吐似在於寸瀉亦應在於尺如何偏於關求以固脾胃二氣混而中道塞則治應在兩關如何偏宜升清以從陽苦降以求陰則病在於上中下者又不可以盡所見之部拘之矣部位之難拘如此六部之浮皆可以候心肺六部之沈皆可以候兩腎六部之中皆可以候肝脾且兩腎之脈有時偏以浮

見寸見心肺之脉有時偏以沈見尺見肝脾之脉有時偏以浮沈見尺寸見王宗正曰診脉當從心肺俱浮肝腎俱沈脾在中州之說若王叔和獨守寸關尺部位以測病甚非　再以脉象論之如肝脉宜弦弦屬木臟然必和滑而緩則弦乃生若使中外堅搏强急之極則弦其必死矣心脉宜洪洪屬火臟然必虛滑流利則洪乃生若使洪大至極甚至四倍以上則洪其必死矣脾脉宜緩緩屬土臟然必軟滑不禁則緩乃平若使緩而濇滯及或細軟無力與乍數乍疏則緩其必死矣脉肺宜浮浮即肺候然必脉弱而滑是爲正脉若使虛如鷄羽加以關尺細數喘嗽失血則浮其見斃矣

腎脈沉實實即腎候然必沉濡而滑方爲正脈若使弦細而勁如循刀刃按之搏指則實其莫救矣說臟脈只好如斯不可搬演過甚以致要處反畧景嶽曰凡肝脈但弦腎脈但石各爲眞臟者以無胃氣也蓋元氣之來脈來和緩邪氣之至脈來勁急必得脈如阿阿軟若陽春柳方爲脾氣胃脈氣象耳胃氣脈象不過如是更須察其穀食是否減少是否消化若穀食日少速當於此審治不得於此混進濡滯等藥夫胃氣中和旺於四季其在於春脈宜微弦而和說時令脈只好如斯多則便涉支蔓矣獨怪世人專以時令生尅强記滿腹其脈如何形象如何變換如何眞假全不體會夏宜微洪而和秋宜微浮而和冬宜微實而和使於四季而不見有和緩之氣則

爲眞臓脈見而爲不治之症矣胃脈宜審如此故六脈皆可察胃有無豈必在於右關之胃而始定其吉凶哉掃盡時令生尅膚辭獨標和緩微弦微洪等語以名胃脈眞得診家要訣纖按四診抉微脈訣歸正諸書所論時令脈體多以生死刻應數衍理雖不易然非切脈確論洪與虛雖屬皆浮而有有力無力之分沈與伏雖應重按而有著筋著骨之異數以六至爲名緊則六至不及疾則六至更過弦則左右雙彈狀如切緊繩也遲以三至爲名緩則仍有四至而徐徐不迫實與牢本兼弦與長而實則浮中沈俱有牢則止於沈候見矣洪與實皆爲有力然洪則重按少衰實則按

之益強矣革與牢皆大而弦而革以浮見牢以沈見矣濡與弱微皆細而軟然濡以浮見弱以沈見而微則以浮沈俱見矣細與微皆屬無力而細則指下分明微則糢糊不清短與動皆無頭尾而短爲陰脈其來遲滯動爲陽脈其來滑數矣促結濇代皆有一止而促則數時一止結則緩時一止濇則往來遲滯似歇代則止有定數矣脈形比類又屬如斯比類既明則諸疑脈可辨以脈大綱小目而論凡脈有言形體曰洪曰散曰弦曰革曰肥曰横是即大脈之屬也有言形體曰細曰微曰弱曰瘦曰縈縈如蜘蛛

是卽小脈之屬也有言至數曰疾曰急曰動曰促曰緊曰搏曰躁曰喘曰奔越無倫者是卽數脈之屬也有言至數曰緩曰代曰結曰脫曰少氣曰不前曰止曰歇曰如瀉濇之絕者是卽遲脈之屬也有言往來之象曰利曰營曰啄曰翕曰章曰連珠曰替替然是卽滑脈之目也有言往來之象曰緊曰滯曰行遲曰脈不應指曰參伍不齊曰難而且散曰如雨輪沙曰輕刀刮竹是卽濇脈之目也有言部位之則曰高曰慄曰涌曰端直曰條達曰土魚為溢是皆長脈之目矣有言部位之則曰抑曰卑曰

不及指曰八尺爲覆是皆短脈之目矣有言舉按之則曰芤曰毛曰泛曰盛曰肉上行曰時一浮曰如水漂木曰如循榆莢曰瞥瞥如羹上肥是皆浮脈之目矣有言舉按之則曰伏曰潛曰堅曰過曰減曰陷曰獨沉曰時一沉曰如綿裹砂曰如石投水是皆沉脈之目矣且綱之大者曰大曰數曰長曰浮陽之屬也綱之小者曰遲曰濇曰短曰沉陰之屬也（出盧子）脈之綱目如斯綱目既明則脈自有所歸

脈法心參　前者四言脈訣皆言脈象然而脈有精理更當深求兹曰心參寧余之得乎亦有應乎手者亦有得

乎心而不能喻諸口者若能於此研
窮期於了了明通方不愧爲司命耳

脈訣高陽生托王叔和之名者也自僞訣訛傳脈法久晦雖闢之者代有其人奈習之者恬不知改余欲起而正之固知微塵無足嶽之能滴露之添江之力然天下萬世豈無明眼雖信余言或不及信僞訣而信僞訣何如其信內經耶今以內經脈法爲圖以數言正其疵謬但細心閱之則鳧頸蛇足自當立辨

叔和本名醫所著脈訣當必體會內經獨具隻眼奈流離兵火久已失傳而高陽乃託名欺世致將部位倒置混論其他誠千古之罪人也若非羣賢繼起歷闢其非則貽誤天下後世不淺矣今特綜各名家精言奧義以匯正之並繪圖於左

內經分配臟腑診候

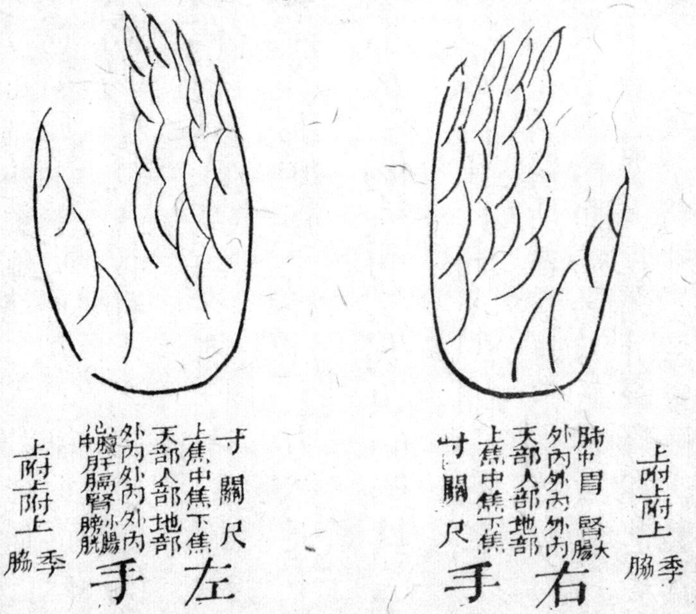

尺內兩旁則季脇也尺外以候腎尺裏以候腹中附上左外以候肝內以候膈右外以候胃內以候脾上附上右外以候肺內以候胸中左外以候心內以候膻中

此內經之三部候法也腑不及膽者寄於肝也不及大小腸膀胱者統於腎中也至僞訣以大小腸配於寸上以三焦列於左尺以命門列於右尺及乎厥陰膻中竟置而不言不可不爲辨使後學有確然可遵之法也　夫寸主上焦以候胸中關主中焦以候膈中尺主下焦以候腹中此人身之定位古今之通論也大小腸皆在下焦腹中僞訣越中焦而候之寸上有是理乎滑伯仁見及此以左尺主小腸膀胱前陰之病右尺主大腸後陰之病可稱千古隻眼（以上辨大小腸配於寸上之非）難經及叔和啓玄皆以

三焦有名無形已爲謬矣陳無擇創言三焦有形如脂膜更屬不經靈樞曰密理厚皮者三焦厚粗理薄皮者三焦薄又曰勇士者三焦理橫怯士者三焦理縱又曰上焦出於胃上口並咽以上貫膈而布胸中中焦亦並胃中出上焦之後泌糟粕蒸津液化精微而爲血下焦者別迴腸注於膀胱而滲入焉水穀者居於胃中成糟粕下大腸而成下焦又曰上焦如霧中焦如瀝下焦如瀆既曰無形何以有厚薄何以有縱有橫何以如霧如瀝如瀆何以有氣血之別耶且又曰三焦出氣以溫肌肉充皮

膚固已明指肌肉之內臟腑之外爲三焦也脈訣不知其統主一身妄列於右尺何不思之甚哉此明身中臟腑空處爲三焦而難經有名無形脈訣列於右尺陳無擇妄謂有形如脂膜皆以經文正之手厥陰一經從無定論金匱眞言篇曰肝心脾肺腎五臟爲陰膽胃大腸小腸三焦膀胱六腑爲陽此止十一經耳則手厥陰之一經果何在乎靈蘭祕典篇曰心者君主之官神明出焉肺者相傳之官治節出焉肝者將軍之官謀慮出焉膽者中正之官決斷出焉膻中者臣使之官喜樂出焉脾胃者倉廩之官五味出焉大腸者傳導之官變化出焉小

腸者受盛之官化物出焉腎者作强之官伎巧出焉三焦者決瀆之官水道出焉膀胱者州都之官津液藏焉氣化則能出矣觀其以膻中足十二經之數然則配手厥陰經者實膻中也及靈樞敘經脈又有胞絡而無膻中然經曰動則喜笑不休正與喜樂出焉之句相合夫喜笑者心火所司則知膻中與心應即胞絡之别名也靈樞邪客篇曰心者五臟六腑之大主其臟堅固邪弗能容容之則心傷心傷則神去神去則死矣故諸邪之在心者皆在心之胞絡由是察之胞絡即爲膻中斷無可疑膻

中以配心臟自有確據以上明膻中即爲胞絡矣心肝脾肺俱各一候惟腎一臟而分兩尺之候者惟腎有兩枚形如豇豆分列於腰脊之左右也則謂以兩尺候腎深合經旨難經脈訣乃以左尺候腎水右尺候命門相火誤矣考明堂銅人等經命門一穴在腎脈第十四椎下陷中兩腎之間腎雖水臟而相火寓焉蓋一陽處二陰之間所以成乎坎也獨不思脈之應於指下者爲有經絡循經朝於寸口詳考內經並無命門之經絡也既無經絡何以應診而可列之右尺乎但當以左腎爲水右腎爲火不可以左

爲腎右爲命門也此明不可以右腎爲命門

四言脈訣

脈爲血脈百骸皆通大會之地寸口朝宗脈者血脈也血脈之中氣道行焉五臟六腑以及奇經各有經脈氣血流行周而復始循環無端百骸之間莫不貫通而總會之處則在寸口夫寸左右手六部皆肺之經脈也何以各經之脈皆於此取乎肺如華蓋居於至高而諸臟腑皆處其下各經之氣無不上薰於肺故曰肺朝百脈而寸口爲脈之大會也

診人之脈令仰其掌掌後高骨是名關部凡診脈者令病人仰手醫者覆手診之掌後有高骨隆起是即關部也先將中指取定關部方下前後二指於尺寸之上也病人長則下指宜疏病人短則下指宜密

關前爲陽關後爲陰陽寸陰尺先後推尋從魚際至高骨却有

一寸因名曰寸從尺澤至高骨有一尺因名曰尺界乎尺寸之間因名曰關關前寸爲陽關後尺爲陰寸候上焦關候中焦尺候下焦經曰身半以上同天之陽身半以下同地之陰也先後者謂先候寸部次候關部又次候尺部也推者推其理尋者尋其象各察其得何脈也

胞絡與心左寸之應惟膽與肝左關所認膀胱及腎左尺爲定胸中及肺右寸照彰胃與脾脈屬在右關大腸並腎右尺班班此遵內經脈法分配臟腑於兩手也內經診法及胞絡配心胸中配大腸列於右尺小腸附於膀胱三焦不應列於右尺詳見於脈法心參胞絡與心脈皆在左手寸上膽脈與肝脈皆在左手關上膀胱及腎脈皆在左手尺上胸中與肺脈皆在右手寸上胃脈與脾脈皆在右手關上大腸與腎脈皆在右手尺上

男子之脈左大爲順女人之脈右大爲順男尺恆虛女尺恆盛左爲陽故男子宜左脈大也右爲陰

故女人宜右脈大也寸爲陽尺爲陰故男子
尺虛象離中虛也女人尺盛象坎中滿也
關前一分人命之主左爲人迎右爲氣口
關前一分者寸關尺各有三分共得九
分今曰關前一分仍在關上但在前之
一分耳故左爲人迎辨外因之風以左關乃肝膽脈肝爲風藏
故曰人迎緊盛傷於風右爲氣口辨内因之食以右關乃脾胃
脈胃爲水穀之海脾爲倉廩之官故曰氣口緊盛傷於食勿以
外因兼求六氣勿以内因兼求七情也或以前一分爲寸上豈
有左寸之心可以辨風
右寸之肺可以辨食乎
神門屬腎而在關後人無二脈必死不救
難經曰上部無脈下部有脈雖困無能爲害夫脈之有尺猶
樹之有根枝葉雖枯槁根本將自生蓋兩尺屬腎水水爲天
一之元人之元神在焉故爲根本之脈而
稱神門也若無二脈則根本絕决無生理
脈有七診曰浮中沈上下左右七法推尋
浮者輕下指於皮毛之脈探其腑脈也表
也中者畧重指於肌肉之間候其胃氣也

半表半裏也沉者重下指於筋骨之間察其臟脈也裏也上者即上竟上者胸喉中事也即於寸內前一分取之下者即下竟下者少腹腰股膝脛足中事也即於尺內候一分取之左右者即左右手也凡此七法名爲七診　別有七診謂獨大獨小獨寒獨熱獨疾獨遲獨陷下也

又有九候即浮中沈三部各三合而爲名每候五十方合於經　每部有浮中沈三候合寸關尺三部筭之共得九候之數也夫每候必五十動者出自難經合大衍之數也乃僞訣四十五爲準乖於經旨必每候五十凡九候共得四百五十兩手合計九百方與經旨相合也

五臟不同各有本脈左寸之心浮大而散右寸之肺浮濇而短肝在左關沈而弦長腎在左尺沈石而濡右關屬脾脈象和緩右尺相火與心同斷　此言五臟各有平脈也必知平脈而後知病脈也

若夫時令亦有平脈

春弦夏洪秋毛冬石和緩不忒此言四時各有平脈也然即上文五臟之脈大同小異也春者冬方肝木也木始發榮有榦無枝則近於勁故曰弦即弓弦夏者南方心火也萬物暢茂垂枝布葉皆下曲如鉤鉤即洪之別名亦即上文之大也秋者西方肺金也草木黃落有枝無葉則類於毛即上文之浮濇也冬者北方腎水也極寒之時水凝如石故名爲石土旺於四季之末各十八日脾土在中而兼五行也和緩之義詳見下文

太過實強病生於外不及虛微病生於內外因風寒暑溼燥火六氣之邪脈必洪大緊數弦長滑實而太過矣內因喜怒憂思悲驚恐七情之傷脈必虛微細弱短濇濡芤而不及矣

四時百病胃氣爲本胃爲水穀之海資生之本也故曰有胃氣則生無胃氣則死胃氣脈者緩而和勻不浮不沈不大不小不疾不徐意思欣欣悠悠揚揚難以名狀者也不拘四季一切百病皆以胃脈爲本

凡診病脈平旦爲準虛靜凝神調息細審

經曰常以平旦陰氣未動陽氣未散飲食未進經脈未盛絡脈調勻氣血未亂乃可診有過之脈又曰診脈有道虛靜爲寶言無思無慮以虛靜其心惟凝神於指下也調息者醫家一呼一調勻自己之氣息細審者言精細審察不可忽畧也

吸合爲一息脈來四至和平之則五至無痾閏以太息三至爲遲遲則爲冷六至爲數數即熱症轉遲轉冷轉數轉熱

醫者調勻氣息一呼脈再至一吸脈再至呼吸定息脈來四至乃和平之準則也然何以五至亦曰無痾乎人之氣息時長時短凡鼓三息必有一息之長鼓五息又有一息之長名爲太息如曆家三歲一閏五歲再閏也言脈必以四至爲平五至便爲太過惟正當太息之時亦曰無痾此息之長非脈之急也若非太息正合四至也至如性急之人五至爲平脈不拘太息之例蓋性急脈亦急也若一息而脈僅三至即爲遲慢而不及矣遲主冷病若一息而脈遂六至即爲急數而太過矣數主熱病若二息僅得二至

甚而一至則轉遲而轉冷矣若一息七至甚而八至九至則轉數而轉熱矣一至二至八至九至皆死脈也　遲數既明浮沈須別浮沈遲數辨內外因外因於天內因於人天有陰陽風雨晦明人有喜怒憂思悲恐驚　浮脈法天候表之疾卽外因也沈脈法地候裏之病卽內因也外因者天之六氣風風淫末疾寒陰淫寒疾暑明淫暑疾溼雨淫溼疾燥晦淫燥疾火陽淫火疾是也內因者人之七情喜傷心怒傷肝憂思傷脾恐傷腎驚傷心也　浮表沈裏遲寒數熱浮數表熱沈數裏熱浮遲表寒沈遲冷結　此以浮沈遲數四脈提諸脈之綱也脈象雖多總不外此四脈浮主表症沈主裏症遲爲寒數爲熱浮而且數表有熱也沈而且數裏有熱也浮而且遲寒在表也沈而且遲寒在裏也　浮脈法天輕手可得泛泛在上如水漂木有力洪大來盛去悠無力虛

大遲而且柔虛極則散渙漫不收有邊無中其名爲芤浮小爲濡綿浮水面濡甚則微不任尋按更有革脈芤弦合看此以浮脈提綱而取洪虛散芤濡微革七脈之兼乎浮者統彙於下也　浮脈法天輕清在上故輕手即見與肉分相應如木之漂於水面也　洪脈者如洪水之洪有波濤洶湧之象浮而有力來盛去衰即大脈也即鈎脈也　虛脈者浮而無力且大且遲也　散脈者亦浮而無力但按之如無比於虛脈則更甚矣若揚花飄散之象　芤脈者芤草中空狀如葱管浮沈二候易見故日有邊獨中候豁然難見正如以指着葱浮取得上面之葱皮中取正在空處沈按之又着下面之葱皮也無中者非中候絕無但比之浮沈則無力也若泥爲絕無是無胃氣矣舊說以前後爲兩邊與芤葱之義不合　濡脈者浮而小且軟也　微脈者浮而極小極軟比於濡脈則更甚矣欲絕非絕似有若無八字可爲微脈傳神　革者浮而且弦且芤浮多沈少外急內虛狀如皮

革仲景曰弦則爲寒芤則爲虛虛寒相搏此名曰革革脈牢脈皆大而弦革則浮取而得牢則沈候而見之也舊說以牢革爲一脈者非是也

沈脈法地如投水石沈極爲伏推筋着骨有力爲牢大而弦長牢甚則實愊愊而强無力爲弱柔小如綿細直而軟如蛛絲然此以沈脈提綱而取伏牢實弱細五脈之兼乎沈者統彚於下也　沈脈法地重濁在下故重按乃得與筋骨相應如石之投墜於水底也　伏者沈之極也伏於下也沈脈在筋骨之間伏脈則推筋着骨然後可見也　牢脈者沈而有力且大且弦且長也　實脈者浮中沈三候皆有力更甚於牢脈也　弱者沈而極細軟也　細者沈細而直且軟也

遲脈屬陰一息三至緩脈和勻春柳相似遲細爲濇往來極滯結則來緩止而復來代亦來緩止數不乖此以遲脈提綱而取緩濇結代四脈之兼乎遲

者統彙於下也　遲脈者往來遲漫爲不及之象　緩者一息四至往來和勻春風微吹柳梢此確喻也卽胃氣脈也　濇者遲滯不利狀如輕刀刮竹舊稱一止復來者非也　結者遲而時有一止也　代者遲而中止不能自還且止有定數如四時之有禪代不愆其期也故名曰代　**數脈屬陽一息六至往來流利滑脈可識有力爲緊切繩極似數時一止其名爲促數如豆粒動脈無惑**此以數脈提綱而取滑緊促動四脈之兼乎數者統彙於下也　數者往來急數爲太過之象　滑脈者滑而不滯如珠走盤也　緊者緊急有力左右彈手切繩者喻其緊亦喻左右彈也　促者數而時有一止如疾行而蹶也　動者形如豆粒厥厥動搖兩頭俱俯中間高起故短如豆粒舊云上下無頭尾則上不至寸爲陽絕下不至尺爲陰絕是死絕之脈非動脈也仲景云陽動則汗出陰動則發熱由是則寸尺皆有動脈謂獨見於關者誤矣　**別有三脈短長與弦不及本**

位短脈可原過於本位長脈綿綿長而端直狀類弓弦此短長與弦三脈非浮沉遲數可括故別列於此　短者短縮之象長者相引之象　弦者勁而端直之象　按戴同父曰關不診短若短脈見於關上是上不通寸爲陽絕下不通尺爲陰絕矣兩脈一行各有主病脈有相兼還須細訂前所載者皆脈之形象然有所主之病有相兼之脈更須細加考訂此以下至女胎三月向凡十有三節各明其脈主某病而相兼之脈盡在其中矣

浮脈主表腑病所居有力爲風無力血虛浮遲表冷浮數風熱浮緊風寒浮緩風溼六腑屬陽其應在表故浮主腑病也浮而有力則知風邪所干邪氣盛則實有餘之象也浮而無力則知陰血虧損正氣奪則虛不足之象也脈浮主表脈遲主冷浮遲兼見則爲表冷也浮脈主風數脈主熱浮數兼見則爲風熱也緊脈爲寒浮緊兼見則爲風寒也緩脈主溼浮緩兼見則爲風溼也

浮虛傷暑浮芤失血浮洪虛火浮微勞極浮濡陰虛浮散虛劇浮弦痰飲浮滑痰熱暑傷氣氣虛則脈虛故浮虛爲傷暑也失血之脈必芤如吐血下血之類芤脈自兼浮非浮脈兼芤也洪主火洪而兼浮知爲虛火微爲氣血俱虛故主勞極此亦微脈自兼浮也血屬陰其應在下濡脈按之而軟故爲陰虛散者散亡之義虛極所致散即極也弦者風木之象浮亦爲風故爲痰飲乃風痰也滑主痰症滑本陽脈而又兼浮則炎上之象故爲熱痰**沈脈主裏爲寒爲積有力痰食無力氣鬱沈遲虛寒沈數熱伏沈緊冷痛沈緩水畜**五臟屬陰其應在裏故沈主裏病也沈者陰象也積者臟病也故爲寒積沈而有力有餘之象必有形之物凝滯於內沈而無力不足之象乃無形之物鬱結於中沈遲皆偏於陰所以虛寒沈數主熱故熱伏於裏也緊主諸痛亦主於寒得之沈分非冷痛乎溼家得緩沈位居裏當水畜矣**沈牢痼冷**

沈實熱極沈弱陰虧沈細虛濇沈弦飲痛沈滑食滯沈伏吐利陰毒積聚仲景曰寒則堅牢有牢固之義故曰痼冷牢脈自在沈分非兼見也實脈爲陽熱之極也實則三候皆强不獨在沈分也按之無力爲弱脈故曰陰虧細爲不足亦主濇侵故曰虛濇弦本主飲亦主諸病滑雖主痰若在脾部而沈分見之爲食滯也寸伏則吐尺伏則利在陰症傷寒則爲陰毒積聚**遲脈主臟陰冷相干有力爲痛無力虛寒**五臟爲陰遲亦爲陰是以主臟乃陰冷相干也遲而有力則因寒而凝滯是以爲痛遲而無力中空顯然故當虛寒**數脈主腑主吐主狂有力實熱無力虛瘡**六腑爲陽數亦爲陽是以主腑吐者陽氣亢逆也狂者熱邪傳裏也數而有力實熱可必數而無力虛瘡可斷**滑司痰飲右關主食**滑爲痰脈右關沈滑知有食停兩尺見**濇尺爲畜血寸必吐逆**之畜血可察兩寸見之吐逆難免矣

濇少血亦主寒澀反胃結腸自汗可測尺中見濇血少精傷也關中見之脾虛不能勝溼也血液枯竭上爲反胃下爲結腸也兩寸見濇則爲自汗蓋汗乃心之液而肺主皮毛也弦脈主飲木侮脾經陽弦頭痛陰弦腹疼木旺者脈必弦木旺必來侮土土虛不能制溼而痰飲之症生焉陽弦者寸也寸主上焦故當頭痛陰弦者尺也尺主下焦故當腹痛長則氣治短則氣病細則氣衰大則病進長乃肝之平脈故曰氣治經曰如循長竿末稍爲平如循長竿爲病短雖肺之平脈若非右寸及秋令見之卽爲病矣脈以和平爲貴細者不及而氣衰大者太過而病進也浮長風癇沈短痞生洪爲陰傷緊主寒痛緩大風虛緩細溼痺緩濇血傷緩滑溼痰浮風長火風火相搏則肝病而癇生沈陰短虛虛寒相合則氣滯而痞生洪卽大脈火之六也陽亢者陰必傷緊爲寒脈浮分則表爲寒束而

痛沈分則裏為寒滯而痛緩為虛而大為風緩大並至故曰風虛緩者溼氣停滯細者虛氣不行而痺生焉濇見卽為血傷挾緩則轉傷也滑見卽為溼痰挾緩則愈溼矣

濇小陰虛弱小陽竭陽微惡寒陰微發熱陽動汗出為痛為驚陰動則熱崩中失血虛寒相搏其名為革男子失精女人漏血濇自主血虛兼小而愈虛矣弱脈自然小此非兼脈但弱脈見則陽氣虛竭矣微者大虛之脈故在陽分見則氣虛而惡寒在陰分見則血虛而發熱寸動名陽汗出者心肺之症驚氣入心氣滯則痛亦心肺也尺動名陰熱者腎水不足崩中失血皆腎經失閉蟄封藏之本也仲景論革脈云弦則為寒芤則為虛虛寒相搏此名為革男子亡血失精女人半產漏下

陽盛則促肺癰熱毒陰盛則結疝瘕積鬱代則氣衰或泄濃血傷寒霍亂跌打悶絕瘡疽痛甚女胎三月數而

有止爲促豈非陽盛乎肺癰熱毒皆火極所致者遲而有止爲結豈非陰盛乎疝瘕積鬱皆陰氣凝滯也至於代脈眞氣衰敗而後見也泄濃血者見之必死惟傷寒心悸或霍亂昏煩或瘡疽痛極或跌打損傷或懷胎三月此五者見之弗作死脈也

脈之主病有宜不宜陰陽順逆吉凶可推病有陰陽脈亦有陰陽順應則吉逆見卽凶此以下至其死可測者凡二十七節詳分某病見某脈吉某病見某脈凶也

中風之脈却喜浮遲緊大急疾其凶可知中風者多虛脈以浮遲爲順若反緊急決無生理

傷寒熱病脈喜浮洪沉微濇小證反必凶汗後脈靜身涼則安汗後脈躁熱甚必難陽證見陰命必危殆陰證見陽雖困無害此皆言傷寒之順逆也雖受寒邪傳裏必熱故曰熱病病旣屬熱脈亦浮洪爲吉若沈微濇小是症與脈反故凶汗後邪解便當脈靜身涼若躁而熱所謂汗後不

爲汗衰不可治矣陽症而見沉濇細弱微遲之陰脈則脈與症反命必危殆陰症而見浮大數動洪滑之陽脈雖若反症在他症忌之獨傷寒爲邪氣將解之象病雖困苦無害於命也

勞倦內傷脾脈虛弱汗出脈躁死症可察

勞倦傷脾故脾脈虛弱爲順也若汗出而脈反躁疾則逆矣安得不死

瘧脈自弦弦數者熱弦遲者寒代散則絶

瘧者風暑之邪客於風水之府木來乘土脾失轉輸不能運水穀之精微遂多停痰留飲弦應風木又主痰飲無痰不成瘧故曰瘧脈自弦數熱遲寒自然之理獨見代散二脈則命必絶矣

洩瀉下痢沉小滑弱實大浮數發熱則惡

瀉痢則虛宜見沉小滑弱之脈若反見實大浮數之脈則身必發熱而成惡候矣

嘔吐反胃浮滑者昌弦數緊濇結腸者亡

嘔吐反胃脾虛有痰也浮爲虛滑爲痰是其正象可以受補故曰昌也若弦數緊濇則血液枯竭遂致糞如羊味必死不治矣

霍亂之

候脈代勿訝厥逆遲微是則可嗟霍亂之脈洪大爲佳若見代脈因一時淸濁淆亂故脈不接續非死脈也微細而舌卷囊縮者不可治耳

嗽脈微浮浮濡易治沈伏而緊死期將至嗽乃肺疾脈浮爲宜兼見濡者病將退矣若沈伏與緊則相反而病深矣不死何待

喘息擡肩浮滑是順沈濇肢寒均爲逆證喘症無非風與痰耳脈以浮滑爲順若反沈濇而四肢寒者必死不治

火熱之證洪數爲宜微弱無神根本脫離熱症而得洪數乃正應也若見微弱脈症相反根本脫離藥餌不可施矣

骨蒸發熱脈數與虛熱而濇小必殞其軀骨蒸者腎水不足壯火僭上虛數二脈其正象也若見濇小之脈所謂發熱脈靜不可救藥耳

勞極諸虛浮軟微弱土敗雙弦火炎則數虛症宜見虛脈若兩手脈弦謂之雙弦弦乃肝脈右關見之是肝木乘脾故曰土敗火熱

太過脈必極數甚而七至勞症之六至以上便不可治

失血諸證脈必現芤緩小可喜數大甚憂芤有中空之象失血者宜爾也緩小亦為虛脈順而可喜若數且大謂之邪勝故可憂也

畜血在中牢大却宜沈濇而微速愈者希畜血者有形實症牢大之脈脈症相宜倘沈濇而微是挾虛矣既不能自行其血又難施峻猛之劑安望其速愈耶

三消之脈數大者生細微短濇應手堪驚渴而多飲為上消消穀善饑為中消渴而便數有膏為下消三消皆燥熱太過惟見數大之脈為吉耳細微短濇死不可救

小便淋閉鼻色必黃實大可療濇小知亡鼻頭色黃必患小便難六脈實大者但用分理之劑必愈若逢濇小為精血敗壞死亡將及矣

癲乃重陰狂乃重陽浮洪吉象沈急凶殃癲狂既分陰陽而脈皆取浮洪者蓋浮洪者屬陽在陽狂者得之固與症相宜卽陰癲者得之亦將從陰

轉陽自裏達表之象故均爲吉兆若沈而急沈則入陰迫裏急則强急不柔是無胃氣之脈也不論狂癲凶殃立至

癇宜虛緩沈小急實或但弦急必死不失癇本虛痰脈來虛緩自應然也若沈小急實或虛而弦急者肝之眞藏脈見矣安望其生矣

疝屬肝病脈必弦急牢急者生弱急者死疝爲肝病弦急肝脈之常也況弦斂急直氣不鼓暢者咸主痛脹疝則未有不痛不脹者故弦急而牢見積聚之有根亦見原本之壯實疝係陰寒之咎牢主裏寒之脈最爲相合若急則邪盛弱則正衰必有性命之憂矣

脹滿之脈浮大洪實細而沈微岐黃無術脹滿屬有餘之症宜見有餘之脈浮大洪實是也沈細而微知元氣已衰症實脈虛無復他望矣

心腹之痛其類有九細遲速愈浮大延久心腹痛而脈見細遲是氣減舒徐厥邪欲退理應從吉設或浮大重則邪氣方張裏症而得表脈大非所宜輕亦爲中虛之症不能收捷得之

効也頭痛多弦浮緊易治如呈短澁雖救何及弦爲陰脈乃陽虛不能張大或致外邪所乘況頭乃諸陽之府而爲邪束於外使陽氣過鬱故脈多近弦或浮或緊不出風寒初起者散之則愈若短則陽脫於上濇則陰衰於下至於手足厥寒至節者與眞心痛無異必死不治腰痛沈弦浮緊滑實何者難療兼大者失足三陰脈從足入腹脈來沈弦者沈爲在裏弦爲主痛然何以又兼浮象乎乃沈弦者中有泛泛欲上之勢因風厥陰所謂腰中如張弓弦者是也故狀其風邪虛浮之性非言在表之浮也緊則兼寒滑爲痰聚實因閃挫本乎外因雖困無害如房室過度煩勞不節以致精力耗竭腰膂空虛夫腰者腎之府力出於膂而腰者膂所系其爲痛也轉側呻吟屈伸不得膝酸腿冷腰寒面黑行則傴僂不能久立此腎藏虛衰之極無可收斂反見空鬆故按之豁然而大自不作靖咎將誰執壯盛者猶可挽迴中年已後最爲難治腳氣有四遲數浮濡脈空痛甚何可久

持脚氣發於三陽者輕發於三陰者重以三陰屬臟經絡居裏若非臟氣大虛邪不易及陳無擇謂風寒暑溼四邪皆能成病則遲數浮濡猶與證合痛則日盛而脈乃空虛邪盛正衰比之傷寒身涼脈躁勢則相反而咸非吉兆總以病脈背馳耳

五臟爲積六府爲聚實强可生沈細難愈積也聚也皆實證也實脈强盛邪正相搏一以徵元本之壯實從府從陽故曰可生其脈沈細者陰脈也一以徵邪氣之深入故曰難愈

中惡腹脹緊細乃生浮大維何邪氣已深人之正氣自內達表自胸腹而達四肢者其常也卒中外邪則正氣不能達外而反退縮於中則氣機斂實而緊細之脈見矣腹安得不脹藥力一助正氣必張邪氣必散緊者仍虛細者仍充而本來之面目可還也故知其生若脈浮大則正先散越散於外則裏更虛裏更虛則邪必深入而欲爲之治不亦難乎

鬼祟之脈左右不齊乍大乍小乍數乍遲鬼祟犯人左右二手脈象不一忽大忽小忽數忽遲

無一定之形也五疸實熱脈必洪數過極而亢渴者爲惡五疸實熱溼與熱鬱外不得通內不得泄會蒸成黃故曰實熱脈來固應洪數然洪數太過則必發渴黃爲表蒸渴爲裏熱表裏亢熱陰何以堪況疸爲溼熱而汗溺不通渴則加之以飲愈增其病矣水病之狀理必兼沉浮大出厄虛小可驚水病有陰有陽諸種不一而沉則在在皆兼卽氣水風水之在表而脈應浮者亦必有沉沉欲下之勢蓋沉下者水之性也此則專以狀言如指浮者則以位言耳水脈浮大如水氣漸散災厄將出之象若脈虛小則正衰邪存誠可驚也癰疽之脈浮數爲陽遲則屬陰藥宜酌量癰疽未潰洪大爲祥若其已潰仍舊則殃其脈浮數者以血泣而氣復從之邪與正鬱鬱則化熱故數也在表在陽故浮也正爲邪搏則宣一外衛之力薄故復惡寒據脈症似與傷寒表症無異但傷寒雖有痛或在頭或在身體或在骨節未有痛止於一處者今

痛止一處而脈數此處必化熱爲膿正癰疽所發之處也即傷寒論辯脈法所謂諸脈浮數當發熱而洒淅惡寒若有痛處飲食如常者蓄積有膿是也如此者乃爲陽毒若脈不數身不熱所患之處不疼是邪客陰分不能鼓發多致內陷然必兼有煩懊嘔逆胸膈不安等症否則不熱不疼脈又不數是一不病人也何得謂之陰瘡而反重於陽症耶方癰疽之未潰也無論成膿與否熱邪鬱蓄外不疏通脈之鼓湧洪大是其宜也至於已潰則熱泄邪解而洪大之脈宜衰矣潰而不衰一派熱邪正從何復誠爲大可懼者與素問評熱病論所謂病溫者汗出輒復熱而脈躁疾不爲汗衰病名陰陽交盡而陽飛越雖治無益

肺癰已成寸數而實肺痿之形數而無力肺癰色白脈宜短濇
浮大相逢氣損血失腸癰實熱滑數可必沉細無根其死可測

肺癰而寸口數實膿已成矣肺葉焦痿火乘金也是以數而無力肺癰幾作則肺氣虛損白者西方本色所謂一藏虛即一藏

之本色見也短濇者秋金之素體若逢浮大是謂火來乘金尅我者爲賊邪血氣敗壞之症也腸癰實也沉細虛也症實脈虛死期將至矣

喉痺之脈遲數爲常纏喉走馬微伏則難十二經脈與經別多過於此卽不然亦在其前後左右其脈多數數則爲熱故耳間遲脈者乃是外邪襲經經氣不利鬱滯於所過之處故亦爲痺脈來或遲亦與病合若腫痛痲癢之纏喉風須臾閉絕之走馬疳二者俱火中挾風凶暴急烈脈應浮大洪數而反見微伏是正衰邪盛補瀉罔從不亦危乎

中毒之候尺寸數緊細微必危旦夕將殞數緊者因毒氣盤鬱而搏擊也一見細微知其正氣已虛毒邪深入其能久乎

金瘡出血脈多虛細急實大數垂亡休治受創血去已多脈空自宜沉細而反見急數陰欲盡矣治之何用

婦人之脈以血爲本血旺易胎氣旺難孕少陰動甚謂之有子尺脈滑利姙娠可

喜滑疾不散胎必三月但疾不散五月可別左疾爲男右疾爲女女腹如箕男腹如釜此言女人胎前之脈也女爲陰陰主血故女人以血爲本本足而成胎亦易氣旺則血反衰是爲本不足未有理失常而能胎孕者也少陰動甚者心手少陰之脈動甚也心主血動甚則血旺血旺易胎故云有子即素問平人氣象論所謂婦人手少陰脈動甚者姙子也心臟主血故胎結而動甚乃往來流利之義非厥厥如豆之甚也尺脈者左右腎脈也腎爲天一之水主子宮以繫胞孕胎之根蒂也滑利則不枯澀而且有替替含物之象故喜其姙娠即素問陰陽別論所謂陰搏陽別謂之有子蓋寸爲陽尺爲陰言尺陰之脈搏指而動與寸陽之脈迥然分別也即此滑利之脈應指滑而不散滑爲血液疾而不散乃血液斂結之象是爲有胎三月矣若但疾而不散是從虛漸實從柔漸剛血液堅凝轉爲形體故不滑耳此姙娠五月之脈其疾左勝於右是爲男孕以男屬陽居左胎氣鍾於陽故左勝右勝於左是爲女孕以

女屬陰陰居右胎氣鍾於陰故右勝勝者甚不甚之謂非左疾右不疾須更視其腹如箕者爲女胎如釜者爲男胎蓋男女之孕於胞中女則面母腹男則面母背雖各肖父母之形亦陰陽相抱之理女面腹則足膝抵腹下大上小故如箕男面背則背脊抵腹其形正圓故如釜　按男女之别叔和脈經曰左疾爲男右疾爲女又曰左手沈實爲男右手浮大爲女又曰尺脈左偏大爲男右偏大爲女又曰得太陰脈爲男得太陽脈爲女太陰脈沈太陽脈浮自後凡言姙脈者總不出此及滑伯仁則曰左手尺脈浮大爲男右手沈實爲女近代徐東臯則曰男女之别須審陰陽右脈盛陰狀多俱主弄瓦左尺盛陽狀多俱主弄璋備察諸義固已詳盡然多彼此矛盾難爲憑據若其不易之理則在陰陽二字以左右分陰陽則左爲陽右爲陰以脈體分陰陽則鼓搏沈實爲陽虛浮沈澁爲陰諸陽實者爲男諸陰虛者爲女乃爲一定之論更當察孕婦之强弱老少及平日之偏左偏右尺寸之素强素弱斯足以盡其法耳　叔和云遣姙娠南面行還復呼之左迴首者是男右迴首者是女又云看上圊時

夫從後急呼之左迴首者是男右迴首者是女婁全善云蓋男受胎在左則左重故迴首時慎護重處而就左也女胎在右則右重故迴首時慎護重處而就右也推之於脈其義亦然亦猶經云陰搏陽別謂之有子言受胎處臍腹之下則血氣護胎而盛於下故陰之尺脈鼓搏有力而於陽之寸脈殊別也　丹溪以左大順男右大順女爲醫人之左右手以此診男女之病原不診產婦須知之

欲產之脈，散而離經；新產之脈，小緩爲應；實大弦牢，其凶可明。

此言產中之脈也其脈與十月懷孕平常見者忽異假如平日之脈原浮臨產之脈復沉平日之脈遲臨產則脈忽數至如大小滑濇臨產皆忽然而異蓋十月胎氣安定一日欲落氣血動蕩胞胎迸裂自與經常離異而脈亦非平昔之狀貌矣及其已產也氣血兩虛其脈宜緩滑緩則舒徐不因氣奪而急促滑則流利不因血去而濇枯均吉兆也若脈實大弦牢非產後氣血俱虛者所宜實爲邪實大爲邪進弦爲陰斂而宣布不能牢爲堅著而瘀凝不解是皆相逆之脈設外有

症又豈能順乎 **小兒之脈全憑虎口風氣命關三者細剖** 虎口者食指內側連大指作虎口形故曰虎口此處肌皮嫩薄文色顯明即肺手太陰經脈之盡處諸脈大位之地也雖無五部之分而有三關之別指初節曰風關二節曰氣關三節曰命關男左女右側看之文色見風關者輕再進則上氣關爲重再進則直透命關爲最重甚則主死由風邪而干正氣正氣不能勝而迫及於命漸進漸深之象也 **其色維何色赤爲熱在脈則數色白爲寒在脈則遲色黃爲積在脈則緩色青黑痛在脈沈弦** 三歲以下小兒純陽之體形質弱小脈之周行駃而應指疾故若大法則以七至爲平其太過爲數爲熱不及爲遲爲寒此其大較矣然而脈至七八來往速而數息難醫者一時不能得病之情狀在五臟之列於面各有定部如左腮屬肝右腮屬肺額上屬心鼻屬脾頦屬腎是已諸邪之見於三關亦各有定色如上所列識本知源錯綜體認存乎其人耳 **紫熱**

傷寒青則驚風白爲疳病黃乃脾困黑多赤痢有紫相兼口必加渴虎口紋亂氣不調和紅黃隱隱乃爲常候無病之色最爲可喜至夫變態由乎病甚因而加變黃盛作紅紅盛作紫紫盛作青青盛作黑黑而不雜藥又何及此以色合病也三歲以上便可憑脈獨以一指按其三部六至七至乃爲常則增則爲熱減則爲寒脈來浮數乳癇風熱虛濡驚風緊實風癇弦緊腹痛弦急氣逆牢實便祕沈細爲冷乍大乍小知爲祟脈或沈或滑皆由宿食脈亂身熱汗出不食食已卽吐必爲變蒸浮則爲風伏結物

聚單細痟勞氣促脈伏散亂無倫此所最忌百難必一三歲已上便可
切脈斷症但小兒正屬純陽陽盛必數故以六
七至爲常也小兒三部狹小故以一指診之所有死證雖治
無成眼上赤脈下貫瞳神赤脈屬心瞳神屬腎乃心火勝腎水水乾則不生木致腎肝皆絕也顖
門腫起兼及作坑顱顖者精神之門戶關竅之橐籥氣實則合氣虛則開諸陽會於首外生風邪而乘諸陽
所以腫起風起乘於陽陽極則散散則絕所以陷者死鼻乾黑燥鼻者肺之竅肺燥則不能生腎水故鼻乾黑燥
則死肚大青筋土被木尅以致脾虛而欲絕故腹脹現青筋者死目多直視覩不轉睛戴眼
者精不轉而返視此是太陽已絕指甲青黑肝之合筋也其榮爪也爪甲乃肝之華肝絕而不能榮故色黑忽
作鵶聲人之言語出於肺肺屬金扣之則響肺金既絕故欲語而不成聲但如鵶鳥之啞啞而已虛舌出口

舌者心之苗心氣已絕故舌縱而不收**嚙齒咬人**齒者骨之餘也腎藏精而主骨腎氣已絕齒多咬嚙心爲陽腎爲陰陰陽相離安得不死**魚口氣絕啼不作聲**魚口張而不合也是謂脾絕氣急作喘哭而無聲是謂肺絕**蛔蟲既出必是死形**蛔蟲生於胃藉穀食以養胃絕而穀食不食蟲乃出也　按素問通評虛實論帝曰乳子而病熱脈懸小者何如岐伯曰手足溫則生寒則死此統言小兒之內外症也病熱脈懸小者陽症陰脈本爲大禁但小而緩者陽之微也其愈則易小而急者邪之甚也爲可慮耳脈雖小而手足溫者以四肢爲諸陽之本陽猶在也故生若四肢寒冷則邪勝其正元陽去矣故死帝曰乳子中風熱喘鳴肩息者脈何如岐伯曰喘鳴肩息者脈實大也緩則生急則死此言小兒之外感也風熱中於陽分爲喘鳴肩息者脈當實大但大而緩則正氣存邪漸退故生實而急則眞藏見病日進故死　經文二節之義可見古人之診小兒者未嘗不重在脈即雖初脫胞胎亦自有脈可辨何後世幼科如水鏡訣及全幼心

鑑等書別有察三關之說及徧考內經並無其名惟靈樞經脈篇有察手魚際之脈者若乎近之乃概言診法非獨爲小兒也然則三關之說特後世之別名耳夫三關又爲手陽明之浮絡原不足以候臟腑之氣且凡在小兒無論病與不病此脈皆紫白而兼乎青紅雖時有濃淡之異而四色常不相離何以辨其紫爲風紅爲寒青爲驚白爲疳又何以辨其爲雷驚人驚水驚獸驚之的確乎此說自正但余見富貴之家兒女嬌弱一見醫者動輒喊哭若將握手診視勢必推阻百端宛轉悲啼汗流浹背父母姑息惟恐因哭受傷不覺從旁蹙額况因近來止看虎口一法相沿成俗則病家反以診脈爲迂總之幼科大者曰痘曰疹雜證曰吐瀉驚疳之類其發也莫不先有昭然之形證可據不須布指切脈而用藥未致懸殊則虎口一說原可借用正不以古今爲限也因備錄虎口之說以通診法旁門云耳

脈之指趣吉凶先定更有圓機活潑自審從證舍脈從脈舍證兩者晝然藥無不應脈之合證是其常也又有

不當執者更不可不知於傷寒尤爲喫緊如脈浮爲表治宜汗之是其常也而亦有宜下者焉仲景云若脈浮大心下硬有熱屬臟者攻之不令發汗是也脈沈爲裏治宜下之是其常也而亦有宜汗者焉少陰病始得之反發熱而脈沈者麻黃附子細辛湯微汗之是也脈促爲陽當用葛根芩連清之矣若脈促厥冷爲虛脫非灸非溫不可此又非促爲陽盛之脈也脈遲爲寒當用乾薑附子溫之矣若陽明脈遲不惡寒身體濈濈汗出則用大承氣此又非遲爲陰寒之脈矣四者皆從證不從脈也世有切脈不問證者其失可勝言哉表證汗之此其常也仲景曰病發熱頭痛脈反沈身體疼痛當救其裏用四逆湯此從脈之沈也裏證下之此其常也日晡發熱者屬陽明脈虛浮者發汗用桂枝湯此從脈之浮也結胸證具當以大小陷胸下之矣脈浮大者不可下下之則死是宜從脈而治其表也身疼痛者當以桂枝麻黃解之矣然尺中遲者不可汗以營血不足故也是宜從脈而調其營矣此皆從脈不從證也世有問證而忽脈者得非仲景之罪人乎

二十八脈紀要歌

浮沈遲數本昭然審察尤須念四專細弱實虛兼伏濇洪滑緊緩與芤絃濡牢革動長交短促結代微疾散全字字揣摩能入化診時方可得眞詮

屠燮臣編次

新增脈要簡便易知

浮　如水漂木　主表實　亦主裏實虛

沈　重按乃得在筋骨間　主裏實　亦主裏虛

遲　一息三至　主虛寒　亦主實熱

數　一息六至　主實熱　亦主虛寒

細　細如蛛絲　主氣虛　亦主熱結裏虛

弱　小弱分明沉見　主氣虛　亦分陰陽胃氣

實　舉指逼逼舉按皆強　主實熱　亦主寒實

虛　豁然浮大浮見　主氣血空虛

伏　著骨始得較沉更甚　主邪閉　亦分痰火寒氣

濇　往來艱濇遲見　主血虛　亦主寒溼熱閉

洪　來盛去悠既大且數　主極熱　亦主內虛

滑	往來流利 數見	主痰飲	亦主氣虛不絕
緊	勁急彈手 彈如轉索	主寒閉	亦主表虛
緩	來去和緩	主無病	亦主實熱虛寒
芤	按之減小 浮沈皆有中取減小	主血虛	
弦	端直而長 浮沈皆見	主木盛土衰	亦看兼脈
牢	沈取強直搏指 沈伏之間	主寒實	
濡	如絮浮水 浮見	主氣衰	亦主外溼
革	浮取強直 按之中空	主精血虛損	

動　兩關滑數如珠　主陰陽相搏

長　指下迢迢上至魚際下至尺澤　主氣治　亦主陰盛陽虛

短　兩頭縮縮寸不通魚際尺不通尺寸　主氣損　亦主中窒

促　數時一止　主陽邪內陷

結　遲時一止　主氣血漸衰　亦主邪結

代　止歇有時　主氣絕　亦主經隧有阻

微　按之模糊若有若無浮中沈皆是也　主陰陽氣絕　亦主邪閉

疾　一息十八至　主陽亢　亦主陽浮

散　來去不明　　主氣散

浮脈陽

體象　浮在皮毛如水漂木舉之有餘按之不足

主病　浮脈爲陽其病在表左寸浮者頭痛目眩浮在左關脇脹不寧左尺得浮膀胱風熱右寸浮者風邪喘嗽浮在右關中滿不食右尺得浮大便難出

兼脈　無力表虚有力表實浮緊風寒浮緩風溼浮數風熱浮遲風虚浮虚暑憊浮芤失血浮洪虚熱浮濡陰虚浮濇血傷

浮短氣病浮弦痰飲浮滑痰熱浮數不熱瘡疽之兆

浮脈王叔和云舉之有餘按之不足最合浮脈法天之義須知浮而盛大爲洪浮而軟大爲虛浮而柔細爲濡浮而弦芤爲革浮而無根爲散浮而中空爲芤

沈脈　陰

體象　沈行筋骨如水投石按之有餘舉之不足

主病　沈脈爲陰其病在裏左寸沈者心寒作痛沈在左關氣不得伸左尺得沈精寒血結右寸沈者痰停水蓄沈在右關

胃寒中滿右尺得沉腰痛病水

兼脈　無力裏虛有力裏實沉遲痼冷沉數内熱沉滑痰飲沉濇血結沉弱虛衰沉牢堅積沉緊冷痛沉緩寒淫

沉而細軟爲弱脈沉而弦勁爲牢脈沉而著骨爲伏脈

遲脈陰

體象　遲脈屬陰象爲不及往來遲慢三至一息

主病　遲脈主藏其病爲寒左寸遲者心痛停凝遲在左關癥結攣筋左尺得遲腎虛便濁女子不月右寸遲者肺寒痰積

遲在右關胃傷冷物右尺得遲藏寒泄瀉小腹冷痛

兼脈　有力冷痛無力虛寒浮遲表冷沈遲裏寒遲濇血少遲
緩溼寒

遲脈之象上中下候皆至數緩慢與緩脈絕不相類夫緩以寬縱得名遲以至數不及爲義故緩脈四至寬厚和平遲脈三至遲滯不前且遲而不流利則爲濇脈遲而有歇止則爲結脈遲而浮大且緩則爲虛脈至所主病與沈脈大畧相同但沈脈之病爲陰逆而陽鬱遲脈之病爲陰盛而陽虧

數脈 陽

體象　數脈屬陽象爲太過一息六至往來越度

主病　數脈主府其病爲熱左寸數者頭痛上熱舌瘡煩渴數在左關目淚耳鳴左顴發赤左尺得數消渴不止小便黃赤右寸數者咳嗽吐血喉腥嗌痛數在右關脾熱口臭胃反嘔逆右尺得數大便祕澀遺濁淋癃

兼脈　有力實火無力虛火浮數表熱沈數裡熱　數而有力聚熱所致數而無力熱中兼虛

數而弦急則爲緊脈數而流利則爲滑脈數而有止則爲促脈
數而過極則爲疾脈數如豆粒則爲動脈

脈之爲道博而言之其象多端約而言之似不外乎浮沈遲
數而已浮爲病在表沈爲病在裏數則爲病熱遲則爲病寒
而又參之以有力無力定其虛實則可以盡脈之變矣然有
一脈而兼見數證有一證而兼數脈又有陽證似陰陰證似
陽與夫至虛有盛候大實有羸狀其毫釐疑似之間淆之甚
微在發汗吐下之際所繫甚大苟偏執四見則臨焉勿詳必

須於二十八字字字窮研則心貫萬象始而由粗及精終乃由博反約稱曰善診其無愧乎

細脈 陰

體象 細直而軟纍纍縈縈狀如絲線較顯於微

主病 細主氣衰諸虛勞損左寸細者怔忡不寐細在左關肝血枯竭左尺得細泄痢遺精右寸細者嘔吐氣怯細在右關胃虛脹滿右尺得細下元冷憊

細脈微脈俱爲陽氣虛殘之候按絲之質最柔絲之形最細故

以形容細脈浮而細者屬之陽分則見自汗氣急等症沈而細者屬之陰分則見下血血痢等症然虛勞之脈細數不可並見細則氣衰數則血敗氣血交窮短期將至春夏之令少壯之人俱忌細脈謂其不與時合形合也秋冬之際老弱及失血之人不忌

弱脈 陰

體象　弱脈細小見於沈分舉之則無按之乃得

主病　弱爲陽陷眞氣衰弱左寸弱者驚悸健忘弱在左關木

枯攣急左尺得弱涸流可徵弱在右關水穀之疴右寸弱者
自汗短氣右尺得弱陽陷可驗
弱主陽陷眞氣衰弱蓋浮以候陽陽主氣分浮取之而如無則
陽氣衰微確然可據夫陽氣者所以衛外而爲固者也亦以
運行三焦熟腐五穀者也柳氏曰氣虛則脈弱寸弱陽虛尺
弱陰虛關弱胃虛弱脈呈形而陰霾已極自非見晛而陽何
以克復耶素問玉機眞藏論曰脈弱以滑是有胃氣脈弱以
濇是爲久病愚謂弱堪重按陰猶未絕若兼濇象則氣血交

敗生理滅絶矣仲景云陽陷入陰當惡寒發熱久病及衰年見之猶可推緩新病及少壯得之不死安待按脈經曰弱脈極細軟而沈按之乃得舉手無有何其彰明詳盡也

實脈陽

體象　實脈有力長大而堅應指愊愊三候皆然

主病　血實脈實火鬱壅結左寸實者舌强氣壅口瘡咽痛實在左關肝火脇痛左尺得實便祕腹疼右寸實者嘔逆咽疼喘嗽氣壅實在右關伏陽蒸內中滿氣滯右尺得實臍痛便

難相火六逆

實脈爲邪盛有餘之象必有大邪大熱大積大聚故脈經云血實脈實又曰氣來實強是謂太過由是測之皆主實熱其所主病大約與數脈相類而實則過之以其蘊蓄之深也夫緊脈之與實脈雖相類而實相懸但緊脈絃急如切繩而左右彈人手實脈則且大且長三候皆有力也緊脈者熱爲寒束故其象繃急而不寬舒實脈者邪爲火迫故其象堅滿而不和柔以證合之以理察之便昭昭於心目之間

虛脈陰

體象　虛合四形浮大遲耎

主病　虛主血虛又主傷暑左寸虛者心虧驚悸虛在左關血不榮筋左尺得虛腰膝痿痹右寸虛者自汗喘促虛在右關脾氣食滯右尺得虛寒證蜂起

虛脈之爲義中空不足之象也按脈經曰遲大而耎按之豁然而空此言最爲合義雖不曰浮字而曰按之豁然空則浮字之義已包含矣但浮以有力得名虛以無力取象夫虛脈按

之雖耎猶可見也散脉按之絕無不可見也虚之異於濡者虚則遲大而無力濡則細小而無力也虚之異於芤者虚則愈按而愈軟芤則重按而仍見也且虚脉兼遲遲爲寒象大凡證之虚極者必挾寒理勢然也故虚脉行於指下則益火之原以消陰翳更有浮取之而且大且數重按之而豁然如無此名內真寒而外假熱古人以附子理中湯冰冷與服治以內真寒而外假熱之劑

伏脉 陰

體象　伏爲隱伏更下於沈推筋著骨始得其形

主病　伏脈爲陰受病入深左寸伏者血鬱之徵伏在左關肝血在腹左尺得伏疝瘕可驗右寸伏者氣鬱之殃伏在右關寒凝水穀右尺得伏少火消亡

伏脈主病多在沈陰之分隱深之地非輕淺之劑所能破其藩垣也按傷寒論中以一手脈伏爲單伏兩手脈伏曰雙伏不可以陽證見陰脈爲例也火邪内鬱不得發越乃陽極似陰故脈伏者必有大汗而解正如久旱將雨必先六合陰晦一

回雨後庶物咸蘇也又有陰證傷寒先有伏陰在内而外復感冒寒邪陰氣壯盛陽氣衰微四肢厥逆六脈沈伏須投薑附及灸關元穴陽乃復回脈乃復出也若太谿衝陽皆無脈者必死無疑劉玄賓云伏脈不可發汗爲其非表脈也亦爲其將自有汗也　伏之爲義隱伏而不可見之謂也雖沈候亦難見必推筋著骨乃見

濇脈　陰

體象　濇脈蹇滯如刀刮竹遲細而短三象俱足

主病　濇爲血少亦主精傷左寸濇者心痛怔忡濇在左關血虛肋脹左尺得濇精傷胎漏右寸濇者痞氣自汗濇在右關不食而嘔右尺得濇大便艱秘腹寒脛冷

兼脈　濇而兼大爲有實熱濇而虛軟虛火炎灼

右首四句言濇脈之體象也

濇脈脈訣以輕刀刮竹爲喻者刀刮竹則阻滯而不滑也通眞子以雨沾沙爲喻者謂雨沾金石則滑而流利雨沾沙土則濇而不流也時珍以病蠶食葉爲喻者謂其遲慢而艱難也

按一切世間之物濡潤者則必滑枯槁者則必濇故滑爲痰飲濇主陰衰肺之爲藏氣多血少故右寸見之爲合度之診腎之爲藏專司精血故右尺見之爲虛殘之候不問男婦凡尺中沈濇者必艱於嗣正血少精傷之確證也故女人懷子而得濇脈則血不足養胎如無孕而得濇脈將有精衰髓竭之憂叔和謂其一止復來亦有疵病蓋濇脈往來遲難有類乎止而實非止也又曰細而遲往來難且散者乃浮分多而沈分少有類乎散而實非散也須知極細極軟似有若無爲

微脈浮而且細且軟爲濡脈沈而且細且軟爲弱脈三者之脈皆指下模糊有似乎濇而實有分別也然一脈濇也更有外邪相襲使氣分不利而成滯濇衞氣散失使陽虛不守而成虛濇腸胃燥渴津液亦亡使血分欲盡而成枯澀在診之者自爲靈通耳

洪脈　陽

體象　洪脈極大狀如洪水來盛去衰滔滔滿指

主病　洪爲盛滿氣壅火亢左寸洪者心煩舌破洪在左關肝

脈太過左尺得洪水枯便難右寸洪者胸滿氣逆洪在右關脾土脹熱右尺得洪龍火燔灼

洪者大也以水喻也又曰鈎者以木喻也夏木繁滋枝葉敷布重而下垂故如鈎也鈎即是洪名異實同素問玉機眞藏論以洪脈來盛去衰頗有微旨大抵洪脈只是根腳闊大却非堅硬若使大而堅硬則爲實脈而非洪脈矣素問脈要精微論曰大則病進亦以其氣方張也凡失血下利久嗽久病之人俱忌洪脈

滑脈陽中之陰

體象　滑脈替替往來流利盤珠之形荷露之義

主病　左寸滑者心經痰熱滑在左關頭目爲患左尺得滑莖痛尿赤右寸滑者痰飲嘔逆滑在右關宿食不化右尺得滑溺血經鬱

兼脈　浮滑風痰沈滑痰食滑數痰火滑短氣塞滑而浮大尿則陰痛滑而浮散中風癱瘓滑而沖和娠孕可決

滑脈勢不安定鼓蕩流利似近於陽仲景以翕淹沈三字狀滑

脈者翕者合也淹者忽也當脈氣合聚而盛之時倏忽之間即以沉去摩寫往來流利之狀極爲曲至仲景恐人誤認滑脈爲沉下文又曰滑者緊之浮名也則知沉爲翕奄之沉非重取乃得一定之沉也夫血盛則脈滑故腎脈宜之氣盛則脈滑故肺脈宜之此皆滑中之平脈故滑而沖和此血來養胎之兆若痰飲嘔逆傷食等症皆上中二焦之病以滑爲水物兼有之象也要之兼浮者毗於陽兼沉者毗於陰是以或寒或熱從無定稱惟衡之以浮沉辨之以尺寸始無誤耳

緊脈陰中之陽

體象　緊脈有力左右彈人如絞轉索如切緊繩

主病　緊主寒邪亦主諸痛左寸緊者目痛項强緊在左關脇肋痛脹左尺緊者腰臍作痛右寸緊者鼻塞膈壅緊在右關吐逆傷食右尺得緊奔豚疝疾

兼脈　浮緊傷寒沈緊傷食疾而緊者是謂遁尸數而緊者當主鬼擊

緊之爲義不獨縱有挺急抑且横有轉側也不然左右彈手及

轉索諸喻將何所取乎古稱熱則筋縱寒則筋急此惟熱鬱於内而寒束其外崛强不平故作是狀緊之與遲雖同主乎寒遲則氣血有虧乃脈行遲緩而難前緊則寒邪凝襲乃脈行夭嬌而搏擊須知數而流利則爲滑脈數而有力則爲實脈數而絞轉則爲緊脈形狀畫一不可紊也

緩脈　陰

體象　緩脈四至來往和匀微風輕颭初春楊柳

兼脈主病　緩爲胃氣不主於病取其兼見方可斷證浮緩傷

風沉緩寒溼緩大風虛緩細溼痺緩濇脾薄緩弱氣虛左寸濇緩少陰血虛左關浮緩肝風内鼓左尺緩濇精宮不及右寸浮緩風邪所居右關沉緩土弱溼侵右尺緩細眞陽衰極

緩以寛舒和緩爲義與緊脈正相反也故曰緩而和勻不浮不沉不大不小不疾不徐意思欣欣悠悠揚揚難以名狀者此眞胃氣脈也是故緩脈不主疾病惟考其兼見之脈乃可斷病

芤脈　陽中之陰

體象　芤乃草名絕類慈葱浮沉俱有中候獨空

主病　芤狀中空故主失血左寸芤者心主喪血芤在左關肝血不藏左尺得芤便紅爲咎右寸芤者相傳陰亡芤在右關脾血不攝右尺得芤精漏欲竭

芤脈浮大而軟按之中空絕類慈葱戴同父云營行脈中脈以血爲形芤脈中空脫血之象凡失血之病脈中必空

弦脈陽中之陰

體象　弦如琴弦輕虛而滑端直以長指下挺然

主病　弦爲肝風主痛主瘧主痰主飲左寸弦者頭痛心勞弦在左關痰瘧癥瘕左尺得弦飲在下焦右寸弦者胸及頭痛弦在右關胃寒膈痛右尺得弦足攣疝痛

兼脈　浮弦支飲沈弦懸飲弦數多熱弦遲多寒陽弦頭痛陰弦腹痛單弦飲癖雙弦寒痼

弦脈與長脈皆主春令但弦爲初春之象陽中之陰天氣猶寒故如琴弦之端直而挺然稍帶一分之緊急也長爲暮春之象純屬於陽絕無寒意故如木幹之迢直以長純是發生氣

也戴同父云弦而耎其病輕弦而硬其病重深契內經之旨

素問玉機眞藏論篇云端直以長叔和云如張弓弦巢氏云按之不移察察如按琴瑟弦戴同父云從中直過挺然指下

諸家之論弦脈可謂深切著明

牢脈 陰中之陽

體象　牢在沈分大而弦實浮中二候了不可得

主病　牢主堅積病在乎內左寸牢者伏梁爲病牢在左關肝家血積左尺得牢奔豚爲患右寸牢者息賁可定牢在右關

陰寒痞癖右尺得牢疝瘕痛甚

牢爲深居在内之象主證在沈分故悉屬陰寒以其形弦實也故咸爲堅積積之成也正氣不足而邪氣深入牢固經曰積之始生得寒乃生厥乃成積故牢脉咸主之若夫失血亡精之人則内虛而當得革脉乃爲正象若反得牢脉是脉與證反可以卜短期矣沈氏曰似沈似伏牢之位也實大弦長牢之體也切不可混於沈伏蓋沈脉如綿裹沙内剛外柔然不必兼大弦也伏脉非推筋至骨不見惟牢脉既實大纔重按

之便滿指有力以此爲別耳吳草廬曰牢爲寒實革爲虛寒

濡脉　陰中之陰

體象　濡脉細軟見於浮分舉之乃見按之卽空

主病　濡主陰虛髓竭精傷左寸濡者健忘驚悸濡在左關血不榮筋左尺得濡精血枯損右寸濡者腠虛自汗濡在右關脾虛溼侵右尺得濡火敗命乖

濡卽軟之象也按浮主氣分浮取之而可得氣猶未敗沈主血分沈按之而如無此精血衰敗在久病老年之人尚未必至

於絕爲其脈與證合也若平人及少壯及暴病見之名爲無根之脈去死不遠且濡脈之浮軟與虛脈相類但虛脈形大而濡脈形小也濡脈之細小與弱脈相類但弱在沈分而濡在浮分也濡脈之無根與散脈相類但散脈由浮大而漸至於沈濡脈從浮小而漸至於不見也從大而至沈者全凶從小而之無者吉凶相半又主四體骨蒸蓋因腎氣衰絕水不勝火耳

革脈陽中之陰

體象　革大弦急浮取即得按之乃空渾如皮革

主病　革主表寒亦屬中虛左寸革者心血虛痛革在左關疝瘕爲祟左尺得革精空可必右寸革者金衰氣壅革在右關土虛而痛右尺得革殞命爲憂女人得之半產漏下

革如皮革表邪有餘而內則不足惟表有寒邪故弦急之象見焉惟中虧氣血故空虛之象顯焉男人諸病多由精血不足之故女人半產漏下者亦以血驟去故脈則空也仲景曰脈弦而大弦則爲減大則爲芤減則爲寒芤則爲虛虛寒相搏

此名爲革此節正革脈之註脚也革如皮革急滿指下今云脈弦而大只此四字可以盡革脈之形狀矣丹溪曰如按鼓皮其於中空外急之義最爲切喻叔和云三部脈革長病得之死新病得之生時珍曰此芤弦二脈相合故爲亡精失血之候諸家或以爲即牢脈不知革浮牢沈革虛勞實形與證皆異也

動脈 陽

體象　動無頭尾其形如豆厥厥動搖必兼滑數

主病　動脈主痛亦主於驚左寸動者驚悸可斷動在左關驚及拘攣左尺得動亡精失血右寸動者自汗無疑動在右關心脾疼痛右尺得動龍火奮迅

動脈極與短脈相類但短脈爲陰不數不硬不滑也動脈爲陽且數且硬且滑也素問云婦人手少陰心脈動甚者爲妊子也成無己曰陰陽相搏而虛者動故陽虛則陽動陰虛則陰動仲景云陽動則汗出指右寸言又云陰動則發熱指左尺言蓋謂關前爲陽關後爲陰舊說謂動脈僅見於關上者非也

王宇泰曰陰升陽降二者交通上下往來於尺寸之內方且沖和安靜焉覩所謂動者哉惟夫陽欲降而陰逆之陰欲升而陽逆之兩者相搏不得上下擊鼓之勢隴然高起故形爲動

長脈陽

體象　長脈迢迢首尾俱端直上直下如循長竿

主病　長主有餘氣逆火盛左寸長者君火爲病長在左關木實之殃左尺見長奔豚沖競右寸長者滿逆爲定長在右關

土鬱脹悶右尺見長相火專令

長脈與實脈數脈皆相類而長脈應肝按素問平人氣象論云肝脈來軟弱招招揭長竿末梢曰肝平肝脈來盈實而滑如循長竿曰肝病故知長而和緩即合春生之氣而爲健旺之徵長而硬滿即屬火亢之形而爲疾病之應莫非東方熾甚助南離之焰爲中州之仇須以平木爲急耳素問脈要精微論曰長則氣治李月池曰心脈長者神强氣壯腎脈長者蒂固根深皆言平脈也如主病云云皆言病脈也總之狀如長

竿則直上直下首尾相應非若他脈之上下參差首尾不匀者也凡實牢弦緊四脈皆兼長脈古人稱長主有餘之疾非無本之說也

短脈陰

體象　短脈濇小首尾俱俯中間突起不能滿部

主病　短主不及爲氣虚證左寸短者心神不定短在左關肝氣有傷左尺得短少腹必疼右寸短者肺虚頭痛短在右關膈間爲殃右尺得短眞火不隆

短脈非兩頭斷絕也特兩頭俯而沈下中間突而浮起仍自貫通者也時珍曰長脈屬肝宜於春短脈屬肺宜於秋但診肺脈則長短自見故知非其時非其部卽爲病脈凡得短脈必主氣血虚損素問脈要精微論曰短則氣病蓋以氣屬陽主乎充沛若短脈獨見氣衰之確兆也然肺爲主氣之藏偏與短脈相應則又何以說素問玉機眞藏論謂肺之平脈厭厭聶聶如落榆莢則短中自有和緩之象氣仍治也若短而沈且濇而謂氣不病可乎

促脈　陽

體象　促爲急促數時一止如趨而蹶進則必死

主病　促因火亢亦因物停左寸促者心火炎炎促在左關血滯爲殃左尺得促遺滑堪憂右寸促者肺鳴咯咯促在右關脾宮食滯右尺得促灼熱爲定

促爲陽盛之象若臟氣乖違則稽留凝泣阻其機運之常因而歇止者其止爲輕若眞元衰憊則陽弛陰涸失其揆度之常因而歇止者其止爲重然促脈之故得於臟氣乖違者十之

六七得於眞元虛憊者十之二三或因氣滯或因血凝或因痰停或因食壅或外因六氣或内因七情皆能阻遏其運行之機故雖往來急數之時忽見一止耳如止數漸稀則爲病瘥止數漸增則爲病劇所見諸症不出血凝氣滯更當與他脈相參耳

結脈　陰

體象　結爲凝結緩時一止徐行而怠頗得其旨

主病　結屬陰寒亦由凝積左寸結者心寒疼痛結在左關疝

瘕必現左尺得結癥瘕之疴右寸結者肺虛氣寒結在右脇痰滯食停右尺得結陰寒爲楚

結而不散遲滯中時見一止古人譬諸徐行而怠偶羈一步可爲結脈傳神按熱則流行寒則凝滯理勢然也夫陰寒之中且挾凝結喻如隆冬天氣嚴肅流水冰堅也少火衰弱中氣虛寒失其乾健之運則血氣痰食互相糾纏浮結者外有痛積伏結者內有積聚故知結而有力者方爲積聚結而無力者是眞氣衰弱違其運化之常惟一味溫補爲正治越人云

結甚則積甚結微則氣微是知又當以止歇之多寡而斷病之重輕也仲景云纍纍如循長竿曰陰結藹藹如車蓋曰陽結叔和云如麻子動搖旋引旋收聚散不常爲結則結之體狀有非淺人能領會也夫是三者雖同名爲結而義實有別浮分得之爲陽結沈分得之爲陰結止數頻多三五不調爲不治之症由斯測之結之主症未可以一端盡也

代脈　陰

體象　代爲禪代止有常數不能自還良久復動

主病　代主藏衰危惡之候脾土敗壞吐利爲咎中寒不食腹疼難救

代亦歇止之脈但促結之止內有所礙雖止而不全斷中有還意代則止而不還良久復止如四時之有禪代不愆其期也又結促之止止無常數代脈之止止有定期○止有定期者蓋脾主信也故內經以代脈一見爲藏氣衰微脾氣脫絕之診大抵脈來一息五至則肺心脾肝腎五藏之氣皆足故五十動而不一止合大衍之數謂之平脈反此則止乃見焉腎

氣不能至則四十動一止肝氣不能至則三十動一止脾氣不能至則二十動一止心氣不能至則十動一止肺氣不能至則四五動一止至當自遠而近以次而短則由腎及肝由肝及脾由脾及心由心及肺故凡病將死者必氣促以喘僅呼於胸中數寸之間此時眞陰絕於下孤陽浮於上氣短已極醫者猶欲平之散之未有不隨撲而滅者也滑伯仁曰無病而羸瘦脈代者危候也有病而氣血乍損祇爲病脈此伯仁爲暴病者言也若久病而得代脈冀其回春萬不得一矣

○傷寒心悸有中氣虛者停飲者汗下後者中氣虛則陽陷陽受氣於胸中陽氣陷則不能上充於胸中故悸停飲者飲水多而停於心下也水停心下水氣上凌心不自安故悸汗後則裏虛矣況汗乃心液心液耗則心虛心虛故悸諸悸者未必皆脈代若脈代者正指汗後之悸以汗爲心液脈爲心之合耳女胎十月而産府藏各輸眞氣資生培養若至期當養之經虛實不調則胎孕爲之不安甚則下血而墮矣當三月之時心胞絡養胎靈樞經脈篇云心包主脈若分氣及胎

脈必虛代在靈樞五藏生成篇曰心合脈蓋心與心包雖分二經原屬一藏故耳代脈主病但標脾藏虛衰未及他症故附列焉

微脈　陰

體象　微脈極細而又極軟似有若無欲絕非絕

主病　微脈模糊氣血大衰左寸微者心虛憂惕微在左關寒攣氣乏左尺得微髓竭精枯右寸微者中寒少氣微在右關胃寒氣脹右尺得微陽衰寒極

微之爲言近於無也觀古人似有若無欲絕非絕八字眞爲微脈傳神世俗未察其其義每見脈之細者輒以微細二字並稱是何其言之不審也輕取之而如無故曰陽氣衰重按之而欲絕故曰陰氣竭若細脈則稍稍較大顯明而易見非如微脈之模糊而難見也雖其證所患略同而其形亦不可不辨時珍云微主氣虛血弱之病陽微則惡寒陰微則發熱自非峻補難可回春卒病得之猶或可生者謂邪氣不至深重也長病得之多不可救者正氣將次絕滅草木之味難藉以

支持耳　在傷寒證惟少陰有微脈他經則無其太陽膀胱爲少陰之府纔見脈微惡寒仲景早從少陰施治而用附子乾薑矣蓋脈微惡寒正陽氣衰微所致詩云彼月而微此日而微今此下民亦孔之哀在天象之陽且不可微然則人身之陽顧可微哉腎中既已陰盛陽微寒自內生復加外寒斬關直入其人頃刻云亡故仲景以爲卒病而用辛熱可回一綫眞陽於重泉之下也卒中寒者陽微陰盛最爲危急素問調經論篇陰盛生內寒因厥氣上逆寒氣積於胸中而不泄

則温氣去寒獨留留則血凝血凝則脈不通其脈盛大以濇故中寒夫既言陰盛生内寒矣又言故中寒者豈非内寒先生外寒内中之耶經既言血脈不通矣又言其脈盛大以濇者豈非以外寒中故脈盛大血脈閉故脈濇耶此中深有所疑請申明之一者人身衛外之陽最固太陽衛身之背陽明衛身之前少陽衛身之兩側今不由三陽而直中少陰豈眞從天而下蓋厥氣上逆積於胸中則胃寒胃寒則口食寒物鼻吸寒氣皆得入胃腎者胃之關也外寒斬關直入少陰腎

藏故曰中寒也此經隱而未言者也一者其脈盛大以濇雖曰中寒尚非卒病卒病中寒其脈必微蓋經統言傷寒中寒之脈故曰盛大以濇仲景以傷寒爲熱病中寒爲寒病分別言之傷寒之脈大都以大浮數動滑爲陽沈濇弱絃微爲陰陽病而見陰脈且主死況陰病卒病豈有復見陽脈盛大之脈若只盛大以濇二陽一陰亦何卒急之有哉此亦經所隱而難窺者也

疾脈 陽

體象　疾爲急疾數之至極七至八至脈流薄疾

主病　疾爲陽極陰氣欲竭脈號離經虛魂將絕漸進漸疾旦
夕殞滅毋論寸尺短期已決

疾是急速之形數之甚者也亦名曰極○陰陽相等脈至停勻
若脈來過數而至於疾有陽無陰其何以生是惟傷寒熱極
方見此脈非他疾所恆有也若癆瘵虛憊之人亦或見之則
陰髓下竭陽光上亢可與之決短期矣陰陽易病者脈常七
八至號爲離經是已登鬼籙者也至夫孕婦將產亦得離經

之脈此又專以七八至得名如昨浮今沈昨大今小昨遲今數昨滑今濇但離於平素經常之脈即名爲離經矣心肺諸症總之真陰消竭之兆譬如繁弦急管樂奏將終烈焰騰空薪傳欲盡夫一息四至則一晝一夜約一萬三千五百息通計之當五十周於身而脈八百一十丈此人身經脈流行之常度也若一息八至則一日一夜周於一身者當一百營而脈遂行一千六百餘丈矣必至喘促聲嘶僅呼吸於胸中數寸之間而不能達於根蒂真陰極於下孤陽亢於上而氣之

短已極矣夫人之生死由於氣氣之聚散由於血凡殘喘之尙延者祇憑此一綫之氣未絕耳一息八至之候則氣已欲脫而猶冀以草木生之何怪其不相及也

按一呼脈再動氣行三寸一吸脈再動氣行三寸呼吸定息氣行六寸一晝一夜凡一萬三千五百息當五十周於身脈行八百一十丈此經脈周流尋常之揆度叔和云一呼再至曰平三至曰離經四至曰奪精五至曰死六至曰命盡又論遲脈云一呼一至曰離經二呼一至曰奪精三呼一至曰死

四呼一至曰命絕

散脈　陰

體象　散脈浮亂，有表無裡，中候漸空，按則絕矣。

主病　散爲本傷，見則危殆。左寸散者怔忡不卧，散在左關當有溢飲，左尺得散北方水竭。右寸散者自汗淋漓，散在右關脹滿蠱壞，右尺得散陽消命傾。

散者自有漸無之象，亦散亂不整之象也。按漸重漸無，漸輕漸有，明乎此八字，而散字之象恍然矣。故叔和云：散脈大而散有表無裡字字斟酌古人以代散爲必死者蓋散爲腎敗之徵代爲脾絶之徵也蓋腎脈本沈而散脈按之不可得見是先天資始之根本絶也脾脈主信而代脈歇至不愆其期是後天資始之根本絶也故二脈獨見均爲危殆之候而二脈交見尤爲必死之徵

辯論太素脈

脈法倡於岐黄不過測病情決生死而已安得有所謂太素也自楊上善主太素脈法徵休徵咎比於神靈而有驗有不驗者何也皆風鑒諸流託名太素以神其說耳學者勿爲邪說所惑也然亦有可採之句如脈形圓淨至數分明謂之清脈形散濇

至數糢糊謂之濁質清脈清富貴而多喜質濁脈濁貧賤而多憂質清脈濁外富貴而內貧賤得意處少失意處多也質濁脈清外貧賤而內富貴失意處少得意處多也富貴而壽脈清而長貧賤而夭脈濁而促清而促者富貴而夭濁而長者貧賤而壽此皆可採之句然亦不能外乎風鑑也

太素脈論

嘗讀太素脈而知其僞也夫脈法創自軒岐用以測病情決死生而已安得徵休徵咎比於師巫甚矣楊上善之好誕也毋求其故而不得後見華佗擬病人於十年之後以爲病去亦十年死病存亦十年死病不能爲人死生因勸其人勿治佗固漢之異人也此以脈論耶抑以脈中之數論耶意此病所患既深雖藥無效又非急證可以遷延計其短期至久乃驗卽如內經所云某病某日篤某日死者是也但佗決之於十年之前故後人述佗爲神反至畧病而重數上善特有小慧見佗之行事託之太素陰祖其意而暢其說學者喜其新奇互相附和妄謂壓壞

識天子場屋決元魁好事之流更從而和之欺世盜名所從來久矣就中亦有可錄之句如曰脈形圓淨至數分明謂之清脈形散濇至數模糊謂之濁質清脈清富貴而多喜質濁脈濁貧賤而多憂質清脈濁此謂清中之濁外富貴而內貧賤質濁脈清外貧賤而內富貴若清不甚清濁不甚濁其得失相半而無大得喪也富貴而壽脈清而長貧賤而夭脈濁而促清而促者富貴而夭濁而長者貧賤而壽予嘗以此驗人百不失一然考其底蘊總不出乎風鑑使風鑑精則太素無漏義矣至其甚者索隱行怪無所不至并且詆呵正業以爲不能窮造化之巧操先知之術孔子曰攻乎異端斯害也已其太素脈之謂夫或曰上善不足論而佗亦有遺義耶夫佗之技甚精而其說又安能無弊乎天下而盡守佗之說也則將使病淺者日深病深者日殆覘岐黄爲贅疣而藥餌可盡廢臨病不治但委於命弛愼疾之心趨夭枉之路豈不哀乎故以病之不可治而勉求治未必無稍延之歲月以病之或可治而不求治勢將有坐失之機宜須善通佗之意而一笑上善之術斯得之矣

從證不從脈

脈浮爲表治宜汗之此其常也而亦有宜下者焉仲景云若脈浮大心下硬有熱屬臟者攻之不令發汗是也脈沈爲裡治宜下之此其常也而亦有宜汗者焉少陰病始得之反發熱而脈沈者麻黃附子細辛湯微汗之是也脈促爲陽常用葛根芩連清之矣若脈促厥冷爲虛脫非灸非溫不可此又非促爲陽盛之脈也脈遲爲寒常用乾薑附子溫之矣若陽明脈遲不惡寒身體濈濈汗出則用大承氣此又非遲爲陰寒之脈矣四者皆從證不從脈也世有切脈而不問症其誤可勝言哉

從脈不從證

表證汗之此其常也仲景曰病發熱頭痛脈反沈身體疼痛當救其裡用四逆湯此從脈之沈也裏證下之此其常也日晡發熱者屬陽明脈浮大者宜發汗用桂枝湯此從脈之浮也結胸證具常以大小陷胸下之矣脈浮大者不可下下之則死是宜

從脈治其表也身疼痛者常以麻黃桂枝解之然尺遲者不可汗營血不足故也是宜從脈調其營矣此皆從脈不從證也世有問證而不切脈者得非仲景之罪人乎

小序

望聞問切古所謂四診也知切矣而畧於三者猶欲入戶而闔門其可得哉扁鵲稱聖醫見齊桓而却步先得於望也予本於經而條晰之附以仲景之說四診之法始全學者尤當熟玩而深味焉

善診察色變化相移得失在望斷之不疑

素問陰陽應象大論曰善診者察色按脈素問移精變氣論曰理色脈而通神明變化相移以觀其妙素問玉機眞藏論曰凡治病察其形氣色澤形氣相得謂之可治色澤已浮謂之易已形氣相失謂之難治色夭不澤謂之難已大都氣盛形盛氣虛形虛是相得也故可治氣色明潤血氣相營故易已若形與氣

兩不相得色夭枯而不明潤何以圖存乎視色之道積神屬意往今新故可以自必靈樞五色篇曰積神於心以知往今故相氣不微不知是非屬意勿去乃知新故凡已往來今新病故疾先本乎視色不過凝靜精一扁鵲豈有他技乎

合色脈之法聖神所最重治病之權輿也色者目之所見脈者手之所持而兩合之下合五行休旺上副四時往來要未可與中人以下者道也何之維合五藏之色在王時見者春蒼夏赤長夏黃秋白冬黑五藏所主外榮之常白當肺當皮赤當心當脈黃當脾當肉青當肝當筋黑當腎當骨五藏之脈春弦夏鉤秋毛冬石強則爲太過弱則爲不及四時有胃曰平胃少曰病無胃曰死有胃而反見所勝之脈甚者今病微者至其所勝之時而病此非顯明易推者乎

五藏六府各有部位額至闕庭上屬咽喉闕循鼻端五藏之應次鼻下至承漿屬於六府表裏各別自顴下頰肩背所主

手之部分牙車下頤屬股膝脛部分在足

靈樞五色篇曰自額而下闕庭上屬咽喉之部分也自闕中循鼻而下鼻端屬五藏之部分也自內眥挾鼻而下至承漿屬六府之部分也自顴而下頰屬肩背手之部分也自牙車以下頤屬股膝足之部分也

藏府色見一一可徵庭者首面闕上咽喉闕中者肺下極爲心直下者肝肝左爲膽肝下屬脾方上者胃中央大腸挾大腸者北方之腎當腎者臍面主以上則爲小腸面主以下膀胱子處

靈樞五色篇曰庭者首面也闕上者咽喉也闕中者肺也下極者心也直下者肝也肝左者膽也下者脾也方上者胃也中央者大腸也挾大腸者腎也當腎者臍也面主以上者小腸也面主以下者膀胱子處也

庭者顏也額也天庭也位最高危見於此者上應首面之疾闕在眉心眉心之上其位亦高故應咽喉眉心中部之最高者故應肺下極者在兩目之間心居肺之下故下極應心下極之下爲鼻柱肝在心之下故直下應肝膽附於肝之短葉故肝左應膽在鼻柱左右鼻柱之下卽準頭也是爲面主亦曰明堂準頭屬土居面之中央故以應脾準頭兩旁迎香之上鼻隧是也脾與胃爲表裏脾居中而胃居外故方上應胃面內之中央迎香之外顴骨之下大腸之應也挾大腸頰之上也四藏皆一惟腎有兩四藏居腹惟腎附脊故四藏次於中央而腎獨應於兩頰腎與臍對故當腎之下應臍而主鼻準也小腸爲府應挾兩顴故面主之上兩顴之內小腸之應也面主以下者人中也是爲膀胱子處之應

更有肢節還須詳 察顴應乎肩顴後爲臂臂下者手目內眥上屬於膺乳挾繩而上爲應乎背循牙車下爲股之應中央者膝

膝下爲脛當脛下者應在於足巨分者股巨屈膝臏

靈樞五色篇曰顴者肩也顴後者臂也臂下者手也目內眥上者膺乳也挾繩而上者背也循牙車以下者股也中央者膝也膝以下者脛也當脛以下者足也巨分者股裏也巨屈者膝臏也此五藏六府肢節之部也

部分已精須合色脈五色外見爲氣之華如帛裹朱赤色所尚若使如赭其凶難治白如鵞羽不欲如鹽青如蒼璧藍色可憎羅裹雄黃中央正色設如黃土敗絕之應黑如重漆所處地蒼五色吉凶求之勿失

夫氣由藏發色隨氣華如青黃赤白黑者色也如帛裹朱如鵞羽如蒼璧如羅裹雄黃如重漆或有鮮明外露或有光潤內含

者皆氣也氣至而色彰故曰欲曰生若赤如頳白如鹽青如藍黃如土黑如地蒼甚則青如草茲黃如枳實黑如炲赤如衃血白如枯骨或晦暗不澤或悴槁不榮敗色雖呈氣於何有故曰不欲且曰死由此觀之則色與氣固不可須臾離也然而外露者不如內含內含則氣藏外露則氣泄亦猶脈之弦鈎毛石欲其微不欲其甚故如上文所云正取五色之微見方是五色之外榮否則過於彰露與弦鈎毛石之獨見而無胃氣名曰眞藏者何以異乎

白當肺辛赤當心苦青當肝酸黃當脾甘黑當腎鹹白則當皮赤則當脈青則當筋黃則當肉黑則當骨

此五藏生成篇所載以五色分配五藏及皮脈筋肉骨也白則當皮者以肺色屬白肺主皮毛餘倣此

五藏之色皆須端滿如有別鄉非時之過

靈樞五色篇曰青黑赤黃白皆端滿有別鄉別鄉赤者其色亦大如榆莢在面王爲不日此言五色之正端滿合時日者是謂無邪有別鄉者猶言正色之外別部又見一色也如赤見於面王則非其部不當見而見又非其時矣

其色上銳首空上向下銳下向左右如法

靈樞論從色觀向凡邪隨色見各有所向而尖銳之處即其乘虛所進之方故上銳者以首面正氣之空虛而邪則乘之上向也下銳亦然其在左在右皆同此法

五藏五色皆見於面相應於脉寸尺是踐

難經十三難曰色之與脉當參相應爲之奈何然五藏有五色皆見於面亦當與寸口尺內相應

假令色青脉當弦急如色見赤浮大而散色黃緩大色白之徵

浮濇而短其色黑者沈濡而滑

十三難曰假令色青其脈當弦而急色赤其脈浮大而散色黃其脈中緩而大色白其脈浮濇而短色黑其脈沈濇而滑此言見其色而知其脈也藏位於內色見於面脈見於寸口尺內夫醫者之言診視者視者視其色診者診其脈二者當參相應

色青浮溢或大而緩名爲相勝浮大而散若小而滑名爲相生

青者肝色也浮濇而短者肺之脈也大而緩者脾之脈也浮大而散者心之脈也小而滑者腎之脈也假令肝之色而得肺之脈脈勝色矣得脾之脈色勝脈矣得心之脈色生脈矣得腎之脈脈生色矣一藏之脈其相勝相生有如是夫餘倣此

沈濁爲內浮澤爲外

內爲藏外爲府以沈浮别之然在色上看非心領不能得

察其浮沈以知淺深察其澤夭以觀成敗察其散摶以知遠近

視色上下以知病處

浮則病淺沈則病深澤則成全夭則敗亡散解者新近摶聚者久遠上則在上下則在下皆以色形知病也

色明不顯沈夭爲甚若無沈夭其病不甚

明澤不麤顯而但見沈夭病必甚也若無沈夭雖不明澤病亦不甚

黃赤爲風青黑爲痛白則爲寒黃則爲膏潤則爲膿赤甚爲血

此以五色合病也然靈樞五色篇曰其色散駒駒然未有聚其病散而氣痛聚未成也猶言駒爲小馬奔逸不定其色散無定所氣雖聚而痛未成形故凡診視者病之淺深或殊則色之聚散靡定萬不可輕視妄言也

面部

面上白點腹中蟲積如蟹爪路一黃一白食積何疑兩顴時赤虛火上炎面無血色又無寒熱脈見沈弦將必衄血病人黃色時現光澤爲有胃氣自必不死乾黃少潤凶災立應赤現兩顴大如拇指病雖小愈必將卒死黑色出庭拇指相似不病卒亡冬月面慘傷寒已至紫濁時病色白而肥氣虛多痰黑而且瘦陰虛火旺

目部

目赤色者其病在心白病在肺青病在肝黃病在脾黑病在腎
黃而難名病在胸中白睛黃淡脾傷泄痢黃而且濁或似煙熏
溼盛黃疸黃如橘明則爲熱多黃兼青紫脈來必芤血瘀胸中
眼黑頰赤乃係熱痰眼胞上下有如煙煤亦爲痰病眼黑步艱
呻吟不已痰已入骨遍體酸痛眼黑面黃四肢痿痺聚沫風痰
隨在皆有目黃大煩脈大病進目黃心煩脈和病愈目睛暈黃
衂則未止目睛黃者酒疸已成黃白及面眼胞上下皆覺腫者
指爲穀疸心下必脹明堂眼下青色多慾精神勞傷不爾未睡

面黃目青必爲傷酒面無精光齒黑者危瘰癧赤脈貫瞳者凶一脈一歲死期已終目間青脈膽滯掣痛瞳子高大太陽不足病人面目俱等無病面黃目青面黃目赤面黃目白面黃目黑此有胃氣理皆不死面赤目白面青目黑面黑目白面赤目青此無胃氣皆死何辯眼下青色傷寒挾陰目正圓者太陽經絶痓病不治色青爲痛色黑爲勞色赤爲風色黃溺難鮮明留飲鮮明者俗言水汪汪也俱指白珠目睛皆鈍不能了了鼻呼不出吸而不入氣促而冷則爲陰病目睛了了呼吸出入能往能來息長而熱則

爲陽病

鼻部

鼻頭微黑爲有水氣色見黄者胸上有寒色白亡血微赤非時見之者死

察色精微莫先於目下之精明鼻間之明堂經謂精明五色者氣之華也是五藏之精華上見爲五色變化於精明之間某色爲善某色爲惡可先知也仲景更出精微尤要在中央鼻準毋亦以鼻準在天爲鎮星在地爲中嶽木金水火四藏氣必歸併於中土耶其謂鼻頭色青腹中苦冷者死此一語獨刺千古後人每恨卒病論亡莫由仰遡淵源不知此語正其大者蓋厥陰肝木之青色挾腎水之寒威上徵於鼻下徵於腹是爲暴病頃之亡陽而卒死耳其謂鼻頭色微黑者有水氣又互上句之意

見黑雖爲腎陰之色微黑且無腹病但主水氣而非暴病也謂色黄者胸中有寒寒字傷寒論中多指爲痰言胸有積痰也謂色白者亡血白者肺之色肺主上焦以行營衛營不充則鼻色白故知亡血也謂設微赤非時者死火之色歸於土何遽主死然非其時而有其氣則火非生土之火乃尅金之火又主藏燥而死矣

鼻頭色黄小便必難鼻頭黄色又主胸中有寒寒則水穀不運故小便難餘處無恙鼻尖青黄其人必淋鼻青腹痛舌冷者死鼻孔忽仰可決短期鼻色枯槁死亡將及鼻冷連頤十無一生鼻者屬土而爲肺氣之所出入肺胃之神機已絕故枯槁而冷連頤顧其能活乎

血脈

診血脈者多赤多熱多青多痛多黑久痺赤黑青色皆見寒熱血脈卽絡脈肌皮嫩薄者視之可見臂多青脈則曰脫血絡中血脫故不紅而多青

毛髮

髮枯生穗血少火盛毛髮墮落衛疏有風若還眉墮風證難愈頭毛上逆生病必凶血枯不榮如枯草不柔順而勁直小兒疳病多此亦主有蟲

形體

大體爲形形充者氣形勝氣者必主夭亡肥白而氣不充氣勝形者壽者之徵修長黑色有神氣實形實氣虛形虛形盛脈細氣難布息已瀕

於危形瘦脈大胸中多氣可斷其死肥人中風形厚氣虛痰壅氣塞火衝暴厥瘦人陰虛血液衰少相火易亢故多勞嗽病人形脫氣盛者死（正虛則形脫邪實則氣盛）形體充大皮膚寬緩定遵耄耋形體充大皮膚緊急當爲夭折形盛氣虛氣盛形虛形澁脈滑形大脈小形小脈大形長脈短形短脈長形滑脈澁肥人脈細羸人脈躁俱爲凶候（言反常也）血實氣虛則體易肥氣實血虛則體易瘦肥者耐寒瘦者耐熱美髯及胸陽明有餘髯少而短陽明不足坐垂一腳因有腰痛行遲者痺或表素强或腰腳痛或有麻

木漸成風疾裏實護腹如懷卵物心痛之證持脈而欠知其無病經云陽引而上陰引而下則欠陰陽相引故云無病病亦即愈息搖肩者心中堅急息引胸中上氣者欬息而張口必乃短氣肺痿吐沫掌寒腹寒掌熱陰虛診時病人叉手捫心閉目不言心虛怔忡倉廩不藏門戶不固水泉不止膀胱不藏頭傾視深精神將奪背曲肩隨府將壞矣腰難轉搖腎將憊矣膝爲筋府屈伸不能行則僂附筋將憊矣骨爲髓府不能久立行則振掉骨將憊矣眼胞十指腫必久欬

死證

屍臭舌卷囊縮肝絕口閉脾絕肌肉不滑脣反胃絕髮直齒枯
遺尿腎絕毛焦面黑直視目瞑陰氣已絕眶陷系傾汗出如珠
陽氣已絕病後喘瀉脾脈將絕目若正圓手撒戴眼太陽已絕
聲如鼾睡吐沫面赤面黑脣青人中腫滿脣反出外髮眉衝起
爪甲肉黑手掌無紋臍凸跗腫面青欲眠目視不見汗出如油
肝絕之期在於八日眉傾膽死手足甲青或漸脫落呼罵不休
筋絕之期亦如於肝肩息直視心絕立死髮直如麻不得屈伸

自汗不止小腸絶也六日而死口冷足腫腹熱臚脹泄痢無時乃爲脾絶五日而死脊痛身重不可反覆乃爲胃絶五日而死耳乾背腫溺血屎赤乃爲肉絶九日而死口張氣出不能復返乃爲肺絶三日而死泄利無度爲大腸絶齒枯面黑目黄腰折自汗不休乃爲腎絶四日而死齒黄枯落乃爲骨絶

五藏絶證

五藏已奪神明不守故作聲嘶循衣摸床譫語不休陽明已絶妄語錯亂不語失音則爲熱病猶或可生脈浮而洪身汗如油

喘而不休乃爲肺絕汗膩不流脈洪而喘不休眞氣外散陽反獨留形如煙熏直視搖頭乃爲心絕心爲火藏故陽熱獨存煙熏火極焦灼之象唇吻反青漐漐汗出乃爲肝絕唇吻屬脾而青色屬木木乘土故曰反環口黎黑柔汗發黃乃爲脾絕水色淩上冷汗身黃脾眞散越溲便遺失狂言直視乃爲腎絕溲便二陰腎藏所司遺失則門戶不開水精敗絕目背瞳人陰氣先絕陽氣後竭臨死之時身面必赤腋溫心熱陰先脫陽絕於後故赤色見餘陽未卽盡故腋溫心熱水漿不下形體不仁乍靜乍亂乃爲胃絕胃納水穀合肌肉故六府氣絕足冷腳縮五藏氣絕便利不禁手足不仁手太陰絕則皮毛焦

太陰者肺也行氣溫於皮毛者也故氣不榮則皮毛焦而津液去津液去則皮節傷皮節傷則皮枯毛折毛折者則毛先死丙日篤丁日死手少陰氣絕則脈不通脈不通則血不流血不流則色澤去故面色黑如黧此血先死壬日篤癸日死

足太陰絕口脣不榮

口脣者肌肉之本也脈不榮則肌肉不滑澤肌肉不滑澤則肉滿肉滿則脣反脣反則肉先死甲日篤乙日死

足少陰絕則骨髓枯

少陰者冬脈也伏行而溫於骨髓故骨髓不溫則肉不著骨骨肉不相親則肉濡而却肉濡而却故齒長而垢髮無潤澤無潤澤者則骨先死

戊日篤己日死

足厥陰絕筋縮引卵漸及於舌

厥陰者肝也肝者筋之合也筋者聚於陰氣而絡於舌本故脈不榮則筋縮急筋縮急則引卵與舌故舌卷囊縮此筋先死庚日篤辛日死

三陰俱絕眩轉目瞑

瞑者爲失志失志則志先死死則目瞑也

六陽俱絕陰陽相離腠理泄絕汗出如珠旦占夕死夕占旦死

診病新久

徵其脈小色不奪者乃爲新病其脈不奪其色奪者乃爲久病脈色俱奪乃爲久病俱不奪者乃爲新病

詐病

向壁而卧聞醫驚起而目盼視二言三止脉之嚥唾此爲詐病若脉和平當言此病須鍼灸數處服吐下藥然後能愈欲以嚇其詐使彼畏懼不敢言病耳

診氣色法

夫爲醫者雖善於脉候而不知察於氣色者終爲未盡要妙也故曰上醫察色次醫聽聲下醫脉候是知人有盛衰其色先見於面部所以善爲醫者必須明於五色乃可決生死定狐疑故立候氣之法冠其篇首焉

肝受病色青　心受病色赤　脾受病色黄

肺受病色白　腎受病色黑皆先視其本色

春面色青目色赤新病可療至夏愈

夏面色赤目色黄新病可療至季夏愈

季夏面色黃目色白新病可療至秋愈
秋面色白目色黑新病可療至冬愈
冬面色黑目色青新病可療至春愈
論曰此四時王相本色見故療之必愈夫五藏應五行若有病則因其時色見於面目亦猶灼龜於裡吉凶之兆形於表也
扁鵲云病人本色青欲如青玉之澤有光潤者佳面色不欲如青藍之色若面白目青是謂亂常以飲酒過多當風邪風入肺絡於膽膽氣妄泄故令目青雖云天救不可復生矣
病人本色赤欲如雞冠之澤有光潤者佳面色不欲赤如赭土若面赤目白憂恚思慮心氣內索面色反好急求棺槨不過十日死
病人本色黃欲如牛黃之澤有光潤者佳面色不欲黃如竈中黃土若面青目黃者五日死
病人著牀心痛氣短脾竭內傷百日復愈欲起徬徨因坐於地其亡倚牀能治此者是謂神良
病人本色白欲如璧玉之澤有光潤者佳面色不欲白如堊若

面白目黑無復生理也此謂酣飲過度榮華已去血脈已盡雖
遇岐伯無如之何
病人本色黑欲如重漆之澤有光潤者佳面色不欲黑如炭若
面黑目白八日死腎氣內傷也
病人色青如翠羽者生青如草滋者死
赤如雞冠者生赤如衃血者死
黃如蟹腹者生黃如枳實者死
白如豕膏者生白如枯骨者死
黑如烏羽者生黑如炲煤者死
凡相五色面黃目青面黃目赤面黃目白面黃目黑皆不死
病人目無精光及齒黑者不治
病人面失精光如土色不飲食者四日死
病人及健人面色忽如馬肝望之如青近之如黑必卒死
論曰夫五色者五藏之華也故天晴明時觀萬物辨白黑審長
短若五色不分長短乖錯此爲錯亂故人亦然
黃帝問伯高曰察色知病何如伯高曰白色起於兩眉間薄澤

者病在皮膚脣色青黃赤黑者病在肉榮氣濡然者病在血脈目色青黃赤白黑者病在筋耳焦枯受塵垢者病在骨聞曰病狀如是取之奈何伯高曰皮有部肉有柱氣血有輸筋有結骨有屬經曰皮部在於四肢肉柱在於臂胻諸陽分肉之間及少陰分肉之間氣血之輸在於諸經絡脈氣血留居則盛而起筋部無陰陽左右唯疾之所在骨之屬骨空之間所以受津液而益腦髓若取之者必須候病間甚者也間者淺之少之甚者深之多之隨變而調之故曰上工經言知一藏爲下工知二藏爲中工參而知之爲上工上工十全九中工十全六下工十全三此之謂也

雷公問曰人有不病而卒死者何以知之黃帝曰大氣入於藏府者不病而卒死矣

雷公問曰病少愈而卒死者何以知之黃帝曰赤色出於兩顴上大如拇指者病雖少愈必卒死矣黑色出於顏貌大如拇指者必卒死顏貌者面之首也顴當兩目下也顏當兩目上眉下也

扁鵲曰察病氣色有赤白青黑四氣不問大小在人年上者病

也惟黃氣得愈年上在鼻上兩目間如下黑氣細如繩在四墓
發及兩顴骨上者死或冬三月遠期至壬癸日逢年衰者不可
理病者死四墓當兩眉坐直上至髮際左爲父墓右爲母墓從
口吻下極頤名爲下墓於此四墓上觀四時氣

春見青氣節盡死

夏見赤氣節盡死

夏秋見白氣節盡死

春見白氣至秋死

夏見白氣暴死黑氣至冬死

秋見赤氣節盡死冬至後甲子日死

冬見赤氣暴死見黃氣至長夏死

論曰凡病黃色入鼻從口入井竈百日死井在鼻孔上曲中是
竈在口吻兩傍上一寸是若入者丙丁日死

凡人死色易驗但看年上有黑色橫度者此人不出百日死若
天中從髮際兩墓皆發黑色此人三年死天中當鼻直上至髮
際是也若顴骨上發黑色應之者二百日死

目下有黑色橫度年上者不出三十日死黑色入口應天中者不出一年死

若天中發死色年上命門上並黃色者半好半惡也以天中爲主五年內死天中發黑色法三年乃死所以然者有二處得生故五年死

凡天中發黑色兩顴上發赤色應之者不出六十日兵死若年上發赤色應之者不出三十日死若命門上發赤色應之者不出百日市死婦人産死兵死同氣從命門入耳年上死

赤色從肩衝下入目五日死或丙丁日死

黑色在左右肩上一日死或壬癸日死

赤色入口三日死遠期丙丁日死

黑色從天中及年上入目三日死或壬癸日死或二三日死或百日半年死

青色如鍼在目下春死或甲乙日死

黃色入目匝四邊戊己日死

黑色準上行或入目期壬癸日死遠期二十日死若入耳鼻三

日死（年上者當鼻上也行謂在　詩上年上下降接相次）
黃色橫兩顴入鼻一年死
黑色如拇指在眉上不出一年暴死一云三年
赤色如馬黑色如烏見面死（在口傍左右也　右名馬左名烏）
黑色從眉繞目死
赤色在口兩傍死
黑色如深漆繞口或白色皆死
黃帝問扁鵲曰人久有病何以別生死願聞其要對曰按明堂察色有十部之氣知在何部察四時五行王相觀其勝負之變色入門戶爲凶不入爲吉白色見衝眉上者肺有病入闕庭者夏死黃色見鼻上者脾有病入口者春夏死青色見人中者肝有病入目者秋死黑色見顴上者腎有病入耳者六月死赤色見頤者心有病入口者冬死所謂門戶者闕庭肺門戶目肝門戶耳腎門戶口心脾門戶若有色氣入者皆死黃帝曰善
問曰病而輒死其可傷也寧可拯乎對曰藏實則府虛府實則藏虛以明堂視面色以鍼補寫調之百病即愈鼻孔呼吸氣有

出入出爲陽入爲陰陽爲府陰爲藏陽爲衛陰爲榮故曰人一日一夜一萬三千五百息脈行五十周於其身漏下二刻榮衛之氣行度亦周身也

夫面青者虛虛者實之補虛瀉實神歸其室補實瀉虛神捨其墟衆邪並進大命不居黄帝曰善

五實未見

六虛者皮虛則熱脈虛則驚肉虛則重骨虛則痛腸虛則洩溏髓虛則惰

仲景曰鼻頭色青者腹中冷若痛者死鼻頭色微黑者有水氣色白者無血色黄者胸上有寒色赤者爲風色青者爲痛色鮮明者有留飲

又仲景曰病人語聲寂然喜驚呼者骨節間病言聲喑喑然不徹者心膈間病言聲啾啾細而長者頭中病一作痛

聲診

肝呼應角心言應徵脾歌應宫肺哭應商腎呻應羽五藏五聲

以合五音素問陰陽應象大論曰視喘息聽音聲而知所苦蓋病苦於中聲發於外有不可誣者也故難經六十一難曰聞其五音以別其病此之謂也大笑不止乃爲心病喘氣太息乃爲肺病怒而罵詈乃爲肝病氣不足息乃爲脾病欲言不言語輕多畏乃爲腎病前輕後重壯厲有力乃爲外感倦不欲言聲怯而低內傷不足攢眉呻吟必苦頭痛叫喊呻吟以手捫心爲中脘痛呻吟身重轉卽作楚乃爲腰痛呻吟搖頭攢眉捫腮乃爲齒痛呻吟不起爲腰腳痛診時吁氣爲屬鬱結凡人吁則氣鬱得以少申也搖頭而言乃爲裏痛喉中有聲謂之肺鳴火來乘金不得其平形羸聲

啞咽中有瘡肺被火因肺主聲故耳聲音暴啞風痰伏火曾係喊傷
不可斷病聲嘶色敗久病不治氣促喉聲痰火哮喘中年聲濁
痰火之殃獨言獨語言談無緒思神他寄思慮傷神傷寒壞證
啞為狐惑上唇有瘡蟲食其藏下唇有瘡蟲食其肛
風滯於氣機關不利出言蹇澁乃為風病氣短不續言止復言
乃為奪氣衣被不斂罵詈親疎神明之亂風狂之類若在熱病
又不必論欲言復寂忽又驚呼病深入骨語聲寂寂然者不欲語而欲默也則病本緘默而何以忽又驚呼知其專係厥陰所主何也靜默統屬之陰而厥陰在志為驚在聲為呼　況骨節中屬大筋筋為用合非

深入骨節之空能傳
病不知此也聲音低渺聽不明徹必心膈間有所阻礙聲氣無
阻礙礙則聲出不揚必其胸中大氣不轉出入升降之
機艱而且遲可知病在胸膈間矣細心靜聽其情乃得啾然細
長頭中之病啾啾然細而長者謂其聲自下焦陰分而上緣足
太陽主氣與足少陰爲表裏所以腎邪不劑頸而
還得從太陽部分達於巔頂腎之本病爲呻吟腎氣從太陽經
脈直攻於上則腎之呻並從太陽變動而啾唧細長爲頭中病
也大都經氣混其清陽之氣所致耳仲景只此三段而上中下
三焦受病之處妙義可徹蓋聲者氣之從喉舌而宣於口者也
新病之人聲不變小病之人聲不變惟久病苛病其聲乃變古
人聞隔垣之呻吟而知其病豈無法乎
息　桑榆子曰精化爲氣氣化而神集焉故曰神能御氣則鼻
不失息譚紫霄曰神猶母也氣猶子也以神召氣如以母召子
凡呼吸有聲者風也非息也守風則散雖無聲而鼻中澁滯者
喘也非息也守喘則結不聲不滯而往來有迹者氣也非息也

守氣則勞所謂息者不出不入之義綿綿密密若存若亡心不
著境無我無人更有何息可調至此則神自返息自定心息相
依水火相媾息息歸根金丹之母邱長春云息有一毫之未定
命非己有以此言之息之所關於人大矣哉故較之於聲尤所
當辨
也　氣來短促不足以息呼吸難應乃爲虛甚素無寒熱短氣
難續知其爲實無寒熱則陰陽和平而亦短氣不
能布息此中焦有礙或痰火爲害吸而微數病
在中焦中實吸不得入還出復入故脈來微
數亦係實症非痰卽食可以攻下實則可生虛者不
治實則可下中虛吸不盡入而
微數者肝腎欲絕焉能救乎上焦吸促下焦吸遠上下睽違
何以施療病在上焦氣宜通下病在下焦氣宜達上上下交通
病斯愈矣今上焦者吸促而不能通下下焦者吸遠
而不能達上上下不交通病豈易治乎至於吸呼動搖振振而
氣不載形者必死之症矣　天積氣耳地積形耳人氣以成形

耳惟氣以成形氣聚則形存氣散則形亡氣之關於形也豈不鉅哉然而身形之中有營氣有衛氣有宗氣有藏府之氣有經絡之氣各爲區分其所以統攝營衛藏府經絡而令充周無間環流不息通體皆靈者全賴胸中大氣主持五藏六府大經小絡晝夜循環不息必賴胸中大氣斡旋其間大氣一衰則出入廢升降息神機化滅氣立孤危矣若夫息出於鼻其氣布於膻中膻中宗氣主上焦息道恒與肺胃關通或淸而徐或短而促足以占宗氣之盛衰所以素問平人氣象論篇曰乳之下其動應衣宗氣泄也人顧可奔迫無度令宗氣盛喘數急有餘反成不足耶此指呼出爲息之一端也其謂起居如故而息有音此肺之絡脈逆也不得臥而息有音者是陽明之逆也蓋見布息之氣關通肺胃又指呼出爲息之一端也呼出心肺主之吸入腎肝主之呼吸之中脾胃主之故惟脾胃所主中焦爲呼吸之總持設氣積賁門不散兩阻其出入則危急存亡非常之候善養生者使賁門之氣傳入幽門幽門之氣傳二陰之竅而出乃不爲害其上焦下焦各分呼出吸入未可以息之一字統言其

病矣此義惟仲景知之謂息搖肩者心中堅息引胸中上氣者欬息張口短氣者肺痿唾沫分其息專主乎呼而不與吸並言似乎創說不知仲景以逃為作無不本之內經即前所擬呼人為息二端不足盡之蓋心火兼肺呼氣奔促勢有必至呼出為心肺之陽自不得以肝腎之陰混之耳息搖肩者肩隨息動惟火故動也息引胸中上氣欬者肺金收降之令不行上逆而欬惟火故欬也張口短氣肺痿唾沫又金受火刑不治之症均以出氣之粗名為息耳然則曷不徑以呼名之耶曰呼中有吸吸中有呼剖而中分聖神所不出也但以息之出者主呼之病而息之入者主吸之病不待言矣素問通評虛實論謂乳子中風熱喘鳴肩息以及息有音者不一而足惟其不與吸並言而吸之病轉易辨識然尚恐後人未悉復補其義云吸而微數其病在中焦實也當下之即愈虛者不治在上焦者其吸促在下焦者其吸遲此皆難治呼吸動搖振振者不治見吸微且數吸氣之往返於中焦者速此必實者下之通其中焦之壅而即愈若虛則肝腎之本不固其氣輕浮脫之於陽不可治矣前所指責

門幽門不下通爲危急存亡非常之候者此也在上焦者其吸促以心肺之道近其眞陰之虛者則從陽火而升不入於下故吸促是上焦未嘗不可候其吸也下焦者其吸遲肝腎之道遠其元陽之衰者則困於陰邪所伏卒難升上故吸遲此眞陰元陽受病故皆難治若呼吸往來振振動搖則營衛往返之氣已索所存呼吸一綫耳何可爲哉學者先分息之出入以求病情既得其情合之不爽若但統論呼吸其何以分上中下三焦所生乎噫微矣

問診

入國問俗何況治病本末之因了然胸臆然後投劑百無一失

醫仁術也仁人篤於情則視人猶己問其所苦自無不到之處靈樞師傳篇曰入國問俗入家問諱上堂問禮臨病人問所便使其受病本末胸中洞然而後或攻或補何慮不中乎

人品起居

凡診病者先問何人或男或女男女有陰陽之殊脈色有逆順之別故必辨男女而察其所合也或老或幼年長則求之於府年少則求之於經年壯則求之於藏或爲僕妾在人下者動靜不能自由寡婦師尼遭逢不偶情多鬱滯形之肥瘦肥人多溼瘦人多火之類此宜在望條然富貴之家多處重幃故須詳問若不以衣帛覆手則醫者見其手亦可得其形之大畧矣次問得病起於何日病之新者可攻病之久者可補飲食胃氣肝病好酸心病好苦脾病好甘肺病好辛腎病好鹹內熱好冷內寒好溫安穀則昌絕穀則亡夢寐有無陰盛則夢大水恐懼陽盛則夢大火燔灼陰陽俱盛則夢相殺毀傷上盛則夢飛下盛則夢墮甚飽則夢予甚飢則夢取肝氣盛則夢怒肺氣盛則夢哭短蟲多則夢聚衆長蟲多則夢自擊毀傷

嗜欲苦樂

問其嗜欲以知其病物性不齊各有嗜欲聲色臭味各有相宜好食某味病在某藏當分順逆以辨吉凶清陽化氣出乎天故天以五氣食人者臊氣入肝焦氣入心香氣入脾腥氣入肺腐氣入腎也濁陰成味出乎地故地以五味食人者酸先入肝苦先入心甘先入脾辛先入肺鹹先入腎也凡藏虛必求助於味如肝虛者欲食酸是也此謂之順應者易治若心病而愛鹹肺病而欲苦脾弱而喜酸肝病而好辣腎病而嗜甘此謂之逆候病輕必危重者必死心喜熱者知其爲寒心喜冷者知其爲熱好靜惡動知其爲虛煩躁不寧知其爲實傷食惡食傷風惡風傷寒惡寒此顯然可證者尤須詳問惟煩躁不寧者亦有屬虛然必脈來無神再以他症參之或常縱酒縱酒者不惟內有溼

熱而且防其乘醉入房**或久齋素**淸虛固保壽之道然亦有太枯槁而致病者或齋素而偏嗜一物如麪筋熟栗之類最爲難化故須詳察**始終境遇須辨三常**素問疏五過論篇曰論有三常謂常貴賤常貧富常苦樂也**封君敗傷及欲侯王**封君敗傷者追悔已往及欲侯王者妄想將來皆致病之因也**常貴後賤雖不中邪病從內生名曰脫營**常貴後賤者其心屈辱神氣不伸雖不中邪而病生於內營者陰氣也營行脈中心之所主心志不舒則血無以生脈日以竭故爲脫營**常富後貧名曰失精五氣流連病有所并**常富後貧者憂煎日切奉養日廉故其五藏之精日加消敗是謂失精精失則氣衰氣衰則不運故爲留聚而病有所并矣**常富大傷斬筋絕脈身體復行令澤不息**大傷謂甚勞甚苦也故其筋如斬脈如絕以耗傷之故也雖身體猶能復舊而行然令澤不息矣澤精液也息生長也**故傷**

敗結留薄歸陽膿積寒炅故舊也言舊之所傷有所敗結血氣留薄不散則鬱而成熱歸於陰分故膿血蓄積令人寒熱交作也暴樂暴苦始樂後苦皆傷精氣精氣竭絕形亦尋敗樂則喜喜則氣緩苦則悲悲則氣滑故苦樂失常皆失精氣甚至竭絕而形體毀沮矣暴怒傷陰暴喜傷陽怒傷肝肝藏血故傷陰喜傷心心藏神故傷陽厥氣上行滿脈去形厥氣逆氣也凡喜怒過度而傷其精氣者皆能令人氣厥逆而上行氣逆於脈故滿脈精脫於中故去形形樂志苦病生於脈治以灸刺形樂者身無勞志苦者心多慮心主脈深思過慮則脈病矣脈病者當治經絡故當隨其宜而灸刺之形樂志樂病生於肉治以鍼石形樂者逸志樂者閒飽食終日無所運動多傷於脾脾主肌肉故病生焉肉病者或爲衛氣留或爲膿血聚故當用針石取之形樂志苦病生於脈治以灸刺

身形意樂而心志則苦故病生於脈者以心主脈也當灸刺隨宜以治之形苦志樂病生於筋治以熨引形苦者身多勞志樂者心無慮勞則傷筋故病生於筋熨以藥熨引爲導引形苦志苦病生咽嗌調以甘藥形苦志苦必多憂思憂則傷肺思則傷脾脾肺氣傷則虛而不行氣必滯矣脾肺之脈上循咽嗌故病生焉如人之悲憂過度則喉嚨咽哽咽食飲難進思慮過度則上焦痞隔咽中核塞即其徵也靈樞邪氣藏府病形篇有調以甘藥終始篇曰將以甘藥不可飲以至劑若素問血氣形志篇則曰治之以甘藥者誤也形數驚恐經絡不通病生不仁按摩醪藥形體勞苦數受驚恐則亦不樂其經絡不通而不生之病生如痺重不知寒熱痛癢也當治以按摩及飲之酒藥使血氣宣暢起居何似起居凡一切房室之燥溼坐臥之動靜所包者廣如肺病好曲脾病好歌腎病好吟肝病好叫心病好妄言之類當一一審之嘗問損傷或飲食不當或勞欲不時或爲

庸醫攻補失宜便利何如熱則小便黃赤大便鞕塞寒則小便澄白下利清穀之類曾服何藥如服寒不驗服熱不靈察症與脈思當變計有無脹悶胸腹脹悶或氣或血或食或寒或虛皆當以脈合之性情常變一一詳明病者大都喜怒改常

病證

問病不答必係耳聾卽當詢之是素聾否不則病久或經汗下過傷元氣問而懶答唯點頭者是中氣虛昏憒不知問是暴厥抑是久病婦女僵厥多是中氣須問怒否婦人凡病當問月水或前或後師尼寡婦氣血凝滯兩尺多滑不可言胎室女亦同

心腹脹痛須問舊新產後須問坐草難易惡露多少飲食遲早生子存亡飲食失節若問痛處按之而痛止者爲虛按之而痛甚者爲實痛而不易知爲死血痛無定者知其爲氣凡問百病晝則增劇夜則安靜氣病血否夜則增劇晝則安靜血病氣否晝熱夜靜陽氣獨旺入於陽分晝靜夜熱陽氣下陷入於陰中晝夜俱熱重陽無陰亟瀉其陽而補其陰晝夜俱寒重陰無陽亟瀉其陰而補其陽四肢作痛天陰轉甚必問以前患黴瘡否

附辯舌

張三錫曰金鏡錄載三十六舌辯傷寒之深淺吉凶可稱詳備然細討究不過陰陽表裏寒熱虛實而已陶節菴曰傷寒邪在表則舌無胎熱邪在表則胎漸生自白而黄黄而黑甚則黑裂矣黑胎多凶若根黑或中黑或尖黑或屬裏熱全黑則熱極而難治常見白胎燥虛而微熱或不得汗或胃中少有飲而不行宜溫解　白滑胎虛寒冒寒陽氣不振宜溫　白胎起芒刺津液不足胃中有物宜運動　黄胎微熱熱漸入裏或燥渴之象宜清解　灰色胎胃中有物中氣虛熱渴而不能消飲者宜溫解　黑色胎熱入裏實燥厚者宜下滑潤者水困火宜溫雖黑而潤所謂水極似火也不燥爲異

凡傷寒辨舌者以舌屬心而主火寒爲水也水寒凌外感挾內傷宿食重而結於心下者五六日舌漸黄或中乾而邊潤名中焙舌此則裏熱尚淺若全乾無論黄黑皆屬裏症分輕重下之若曾經下或屢下不減乃宿滯結於中宮也詢其脈之虛實及中氣何如實者潤而下之虛人神氣不足當生津固中氣有用生脈散對解毒湯而愈者有用附子理中湯冷服而愈者一則

陰極似陽一則陽極似陰不可不辨　白胎屬寒外症煩躁欲坐臥於泥水中乃陰寒逼其無根失守之火而然脈大不鼓當從陰症治若不大躁嘔吐者從食陰治之　火舌受其困

產後辨舌者以心主血也經云少陰氣絶則血不行故舌紫黑者爲血先死

凡見黑舌要問曾食酸甜鹹物否能染成黑色凡視舌色雖有成見亦必細審兼症及脈之虛實不爾恐有毫釐千里之謬

脈訣診要 下

脉訣下卷目錄

- 奇經脈歌二
- 奇經四言脈訣四
- 奇經八脈總歌八
- 八脈分經異病歌十三
- 奇經真傳說十六
- 五運六氣圖十九
- 南北指掌圖二十一
- 逐年主氣客氣圖二十
- 天符歲會圖
- 五運六氣為病圖二十一
- 五運客氣為病歌二十二
- 六氣客氣主病歌二十五
- 運氣當審常變二十七
- 衝陽諸脈穴位二十
- 運氣論
- 脈源三十
- 手太陰肺經脈歌七十
- 肺臟及循行圖三十
- 手陽明大腸經脈歌四十

大腸腑及循行圖四十一　足陽明胃經脈歌四十二
胃腑及循行圖四十四　足太陰脾經脈歌四十五
脾臟及循行圖四十六　手少陰心經脈歌四十七
心臟及循行圖　手太陽小腸經脈歌四十八
小腸腑及循行圖四十九　足太陽膀胱經脈歌五十
膀胱腑及循行圖五十一　足少陰腎經脈歌五十二
腎臟及循行圖五十三　手厥陰包絡經脈歌五十四
包絡臟及循行圖五十五　手少陽三焦經脈歌五十六
三焦腑及循行圖　足少陽膽經脈歌五十七
膽腑及循行圖五十九　足厥陰肝經脈歌
肝臟及循行圖六十

脈訣彙辨目錄

診貴提綱之說　脈有相似宜辨
診法與叔和不同　人迎氣口之說
脈位法天地五行之說　脈有不可言傳之說
革脈非變革之義　長短二脈不診於關之說
脈以胃氣爲本　緩脈非病脈之說
尺寸分經與絡　衝脈太谿太衝
脈無根有兩說　一歲之中脈不可再見
陰陽相乘相伏　脈有亢制
老少異脈　重陰重陽
脫陰脫陽　陰絕陽絕

眞臓脈見乃决短期　　因形氣以定診之說

形肉已脫九候雖調猶死　　七診雖見九候皆從不死

按寒熱實虛固審因之樞要而望聞問切尤投治之紀綱蓋此四端譬人四肢何可缺略雖問亦必須先明病狀當屬某經然後尋緒徑詢方無泛設至切則尤當辨其疑似詳其忌宜方知緊要倘四者弗明而藥性又未能淵摘恍惚立方猜病試藥貽害何可勝言夫持刀斃命誰肯忽爲誤藥戕生多不及覺學者得勿顏汗而亟思講明乎予故於脈訣告竣復纂彙辨各條於後欲人易爲研求庶幾以色合脈以脈合證指掌瞭如亦可捫心淸夜耳

瓊臣老人再識

脈訣匯纂卷下

湖北孝感縣屠道和燮臣氏纂

男仁鏡　壽農恭校字

孫義廉　鶴浦

　義均　可垣侍校

門人梁　煥梅青隨校

奇經歌義

按奇經八脈古人論之詳矣考諸時珍有言八脈陽維起於諸陽之會由外踝而上行於衛分陰維起於諸陰之交由內踝而上行於營分所以爲一身之綱維也陽蹻起於跟中由外踝上行於身之左右陰蹻起於跟中循內踝上行於身之左右所以使機關之蹻捷也督脈起於會陰循背而行於身之後爲陽脈之總督故曰陽脈之海任脈起於會陰循腹而行於身之前爲陰器之承任故曰陰脈之海衝脈起於會陰夾臍而行直衝於上諸脈之衝要故曰十二經之海帶脈則橫圍於腰狀如束帶所以總約諸脈者也是故陽維主一身之表陰維主一身之裡

以乾坤言也陽蹻主一身左右之陽陰蹻主一身左右之陰以東西言也督主身後之陽任衝主身後之陰以南北言也帶脈橫束諸脈以六合言也又考張潔古云蹻者捷疾也二脈起於足使人蹻捷也陽蹻在肌肉之上陽脈所行通貫六腑主持諸表故名爲陽蹻之絡陰蹻在肌肉之下陰脈所行貫通五臟主持諸裡故名爲陰蹻之絡觀諸所論八脈雖在十二經絡之外因別其名爲奇然亦可爲正經正絡之輔蓋正經猶如地道之溝渠奇經猶如溝渠外之湖澤正經之溝渠不涸則奇經之湖澤不至甚竭正經之溝水旣滿則奇經之湖澤必溢所以昔人有云臟氣安和經脈調暢八脈之形無從而見卽經絡受邪不至滿溢與奇經無與若經絡之邪熱旣滿勢必溢於奇經如天雨降下溝渠滿溢滂霈妄行流於湖澤之意正自相符且諸經皆爲臟腑相配此則自爲起止不與正經相同故奇經又爲十二經之約束是以傷寒之邪有從陽維而始傳次三陽有從陰維而始傳次三陰並臟氣內結邪氣外溢竟從奇經先受然此由邪入內而不於奇是留非若十二經熱滿之必見有溢奇之

日也時珍云醫而知乎八脈則十二經十五絡之大旨得仙而知乎八脈則龍虎升降立牝幽微之竅妙得又曰醫不知此罔探病機仙不知此難安爐鼎旨哉斯言

奇經脈歌 汪昂增補

任脈起於中極底臍下四寸穴名中極任脈起於其下二陰之交會陰之穴任由會陰而行腹督由會陰而行背以上毛際循腹裡行中極穴上於元關臍下三寸穴名至咽喉上頤循面入目是絡於承泣衝脈起氣街並少陰腎脈俠臍上行胸中至任脈當臍中而上衝脈挾臍旁而上以上並出素問骨空論衝為五臟六腑海衝為血海五臟六腑所稟氣上滲諸陽經灌諸精上出頏顙從下衝上取茲義故名衝亦有並腎

下行者注少陰絡氣街出陰股內廉入膕中膝後曲處伏行骭骨內踝際下滲三陰肝脾腎灌諸絡以溫肌肉至跗指循足面上湧泉入足大指此段出靈樞順逆肥瘦篇督起少腹骨中央入繫廷孔女人陰廷溺孔之端即竅漏穴絡陰器合篡二陰之交名篡至後別繞臀與巨陽絡太陽中絡少陰比與膀胱腎二脈相合上股足後廉貫脊屬腎行上同太陽起目內眥上額交巔絡腦間下項循肩髆內仍挾脊抵腰絡腎此督脈並太陽而行者循男莖男子陰莖下篡亦與女子類又從少腹貫臍中央貫心入喉頤及唇環唇上繫目下中央際此爲並任此督脈並任脈而行者亦同衝脈大抵三脈同一本衝任

督三脈皆起於會陰之下一原而三岐異名而同體**靈素言之每錯綜**靈樞五音五味篇衝脈任脈皆起於胸中上循背裏是又言衝任行背故經亦有謂衝脈爲督脈者古圖經有以任脈循背者謂之督自少腹直上者謂之任亦謂之督今人太率以行身背者爲督行身前者爲任從中起者爲衝然考任督二經所行穴道一在身前一在身後而衝脈居中則無穴道似當以此說爲正**督病少腹上衝心痛不得前後**二便不通**衝疝攻**此督脈爲病同於衝脈者**其在女子爲不孕**衝爲血海任主胞胎**嗌乾**脈衝咽喉**遺尿及痔癃**絡陰氣合篡閒此督脈爲病同於衝任者**任病男疝**內結七疝**女瘕帶**帶下瘕聚即婦人之疝**衝病裏急氣逆沖**血不足故急氣有餘故逆此段出素問骨空論〇督者督領諸經之脈也衝者其氣上衝也任者女子得之以任養也**蹻**陰蹻脈**乃少陰**腎**之別脈起於然骨**足內踝大骨之下照海穴**至**

內踝直上陰股入陰間上循胸入缺盆過出人迎前胃經頸旁動脈入頄顴眥目內眥睛明穴合於太陽陽蹻和陽蹻脈始於膀胱經之中脈穴足外踝下陷中此段出靈樞脈度篇

奇經爲十二經之總持故曰醫不知此罔探病機誠重之也誠難之也茲編洞若觀火學者能精求之進乎技矣倘曰吾問病而發藥稱良工焉毋暇論脈又何有於奇經則非予所知者予知有其道而已

別有奇經常脈之外無與配偶所當細察

奇經者在十二經脈之外無臟腑與之配偶故曰奇夫臟腑之脈寸關尺有定位浮中沉有定體弦鉤毛石有定形此則另爲一脈形狀固異而隊道亦殊病證不同而診治自別

奇經之數共得其八陰維陽維陰蹻陽蹻衝任督帶諸脈所決

時珍云人身二十七氣相隨上下如泉之流不得休息終而復始其流溢之氣入於奇經轉相灌溉而奇經八脈陰維也陽維也陰蹻也陽蹻也衝也任也督也帶也不拘制於十二經正經之脈隆盛則溢於奇經故秦越人比之天雨降下溝渠溢滿霶沛妄行流於河澤醫而知乎八脈則十二經十五絡之大旨得矣仙而知乎八脈則虎龍升降玄牝幽微之竅妙得矣陰維起於諸陽之交由內踝而上行之營分陽維起於諸陰之會由外踝而上行於衛分所以爲一身之綱維也陰蹻起於跟中循內踝上行於身之左右陽蹻起於跟中循外踝上行於身之左右所以使機關之蹻捷也衝脈起於會陰夾臍而行直衝於上爲諸脈之衝要故曰十二經脈之海任脈起於會陰循腹而行於身之前爲陰脈之承任故曰陰脈之海督脈起於會陰循背而行於身之後爲陽脈之總督帶脈則橫圍於腰狀如束帶所以總約諸脈是故陽維主一身之表陰維主一身之裏以乾坤言

也陽蹻主一身左右之陽陰蹻主一身左右之陰以東西言也督主身後之陽任衝主身前之陰以南北言也帶脈橫束諸脈以六合言也

尺外斜上至寸陰維尺內斜上至寸陽維胸脇刺痛寒熱眩仆

從右手手少陽三焦斜至寸上手厥陰心胞絡之位是陰維脈也從左手足少陰腎經斜至寸上手太陽小腸之位是陽維脈也斜上者不由正位而上斜向大指名為尺外斜向小指名為尺內陰維為病心痛胸腹刺築者以陰維絡一身之陰陰主榮主裏不能維陰則陰無約束而榮氣因之不和故在裏則心痛又榮主血血合心故心痛也其脈氣所發陰維之郄名曰築賓（足少陰內踝上）與足太陰會於腹裡（足太陰乳下）又與足太陰會於府舍（足太陰小腹下）期門（足厥陰乳下）與任脈會於天突（任脈喉下）廉泉觀此則知本脈之維於胸腹諸陰無一不到其脈不榮則不能維在胸脇失所維則動築而刺痛矣陽維絡一身之陽陽主衛主氣主表病則

不能維陽是陽無護持而衞氣亦因之不固故在表則生寒熱其脈氣所發別於金門（在足太陽外踝下）以陽交爲郄（足少陽外踝上）與手足太陽及蹻脈會於臑俞（手太陽肩後）與手足少陽會於陽白（足少陽眉上）上於本神及臨泣（俱在足少陽眉上）上至正營（足少陽目窗上）及腦空（足少陽枕骨下）下至風池（足少陽顳顬後）與督脈會於風府（督脈風後髮際）啞門（督脈風府後）觀此則知本脈之維於頭目手足頸項肩背諸陽無一不到其脈不榮則不能維在頭目無維則眩在頸項肩背無維則僵在手足無維則仆矣

只左右彈陰蹻可別陽緩陰急寸左右彈陽蹻可決陰緩陽急

二蹻同源病亦互見癲癇瘈瘲寒熱恍惚難經二十八難曰陽蹻脈起於跟中陰蹻亦起於跟中而又同終於目靈樞脈度篇曰蹻脈者少陰之別起於然骨之下上內踝之上直上循陰股入陰上循胸裏入缺盆上出人迎之前入頄屬目內眥合於太陽陽蹻而上行氣并相還則爲濡目（濡潤榮養於目）又曰男子數其陽女子數其陰當數者

為經不當數者為絡觀此則知二蹻之脈雖以男女分陰陽而實則迭為經絡是一本也故其為病亦不似他經逐經分屬本文以癲癇瘛瘲寒熱恍惚總系二經之下以二經均可病此證雖云四而病機可分為八陰陽緩急之義自是顯然夫人之身背為陽腹為陰開為陽闔為陰外為陽內為陰熱為陽寒為陰癲則目閉俯首陽緩而陰急也癇則目直僵仆陰緩而陽急也筋脈攣向裏拘陽緩而陰急也筋脈縱從外弛陰緩而陽急也寒則氣收斂從裏從陰陽緩而陰急也熱則氣散漫從表從陽陰緩而陽急也靈樞謬刺論曰邪客於足陽蹻之脈令人目痛從內眥始且合太陽上行而并濡於目病屬目而從外陽蹻之病陰緩而陽急也恍惚者胸中悾惚若有所失靈樞脈度篇曰蹻脈者少陰之別起於然骨之後循陰股入陰上循胸裏入缺盆二十八難曰陰蹻脈者亦起於跟中循內踝上行至咽喉交貫衝脈病屬胸腹而從內陰蹻之病陽緩而陰急也二脈一為經一為絡病在經則經急絡緩病在絡則經緩絡急總之皆可言經皆可言絡但以男女分陰陽之所屬緩急證病邪之所在則

得其義矣

直上直下尺寸俱牢中央堅實衝脈昭昭胸中有寒逆氣裏急疝氣攻心支滿溺失衝脈起於胞中後行於背前行於腹上行於頭下行於足以至谿谷肌肉無處不到誠十二經內外上下之要衝也爲經絡之海亦名血海其浮而外者亦循腹上行會於咽喉別而絡唇口强半與任脈同素問骨空論曰衝脈者起於氣衝並足少陰之經挾臍上行至胸中而散難經二十八難則曰起於氣衝並足陽明之經挾臍上行至胸中而散痿論亦曰衝脈者經脈之海主滲灌谿谷與陽明合於宗筋二論所並雖有少陰陽明之不同要知自臍至胸與陽明則並於前與少陰則並於後也故與陽明皆得稱五臟六腑之海脈來直上直下弦長相似尺寸俱牢亦兼弦長氣不順血不和則胸腹之氣循經壅逆而裏急矣疝氣攻心正逆急也支滿者脹也溺失者衝脈之邪干腎也

按督任衝三脈直行上下發源最中故見於脈亦皆直上直下也直上直下者卽三部俱長透之義若直上下而浮則氣張揚陽象也故屬督若直上下而緊則勢斂束陰象也故屬任若直上下而牢則體堅實有餘之象也故屬衝

寸口丸丸緊細實長男疝女瘕任脈可詳任脈總諸陰之位其脈起於胞中循腹裏爲經絡之海其浮而外者循腹裏上行於咽喉別而絡唇口難經亦云起於中極之下以上毛際循腹裏上關元至咽喉蓋七疝之發多起於前陰小腹之間任脈所經之地即或屬他經未有不以任脈爲原者瘕乃女子之病發亦在任脈界分此云寸口者統寸關尺三部言也丸丸動貌緊細實長寒邪盛而實也男疝女瘕則若少腹遶臍下引陰中切痛等診

直上直下尺寸具浮中□□起督脈可求腰背彊痛風癇爲憂潔古云督之□□之部綱其脈起於少腹以下骨中央女子入繫庭□□絡纂繞臀至少陰其男子循莖下

至篡與女子等其少腹直上者貫臍中央上貫心入喉上頤環脣上繫兩目之下中央其脈之别名曰長强抝脊上項散上頭下當肩脊抵腰中入循膂絡腎目內眥上額下循膂絡臀皆合太陽而並行者也與太陽少陰合入股內貫脊屬腎與太陽起目內眥上額交巔上入絡腦還出别下項循肩髆內夾脾左右别走太陽入貫臀二十八難亦曰督脈者起於下極之俞並於脊裏之上至風府入屬於腦由是觀之則督亦與太陽合行者十九故邪客則脊强以其貫脊也督與太陽皆主表而督爲諸陽之總太陽爲諸陽之長又曰巨陽風邪從類傷陽表必先受故留則爲癲癇疾也癲癇時發時止或筋脈牽引或項背反張雖云風傷督脈亦太陽主筋故耳脈來直上直下則弦長矣尺寸俱浮中央亦浮則六部皆浮又兼弦長故其見證皆屬風象太抵衝脈主裏督脈主表也

帶脈週廻關左右彈帶下臍痛精失不安帶脈起於季脇廻身如帶在人腰間故應

於闌臟腑十二經絡皆過於此或濕熱下流或風入胞宮帶脈不任與邪俱陷則赤白之證見素問痿論曰帶脈起於季脇章門前則當臍上故或爲臍痛靈樞經脈篇曰腎足少陰當十四椎出屬帶脈蓋腎主藏精帶固腰膂虛則一不能藏一不能固而精有自失者矣

喻嘉言曰人身有經脈絡脈直行曰經旁支曰絡絡者兜絡之義即十二經之外城也經凡十二手之三陰三陽是也絡乃有十五者因十二經絡各有一別絡難經以陽蹻陰蹻及脾之大絡足成之後世遂爲定名反遺內經胃之大絡名曰虛里貫膈絡肺喫緊一段人知之而不敢翻越人之案遂曰宜增爲十六絡是十二經有四大絡矣脾之一大絡其指奇經八者爲一大絡配爲十五絡始爲權耳如十二經既各有一絡共十二絡矣此外有胃之一大絡繇胃下直貫膈肺統絡諸絡脈於上復有脾之一大絡繇脾外橫貫脇腹統絡諸絡脈於中復有奇經之一大絡繇奇經環貫諸經之絡於周身上下總之十二絡以絡其經三大絡以絡其絡也何以知陽蹻陰蹻之不當言絡也蓋常

推奇經之義督脈督諸陽而行於背任脈任諸陰而行於前不相絡也衝脈直衝於胸中帶脈横束於腰際不相絡也陽維陰維一起於諸陽之會一起於諸陰之交名雖曰維乃是陽自維其陽陰自維其陰非交相維絡也至於陽蹻陰蹻同起於足跟一循外踝一循内踝並行而鬬其捷全無相絡之意設陽蹻陰蹻可言二絡則陽維陰維何不可言二絡乎廣推之而督任衝帶何不可言八絡乎況難經有云奇經之脈如溝渠滿溢流於深湖故聖人不能圖細推其意乃則以奇經明等之一大絡不然夫豈有大經如江如湖之水而反擬之溝渠者哉又云人脈隆盛入於八脈而不環周故十二經亦不能拘此全是經盛入絡而其溢畜者止在於絡不能環溉諸經也合兩說而通會其意奇經乃自共爲一大絡更復何疑若時珍以任督二絡爲據者恐亦未當

張紫陽云衝脈在風府穴下督脈在臍後任脈在臍前帶脈在腰陰蹻脈在尾閭前陰囊下陽蹻脈在尾閭後二節陰維脈在頂前一寸三分陽維脈在頂後一寸三分凡人有此八脈俱屬

陰神閉而不開惟神仙以陽煞衝開故能得道八脈者先天大道之根一煞之祖採之惟在陰蹻爲先此脈纔動諸脈皆通陰蹻一脈散在丹經其名頗多曰天根曰死戶曰復命關曰生死根有神之名曰桃康上通泥丸下徹湧泉倘能知此使眞炁聚散皆從此關竅則天門常開地戶永閉尻脈周流於一身和炁自然上朝陽長陰消水中火發雪裏花開身體輕健容衰返壯昏昏嘿嘿如醉如癡要知西南之鄉在坤地尾閭之前膀胱之後小腸之下靈龜之上乃天地逐日所生炁根產鉛之地也醫家不知有此

按丹書論陽精河車皆以任衝督脈命門三焦爲說未有專指陰蹻者而紫陽八脈經所載經脈稍與醫家不同然內景惟返觀者能知或不謬也

脈有反關動在背後別由列缺移於外絡兄乘弟位反關者非無脈也謂寸口脈不應指而反從尺旁過肺之列缺大腸之陽谿刺斜出於外絡其三部定位九候淺深俱與平常應見於寸口者無異

者兄固有之位弟竊而乘之以其不行於關上故曰反關在千萬中僅見一二人令人覆手診之方可見耳一說男左女右得之者貴試之勿驗也

病脈既明吉凶當別常脈之外又有眞脈眞象若見短期可決

已上正文之論脈首先源派次及流行次則左右男女定位次則五臟陰陽合時寒熱則屬之遲數內外則別之浮沉以至虛實異形正邪各狀因脈知病因病識脈病則該於瘡瘍女男脈則窮於奇經反關可謂明且詳矣然而諸脈之外更有所謂眞脈者大關生死故又審別於卷末焉夫人稟五行而生則五行原吾身之固有外與天地通內與穀神合得以黙運潛行而不顯然彰露設五臟之元眞敗絕穀神不將則五行之死形各隨臟而見矣死亡之期可計日而斷

心絕之脈如操帶鉤轉豆躁疾一日可憂素問平人氣象論曰死心脈來前曲後倨

如操帶鉤曰心死前曲者謂輕取則堅強而不柔謂重取則牢實而不動如持革帶之鉤全失冲和之氣但鉤無胃故曰心死轉豆者即素問玉機眞藏論所謂如循薏苡子累累然狀其短實堅強眞藏脈也又曰心絶一日死又曰壬日篤癸日死死於亥子時水能尅火也

肝絶之脈循刀責責新張弓絃死在八日　素問玉機眞藏論曰眞肝脈至中外急如循刀刃素問平人氣象論曰脈來急益勁如新張弓絃曰肝死又曰肝絶八日死又曰庚日篤辛日死死於申酉時金能尅木也

脾絶雀啄又同屋漏一似水流還如杯覆　素問玉機眞藏論曰死脾脈來銳堅如烏之啄如屋之漏如水之流謂稍歇而再至如鳥喙之啄狀其硬也或良久一至有如屋漏狀其不能相接至於水流杯覆則精氣已脫往而不返傾而不扶其可生乎又曰脾絶四日死又曰甲日篤乙日死死於寅卯時木能尅土也

肺絶維何如風吹毛毛羽中膚三日而號素問平人氣象論曰死肺脈來如風吹毛曰肺死素問玉機眞藏論曰眞肺脈至如毛羽中人膚皆狀其散亂無緒但毛而無胃氣也又曰肺絶三日死又曰丙日篤丁日死死於午未時火能尅金也

腎絶伊何發如奪索辟辟彈石四日而作素問平人氣象論曰死腎脈來發如奪索辟辟如彈石曰腎死索如相奪其勁必甚辟辟彈石其堅必甚又曰腎絶四日死又曰戊日篤己日死死於辰戌丑未時土能尅水也

命脈將絶魚翔蝦游原如湧泉莫可挽留浮時忽一沈譬魚翔之似有似無沈時忽一浮譬蝦游之靜中一躍狀類如泉之湧浮數於肌肉之上而乖違其就下之常神已欲脫何恃而能生乎統而論之使其在

心則前曲後倨柔滑全無如轉豆躁疾則所謂累累如連珠如循琅玕者無有也使其在肝則强勁絃急按之切手如循刀責責則所謂輭弱輕虛而滑端直以長者無有也使其在脾則堅銳連屬如雀啄粒許久一滴二脈乍數乍疏如屋之漏去而不返如水之流止而不揚如杯之覆所謂和柔相雜如雞踐地者無有也使其在肺上則微茫下則斷絕無根蕭索所謂厭厭聶聶如落榆莢者無有也使其在腎解散而去欲藏無人去如解索彈搏而來所藏盡出來如彈石則喘喘累累如鉤按之而堅者無有也在命門右腎與左腎同但內涵相火故其絕也忽爾静中一躍如蝦之游如魚之翔火欲絕而忽焰之象也在膀胱泛濫不收至如湧泉以其藏津液而爲州都之官故絕形如此蓋脈之和柔得體者胃氣與之俱耳胃氣若少即已成病何况於無則生生之根本先絕而五臟其能持久哉再察色證以決之理當不爽也見眞藏之脈可決短期者是矣而素問玉機眞藏論篇曰急虛身中卒至五臟絕閉脈道不通氣不往來譬如墮溺不可爲期其脈絕不來若人一息五六至其形肉不脫眞

藏雖不見猶死也乃知有急病不必眞藏脈見而望其死者可拘於時日哉　按難經十五難所載平脈與本經互有異同如以厭厭聶聶如循榆葉爲春平如雞舉足爲夏病藹藹如車蓋按之而益大曰秋平按之蕭如風吹毛曰秋死上大下銳濡滑如雀之啄曰冬平啄啄連屬其中微曲曰冬病來如解索去如彈石曰冬死此皆與本經之不同者也至如引引葛如奪索如鳥之喙如鳥之距輭弱招招如揭長竿末梢喘喘累累如鉤而堅之類又皆不載難經之義原出本論而異同若此意者必有誤與

醫之診脈將決死生展轉思維務欲其精窮搜博採靜氣凝神得心應手澤及後昆勉哉同志相與有成熟讀深思如見古人

此言醫之得失報應而總結也夫人命至重故醫者非仁愛不可託也非聰明不可任也非淳良不可信也古之爲醫必上通

天道使五運六氣鬱復之理無一不精中察人身使十四經絡內而五臟六腑之淵涵外而四肢百骸之貫串無一不徹下明物理使昆蟲草木之性情氣味無一不暢及乎診視之際滌除嗜欲虛明活潑貫徹達幽不失細小其智能宣暢曲解既如此其德能仁恕博愛又如彼而猶不敢以爲是諦察深思務期協中造次之際罔敢或肆者也學者肯虛衷求益則承蜩運斤許入岐黃之室而陰食其報蓋亦不爽當共勉其志以克底於大成也

督　輕取**弦長而浮**六脈皆見　主風傷身後總攝之陽故脊強不能俯仰

衝　按之**弦長堅實**六脈皆見　主傷寒身前衝要之陰故氣逆裏急

任　**緊細而長**六脈形如豆粒　主傷寒身前承任之陰故少腹切痛

陽維　右尺**內斜至寸而浮**　主邪傷一身之表故寒熱不能自持

陰維　左尺外斜至寸而沉　主邪傷一身之裏故心痛失志

陽蹻　兩寸左右彈浮緊細　主邪傷左右之陽故腰背苦痛

陰蹻　兩尺左右彈沉緊細　主邪傷左右之陰故少腹切痛

帶脈　兩關左右彈滑而緊　主邪傷中腰帶束之處故腰腹痛

有力　久按根底不絕非堅勁搏指　主病無害　亦防氣逆

有神　光澤潤滑穩厚內裡不離中部　主病治　亦防痰畜

胃氣　脈緩和勻意思悠悠　主病愈　亦忌穀食減少寸口脈平

奇經八脈總歌

正脈經外是奇經八脈分司各有名任脈任前督於後衝起會陰腎同行陽蹻跟外膀胱別陰起跟前隨少陰陽維維絡諸陽脈陰維維絡在諸陰帶脈腰圍如束帶不由常度號奇經

脈有奇常之義蓋十二經者常脈也奇經則不拘於常故謂奇也夫人之氣血常行於十二經脈經脈滿溢流入他經別道而行故名奇經奇經有八曰任督衝帶陽蹻陰蹻陽維陰維是也任脈任於前督脈督於後衝脈爲諸脈之海帶脈猶身之束帶陽蹻爲足太陽之別陰蹻爲足少陰之別陽維則維絡諸陽陰維則維絡諸陰陰陽相維諸經乃調故此八脈譬猶國設溝渠以備水潦斯無濫溢之患人有奇經亦若是也

八脈分經異病歌

任脈起于中極底臍下四寸穴名中極任脈起於其下二陰之交會陰之穴仍由會陰而行腹督由會陰而行背以上毛際循腹裏行中極穴上于關元至咽喉關元臍下三寸穴名上頤循面入目止絡于承泣穴

衝起氣街少陰位少陰腎脈所屬之位挾臍上行胸中至任脈當臍中而上衝脈挾臍旁而上以上竝出素問骨穴論衝爲五臟六腑海衝爲血海五臟六腑所生氣上滲諸陽灌諸精從下衝上取茲義亦有竝腎下行者絡出氣街少陰遞陰股內廉入膕中復行骭骨內踝際下滲三陰灌諸絡三陰乃肝腎脾也以溫肌肉至跗趾循足面下湧泉穴入足大指此段出靈樞順逆肥瘦篇

督從少腹骨中始，入繫廷孔陰器裏〔女人陰廷尿孔之端，即窈漏穴〕合篡至後别繞臀〔二陰之交名篡〕與巨陽絡少陰比〔巨陽絡乃太陽膀胱中絡及少陰腎二脈相合〕上股貫脊屬腎行，又從太陽內眥起〔太陽膀胱經脈從目內眥起，督脈至此合經同行〕上額交巔絡腦間，下項循肩脊腰抵，入膂絡腎循男莖，下篡亦與女子體，復從少腹上臍沖，貫心喉頤環脣已，上繫目之下正中，此爲並任亦同衝〔此督脈至此合任脈同行〕大抵三脈同一本〔衝任督三脈皆起于會陰之下〕一原而三岐，異名而同體，靈素言之每錯綜。

督病少腹衝心痛，不得前後衝疝攻〔不得前後者，二便不通也。此督脈爲病同于衝脈者〕

其在女子爲不孕衝爲血海任主胞胎嗌乾遺溺及痔癃此督脈爲病同於衝任者任病男疝女瘕帶內結七疝男子之病帶下瘕聚即女子之疝衝病裏急氣逆沖血不足故急氣有餘故逆此段出素問骨空論○督者督領諸經之脈也衝者其氣上衝也任者女子得之以任養也陰蹻少陰別脈佐即少陰腎經之別脈起于然谷內踝過直上陰股入陰閒上循胸裏缺盆坐出于人迎入頄背頄即顴也背日內背合于太陽陽蹻和陽蹻脈始于膀胱經之中脈穴足外踝下陷中此段出靈樞脈度篇此皆靈素說奇經任脈衝脈督脈帶脈陽蹻陰蹻陽維陰維謂之奇經八脈帶及二維未說破帶脈約束一身如帶陽維陰維周維一身之脈內經未言其行度

李東璧曰凡人一身有經脈有絡脈直行曰經旁支曰絡經凡

十二手之三陰三陽足之三陰三陽是也絡凡十五乃十二經各有一旁絡而脾經又有一大絡並任督二絡爲十五絡也共二十七氣相隨上下如泉之流如日月之行不得休息故陰脈榮於五臟陽脈榮於六腑陰陽相貫如環無端莫知其紀終而復始其流溢之氣入於奇經轉相灌溉內溫臟腑外濡腠理奇經凡八不拘制於十二正經無表裏臟腑配合故謂之奇蓋正經猶夫溝渠奇經猶夫湖澤正經之脈隆盛則溢於奇經故秦越人比之天雨下降溝渠滿溢霶霈妄行流於湖澤此發靈樞未發之祕也故陽維起於諸陽之會由外踝之金門穴而上行於衛分陰維起於諸陰之會由內踝之築賓穴而上行於榮分所以爲一身之綱維也夫人身之經絡繁密二脈能於陰交陽會之處加一縶縛舉綱齊目而陰陽斯得維持之力矣陽蹻之脈起於足跟循外踝上行於身之左右陰蹻之脈起于足跟循內踝上行循於身之左右所以使機關之蹻捷也二脈以踝內外分陰陽者踝外屬太陽踝內屬少陰也督任衝者皆起於會陰穴一源而三派督脈循脊而行於身後爲陽脈之總督故曰

陽脈之海任脈亦起于會陰循腹而行於身前爲陰脈之承任故曰陰脈之海衝脈亦起於會陰前行于腹後循于背上行于頭下行于足以至谿谷肌肉無處不到爲十二經絡上下之衝要故曰十二經絡之海帶脈橫圍於腰狀如束帶所以總束諸脈者也是故陽維主一身之表陰維主一身之裏以乾坤言也陽蹻主一身左右之陽陰蹻主一身左右之陰以東西言也督主身後之陽衝任主身前之陰以南北言也帶脈橫束諸脈以六合言也錢塘潘楫曰醫而知乎八脈則十二經十五絡之大旨得矣仙而知乎八脈則龍虎升降元牝幽微之竅妙得矣沈氏曰八脈者乃人身最關係之經絡也醫不知此罔探病機仙不知此難安爐鼎蓋此爐鼎非術士所僞言煉金石之爐鼎乃心火腎水坎離既濟之爐鼎龍虎升降亦心腎之謂也養生之道八脈之中衝任督三脈尤加緊要故經曰女子以衝任爲主衝任調則月事以時下男女交媾而成孕產則上爲乳汁又曰女子二七而天癸至任脈通太衝脈盛月事以時下七七任脈虛太衝脈衰天癸竭地道不通而無子所以婦人全賴衝任也

男子以任督爲主滑伯仁曰任督二脈一源而二岐一行於身前一行於身後猶天地之子午可以分可以合分之以見陰陽之離散合之以見渾淪之無間一而二二而一者也李東璧曰任督二脈人身之子午也乃修養丹家所謂陽火陰符升降之道坎水離火交媾之鄉人能通二脈則百脈交通黄庭經曰皆在心内運天經晝夜存之自長生天經乃吾身之黄道呼吸往來於此也鹿運尾閭能通督脈龜納鼻息能通任脈故二物皆得長壽奇經八脈用舍於此可見李東璧八脈考尤詳而醫家不可不覽焉

内景眞傳說

前賢於人身之經絡部分重見疊出而於内景則略之華陀雖有内照圖然亦有難辨而未悉者余故考而分别之　前自氣

管以下聯絡皆臟也後自食管以下聯絡皆腑也　口之上下謂之脣名曰飛門言其動運開張如物之飛也口內居者爲舌舌乃心之苗其舌本又屬脾腎二經舌下有二隱竅名曰廉泉動則津液湧出下通於腎如腎水枯涸津液不能上潮則口乾燥矣其上下齒牙爲戶門雖屬手足陽明二經而其本又屬於腎以其腎主骨也故曰齒乃骨之餘其喉閒如小舌之垂下者名曰懸壅乃發生之機也再下又有會厭居吸門之上其大如錢爲聲音之關薄而易起音快而便厚而遲起音慢而重頸前

硬管謂之喉嚨主氣經曰喉以候氣即肺管也管有十二節長七寸下連於肺經曰肺爲相傅之官形如華蓋六葉兩耳上有二十四孔主藏魄心居肺下形如未開蓮花其位居中經曰心爲君主之官上有七孔三毛主藏神週旁有脂膜裹之是爲心包絡近下另有膈膜一層週圍張大粘連胸脊之前後以遮膈下之濁氣不使上熏心肺也其膈膜之上謂之膻中經曰膻中爲氣之海乃清氣所居之地而爲上焦主持呼吸而條貫百脈者也心發四系一系上連於肺一系從左透膈膜而下通於肝

肝如春木甲折之象經曰肝爲將軍之官主藏魂肝凡七葉而膽附於肝之短葉膽爲淸淨之腑有上口而無下口又謂之青腸一系從右透膈膜而下通於脾脾如馬蹄掩於太倉之上太倉即胃也經曰脾胃爲倉廩之官主磨水穀其位居中主藏意一系透膈膜循脊直下而通於腎腎有二枚形如豇豆色紫黑後著脊第十四節兩旁膂筋間經曰腎爲作强之官主藏精與志左一枚陰水居焉右一枚相火居焉其正中謂之命門經曰七節之旁而有小心者是也乃人身立命之根本此言五臟皆

統而相連者也喉嚨後管名曰咽門咽以嚥物也咽下爲胃管長一尺三寸下連賁門卽胃之上口也下以透膈乃太倉胃也胃又謂之黄腸與脾相爲表裏脾爲運化之原胃爲藏納之腑主腐熟水穀合變化乃爲中焦胃之下口爲幽門謂幽微隱祕之處水穀由此而傳入小腸小腸承受化物經曰小腸爲受盛之官化物出焉又謂之赤腸其下口謂之闌門謂闌住水穀泌清別濁而分入大腸膀胱也其泌之清者前以滲入膀胱膀胱與小腸脂膜相連無上口而有下口小腸泌之清者從而滲入

之其中空虛善受濕氣故津液藏而化爲溺經曰膀胱爲州都之官氣化則能出矣又謂之黑腸下口有竅直透前陰而溺出焉其泌之濁者後以轉入大腸而爲糞大腸迴疊十六曲故名爲迴腸又名爲白腸二臟咸稟下焦決瀆之氣傳道穢滓從直腸而出肛門直腸在肛門之上長七寸肛門又名魄門人死魄從此而去此言六腑皆統而相連者也

以上出何本立脈訣

五運六氣圖詳繪於左

南政年脈不應之圖

甲己年爲南政

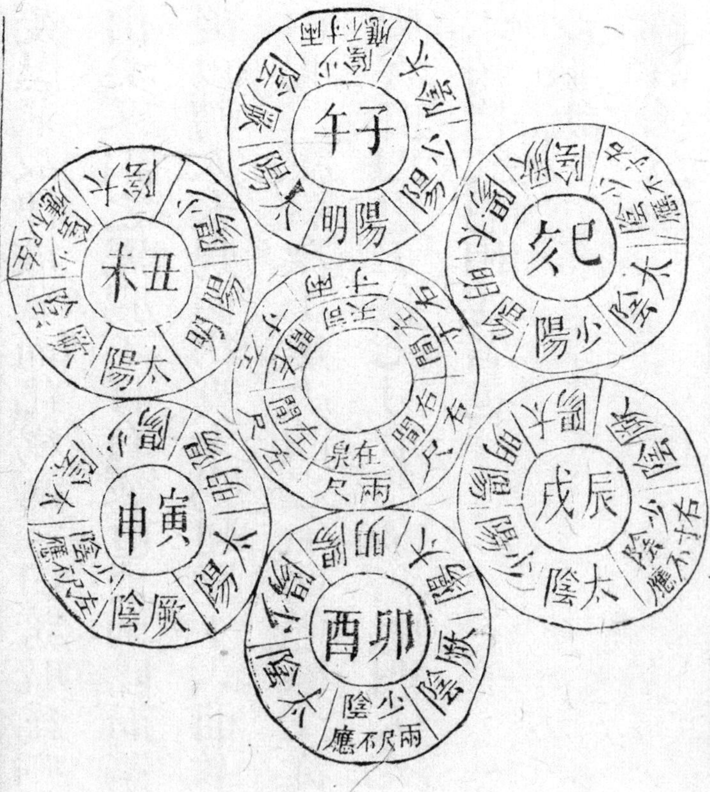

北政年脈不應之圖

乙丁辛癸丙戊庚壬年為北政

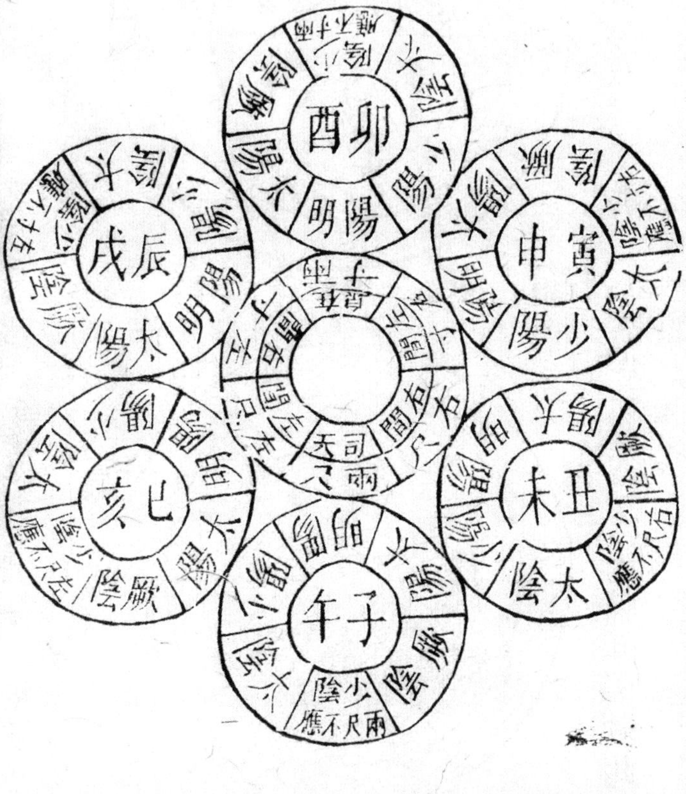

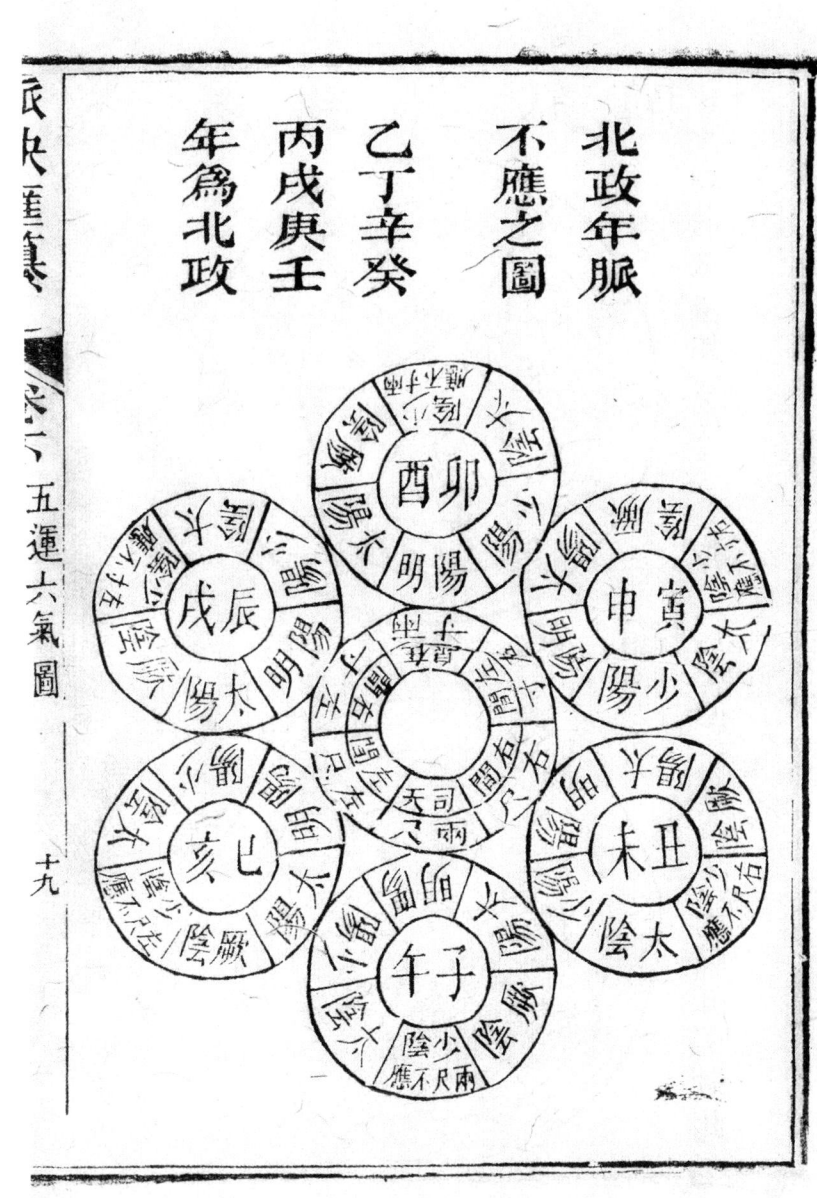

逐年主氣圖

此逐年主氣之位次也六氣分主四時歲歲如常故曰主氣

逐年客氣圖

此逐年客氣也如子午年則太陽爲初氣厥陰爲二氣少陰爲司天爲三氣太陰爲四氣陽明在泉爲六氣少陽爲五氣丑未則厥陰爲初氣以次而轉餘可倣此以類推也

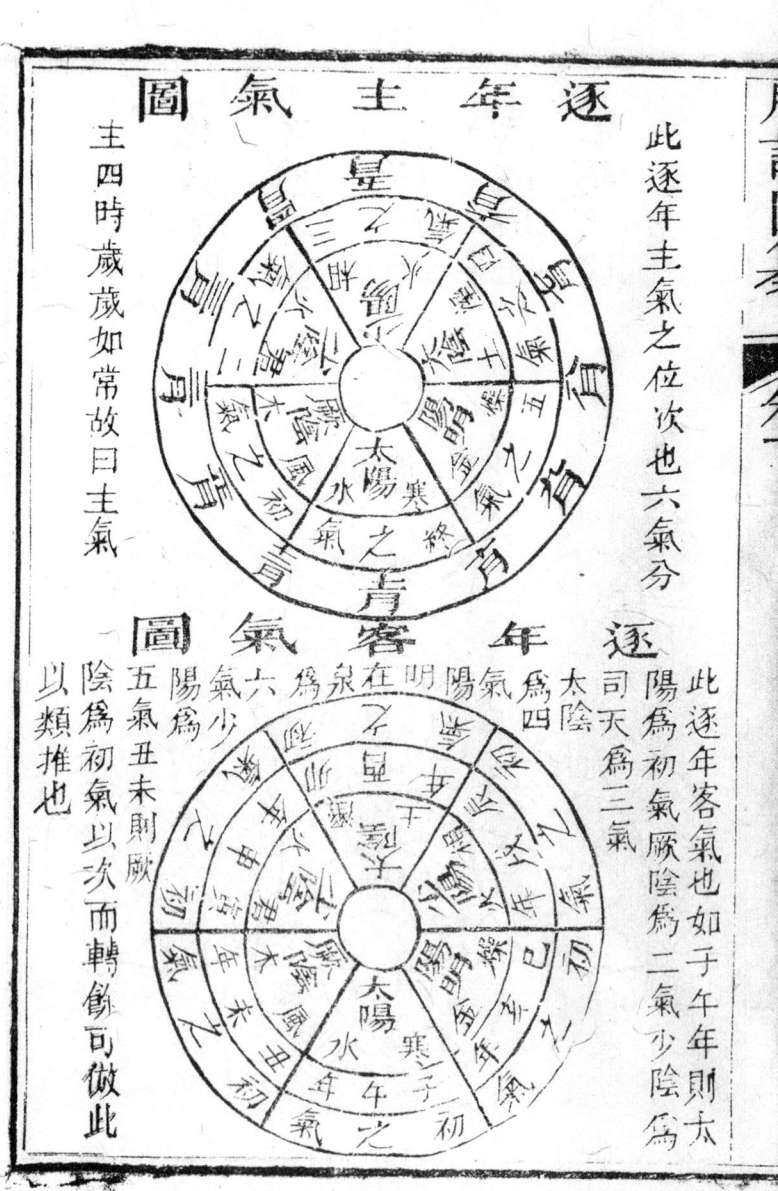

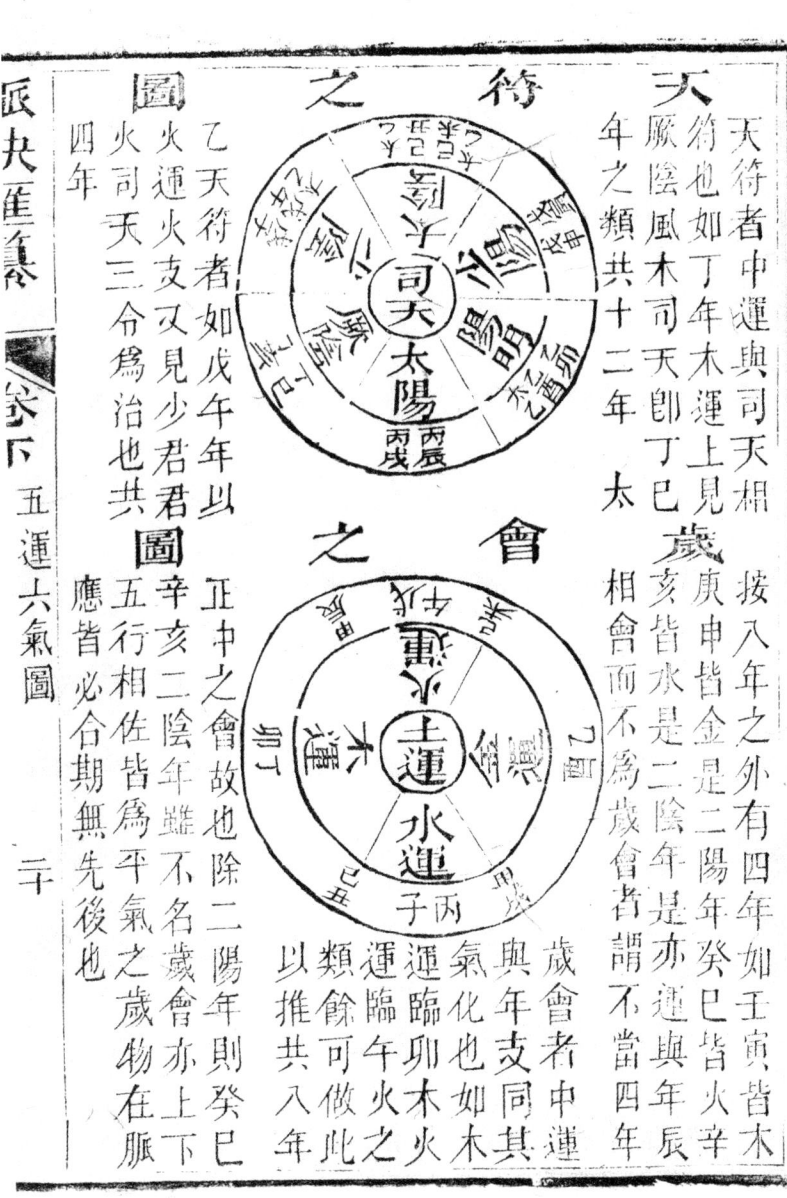

天符之圖

天符者中運與司天相符也如丁年木運上見厥陰風木司天即丁巳年之類共十二年太乙天符者如戊午年以火運火支又見少君君火司天三合為治也共四年

歲會之圖

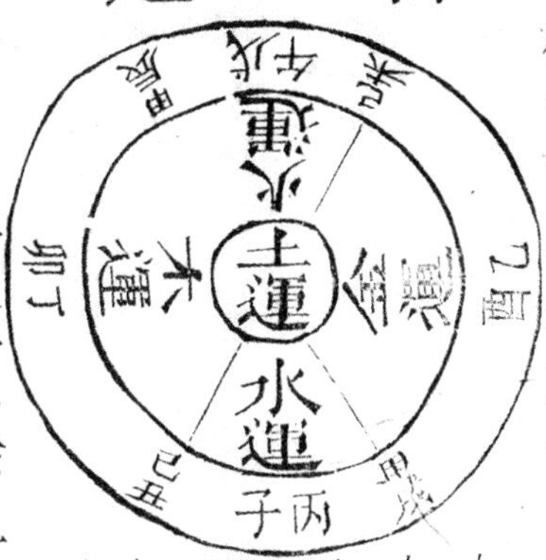

歲會者中運與年支同其氣化也如木運臨卯木火運臨午火之類餘可做此以推共八年

按八年之外有四年如壬寅皆木庚申皆金是二陽年癸巳皆火辛亥皆水是二陰年是亦運與年辰相會而不為歲會者謂不當四年正中之會故也除二陽年則癸巳辛亥二陰年雖不名歲會亦上下五行相佐皆為平氣之歲物在脈應皆必合期無先後也

南北政指掌圖

其法以南政年起中指端北政子起中指根俱逆行輪之凡年辰所值之處即共不應之位

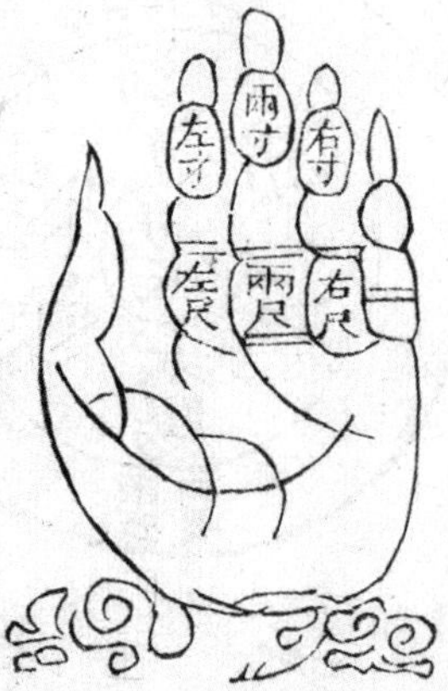

如南政子年起中指端即兩寸不應丑年左寸寅年左尺右數到底皆南政不應之位北政子年起中指根如前右數到底皆北政不應之位

不應之位皆少陰也諸部不應反診轂之反其診者謂南北相反而診之則或尺或寸之不應者皆可見矣或謂覆病者之手而診之則脈見未盡其解也脈來不應者沈細而幾於不可見也不應之脈皆在兩尺兩寸值此不應之脈乃歲運合宜命曰天和之脈不必求治若誤治之反伐天和矣素問天元正紀大論曰厥陰之上風氣主之少陰之上熱氣主之太陰之上溼氣主之少陽之上相火主之陽明之上燥氣主之太陽之上寒氣主之所謂本也是謂六元

司天歌

子午少陰爲君火丑未太陰臨溼土寅申少陽相火王卯酉陽明燥金所辰戌太陽寒水邊巳亥厥陰風木主司天在泉對面數

五運六氣爲病歌

五運六氣之爲氣名異情同氣質分今將二病歸爲一免使醫工枉費心 五運六氣之爲病雖其名有木火土金水風火濕燥寒之異而其實爲病之情狀則同也今將木運之病風氣之病火運之病暑氣之病土運之病濕氣之病金運之病燥氣之病水運之病寒氣之病咸歸爲一病不使初學醫工枉費心思而不得其頭緒也

諸風掉眩屬肝木諸暴強直風所因肢痛輭戾難轉側裏急筋縮兩脇疼 在天爲風在地爲木在人爲肝在體爲筋風氣通於肝故諸風爲病皆屬於肝木也掉搖動也眩昏運也風主動旋故病則頭身搖動目昏眩運也暴卒也強直筋病強急不柔也風性勁急風入於筋故病則卒然筋急強直也其四肢拘急疼痛筋輭短縮乖戾失常難於轉側裏急脇痛亦皆風

傷其筋轉入裏病也

諸痛癢瘡屬心火諸熱昏瘖躁譫狂暴注下迫嘔酸苦膺背徹痛血家殃在天爲熱在地爲火在人爲心在體爲脈熱氣通於心故諸火痛癢瘡之病皆屬於心火也熱微則燥皮作癢熱甚則灼膚作痛熱入經脈與血凝結淺則爲癰深則爲疽更深入之則傷臟腑心藏神熱乘於心則神不明故昏冒不省人事也心主言熱乘於心則神不辨故瘖而不能言或妄言而譫語也火主動熱乘於身則身動而不靜故身躁擾動甚則發狂也暴注者卒暴水瀉火與水爲病也下迫者後重裏急火與氣爲病也嘔吐酸苦火病胃也膺背徹痛火傷胸也血家殃者熱入於脈則血滿騰不上溢則下瀉而爲一切失血之病也

諸濕腫滿屬脾土霍亂積飲痞閉疼食少體重肢不舉腹滿腸鳴飧泄瀕在天爲濕在地爲土在人爲脾在體爲肉濕氣通於脾故諸濕爲病皆屬於脾土也濕蓄內外故內腫腹

滿也飲亂於中故病霍亂也脾失健運故病積飲也脾氣凝結故病痞硬便閉而痛也脾主化穀病則食少也脾主肌肉濕勝故身重也脾主四肢四肢不舉亦由濕使然也脾主腹濕淫腹疾故腹滿腸鳴飧泄也

諸氣膹鬱痿肺金喘咳痰血氣逆生諸燥澁枯涸乾勁皴揭皮膚肩臂疼在天爲燥在地爲金在人爲肺在體爲皮燥氣逆於肺故諸燥氣爲病皆屬肺金也膹鬱謂氣逆胸滿膹鬱不舒也痿謂肺痿咳嗽唾濁痰涎不已也喘咳氣逆唾痰涎血皆肺病也凡澁枯涸乾勁皆燥之化也乾勁似乎强直皆筋勁病也故卒然者多風入而筋勁也久之者多枯燥而筋勁也皴膚皴澁也揭皮揭起也此燥之病于外也臂痛肩痛亦燥之病於經也

諸寒收引屬腎水吐下腥穢澈清寒厥逆禁固骨節痛癥瘕癲

疝腹急堅在天爲寒在地爲水在人爲腎在體爲骨寒氣通於腎故諸寒氣爲病皆屬於腎水也收斂也引急也腎屬水其化寒斂縮拘急寒之化也熱之化吐下酸苦寒之化吐下腥穢也熱之化水液津濁故寒之化澄澈清冷也厥逆四肢冷也禁固收引堅勁寒傷於外則骨節痛也寒傷於內則癥瘕㿗疝腹急堅痛也

五運客氣太過爲病歌

風氣大行太過木脾土受邪苦腸鳴飧泄食減腹支滿體重煩冤抑氣升雲物飛揚草木動搖落木勝被金乘甚則善怒顛眩冒脇痛吐甚胃絕傾上文統論主運主氣爲病此詳言五運客運當主之病也歲木太過六壬年也或歲土不及六己年也木太過則恃強乘土土不及則母弱而金衰無以制木而木亦來乘土故木氣盛則風氣大行爲木太過之

化在人則脾土受邪爲病苦腸鳴飧泄食少腹滿體重煩寃煩寃者謂中氣抑鬱不伸故也在天則有雲物飛揚之變在地則有草木動搖之化木勝不已而必衰衰則反被金乘有凋隕搖落之復也故更見善怒顛疾眩冒脇痛吐甚之肝脾病也胃絶傾者謂胃土衝陽之脈絶而不至是爲脾絶故主命傾也

暑熱大行太過火肺金受邪喘嗽痾氣少血失及病瘧注下咽乾中熱多燔焫物焦水泉涸冰雨寒霜水復過甚則譫狂胸背痛太淵脈絶命難痊歲火太過六戊年也或歲金不及六乙年也火太過則火恃強而乘金金不及則母弱而水衰無以制火而火亦乘金故火氣盛則暑熱大行爲火太過之化在人則肺金受邪其爲病喘而咳嗽氣少不足息血失而顏色瘁及瘧疾注下火瀉咽乾中熱也在天則有燔焫炎烈沸騰之變在地則有物焦槁水泉涸之化火勝不已而必衰衰則反被水乘有雨冰雹早霜寒之復也故更見譫語狂亂胸

背痛之心肺病也太淵肺脈也肺金之脈絕而不至是爲肺絕故主病難愈也

雨溼大行太過土腎水受邪腹中疼體重煩寃意不樂雨溼河衍涸魚生風雨土崩鱗見陸腹滿溏瀉苦腸鳴足痿瘦痛並飲滿太谿腎絕命難存歲土太過六甲年也歲水不及六辛年也土太過則土恃強而乘水水不及則母弱而水衰無以制土而土亦乘水故土氣盛則雨溼大行爲土太過之化在人則腎水受邪其爲病四肢冷厥腹中痛體重煩寃意不樂也在天則有雨溼數至之變在地則有河衍涸澤生魚之化溼勝不已而必衰衰則反被木乘有風雨大至土崩鱗見於陸之復也故更見腹滿溏瀉腸鳴足痿瘦痛飲滿之脾胃病也太谿腎脈也腎水之脈絕而不至是爲腎絕故主命難存也

清燥大行太過金肝木受邪耳無聞脇下少腹目赤痛草木凋

隕焦槁屯甚則胸膺引背痛胠脇何能反側身喘咳氣逆而血溢太衝脈絶命難生歲金太過六庚年也歲木不及六丁年也金太過則金恃强而乘木木不及則母弱而火衰無以制金而金亦乘木故金氣盛則清燥大行爲金太過之化在人則肝木受邪其爲病耳聾無聞脇下痛少腹痛目背赤痛也在天則有清燥肅殺之變在地則有草木凋隕之化燥勝不已而必衰衰則反被火乘有蒼乾焦槁之復也故更見胸膺引背胠脇疼痛不能轉側喘咳氣逆失血之肝肺病也太衝肝脈也肝木之脈絶而不至是爲肝絶故主命難生也

寒氣大行太過水邪害心火熱心煩躁悸譫妄心中痛天冰霜雪地裂堅埃霧朦鬱寒雨至甚則腫喘病中寒腹滿濤鳴食不化神門脈絶死何言歲水太過六丙年也歲火不及六癸年也水太過則水恃强而乘火火不及則母弱

而土衰無以制水而水亦乘火故水氣盛則寒氣大行爲水大過之化在人則心火受邪其爲病心煩躁悸譫語妄言心中熱痛也在天則有雨水霜雪之變在地則有凍裂堅剛之化寒勝不已而必衰衰則反被土乘有埃霧朦鬱不散寒雨大至之復也故更見腫喘中寒腹滿溏瀉腸鳴飲食不化之腎脾病也神門心脈也心火之脈絕而不至是爲心絕故主死也

六氣客氣主病歌

少陰司天熱下臨肺氣上從病肺心燥行於地肺應病燥熱交加民病生喘咳血溢及血瀉寒熱鼽嚏涕流頻瘡瘍目赤嗌乾腫厥心脇痛苦呻吟上文統論主運主氣爲病此則詳言六氣客氣嵗主之病也少陰君火司天子午歲也火氣下臨金之所畏故肺氣上從而病心肺也凡少陰司天則陽明燥金在泉故燥行於地而病肝也是則知燥熱交加民

病喘咳血下溢血下泄寒熱鼽塞噴嚏流涕瘡瘍目赤嗌乾腫痛心痛脇痛皆其證也

太陰司天溼下臨腎氣上從病腎陰寒行於地心脾病寒溼交攻內外淫民病身重足跗腫霍亂痞滿腹脹䐜肢厥拘急腳下痛少腹腰疼轉動屯太陰溼土司天丑未歲也溼氣下臨水之所畏故腎氣上從而病腎陰也凡太陰司天則太陽寒水在泉故寒行於地而病心脾也是知寒溼內外交攻民病身重足跗腫霍亂痞滿腹脹四肢厥逆拘急腳下痛少腹痛腰痛難於動轉皆其證也

少陽司天火下臨肺氣上從火刑金風行於地肝木勝風火為災是乃因民病熱中咳失血目赤喉痺聾眩瞑瘡瘍心痛瞤瘛

冒暴死皆因臣犯君少陽相火司天寅申歲也火氣下臨金之所畏故肺氣上從而病肺也凡少陽司天則厥陰風木在泉故風行於地木勝則病在肝是則知風火爲災民病熱中咳而失血目赤喉痺耳聾脇瞋瘡瘍心痛瞤動瘛瘲昏冒皆其證也暴死者是三之客氣相火加臨君火以臣犯君故也

陽明司天燥下臨肝氣上從病肝筋熱行於地心肺害清燥風熱互交侵民病寒熱咳膹鬱掉振筋痿力難伸煩冤脇痛心熱痛目痛眥紅小便纁陽明燥金司天卯酉歲也燥氣下臨木之所畏故肝氣上從而病肝筋也凡陽明司天則少陰君火在泉故熱行於地而病肺心也是則知清燥風熱交侵民病寒熱而咳胸鬱膹滿掉搖振動筋痿無力煩冤抑鬱不伸兩脇心中熱痛目痛眥紅小便絳色皆其證也

太陽司天寒下臨心氣上從病脈心淫行於地脾肉病寒淫熱内去推尋民病寒中終反熱癰疽火鬱病纏身皮痛肉苛足痿軟濡瀉滿腫乃淫根太陽寒水司天辰戌歲也寒氣下臨火之所畏故心氣上從而病心脈也凡太陽司天則太陰溼土在泉故溼行於地而病脾肉也是則知寒溼熱氣相合民病始爲寒中終反變熱如癰疽一切火鬱之病皮痛痺而重著可苛不用不仁足痿無力溼瀉腹滿身腫皆其證也

厥陰司天風下臨脾病上從脾病生火行於地冬溫病風火寒溼爲病民耳鳴掉眩風化病腹滿腸鳴飧瀉頻體重食減肌肉痿溫厲爲災火化淫厥陰風木司天巳亥歲也風氣下臨土之所畏故脾氣上從而病脾也凡厥陰司天則少陽相火在泉故火行於地而病溫也是則知風火寒溼雜

採民病耳聾振掉眩運腹滿腸鳴完穀不化之飱為體重食減肌肉痿瘦皆其證也

運氣當審常變歌

未達天道之常變反謂氣運不相應既識一定之常理再審一定變化情任爾百千雜合病要在天時地化中知其要者一言畢不得其旨散無窮 近世醫者皆謂五運六氣與歲不應置而不習是未達天道之常變也時之常者如春溫夏熱秋涼冬寒也日之常者早涼午熱暮溫夜寒也時之變者春不溫夏不熱暑不蒸秋不涼冬不寒也日之變者早溫午寒暮涼夜熱也但學醫者欲達常變之道先識一定主客之理次審不定變化卒然之情然後知百千雜合之氣為病俱莫能逃天時地化之理也雖或有不應亦當審察與天時何時地化何化人病何病相同即同彼時彼化彼病而施治之乃無差

謬此知其要者一言而終也爲醫者可不於運氣中一加意焉

衝陽諸脈穴位

衝陽穴在足跗上五寸去陷骨三寸骨間動脈

太淵穴在手掌後內側橫紋頭動脈中

太谿穴在足內踝後五分跟骨上動脈陷中

太衝穴在足大趾本節二寸閒動脈應手陷中

神門穴在手掌後銳骨端陷中

附衝陽諸脈穴圖

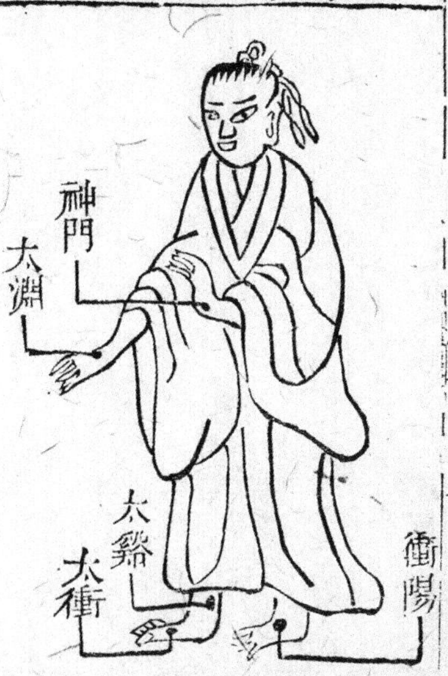

運氣論

嘗讀內經至天元紀論七篇推申運氣玄蘊難窺未嘗不廢書三歎也夫是天地之綱紀變化之淵源非通於大易洪範曆元律法之說者其敢橫心以解矢口而談哉無惑乎當今之人置

而弗講久矣先哲有言曰不明五運六氣簡徧方書何濟如經文所載尺寸反左右交指下稍爾不明生死何從聽斷業已志醫可不沉思力索乎總其大綱在五運之太過不及而勝復所以生也太過者其氣勝勝而無制則傷害甚矣不及者其氣衰衰而無復則敗亂極矣此勝復循環之道出乎自然者也故其在天則有五星運氣之應在地則有萬物盛衰之應在人則有臟腑疾病之應如木强勝土則歲星明而鎮星暗土母受侮子必復之故金行伐木以救困土則太白增光歲星反晦也凡氣

見於上則災應于下病屬受傷逆犯必甚五運互爲勝復其氣皆然在病如木勝肝強必傷脾土肝勝不已燥必復之而肝亦病矣燥勝不已火必復之而肺亦病矣此五臟互爲盛衰其氣亦皆然也夫天運之有太過不及卽人身之有虛實也惟其有虛而後強者勝之有勝而後承者復之無衰則無勝矣無勝則無復矣無勝無復其氣和平焉得有病恃強肆暴元氣泄盡焉得無虛故曰有勝則復無勝則否勝微則復微勝甚則復甚勝復之微甚縣變化之盛衰故經之所載天時地化人事至詳至

備蓋以明其理之有合也即如周易三百八十四爻乃開明易道之微妙而教人因易以求理因象以知變故孔子曰書不盡言言不盡意此其大義正與本經相同夫天道玄微本不易測及其至也聖人有所不知故凡讀易者當知易道有此變不當曰變止于此也讀運氣者當知天道有是應不當曰應盡于是也今姑舉其大略或疫氣徧行而一方皆病風熱或清寒傷藏則一時皆犯瀉利或痘疹盛行而多凶多吉期合不同或疔毒徧生而是陰是陽每從其類或氣急咳嗽一鄉並興或筋骨疼

痛人皆道吾或時下多有中風或前此盛行痰火諸如此者以衆人而患同病謂非運氣之使然歟至其精微則人多陰受而識者爲誰夫人殊禀賦令易寒暄利害不侔氣交使然故凡以太陽之人而遇流衍之氣以太陰之人而逢赫曦之紀强者有制弱者遇扶氣得其平何病之有或以强陽遇火則炎烈生矣陰寒遇水則冰霜至矣天有天符歲有歲會人得無人和乎能先覺預防者上智也能因機辨理者明醫也既不能知而且云爲有者下愚也然運氣亦有不可泥者如肝木素虛脾氣太盛

而運值太角肝氣稍實脾氣方平五臟類然又內外兩因隨時感觸雖當太過之運亦有不足之時不及之運亦多有餘之患倘執而不通能無損不足而益有餘乎況歲氣之在天地亦有反常之時故冬有非時之溫夏有非時之寒春有非時之燥秋有非時之煖犯之者病又如春氣西行秋氣東行夏氣北行冬氣南行卑下之地春氣常存高阜之境冬氣常在天不足西北而多風地不滿東南而多溼又況百里之內晴雨不同千里之外寒暄各別則方土不同而病亦因之此皆法外之道也若不

知常變之道盛衰之理主客承制之位每每鑿經文以害經意徒欲以有限之年辰概無窮之天道隱微幽顯誠非易見管測求全誠亦陋矣復有不明氣化如馬宗素之流假仲景之名以爲傷寒鈐法等書用運氣之更遷擬主病之方治拘滯不通斯爲大謬又有偏執己見不信運氣蓋亦未精思耳是以通于運氣者必當順天以察運因變以求氣如杜預之言曆曰治曆者當順天以求合非爲合以驗天知乎此而後可以言曆運氣之道獨不然哉若徒爾紛紜執有執無且疑且信罕一成之見圓

機之用者未足與議也

崔紫虛所著四言脈訣由來尚矣删補之者爲李月池氏更名四言舉要予取兩刻而損益之或繁或簡期合於理而已敢曰崔李之功臣哉

脈爲氣乎而氣爲衛衛行脈外則知非氣矣脈爲血乎而血爲營營行脈中則知非血矣脈爲經隧乎而經隧實繁則知非經隧矣善乎華元化云脈者氣血之先也蓋人之身惟是精與氣與神三者精氣即血氣氣血之先非神而何人非是神無以主

宰血氣保合太和流行三焦灌溉百該故脈非他即神之別名也明乎此則氣也血也渾淪條析所謂氣如槖籥血如波瀾一升一降以成其用而脈道成矣

難經一難曰十二經皆有動脈獨取寸口何謂也扁鵲曰寸口者脈之大會手太陰之動脈也以肺爲五臟六腑之華蓋布一身之陰陽居於至高之位凡諸臟腑皆處其下肺系上連喉嚨吭嗌以通呼吸肺主一身之氣氣非呼吸不行脈非肺氣不布故耳然素問五臟別論曰帝曰氣口何以獨爲五臟主岐伯曰

胃者水穀之海六腑之大源也五味入口藏於胃以養五臟氣
氣口亦太陰也是以五臟六腑之氣味皆出於胃變見於氣口
其義又所重在胃矣細思之而理則一也氣口本屬太陰而曰
亦太陰也蓋氣口屬肺手太陰也布行胃氣則在於脾足太陰
也按靈樞營衛生會篇曰穀入於胃以傳於肺五臟六腑皆以
受氣厥論曰脾主為胃行其津液者也素問經脈別論曰飲入
於胃游溢精氣上輸於脾脾氣必歸於肺而後行於臟腑營衛
所以氣口雖為手太陰而實卽足太陰脾所歸故曰氣口亦太

陰也乃知五臟六腑之氣亦皆由胃入脾由脾入肺此地道卑而上行也由肺而分布於臟腑此天道下濟而光明也土居中而爲金之母係諸脈之根肺居高而爲君之象布諸脈之令故曰肺朝百脈而寸口爲之大會猶水之朝宗於海也又考氣口即寸口也肺主諸氣氣之盛衰見於此故曰氣口脈出太淵其長一寸九分故曰寸口又肺朝百脈脈之大會聚於此故曰脈口其實一也吳草廬曰醫者於寸關尺輒名之曰此心脈此肺脈此肝脈此脾脈此腎脈者非也五臟六腑凡十二經兩手寸

關尺者手太陰肺金之一脈也分其部位以候地藏之氣耳脈行始於肺終於肝而復會於肺肺爲氣出之門戶故名曰氣口而爲脈之大會以占一身焉李時珍曰兩手六部皆肺之經脈也特取此以候五臟六腑之氣耳非五臟六腑所居之處也靈樞素問難經載十二經脈有走於手而不從三部過者如手陽明大腸經起大指次指之端從大指次指之間盡處爲合谷一路爲臂之上廉入肘外上肩面終迎香以交於足陽明胃經也與右寸無干足陽明胃經之脈起於鼻之交頞中下行屬胃絡

大腸至足而終於厲兌（足大指端）以交於足太陰脾經也與右關無干足太陰脾經之脈起於足之大指之端行端於膻中以交於手少陰心經也與右關無干手少陰心經之脈起於心中下絡小腸其支者循臑下下肘內後廉小指一路終於小指之端（即少衝穴）以交於手太陽小腸經也與左寸無干手太陽小腸之脈起於小指之端循臂外側左右交於兩肩下屬小腸上行於頭絡於顴而終於耳中（即聽宮穴）以交於足太陽膀胱經也與左寸無干足太陽膀胱之脈起於目內眥下行絡腎屬膀胱終於足小指

至陰穴以交於足少陰腎經也與左尺無干足少陰腎經之脈起於足小指上行循喉嚨挾舌本注於膻中以交於手厥陰心包絡經也與左尺無干手厥陰心包絡經之脈起於胸中屬心下之包絡入肘內之曲澤穴行臂兩筋之間入掌中循中指出其端而終以交於手少陽三焦經也脈行中指一路與左尺無干手少陽三焦之脈起於小指次指之端名指即無行臂外兩骨之間下絡膀胱其支者從膻中而止上終於絲竹宮而交於足少陽膽經也小指一路亦與右尺無干足少陽膽經之脈起於目銳

背下胸中絡膽屬肝入足小指次指之間其支者自足跗出大指端以交於足厥陰肝經也足厥陰肝經之脈起於足大指叢毛之際循陰器屬膽絡肝上貫膈循喉嚨之後上入頏顙連目系出額其支者從目系下行至中脘以交於手太陰肺也則足之少陽厥陰皆不行於手惟有肺脈起於中焦循臂內上魚際絡於大指之端（即少商穴）其支者從腕後臂骨盡處爲腕出大指次指之端以交於大腸經也乃知此經正屬寸口肺之動脈所行之處也至如諸經動脈各從所行之處手陽明大腸動脈合谷

在手大指次指岐骨間　手少陰心脈動極泉在臂內腋下筋間　手太陽小腸脈動天窗在頸側大筋間曲頰下　手少陽三焦脈動禾髎在耳前　手厥陰心包絡脈動勞宮在掌中屈中指無名指盡處是　足太陽膀胱脈動委中在膝骨約紋裏　足少陰腎脈動太谿在踝后跟骨上　足太陰脾脈動衝門在期門下尺五寸　足陽明動脈動衝足大指次指陷中為內庭上內庭五寸是　足厥陰肝脈動太衝足大指本節後二寸　足少陽膽脈動聽會在耳前陷中　夫諸經脈之動各自不同況不盡行於三部僞訣胡爲漫無分疏乎難經二難雖言尺寸其意以關爲界從關至魚際爲一寸爲陽陽得寸內之九分從關至尺

澤爲一尺爲陰陰得尺中一寸乃以陰陽而言未嘗分經絡也然則臟腑果何藉以診乎經不云乎呼出心與肺吸入腎與肝呼吸之間脾受穀味也脈之盛衰本於胃出入由於肺胃氣如物之有輕重肺氣如物之輕重者權衡以平也如僞訣卽以某部爲某經其鑿甚矣

脈之行於十二經絡者卽手足三陰三陽之經脈也難經二十三難曰經脈十二絡脈十五何始何窮也然經脈者行血氣通陰陽以榮衛於一身者也其始中焦注手太陰肺手太陰肺注

手陽明大腸手陽明大腸注足陽明胃足陽明胃注足太陰脾足太陰脾注手少陰心手少陰心注手太陽小腸手太陽小腸注足太陽膀胱足太陽膀胱注足少陰腎足少陰腎注手厥陰心胞手厥陰心胞注手少陽三焦手少陽三焦注足少陽膽足少陽膽注足厥陰肝足厥陰肝還復注手太陰是謂一周也

身形之中有營氣有衞氣有宗氣有臟腑之氣有經絡之氣各爲區分其所以統攝臟腑經絡營衞而令充滿無間環流不息於通體者全恃胸中大氣爲之主持大氣之說嘗一言之素問

五行運大論曰黄帝問地之爲下否乎岐伯曰地爲人之下太虚之中者也曰馮乎曰大氣舉之也可見太虚寥廓而能充周磅礴包舉地之全體者莫非氣也故四虚無着然後寒暑燥溼風火之氣入地中而生化設不由大氣包地於無外則地之崩墜震動且不可言胡以巍然中處而永生其化耶人身亦然五臟六腑大經小絡晝夜循環不息必賴胸中大氣斡旋其間大氣一衰出入廢而升降息矣神機化滅立見危殆或謂大氣即膻中之氣所以膻中爲心主宣布政令臣使之官然而參之天

運膻中臣使但可盡寒暑燥溼風火六入之職必如太虛沕穆無可名象包舉地形永奠厥中始爲大氣膻中既稱臣使是有其職未可言大氣也或謂大氣即宗氣之別名宗者尊也主也十二經脈奉之爲尊主也詎知宗氣與營氣衛氣分爲三隧既有隧之可言即同六入地中之氣而非太虛之比矣膻中之診即心包絡宗氣之診在左乳下原不與大氣混診也然則大氣如何而診之內經標示昭然而讀者不察耳其謂上附上右外以候肺內以候胸中者正其診也肺主一身之氣而治節行焉

包舉無外之氣於人身者獨由胸中之肺故分其診於右手主氣之天部朝百脈而稱大會也

十二經脈歌

手太陰肺中焦生此言十二經脈始手太陰經肺脈由中焦起中焦者中脘也在臍上四寸**下絡大腸還胃騰**絡似網也如今人結線爲絡以絡物也絡大腸者肺與大腸相表裏也還反也還胃騰者謂下絡大腸反轉上巡胃之上口胃上口即賁門在臍上五寸**上膈屬肺從肺系**膈隔也凡人心下有膈膜一層前齊鳩尾鳩尾即胸前人字處後齊背脊十一椎周圍著脊所以遮膈濁氣不使上熏心肺也上膈屬肺者既上膈膜肺所屬矣肺系者喉嚨也喉以候氣下接于肺即喉管也**橫出腋下臑內行**謂肺脈直行至肺系即從肺系橫出腋下下循

臑內肩後之下爲膊肩下脇上爲腋
膊下對腋處爲臑臑肩肘之間也 **前于心與心包脈** 謂手少陰心經
手厥陰心主包絡經手太陰肺經三經皆行臑內此
手太陰經肺脈行心與包絡兩經之間即內前廉也 **達肘臂上**
骨下廉 者臑盡處爲肘肘以下爲臂廉隅也側也邊也上骨下廉
謂臂內之臂骨有正輔二根其在下者而形體長大
連肘尖者爲正骨其在上者而形體短細爲
輔骨此言上骨下廉者乃在上骨之下廉也 **遂入寸口循魚際**
手掌後高骨旁動脈爲關關前動脈爲寸口寸口之前大指本
節之後其肥肉隆起者統謂之魚魚際乃其間之穴名循巡也
大指內側爪甲根 分內外側法以兩手覆棹左手指爪甲右邊爲內側左爲外側右手指爪甲左邊爲內側
右爲外側手足十指皆同爪甲根即少商穴在
手大指爪甲根內側離爪甲一韭葉是其穴也 **支絡還從腕後**
出 支者如木之有枝以其自直行之脈而旁行也絡者脈之大
隧爲經交經者爲絡與前絡大腸之絡同字不同義也腕者

臂盡處也**過次指交陽明經**蓋本經經脈雖終于大指之端而絡脈之行從腕後列缺穴交于手之次指陽明經大腸脈也**肺經多氣而少血**此以下皆言肺經之病須知多氣少血肺經之病若**動則脹滿肺氣越**此言肺經動穴驗病肺主氣故脹滿乃肺氣發越也**喘急咳嗽缺盆痛**肩下橫骨陷中名缺盆陽明胃經穴也**兩手交瞀爲臂厥**瞀亂也兩手交瞀者謂兩手掣瞀乃臂氣厥逆是皆肺經所生之病也**肺或合經咳上氣**或出本經或由合經**喘渴煩心胸滿結**喘渴乃金不生水煩心心脈上肺胸滿肺脈貫膈而布胸中**臑臂痛在內前廉**臂痛有六道經絡究其痛在何經絡之間分別之法以兩手伸直其臂貼身垂下大指居前小指居後其臂臑之前廉痛者屬陽明經後廉痛者屬大陽經外廉痛者屬少陽經內廉痛者屬厥陰經內前廉痛者屬太陰經內後廉痛者屬少陰經此云內前廉痛者則知是手大陰肺經之病也**爲厥**

或爲掌中熱厥者逆氣甚也或爲掌心熱者掌中心卽勞宮穴屬心主包絡而肺經本脈原不循掌心緣肺脈行少陰心與厥陰心主之前若肺經賊邪猖厥之甚充溢掌心故或有掌心熱也肩臂痛是氣有餘小便數欠或汗出肩臂痛者絡脈交于手而上肩氣有餘者乃風寒邪氣有餘也小便數欠者小便頻而短也汗出者肺主皮毛風邪從皮毛而出也氣虛亦痛溺色變氣虛亦痛者正氣不足肩臂寒痛溺色變者邪及子也少氣不足以接息口內出氣爲呼入氣爲吸一呼一吸爲一息肺氣虛弱者則氣不能相接也

手太陰肺臟圖

經曰肺者相傳之官治節出焉其形四垂附著於脊之第三椎中有二十四孔行列分布以行諸臟之氣爲臟之長爲心之蓋又云是經常多氣少血

難經曰肺重三觔三兩六葉兩耳凡八葉主藏魄

中藏經曰肺者生氣之原乃五臟之華蓋

張介賓曰肺葉白瑩謂之華蓋以覆諸臟虛如蜂窠下無透竅吸之則滿呼之則虛一呼一吸消息自然司清濁之運化爲人身之橐籥

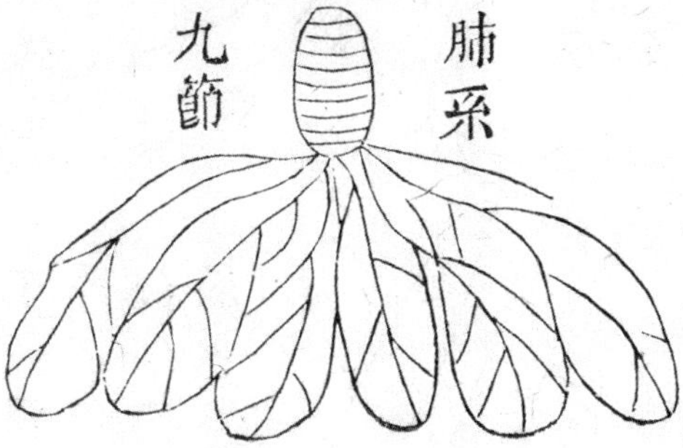

肺經循行圖

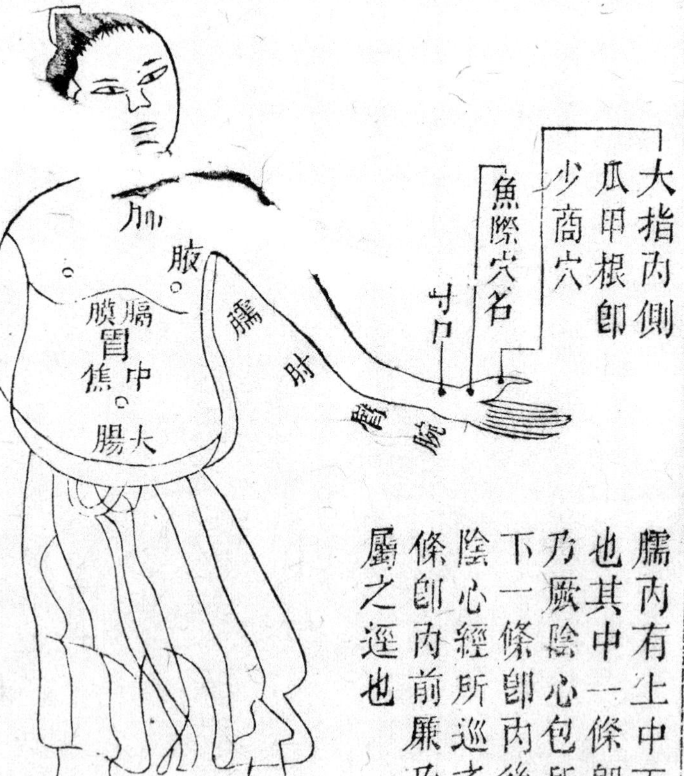

臑內有上中下三條脈也其中一條即正內廉乃厥陰心包所巡之逕下一條即內後廉乃少陰心經所巡之逕上一條即內前廉乃肺經所屬之逕也

手陽明經大腸脈此言大腸經脈氣之行乃爲第二經也次指內側起商陽次指即食指商陽穴名在次指爪甲內側從指上廉出合谷合谷穴名俗名虎口兩骨兩筋中間藏兩骨兩指岐骨兩筋手背上側腕中名陽谿穴上臂入肘行臑外謂脈行臑外之前廉肩髃前廉柱骨旁肩端兩骨閒爲髃骨其骨有曰合納臑骨者是也其處一名肩解俗名肩頭其肩後成片如翅者名肩胛亦名肩膊俗名版骨柱骨者一名髓子骨橫臥於兩肩之前其兩端外接肩解即頸下兩邊橫骨是也會此下入缺盆內缺盆即頸下橫骨上陷中六陽經皆會此入缺盆絡肺下膈屬大腸肺與大腸相表裏支自缺盆上入頸經脈從缺盆而下絡肺其支脈又自缺盆上行于頸斜貫兩頰下齒當耳前下曲處爲頰與下牙床骨交接之處也夾口人中交左右人中即鼻下溝洫交左右者自缺盆上貫於頰

下入下齒縫中復出夾口兩吻相交于人中之內左脈往右右脈往左上挾鼻孔盡迎香於人中左右上行挾鼻孔兩旁即迎香穴而交陽明胃經也大腸血盛氣亦盛及其動穴而驗病下齦齒痛屬大腸下齦下牙根也頸腫支脈過其逕支脈循頸上行是主津液病所生大腸主津目黃口乾鼽衄目黃大腸內熱口乾無津液鼽鼻水衄鼻血喉痺痛及肩前臑虎口次指不能應不能應者不隨人用皆經脈所過之處病也

經曰大腸者傳道之官變化出焉又曰迴腸當臍左迴十六曲大四寸徑一寸寸之少半長二丈一尺受穀一斗水七升半又云廣腸附脊以受迴腸乃出滓穢之路大八寸

手陽明大腸府圖

徑二寸寸之大半長二尺八寸受穀九升三合八分合之一是經多氣多血難經曰大腸重二觔十二兩肛門重十二兩

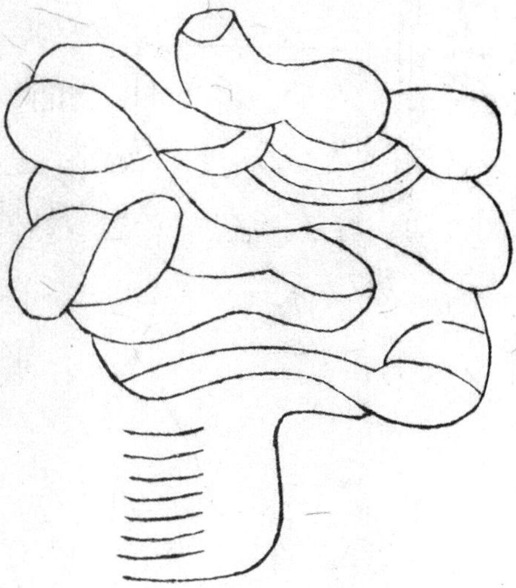
大腸上口即小腸下口
大腸下接直腸直腸下爲肛門穀道即後陰

張介賓曰按迴腸者以其迴疊也廣腸者即迴腸之更大者直腸者又廣腸之末節下連肛門也

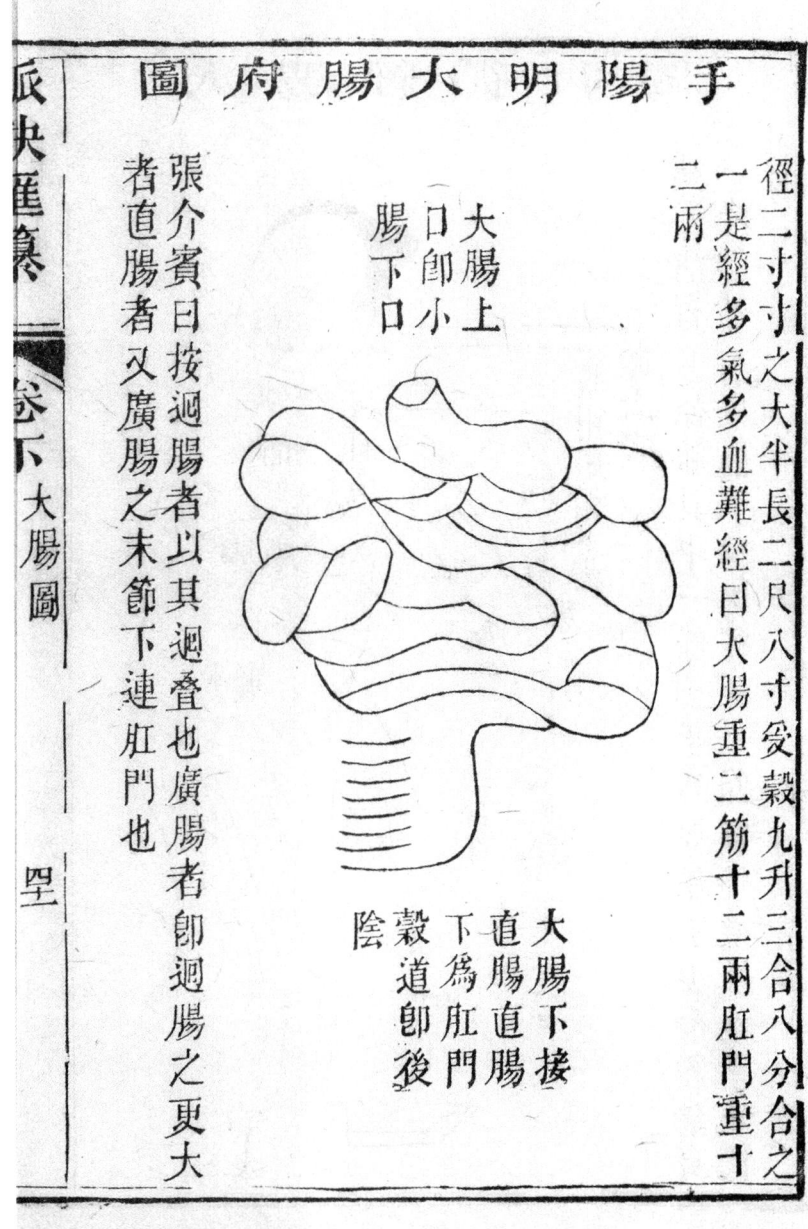

大腸經循行圖

臑外凊有三條脈其中一條即正外廉屬手少陽經靠身一條即外前廉屬手陽明經外一條即外後廉屬手太陽經

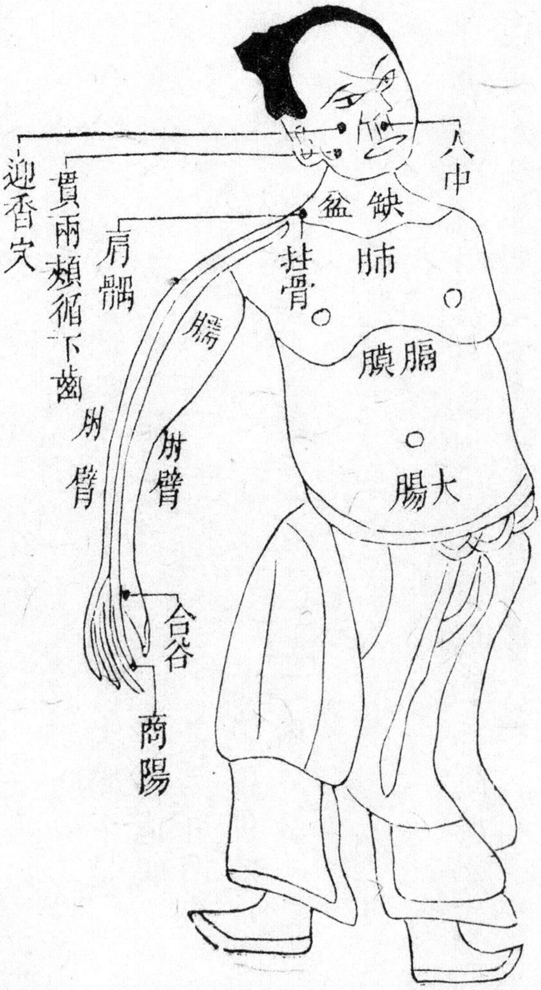

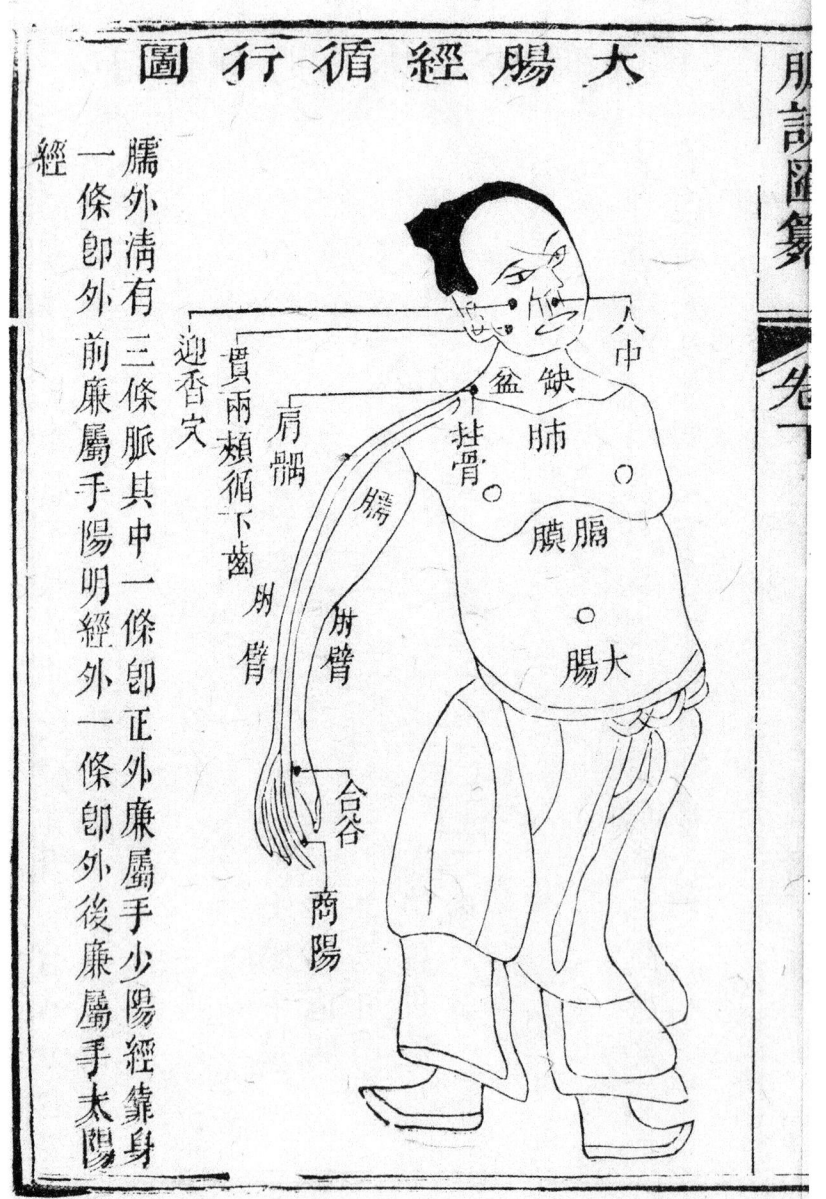

足陽明胃鼻頞起此言胃經脈氣之行乃為第三經也頞鼻莖也一名山根蓋足陽明經受手陽明之交起于鼻之兩旁迎香穴上行而左右相交于頞中過睛明之分睛明即目窠下循鼻外**下循鼻外入上齒環脣夾口交承漿**謂循鼻外入上齒中還出夾口兩吻環繞脣下左右相交于承漿穴承漿穴在下脣陷中**頤後大迎頰車裏**腮下為頷頷下為頤大迎頷下穴名頰車即下牙骨與上牙骨合鉗處**耳前髮際至額顱**謂從頰車而上耳前髮際以至額顱額顱即眉上前髮際之下**支下喉嚨缺盆底**謂經脈上行至額顱而支脈下行喉嚨缺盆底**過膈屬胃絡脾宮**脾與胃相為表裏**又直下乳挾臍中**謂支脈已下缺盆內絡脾宮此又言直中行之脈從缺盆下乳內廉挾臍入氣街**支起胃口循腹裏合前挾臍抵氣衝**此又一支脈起于胃口下循腹裏與前屬胃絡脾至氣衝合為一矣氣衝穴名在臍下離中行

開二寸腿上橫骨上一寸其處名氣衝**遂由髀關下膝臏**謂合于氣衝而下髀關抵伏兎下入膝臏膝上上一尺一寸爲髀關下髀關下六寸爲伏兎膝臏卽膝蓋也臏骨形圓而扁內面有筋上過大腿至于兩脇下過骱骨至于足背**循脛足跗中趾通**膝下踝上爲脛一名臁一名足骭一名足骱其內有骨二根在前者名骭骨其形粗在後者名輔骨其形細足跗者足背也趾者足之指也名以趾者以別于手之指也**支從中趾入大趾厲兌之穴經盡矣**厲兌穴在足之大趾之次趾之端去爪甲角如韭葉許是也至此而交于足太陰脾經也**胃經多氣復多血振寒呻欠面顏黑**謂陽明經則洒洒振寒善呻吟而呵欠其顏則黑也**病至惡見火與人忌聞木聲心惕惕**脈解篇云陽明主肉其脈血氣俱盛邪客之則熱熱甚則惡火又曰陽明厥則喘而惋惋則惡人又曰胃者土也故聞木聲而驚土惡木也**閉戶塞牖欲獨處**所謂

閉戶獨處者爲陰陽相薄也陽盡而陰盛故欲閉戶獨處也**甚則登高棄衣涉**岐伯曰四支者諸陽之本也陽盛則四支實實則能登高也熱盛干身故棄衣而走也**賁響腹脹爲骭厥**賁響腹脹因陽明火盛而與水相激故有聲及脹也足脛爲骭其氣厥逆則從骭而厥是皆陽明血分所生之病耳**狂瘧溫淫汗不歇**此以下或出本經或由合經爲狂爲瘧爲汗出皆由陽明之氣溫而淫佚陽明熱甚則多汗也**鼽衄口喎並唇胗**喎口不正也唇胗唇瘍也**頸腫喉痺由過胍大腹水腫循腹裏膝臏腫痛本經切又循膺乳下氣街**氣街即氣衝**髀骨伏兔俱痛徹骭外足跗上皆疼爲足中趾不能蹀**不能蹀者不能舉履也按足痛亦有六道經絡與手經分別相同其足之前廉痛者屬足陽明經後廉痛者屬足太陽經外廉痛者屬足少陽經內廉痛者屬足厥陰經內前廉痛者屬足太陰經內後

廉痛者及足小趾之下連足心上內踝入足跟中上腨內出膕內廉股內皆痛屬足少陰經也**身前皆熱邪氣盛**陽明經行身之前**胃熱善飢溺黃色**胃熱盛則消穀而善飢溺黃色者胃熱下入膀胱也**正氣不足身前寒胃寒脹滿甚逼迫**

足陽明胃府圖

張介賓曰胃之上口名曰賁門飲食之精氣從此上輸於脾肺宣布於諸脈胃下口即小腸之上口名曰幽門

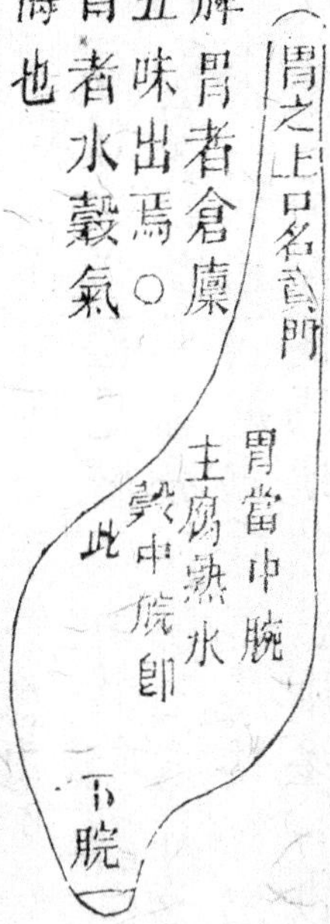

俗名肚子

經曰脾胃者倉廩之官五味出焉○又云胃者水穀氣血之海也

又云胃大一尺五寸徑五寸長二尺六寸橫屈受水穀三斗五升其中之穀當留二斗水一斗五升而滿又經是經多氣多血難經曰胃重二觔一兩

胃經循行圖

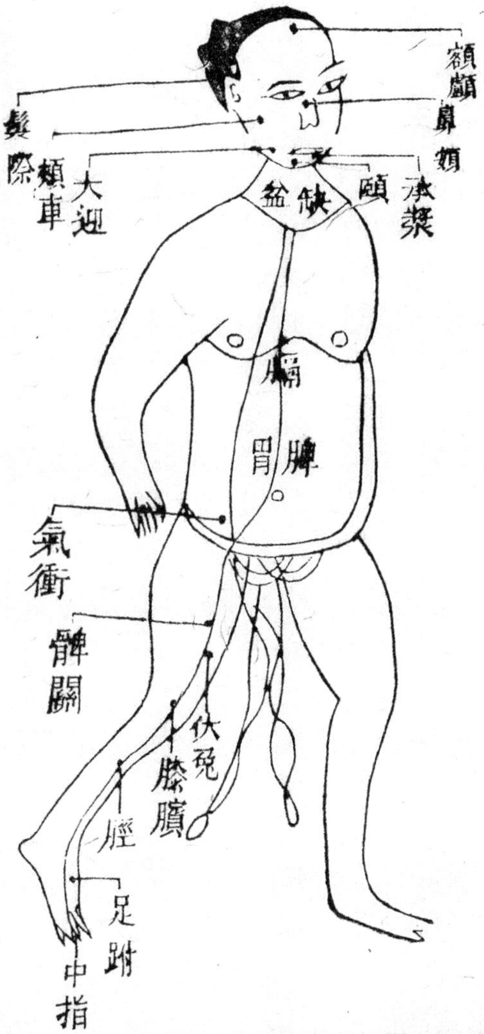

絡脾宮之脈起于胃下口正當幽門之分按此道脈內從屬胃處暗行腹裏下合氣街穴而出行於外前支脈之入缺盆此支脈之入缺盆此支脈之循裏皆足陽明內行之脈也

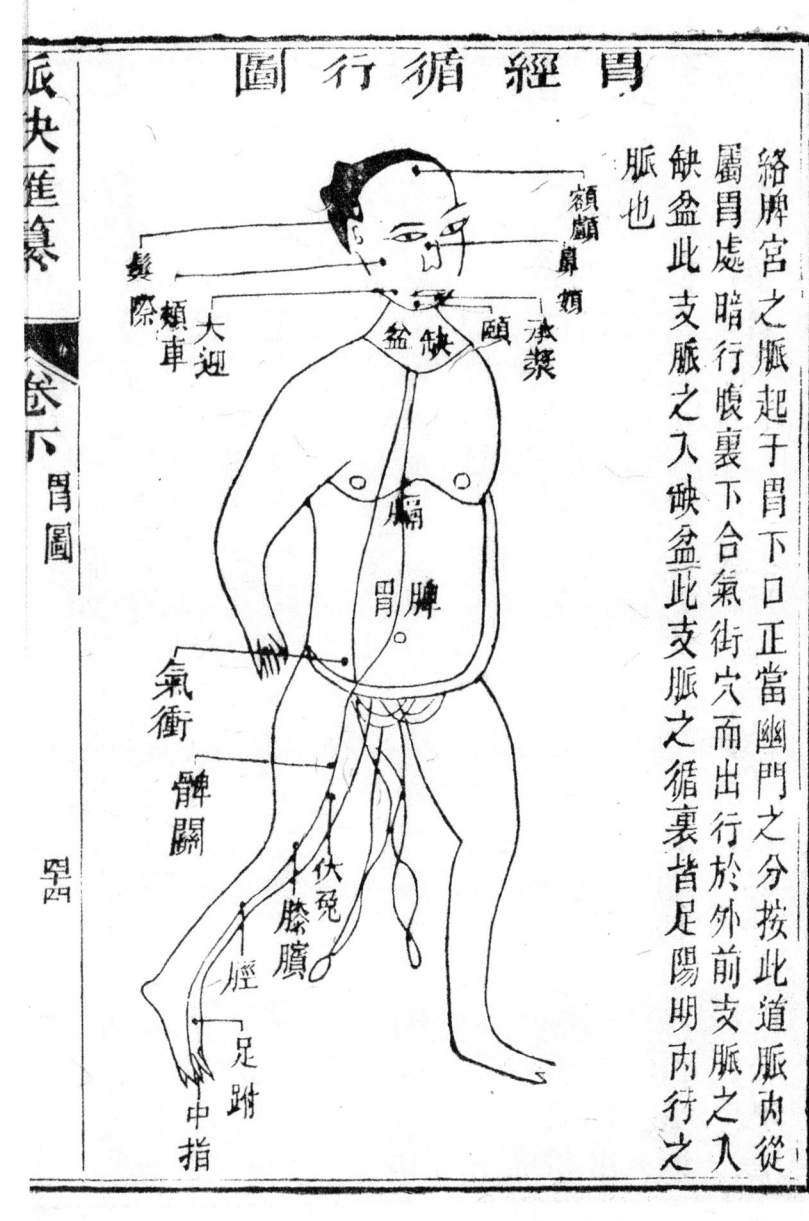

太陰脾起足大趾此言脾經脈氣之行乃爲第四經也謂足太陰接足陽明之交足大趾之端隱白穴循趾內側白肉際大趾內側紅白肉際處名大都穴過核骨後內踝前核骨在大趾本節之後內側圓骨是也內踝者骱骨之下足跗之上兩旁突出之高骨也在內者爲內踝在外者爲外踝上踹循脛膝股裏腨卽足肚一名腓腸俗名臁包肚股者乃下身兩大支之通稱也一曰腿前爲髀腿後爲股股內前廉入腹中臍上爲腹屬脾絡胃上膈通脾與胃相爲表裏挾咽連舌散舌下咽卽食管咽以嚥物下也居喉之後爲胃之系支再從胃注心宮謂經脈挾咽連舌根散舌下而終此又支脈由腹哀穴別行再從胃部中脘穴之外上膈注于膻中之裏心之分以交于手少陰心經也脾經血少而氣旺變動爲病舌本強舌本卽舌根也食則嘔食胃脘痛心中善噫而腹脹

食則嘔食乃脾不化食也胃脘痛者脾脈絡胃也善噫者乃寒氣客于胃厥氣從下而上散復出于胃故噫氣也腹脹者脾脈入腹中也**大便矢氣脾氣調**大使矢氣者大便失氣也矢字乃古屎字也矢氣者俗言放屁也脾氣調者謂大便失氣乃脾氣輸泄而脾病將愈也**脾病身重不能搖**身重者脾主肌肉肌肉受濕故身重不能搖也

瘕泄水閉及黃疸瘕泄者今時曰痢疾水閉者六元正紀大論云甚則水閉跗腫言水畜于內而大小便閉也黃疸者身發黃也皆脾濕所生之病也**煩心心痛食難消**煩心者脾脈注于心也心痛者非眞心痛也乃胃脘痛也食難消者脾主化也脾不化食不惟難消甚則食不能下也**强立股膝內多腫**脾主四肢也

不能臥者胃不和

足太陰脾臟圖

經云脾胃者倉廩之官五味出焉○又云諫議之官知周出焉○又云形如刀鐮與胃同膜而附其上之左腧當十一椎下聞聲則動動則磨胃而主運化其合肉其榮脣也脾開竅於口又云是經當多氣少血

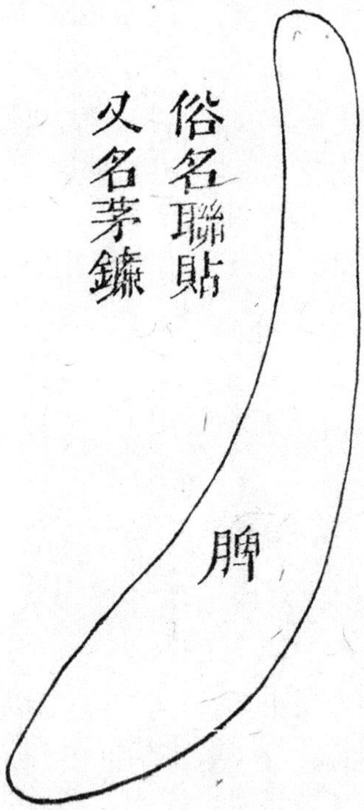

難經曰脾重二觔三兩廣扁三寸長五寸有散膏半觔主裹血溫五臟主藏意與智

中藏經曰脾主消磨養於四旁

脾經循行圖

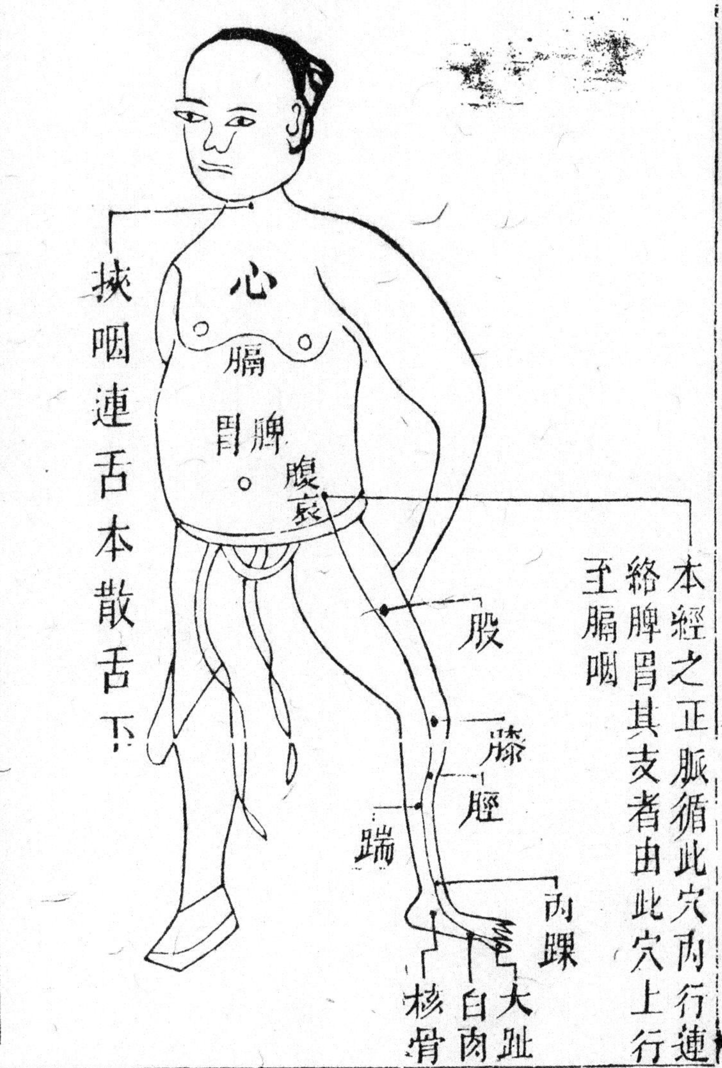
挾咽連舌本散舌下
心
膈
脾
胃
腹哀
本經之正脈循此穴內行連絡脾胃其支者由此穴上行至膈咽
股
膝
脛
踹
內踝
大趾
白肉
核骨

手少陰心起心經下膈直絡小腸承此言心經脈氣之行乃爲第五經也心系有二一則與肺相通而入肺六葉間一則由肺葉而下曲折向後並脊裏細絡相連貫脊髓與腎相通正當七節之間蓋五臟系皆通于心而心通五臟系也手少陰經起于心循任脈之外屬心系下膈當臍上二寸之分下絡小腸支脈挾咽繫目系謂其支脈從心系出任脈之外上行而挾咽系目也直脈心系上肺臑出循腋臑後廉內太陰心主之後行入肘循臂抵掌後銳骨之端小指完其直者復從心系直上至肺臟之分出循腋下抵極泉穴其穴在臂內腋下筋間動脈入胸自極泉下循臑內後廉行手太陰肺手厥陰心主兩經之後下肘內廉循臂內後廉抵掌後銳骨之端入小指少衝穴而終以交於手太陽經也心經少血多氣厄是病心痛本經脈咽喉乾燥渴欲飲心火上炎臂厥逆氣上行

烈或由本經或合經爲目目黃爲痛脇臑痛臂痛後廉痛目黃脇臑脣痛皆經脈所過之處

心合包絡掌中熱掌中乃心包絡所屬心爲君火故病同也

手少陰心臟圖

經曰心者君主之官神明出焉○又云心居肺下膈膜之上附著脊之第五椎其合脈也其榮色也開竅於耳又曰開竅於舌○又云是經少血多氣

難經曰心重十二兩中有七孔三毛盛精汁三合主藏精

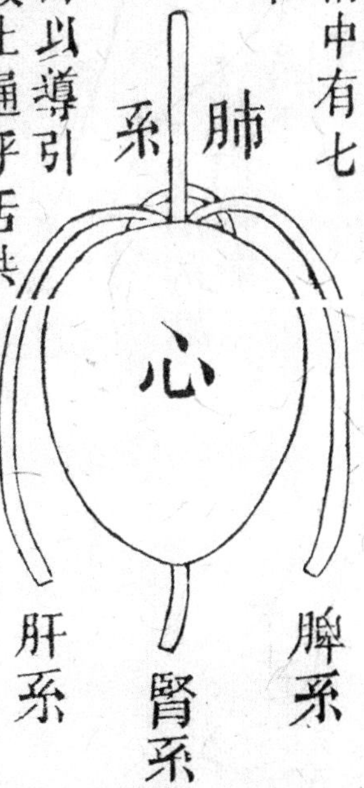

張介賓曰心象尖圓形如未開蓮花其中多孔多寡不同以導引天眞之氣下無竅竅上通乎舌共有四系以通四臟心外有赤黃脂膜裹之是爲心包絡心外另有膈膜與脊脇週圍相著遮蔽濁氣不得上薰心肺

心經循行圖

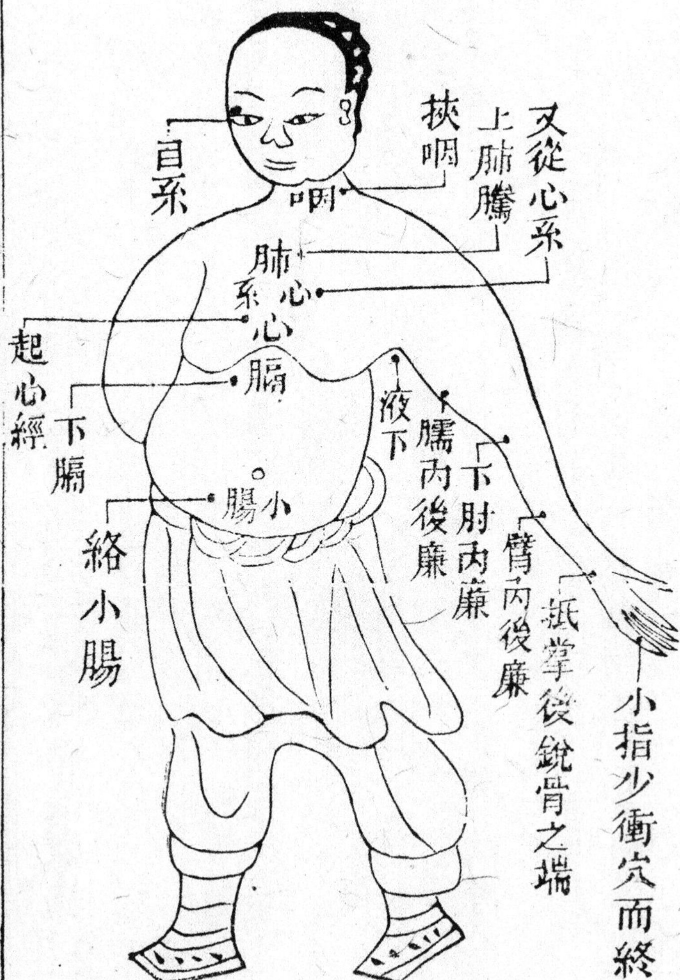
又從心系
上肺騰
挾咽
目系
咽
肺系
心
心
膈
起心經
下膈
液下
臑內後廉
下肘內廉
臂內後廉
抵掌後銳骨之端
小指少衝穴而終
小腸
絡小腸

所謂膻中也

手太陽經小腸脈小指之間起少澤此言小腸經脈氣之行乃爲第六經也蓋手太陽經受手少陰之交起于小指之端端杪也小指之端外側卽少澤穴也循手上腕出踝中臂骨盡處爲腕掌後腕上銳骨爲踝直上臂骨肘內側兩筋之間臑外上肩解肩胛左右列脊之兩旁爲膂膂上兩角爲肩解肩解後之下成片骨爲肩胛經脈至此左右相交而上肩交肩之上入缺盆絡心又從咽下膈過脘抵胃屬小腸謂交肩之上入缺盆循肩向腋下行當膻中之分絡心心與小腸相表裏又循胃系下膈過脘抵胃下行任脈之外當臍上二寸之分屬小腸矣支出缺盆上頸頰至目銳眥入耳中謂支脈從缺盆上頸循頰抵顴髎穴顴卽面上兩旁高起太骨顴髎穴乃顴骨下廉陷中又由顴上至目銳眥目銳眥卽近耳之目外角由目外角入耳中聽宮穴而終別支復循頰上䪼

（目下爲䪼）抵鼻至于目內眥（目內眥即近鼻之目角）絡顴交足太陽接（由目內眥斜絡于顴交足太陽經也）嗌痛頷腫頭難回（嗌者咽與喉二者合名爲嗌頭難回者乃項强不能顧也）肩似拔兮臑似折（脈出肩解繞肩胛故肩似拔而痛脈循于臑故臑似折而難舉）是主液所生病者（小腸主液）耳聾目黃面腫頰（耳聾者脈入耳中目黃者支脈入目之銳眥及內眥頰腫者支脈上頰又別頰）頸項肩臑肘臂疼（臑肘臂疼其痛在手外後廉皆經脈所過之處）小腸少氣多血責

手太陽小腸腑圖

經云小腸者受盛之官化物出焉又云小腸後附于脊前附于臍上左迴疊積十六曲大二寸半徑八分分之少半長三丈二尺受穀二斗四升水六升三合合之大半又云小腸上口在臍上二寸近脊水穀由此而入復下一寸外附於臍爲水分穴當小腸下口至是而泌清濁水液滲入膀胱滓穢入大腸又云是經多血少氣○難經曰小腸重二觔十四兩

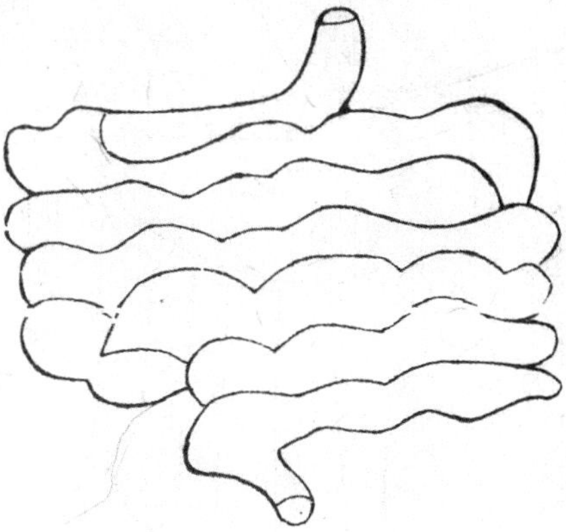
小腸上口即胃之下口
小腸下口即大腸上口名闌門

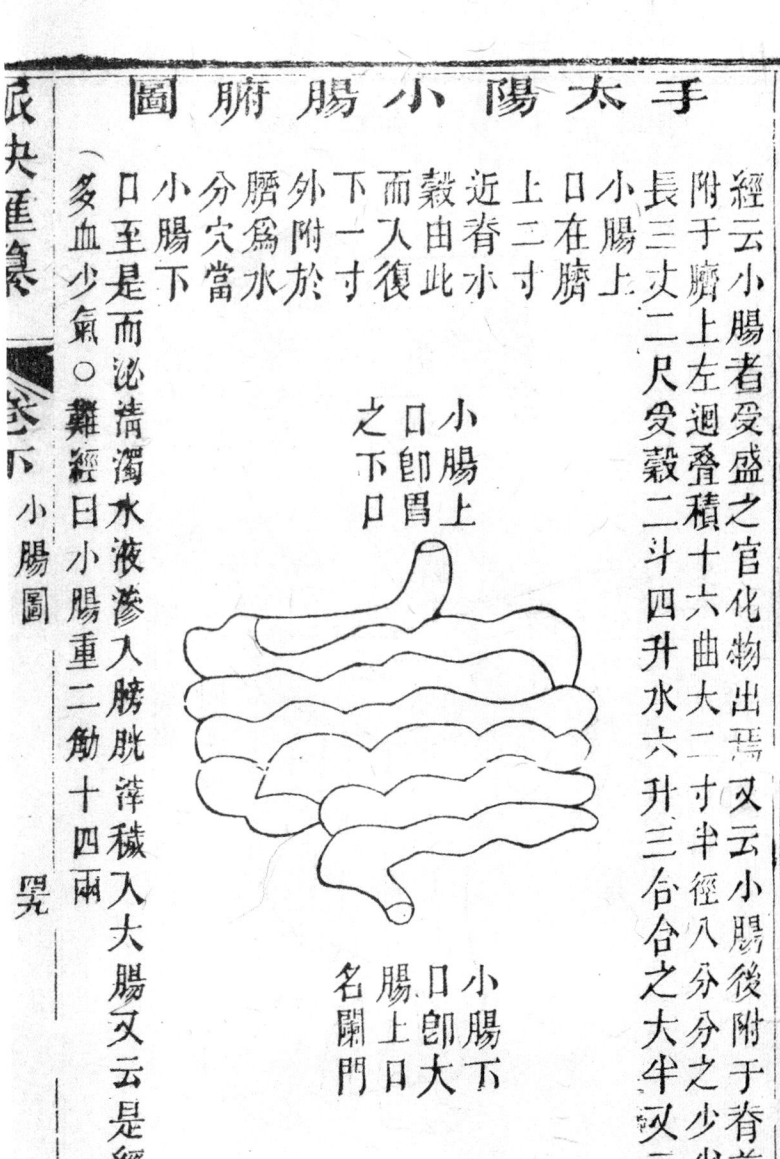

小腸經循行圖

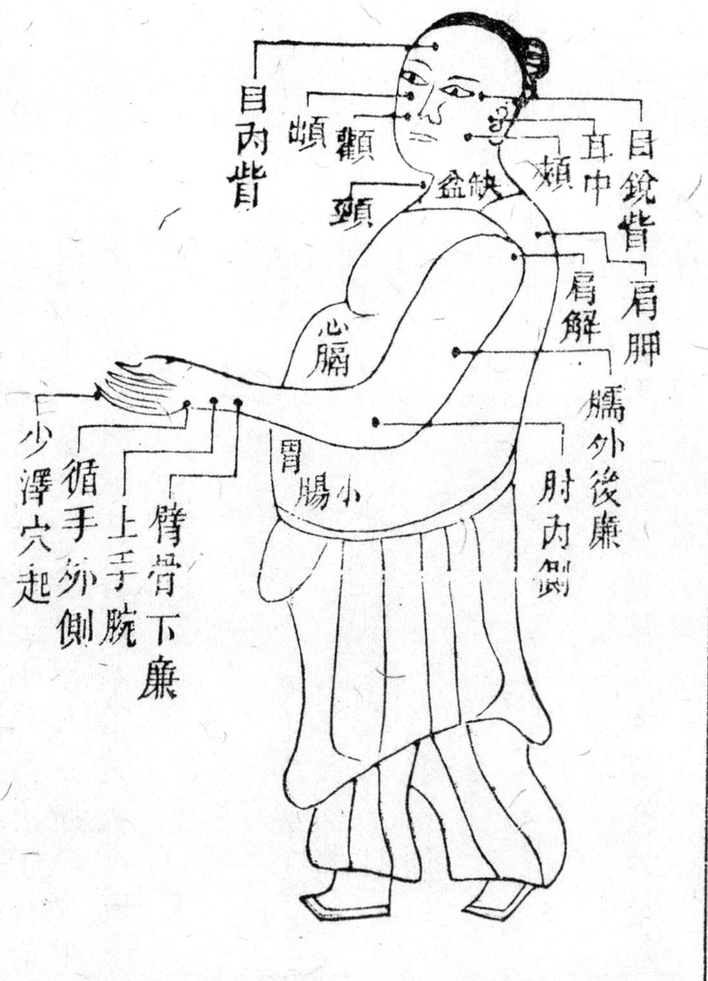

足太陽經膀胱脈此言膀胱經脈氣之行乃為第七經也目內眥上額交顛目大角為內眥頭前髮際下為額顛乃頭頂也其頂內之骨男子三叉縫女子十字縫一名天靈蓋位居至高內函腦髓其形如蓋以統全體者也支者從顛至耳角此謂脈分支而行者從顛抵耳上角直者從顛絡腦間此又仍謂直行之脈從顛絡腦腦即頭內髓也還出下項肩髆內項前為頸頸後為項肩後之下為髆挾脊抵腰由膂旋背之中間椎骨為脊脊旁為膂由膂旋者謂挾脊兩旁相去各一寸半行十二腧等穴由是抵腰中入循膂而絡腎絡腎正屬膀胱府腎與膀胱相為表裏支則貫臀膕裏行其支行者從腰中循腰髖而下貫臀髖骨即胯骨髖骨一名機又名髀樞髀樞後為臀俗名髀股臀膝後曲處為膕一支從髆別貫胛下脊循髀入膕纏其支別者為挾脊兩旁第三行相去各三寸諸穴自天柱而下從髆內左右別

行下貫胛膂直下過髀樞又循髀樞之裏而下與前之膕裏行者相合貫踹出踝京骨穴京骨穴在足外側白肉際處小趾外側至陰全至陰穴在小趾外側膀胱脈至此而終以交于足少陰腎經也血多氣少膀胱脈頭痛脊痛腰如折目似脫兮項似拔膕如結兮腨如裂痔瘧癲狂疾竝生目黃淚出鼽衄格顖項背腰尻膕踹病若痛時皆痛徹顖者嬰兒頂骨未合軟而跳動之處字典云說文曰頭會腦蓋也象形魏校曰顖門也子在母胎諸竅尚閉惟臍內氣顖爲之通氣骨獨未合陰陽升降之道也尻者脊骨盡處爲尻一名尾骶骨即尻骨也其形上寬下窄上承腰脊諸骨兩旁各有四孔其末節名窮骨是也以上諸病皆脈氣所經過處邪氣爲之也

足太陽膀胱腑圖

經云膀胱者州都之官津液藏焉氣化則能出矣又云膀胱當十九椎居腎之下大腸之前有下口無上口當臍下一寸水分穴處為小腸下口乃膀胱上際水液由此別廻腸隨氣泌滲而入其出入皆由氣化入氣不化則水歸大腸而為泄瀉出氣不化則閉塞下竅而為癃腫也又云是經多血少氣

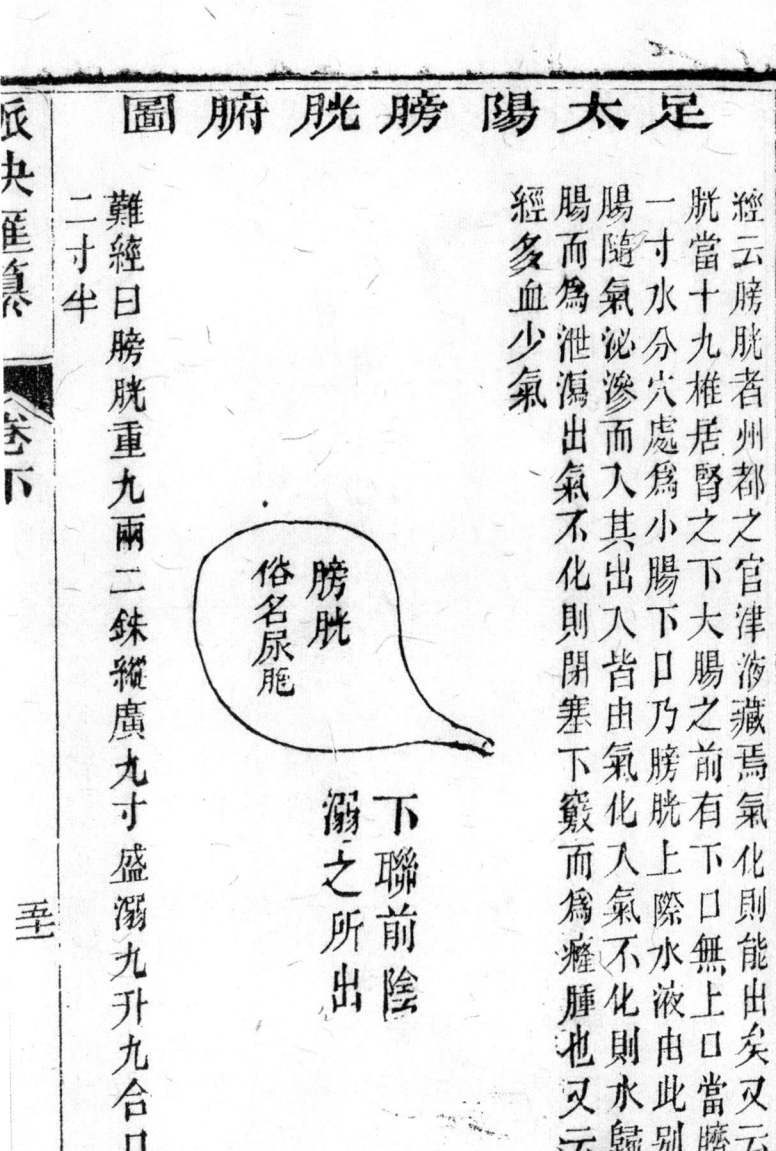

下聯前陰
溺之所出

難經曰膀胱重九兩二銖縱廣九寸盛溺九升九合口廣二寸半

膀胱經循行圖

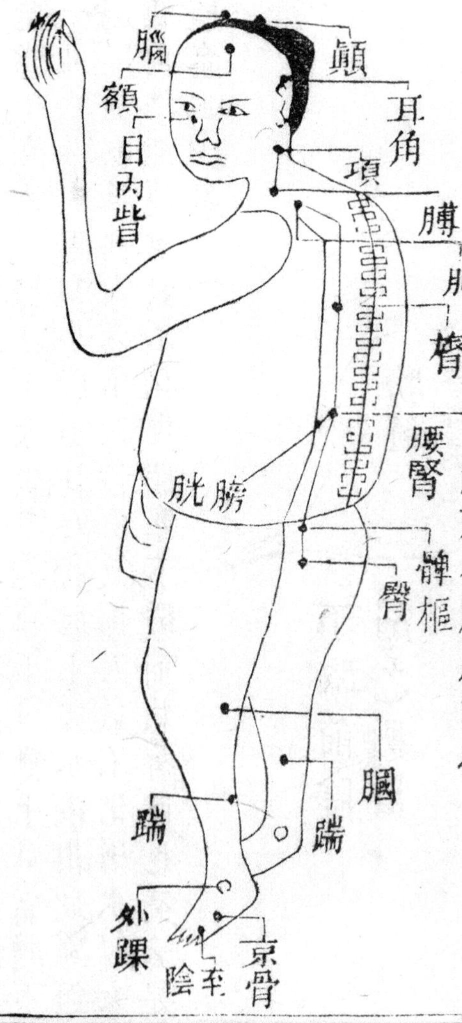

抵腰絡腎正屬膀胱腑此言其正經必由腰中而入自內而連絡腎與膀胱故圖與經文顛倒實則兩腎正腰以上而膀胱又居於小腹之前也

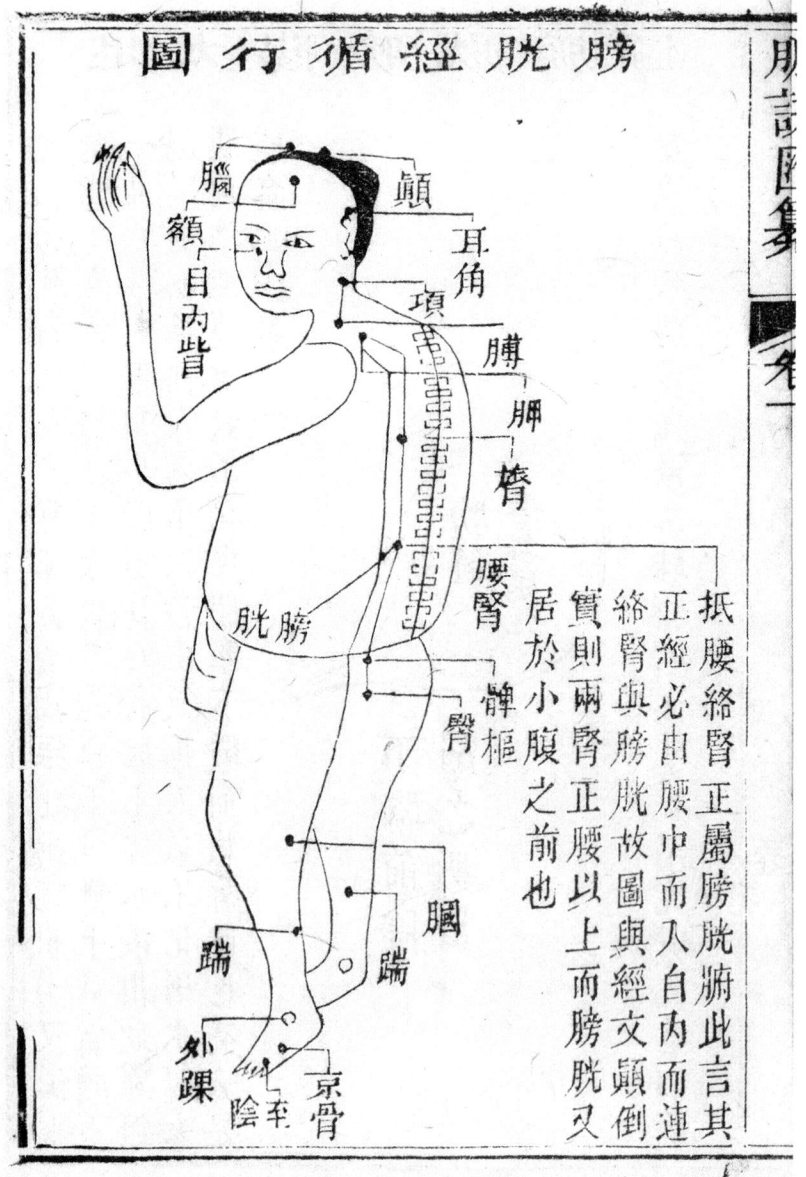

足腎經脈號少陰此言腎經脈氣之所行乃為第八經也斜從小趾趨足心足心卽湧泉穴蓋足少陰脈起于足小趾之下斜向足心之湧泉穴出于然骨內踝後然谷穴名在內踝前一寸循跟上踹膕內升跟足跟也上股後廉上貫脊會于督脈之長強穴屬腎下絡膀胱經腎與膀胱相為表裏直從腎貫肝上膈入肺循喉挾舌奔其直行者從腎處上行貫肝上膈入肺中循喉嚨挾舌根而終支又從肺絡心上注于胸交手厥陰其支者又從肺別出繞心注胸內之膻中以交于手厥陰心包絡經也腎經多氣少血接病飢不食面漆黑謂腎經動穴驗病腹內雖飢而又不欲食腹飢者虛火盛也不欲食者脾氣弱也面漆黑者靈樞經曰面如漆柴漆則腎之色黑色形于外腎將憊也柴則言骨之形腎主骨也骨瘦如柴腎亦敗矣咳唾有血喝喝喘咳唾

有血脈又肺中則爲咳唾中有血腎主有損喝喝喘者脈入肺循喉嚨挾舌本火盛水虧之病**目䀮心懸坐起輒**䀮目䀮者目無所見乃水虧肝弱心懸者若飢狀支脈從肺絡心坐起輒者坐而欲起陰虛不能靜也**善恐如人將捕之**腎氣不足則善恐心惕惕如人將捕之素問陰陽應象論云腎在志爲恐恐則傷腎**咽腫舌乾兼口熱**少陰火也**上氣心痛或心煩**乃水火不濟**黃疸腸澼痿厥別**黃疸乃女勞疸也腸澼者腎移熱于腸胃或便血或成痢也痿者骨痿也厥者下不足則上厥**脊股後廉之內痛嗜臥足下熱痛切**脊股後廉痛者皆腎脈所經過之處嗜臥者乃骨痿則好臥也爲足下熱痛者腎脈起于足下湧泉穴也

足少陰腎藏圖

經云腎者作强之官技巧出焉又云腎附于脊之十四椎下又云是經常少血多氣又云其合骨也其榮髮也開竅於二陰○難經曰腎有兩枚重一觔二兩主藏精與志○中藏經曰腎者精神之舍性命之根也

俗名腰子

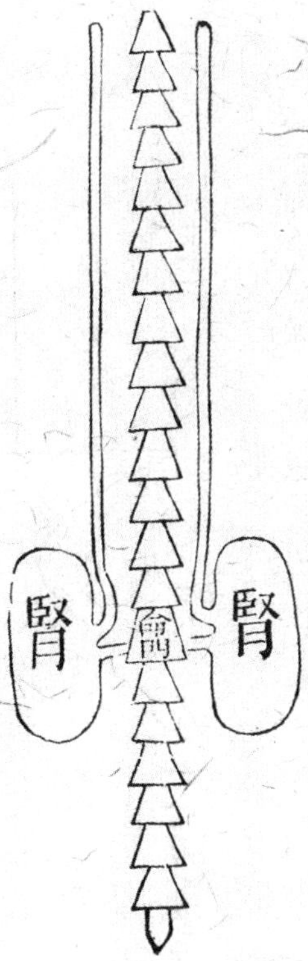

張介賓曰腎有兩枚形如豇豆相並而曲附於脊之兩旁相去各一寸五分外有黃脂包裹各有帶二條上條繫於心下條趨脊下大骨在脊骨之端如半手指許中有兩穴是腎帶經過處上行脊髓至腦中連髓海

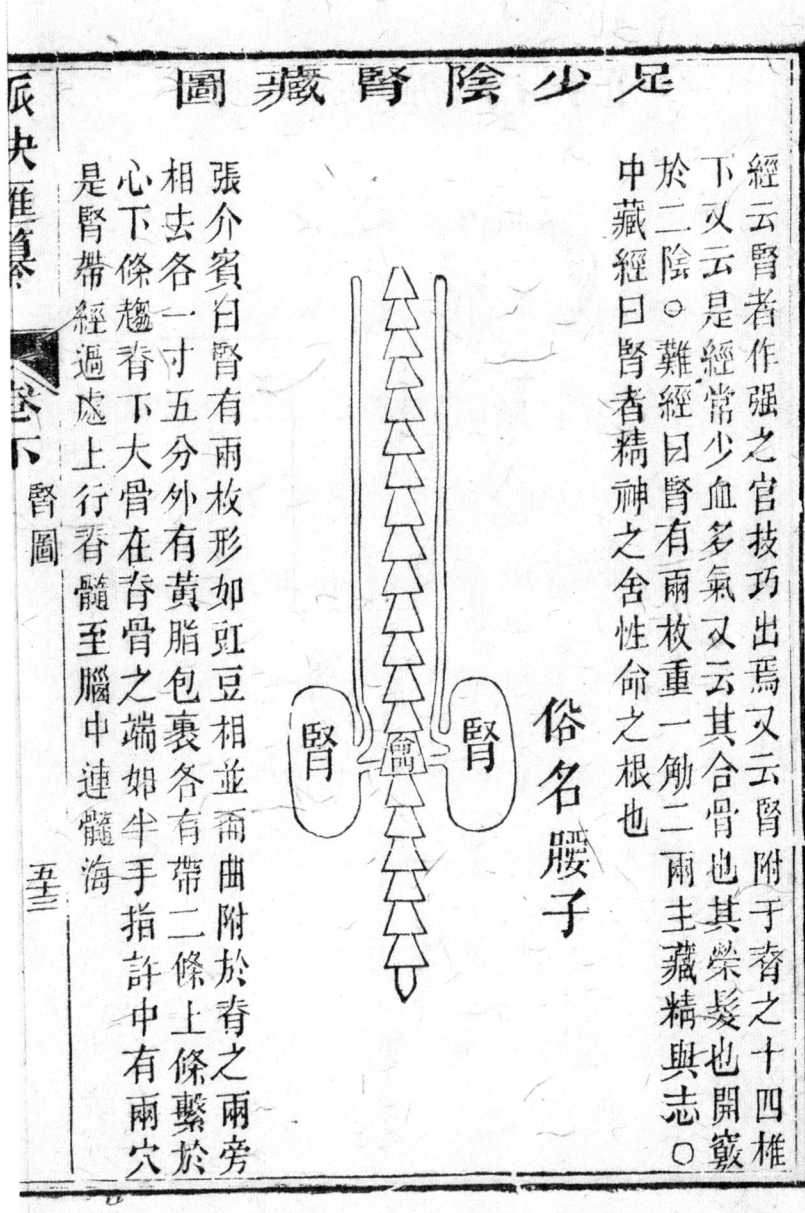

腎經循行圖

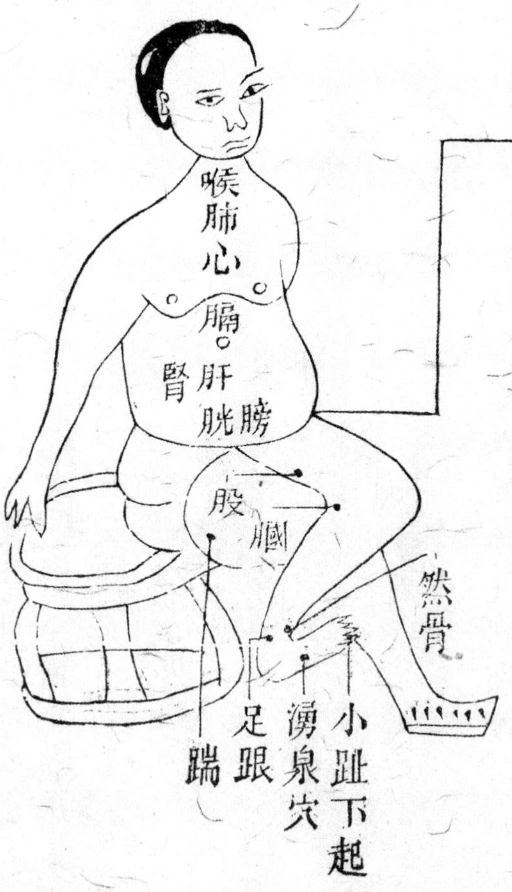

此係橫骨穴本經由股內後廉貫脊之後還前出於此穴再上至肓俞穴內行而左右分屬兩腎更下行而絡膀胱也

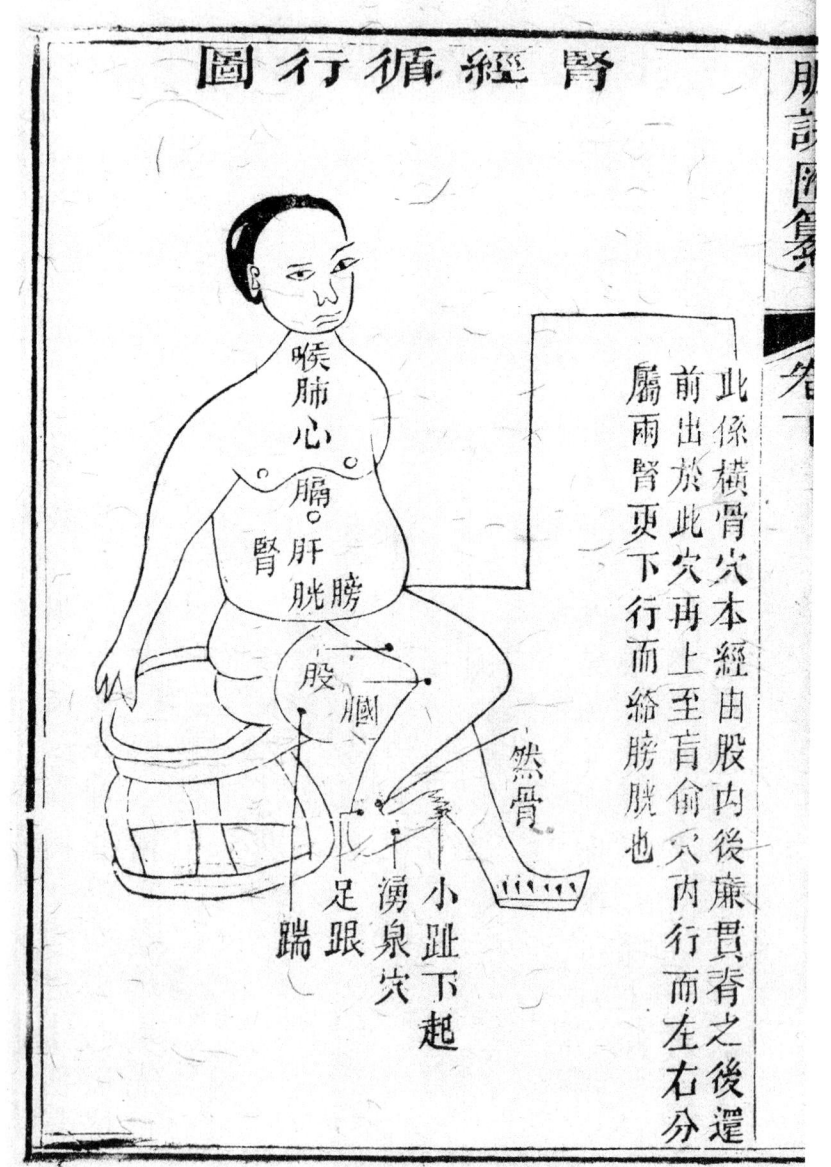

手厥陰經心主標，心包下膈絡三焦，起自胸中支出脇下腋三寸，臑內趨太陰少陰中間走，由肘下臂兩筋飄，入循掌心中指出，支過無名指內消。此言心包絡經脈氣之行，乃爲第九經也。滑伯仁曰：心包絡一名心主，名曰心包絡者，乃包心之絡也。曰絡者，卽前肺經註下所云絡似經也。如今人結線爲絡，以絡物也。蓋手厥陰心包絡之脈，起于胸中，出屬心下，受足少陰腎經之支也。由是下膈而絡三焦，三焦與心包相爲表裏。此三焦卽下焦命門也，命門主三焦元氣，分布上中下三焦也。又支者，自屬心包上循，出脇下腋三寸，下循臑內，界于太陰肺經、少陰心經兩經之中間，入肘中，下臂，行臂兩筋之間，入掌中勞宮穴，循中指出其端。其支別者，循掌中，從無名指出其端，而交于手少陽三焦經也。

包絡少氣原多血，經脈動時手心熱。手心熱者，脈行掌心勞宮穴也。肘臂攣急腋下腫，甚則支滿在胸脇皆經脈所過處心中憺憺時大動脈出心包心脈宜安靜而反動也面赤目黃笑不歇心在聲為笑是主脈所生病者心主脈而脈生此病也掌熱心煩心痛掣

手厥陰心包絡圖

張介賓曰心包一藏難經言其無形滑伯仁曰心包一名手心主以藏象校之在心下横膜之上豎膜之下其與横膜相粘而黄脂裹者心也脂膜之外有細筋膜如絲與心肺相連者心包也此説為是凡言無形者非靈蘭秘典論有十二官獨少心包一官而有膻中者臣使之官喜樂出焉二句今考心包藏居膈上經始胸中正直膻中之所位居相火代君行事實臣使也此一官即此經之謂歟

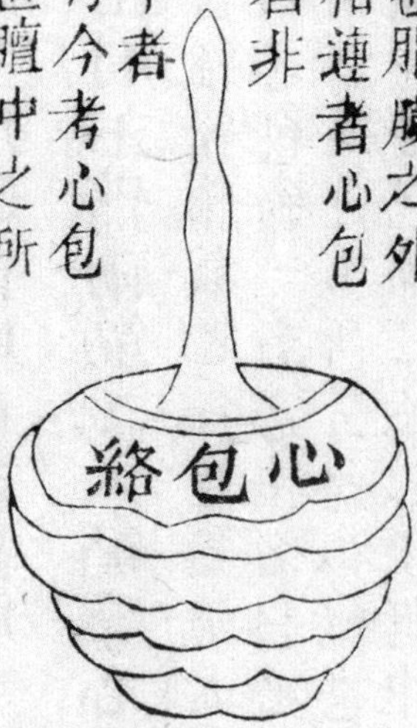

包絡經循行圖

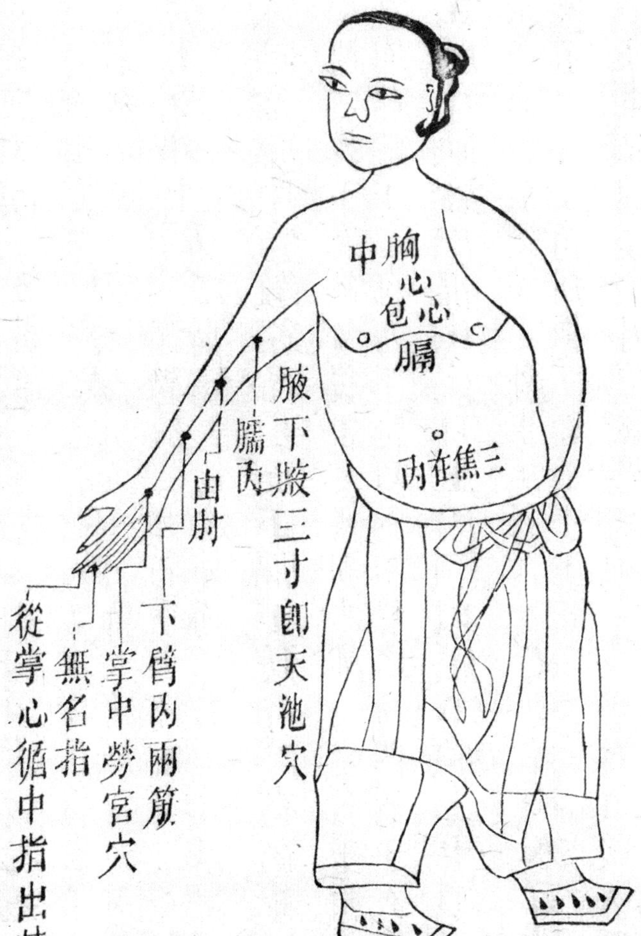

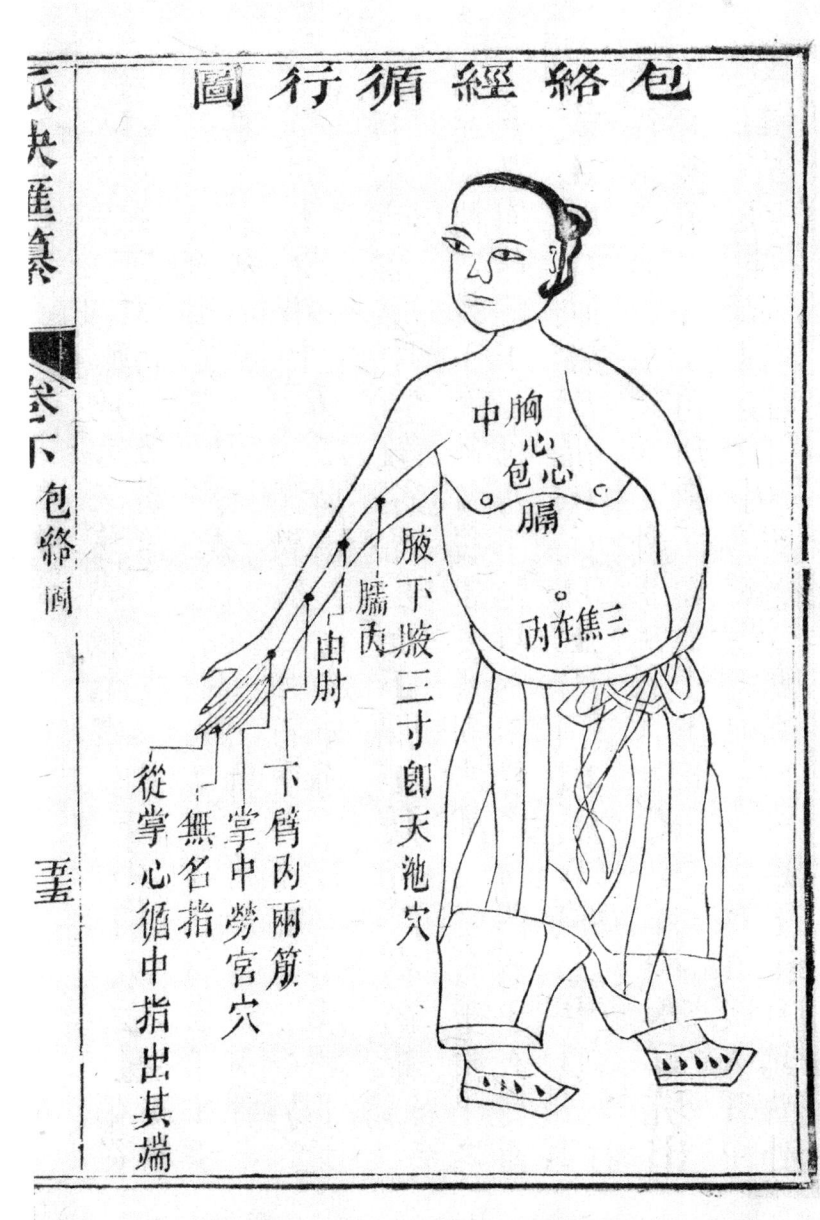

手少陽經三焦脈此言三焦經脈氣之行乃爲第十經也起于小指次指邊謂從小指内之次指起即第四指也一名無名指上手表腕臂兩骨手表即手臂也謂上手背入腕出臂外兩骨之開貫肘上臑外上肩謂循臂臑之外行手太陽之裏手陽明之外而上肩交出足少陽之後下入缺盆膻中宣散絡心包而下膈下焦命門右腎兼謂上肩交出足少陽之後下入缺盆復由足陽明之外而交會于膻中之上焦散布絡繞于心包乃下膈以約下焦之命門附于右腎而生支由膻中缺盆出循項出耳上角顛以屈下頰上至䪼謂其支行者從膻中而上出缺盆之外上項過大椎上耳後直上耳上角屈曲下頰而上至䪼又支耳後入耳坑出走耳前交兩頰目銳眥外膽經還謂又一支脈從耳後入耳中出歷耳門由頰上至目銳眥外

而交于足少陽膽經也　三焦少血還多氣耳聾嗌腫及喉痺氣所生病汗出多目銳眥痛腫頰位耳後肩臑肘臂疼手外小指次指廢三焦心包皆主相火喉痺腫痛乃相火爲之汗多者火蒸出也小指次指廢者手指不能舉用也

手少陽三焦腑圖

中藏經云三焦者人之三元之氣也號曰中清之府總領五臟六腑營衛經絡內外左右上下之氣也三焦通則內外左右上下皆通也其於周身灌體和內調外榮左養右導上宣下莫大於此也

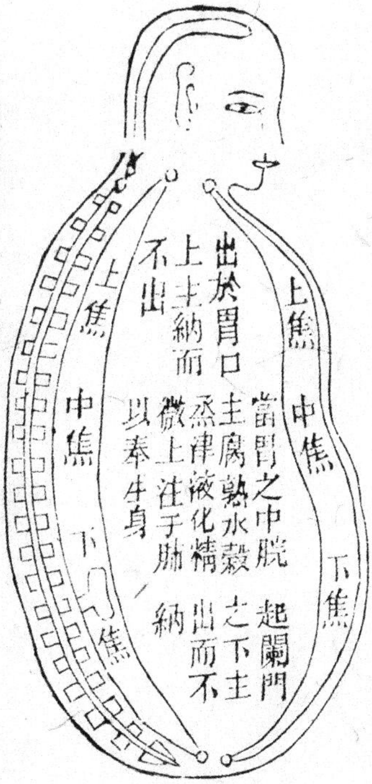

脉訣彙纂　卷下　三焦圖　三六

經云上焦如霧中焦如漚下焦如瀆又云三焦者决瀆之官水道出焉又云是經多血少氣

三焦經循行圖

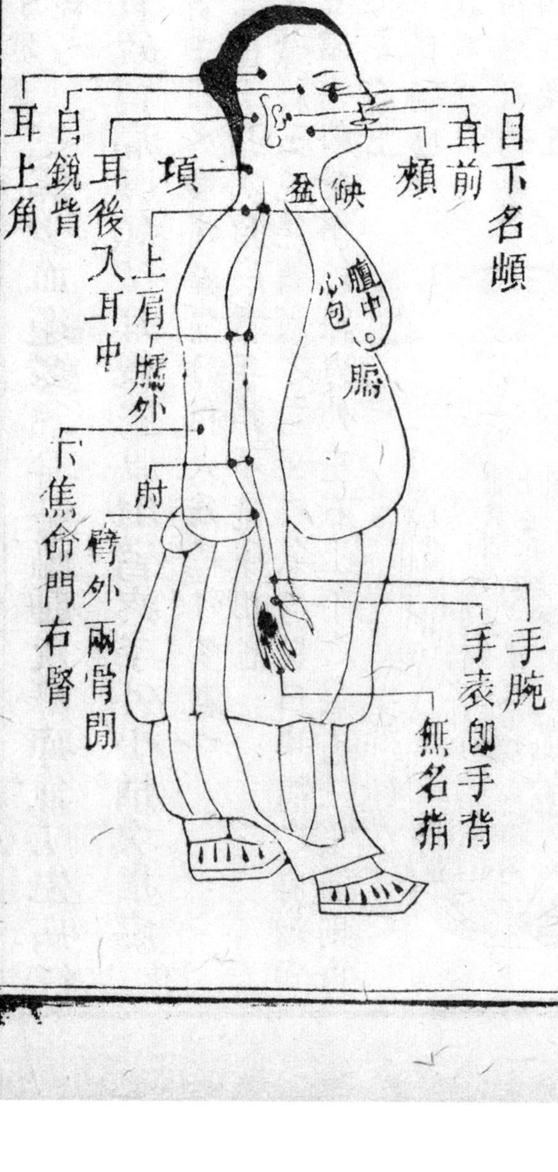

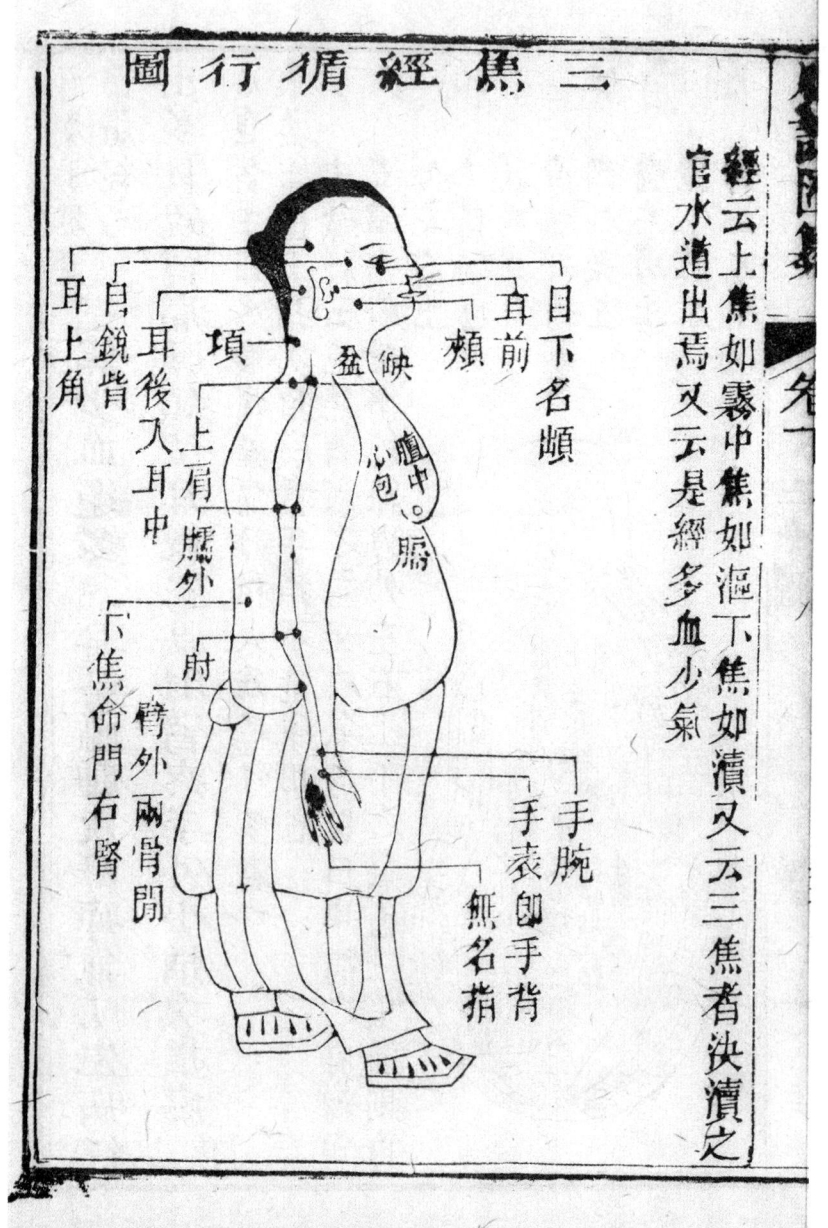

足少陽經膽所臨兩目銳眥起行程此言膽經脈氣之行乃爲第十一經也蓋膽經之脈由兩目銳眥行起也上抵頭角下耳後謂由銳眥上行抵頭角又折下耳後諸穴從頸前手少陽尋謂從耳後風池穴下行至頭循手少陽三焦脈之前風池穴在耳後髮内陷中至肩却出少陽後謂由頸下肩至肩却左右交出手少陽脈之後過大椎入缺盆缺盆之外支者明耳後入耳耳前走謂經脈已入缺盆矣其支脈自耳後入耳中過聽宮出自耳前目銳眥處支別銳眥下大迎謂其支脈別目外眥而下大迎合手少陽抵于䪼謂合手少陽之脈同行過顴抵于䪼下臨頰車下頸盆復合缺盆下胸膈絡肝屬膽表裏評自脇裏由氣街出繞毛際往髀厭橫此五句謂抵䪼下當顴髎之分下臨頰下頸循本經之前與前之入缺盆者相合下胸貫膈卽

期門之所期門穴在乳下第二肋對乳處乃肝經所屬之穴也至此絡肝屬于膽也肝與膽相爲表裏自屬膽處循脇内章門之裏至氣街繞毛際遂入髀厭髀厭即髀樞也**直行缺盆下于腋循胸季脇即章門**謂前直行入缺盆之脈從缺盆下腋循胸過季脇季脇即肋骨下之軟肋其處乃肝經章門穴也**又合髀厭髀陽外**謂過季脇循京門下帶脈京門穴在季脇之下帶脈穴又在京門之下至此而下與前之入髀厭者相合乃下循髀外行太陽陽明之閒**出膝外廉輔骨擒下抵絕骨出外踝入附小趾次趾停**謂由髀厭下出膝外廉下於輔骨直下抵絕骨之端絕骨即外踝以上爲絕骨又由絕骨而下出外踝之前下循足跗入小趾次趾之間而終**支上別跗入大趾岐骨交足厥陰承**謂其支別者自足跗別行入大趾循岐骨內出大趾端還貫入爪甲後三毛處三毛即大趾爪甲後是也以交于足厥陰肝經也**膽經多氣少血**

匹是動口苦善太息此言膽經動穴驗病爲口苦者乃膽汁上溢也善太息者膽氣不舒也心脇疼痛轉側難脈循脇裏出氣街足熱面塵體無液足熱者少陽氣鬱也面塵體無液者謂體無膏澤乃水鬱不能生榮也頭痛頷痛銳眥痛缺盆脇腋腫痛急皆經脈所過馬刀俠癭頸腋生馬刀俠癭乃頸腋所生之瘡名也汗出振寒多瘧疾汗出者少陽相火蒸出也振寒瘧者少陽爲一陽居陽之裏內有三陰爲半表半裏故寒熱往來也胸脇髀脛至外踝以及諸節皆痛極皆少陽經脈所循之處

足少陽

經曰膽者中正之官決斷出焉

又云是經多血少氣

又曰凡十一臟皆取決於膽也

中藏經曰膽者清淨之腑號曰將軍主藏而不瀉

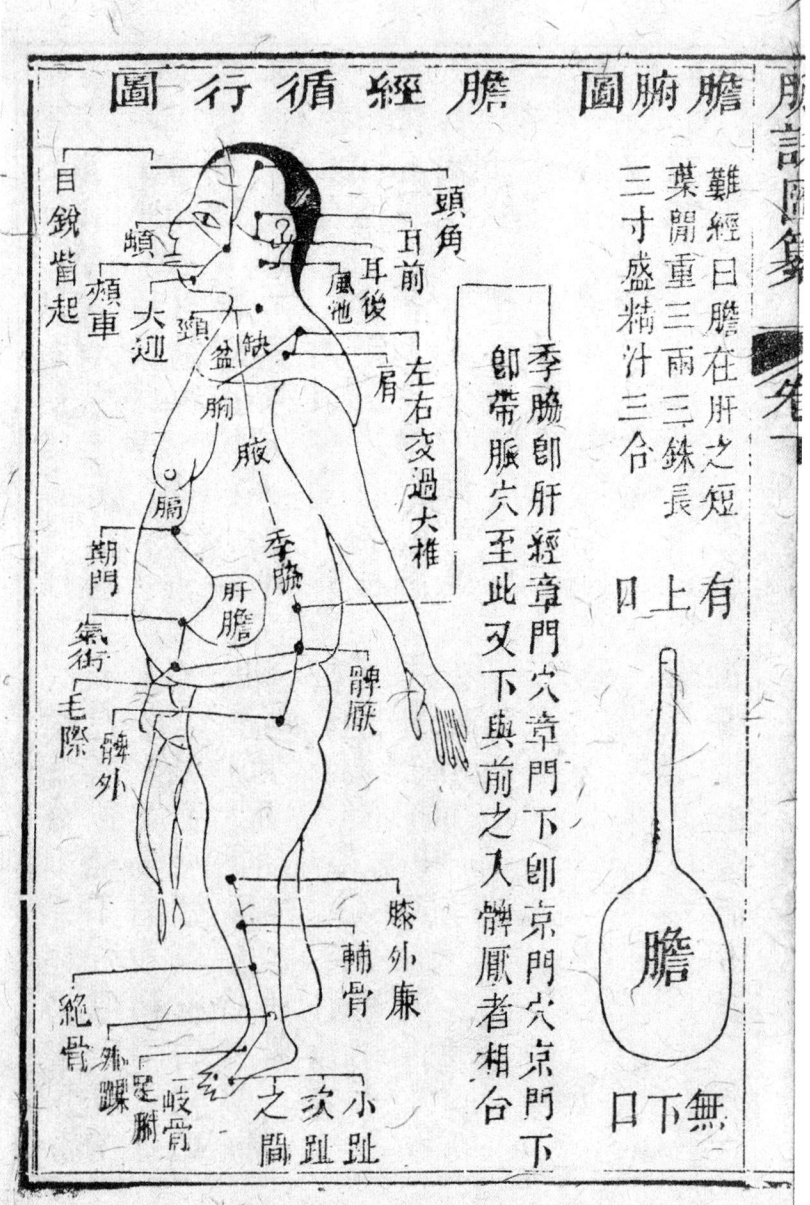

膽腑圖

難經曰膽在肝之短葉間重三兩三銖長三寸盛精汁三合

膽經循行圖

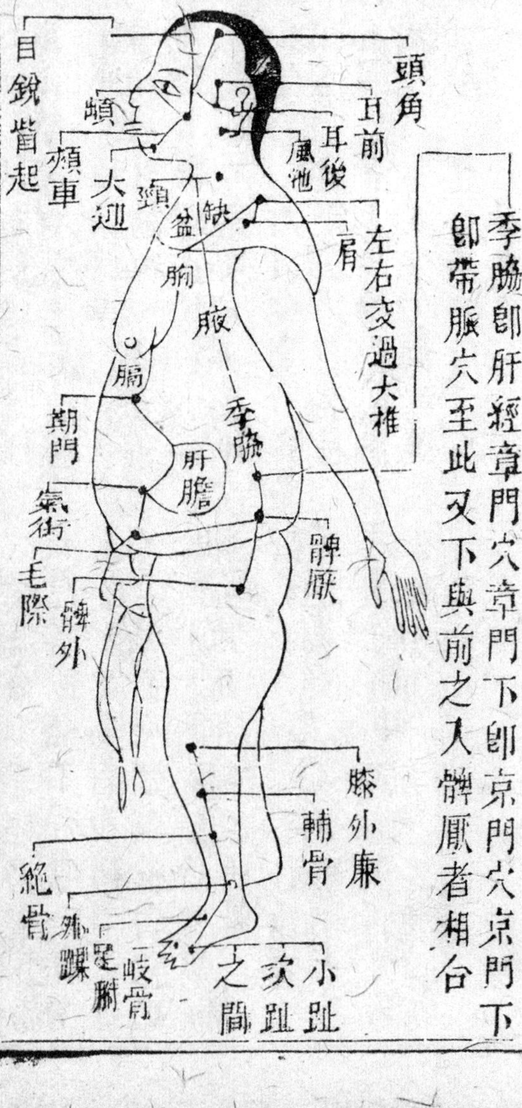

季脇即肝經章門穴章門下即京門穴京門下即帶脈穴至此又下與前之入髀厭者相合

足厥陰肝脈所終大趾之端聚毛叢由足跗上上內踝太陰後出膕內攻循股入毛繞陰器直抵小腹挾胃通屬肝絡膽上貫膈布于脇肋循喉嚨上入頏顙連目系出額上巔與督同此言肝經脈氣之行乃爲第十二經也蓋足厥陰之脈起于大趾聚毛之處大敦穴三毛後橫紋爲聚毛上循足跗上廉上抵內踝前一寸之中封穴自中封上踝後上一寸交出太陰之後上膕內廉循股內上入陰毛左右相交環繞陰器抵小腹臍下爲小腹又上行挾胃屬肝絡膽肝與膽相爲表裏又上期門貫膈散布脇肋上行喉嚨之後上入頏顙頏顙乃口內之上二孔上通于鼻司分氣之竅也又上行連目系目內深處爲系又上行出額分與督脈相會于巔頂之百會穴百會穴在頂中央旋毛中支復從目系出下行頰裏環脣衝謂支脈從目系下行任脈之外本經之裏下頰裏交環脣

口之內　又支從肝貫膈內仍注于肺轉還宗　謂其又支者從期門屬肝處別貫膈上注于肺而下行至中焦挾中脘之分仍交于手太陰肺經也　肝經多血少氣豐俛仰不能腰痛

凶　此言肝經動穴驗病爲腰痛不能以俛仰肝與腎通而督筋之脈通于肝　婦少腹腫男㿗疝　婦少腹腫脈抵小腹環陰器男㿗疝睾丸屬肝　嗌乾脫色面塵蒙　嗌乾者脈循喉嚨面塵蒙者膽經之病若面有微塵而肝爲膽之裏故主病亦同皆木鬱之也　胸滿嘔逆及飧泄　者胸滿者脈上貫膈嘔逆者脈挾胃患飧泄者木剋土也　狐疝遺尿或閉癃　爲狐疝者脈過陰器上睾結莖遺尿者肝虛也閉癃者肝火也

足厥

經云肝者將軍之官謀慮出焉又云肝居膈下上著脊之九椎下是經常多血少氣其合筋也其榮爪也主藏魂開竅於目其系上絡心肺下亦無竅

陰肝臟圖

難經曰肝重二觔四兩左三葉右四葉凡七葉肝之臟其治在左其臟在右脇右腎之前並胃著脊之第九椎

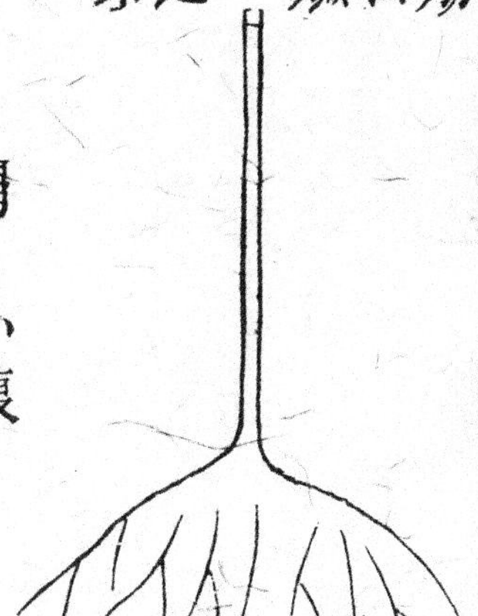

肝經循行圖

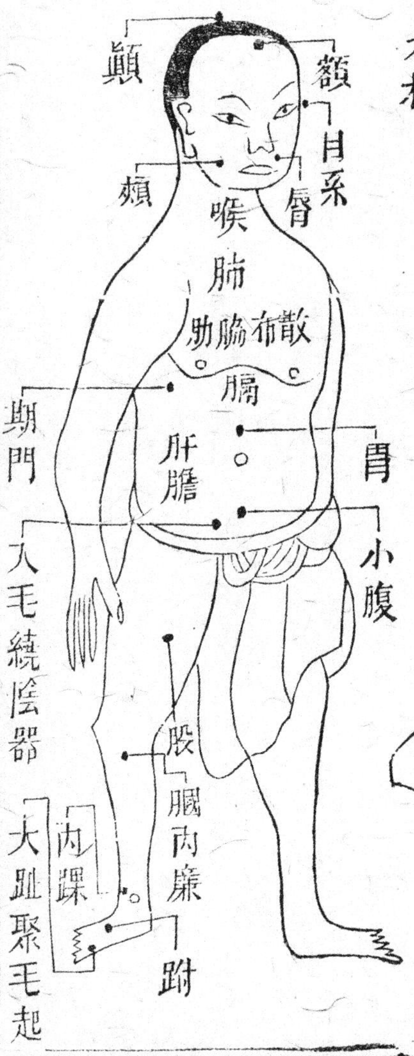

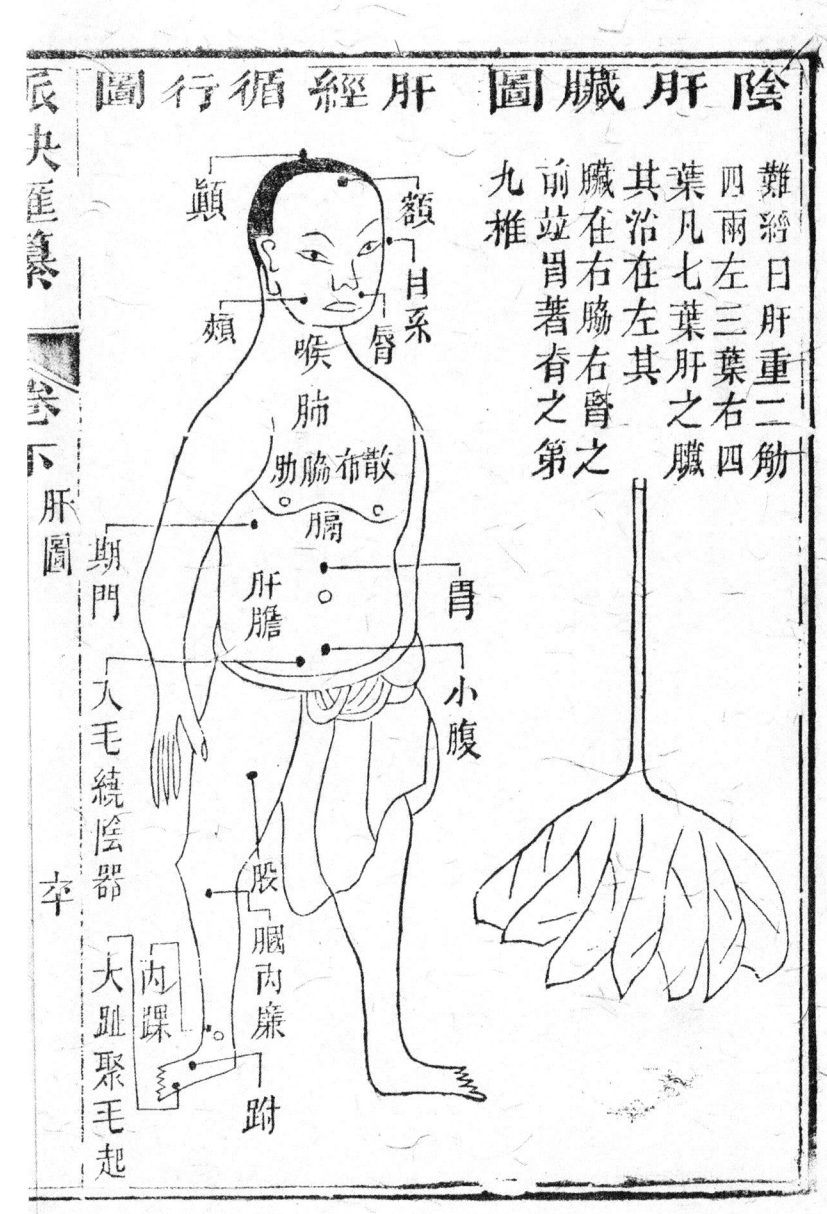

按前十二經脈實習醫之首務若習醫者不識十二經絡開口動手便錯

黄帝内經後賢增註理備詞繁卒難領會由是以靈樞經脈篇撰歌訣集註解繪形圖簡而易徹後之同志者熟玩于心再讀内經全書其如示諸掌矣

脈訣彙辨

診貴提綱之說　脈者氣血之先陰陽之兆貴得其綱領而提挈之也左手爲陽右手爲陰關前爲陽關後爲陰浮取爲陽沈取爲陰數燥爲陽遲漫爲陰有力爲陽無力爲陰長大爲陽短小爲陰明乎此而脈之大端已在是矣故曰約而言之只浮沈遲數已見其梗概博而考之雖二十四字未盡其精詳經曰知其要者一言而終不知其要流散無窮此之謂也

脈有相似宜辨　洪與虚皆浮也浮而有力爲洪浮而無力爲虚沈與伏皆沈也沈脈行於筋間重按卽見伏脈行於骨間重按不見必推筋至骨乃可見也　數與緊皆急也數脈以六至得名而緊則不必六至惟弦急而左右彈然如切緊繩也　遲與

緩皆漫也遲則三至極其遲漫緩則四至徐而不迫　實與牢皆兼弦大實長之四脈也實則浮中沉三取皆然牢則但於沉候取也　洪與實皆有力也洪則重按少衰實則按之亦强也　濡與革與牢皆大而弦也革則浮取而得牢則沉取而見也　濡與弱皆細小也濡在浮分重按卽不見也弱主沉分輕取不可見也　細與微皆無力也細則指下分明微則似有若無模糊難見矣　促結濇代皆有止者也數時一止爲促緩時一止爲結往來遲滯似止非止爲濇動而中止不能自還止有定數爲代

診法與叔和不同　王宗正曰診脈之法當從心肺俱浮肝腎俱沉脾在中州王叔和獨守寸關尺部位以測五臟六腑之脈者非也大抵從叔和而廢此固非但守此說不從叔和亦非當合

而參之可也

人迎氣口之說　關前一分人命之主左爲人迎右爲氣口人迎以揆外因氣口以辨內因又曰人迎緊盛傷於風氣口緊盛傷於食蓋寸部三分關部三分尺部三分三分合計共得九分每部三分者前一分中一分後一分也此云關前一分仍在關上之前一分耳人多誤認關前二字竟以左寸爲人迎右寸爲氣口誤矣須知左關前一分正當肝部肝爲風木之臓故外傷於風者內應風臓而爲緊盛也右關前一分正當脾部脾爲倉廩之官故內傷於食者內應食臓而爲緊盛也觀其但曰傷於風勿泥外因而概以六氣所傷者亦取人迎也但曰傷於食勿泥內因而概以七情所傷者亦取氣口也　古人人迎氣口有兩

法在左右兩手分之左爲人迎右爲氣口在右手一手分之肺在寸爲人迎脾在關爲氣口蓋肺主皮毛司腠理凡風邪來犯先見皮毛皆肺經腠理不密所致也

脈位法天地五行之說　北方爲坎水之位也南方爲離火之位也東方爲震木之位也西方爲兌金之位也中央爲坤土之位也人身一小天地故脈位應之試南面而立以觀兩手之部位心屬火居寸亦在南也腎屬水居尺亦在北也肝屬木居左亦在東也肺屬金居右亦在西也脾屬土居關亦在中也以五行相生之理言之天一生水故先從左生腎水腎水生左關肝木肝木生左寸心火心火爲君主其位至高不可下乃分權於相火相火寓於右腎腎本水也而火寓焉如龍伏海底有火相隨

右尺相火生右關脾土脾土生右寸肺金金復生水循環無窮此相生之理也更以五行相尅之理言之相火在右尺將來尅金賴對待之左尺實腎水也火得水制則不乘金矣脾土在右關將來尅水賴對待之左關實肝木也土得木制則不侮水矣肺金在右寸將來尅木賴對待之左尺實心火也金得火制則不賊木矣右手三部皆得左手三部制矣而左手三部竟無制者獨何歟右寸之肺金有子腎水可復母讐右關之脾土有子肺金可復母讐右尺之相火有子脾土可復母讐是制於人者仍可制人相制而適以相成也此相尅之理也

脈有不可言傳之說　脈之理微自古記之昔在黃帝生而神靈猶曰若窺深淵若迎浮雲許叔微曰脈之理幽而難明吾意所

解曰莫能宣也凡可以筆墨載可以口舌言者皆蹟象也至於神理非心領神會烏能盡其玄微如古人形容胃氣之脈而曰不浮不沉此蹟象也可以中候求也不疾不徐此蹟象也可以至數求也獨所謂意思欣欣悠悠揚揚難以名狀然非古人秘而不言欲名狀之而不可得姑引而不發躍如於言詞之表以待能者之自從耳東垣至此亦窮於詞說而但言脈貴有神惟其神也故不可以蹟象求言語告也又如形容滑脈而曰替替然如珠之圓轉形容濇脈而曰如雨沾沙形容緊脈而曰如切繩轉索形容散脈而曰如楊花散漫形容任脈而曰寸口丸丸此皆蹟象之外別有神理就其所言之狀正惟窮於言語姑借形似以揣摹之耳蓋悟理雖入微之事然蹟象未明從何處悟

入思境未苦從何處悟出必於四言之訣二十七字之法誦之極其熟思之極其苦夫然後靈明自動神鬼來通啓玄子曰欲登泰岱非徑奚從欲詣扶桑無舟莫適其是之謂乎

革脈非變革之義　革脈者浮取之而挺然重按之而豁然正如鼓皮外雖繃急中則虛空故丹溪云如按鼓皮此的解也皮卽爲革故名爲革滑伯仁以革爲變革之義誤矣若曰變革是怪脈也而革果怪脈乎則變革之義何居乎

長短二脈不診於關之說　夫脈以過於本位名之爲長如寸之過於本位直可上溢魚際尺之過於本位直可下通尺澤至於關中稍過於上卽爲寸部稍過於下卽爲尺部何從見其半於本位而名之爲長乎或曰長爲肝家本脈見於內經者然則亦

不從關上診歟曰凡尺寸之見長者皆肝脈之應也必欲於左關求之是癡人前說夢矣　不及本位故名短寸可短也尺可短也若欲於關上尋不及本位之短脈是上不通寸爲陽絶下不通尺爲陰絶乃死脈也豈可以死脈爲短脈乎尺關寸一氣貫通决無間斷之理必欲於關上求短脈其可得乎故愚謂長短二脈不診於關中但見於尺寸也

脈以胃氣爲本　至哉坤元萬物資生惟人應之胃氣是也故脈以胃氣爲本夫肝心肺腎閏藏之氣各有偏勝俱賴胃氣調劑之使各得和平故曰土位居中兼乎五行春脈微弦曰平弦多胃少曰肝病但弦無胃曰死胃而有毛曰秋病毛甚曰今病夏脈微鈎曰平鈎多胃少曰心病但鈎無胃曰死胃而有石曰

冬病石甚曰今病　長夏脉微而弱曰平弱多胃少曰脾病但代無胃曰死耎弱有石曰冬病石甚曰今病　秋脉微毛曰平毛多胃少曰肺病但毛無胃曰死毛而有弦曰春病弦甚曰今病　冬脉微石曰平石多胃少曰腎病但石無胃曰死石而有鈎曰夏病鈎甚曰今病四時長夏皆以胃氣爲本診家於此精熟則生尅之故了然或生或死或病或不病無遁情矣

緩脉非病脉之説　緩乃胃氣之脉六部中不可一刻無者也所謂緩而和匀不疾不徐不大不小不浮不沈意思欣欣悠悠揚揚難以名狀者此胃氣脉也脉貴有神者貴此胃氣耳安可以胃氣脉爲病脉乎必緩中有兼見之脉方可斷病如緩而大緩而細之類是也

尺寸分經與絡　寸部者經脈之應也尺部者絡脈之應也寸部熱滿尺部寒濇此絡氣不足經氣有餘也秋冬死春夏生寸部寒濇尺部熱滿此經氣不足絡氣有餘也春夏死秋冬生

衝脈太谿太衝　衝脈者胃脈也在足跗即脚面也上五寸骨間動脈上去陷骨三寸蓋土者萬物之母衝陽脈不衰胃氣猶在病雖危尚可生也然於旺中又忌弦急弦急者肝脈也若見此脈爲木來尅土謂之賊邪不治　太谿者腎脈也在足內踝後跟骨即足跗後兩傍圓骨俗名踝孤骨上動脈陷中蓋水者天一之元太谿不衰腎猶未絶病雖危尚可生也　太衝者肝脈也在足大指本節後二寸陷中蓋肝者東方木也生物之始此脈不衰則生生之機尚可望也文人專以此爲本

脈無根有兩說　一以尺中爲根人之有尺猶樹之有根水爲天一之先先天命根也王叔和曰寸關雖無尺猶不絕如此之流何憂殞滅謂其有根也若腎脈獨敗是無根矣　一以沉候爲根經曰謂浮脈無根者皆死是謂有表無裏是謂孤陽不生造化所以亘萬古而不息者一陰一陽互爲其根也陰既絕矣孤陽豈能獨存乎　二說似乎不同實則一致兩尺爲腎部沉候之六脈皆腎也然則兩尺之無根與沉取之無根總之腎水絕也

一歲之中脈象不可再見　春弦夏洪秋濇冬石各隨時令而見此爲平脈如春宜弦而得洪脈者至夏必死得濇脈者至秋必死得石脈者至冬必死爲眞臟之氣先洩也其象先見於非時

當其時不能再見矣

陰陽相乘相伏　浮取之候兩關之前皆陽也若見緊濇短小之類是陽不足而陰乘之也沈取之候兩關之後皆陰也若見洪大數滑是陰不足而陽乘之也陰脈之中陽脈間一見焉此陰中伏陽也陽脈之中陰脈間一見焉此陽中伏陰也陰乘陽者必惡寒陽乘陰者必內熱陰中伏陽者期於夏陽中伏陰者期於冬以五行之理推之而月節可期矣

脈有亢制　經曰亢則害承乃制此言太過之害也亢者過於上而不能下也承也亢極而反受制也如火本尅金尅之太過則爲亢而金生腎之子爲水可以制火乘其火虛來復母讐而火反受其制矣如吳王夫差悉傾國之兵以與晉爭自謂無敵越

王勾踐乘其空虚已入國中矣在脈則當何如曰陽盛者脈必洪大至陽盛之極而脈反伏匿陽極似陰也此乾之上九亢龍有悔也陰盛者脈必細微至陰盛之極而脈反躁疾陰極似陽也此坤之上六龍戰於野也凡過極者反兼勝已之化也

老少脈異　老者脈宜衰弱若過旺者病也壯者脈宜充實若衰弱者病也雖然老者脈旺而非躁此禀之厚壽之徵也如其躁疾有表無裏此名孤陽死期近矣壯者脈細而和緩三部同等此禀之靜養之定也若細而勁高前後不等死期至矣

重陰重陽　寸脈浮大陽也又兼疾脈此陽中之陽也名曰重陽尺內沉細陰也又兼遲脈此陰中之陰也名曰重陰上部重陽下部重陰陽亢陰隔癲狂乃成

脫陰脫陽　六脈有表無裏如濡脈之類此名脫陰六脈有裏無表此名陷下如弱脈之類此名脫陽六脈暴絶此陰陽俱脫也經曰脫陰者目盲脫陽者見鬼陰陽俱脫者危

陰絶陽絶　夫人脣爲飛門齒爲戶門會厭爲吸門胃爲賁門大倉下口爲幽門大腸小腸會爲闌門下極爲幽門此爲七衝門此七門者一氣貫通無有壅遏壅遏則氣閉而絶矣寸口之動脈應之故寸關尺一脈貫通無有閒絶閒絶則死寸脈爲上上不至關爲陽絶尺脈爲下下不至關爲陰絶陽絶死於春夏陰絶死於秋冬

眞臟脈見乃決死期　肝病則脈弦弦而勁急如循刀刃眞肝脈見也庚日篤辛日死死於申酉時心病則脈洪洪而鼓躁如操

帶鈎者眞心脈見也壬日篤癸日死死於亥子時脾病則脈與脈來如屋之漏如水之流介然不鼓者眞脾脈見也甲日篤乙日死死於寅卯時肺病則脈濇濇而輕短如風吹毛者眞肺脈見也丙日篤丁日死死於午未時腎病則脈石石而搏激如雀之啄者眞腎脈見也戊日篤己日死死於辰戌丑未時其有過期者倉公所謂能食也

因形氣以定診之說　逐脈審察者一成之矩也隨人變通者圓機之士也肥盛之人氣居於表六脈常帶浮洪瘦小之人氣斂於中六脈常帶沈數性急之人五至方爲平脈性緩之人四至便作熱醫身長之人下指宜疎身短之人下指宜密北方之人每見實强南方之人恒多軟弱少壯之脈多大年老之人多虛

酒後之脈常數飯後之脈常洪遠行之脈必疾久飢之脈必空室女尼姑多濡弱嬰兒之脈常七至經曰形氣相得者生三五不調者死其可不察於此乎

形肉已脫九候雖調猶死　此歧伯欲人以脈合形也蓋形肉者脾之所主脾土爲萬物之母觀其形肉脫則知脾壞於內而根本[illegible]候雖調猶不免於死形可以弗視乎哉

七[illegible]候皆從者不死　此歧伯欲人融通脈理不可一途[illegible]診者獨大獨小獨遲獨疾獨寒獨熱獨陷下也此皆而[illegible]不死者如少陽之至乍大乍小陽明之至浮大而短[illegible]洪大而長太陰之至緊大而長少陰之至緊細而微[illegible]沉短而敦皆旺脈也又如南政之歲三陰司天

則寸不應三陰在泉則尺不應北政之歲三陰司天則尺不應三陰在泉則寸不應是皆運氣使然也故謂之從行者順四時五行而為之變遷安得死哉

必先問明然後診脈　素問徵四失篇曰診脈不問其始憂患飲食中失節起居之過度或傷于毒不先言此卒持氣口妄言作名為粗所窮何病能中此言不問其症之所由起先與切脈究未免糢糊揣度必不能切中病情矣　素問疏五過篇云凡未診病者必問嘗貴後賤雖不中邪病從內生名曰脫營嘗富後貧名曰失精脫營失精皆陰氣虧損也貴者忽賤富者忽貧未免抑鬱而不舒氣滯而血滯久則新者不生滯者成疾故言脫言失矣　愚按古之神聖未嘗不以望聞問切四字互相參考審察病情然必先望其氣色次則聞其音聲次則問其病源次則診其脈狀此先後之次第也近世醫者既自能

于診脈而病家亦欲試其本領遂絶口不言惟伸手就診而醫者卽强爲揣摩若揣摩偶合則信爲神手而揣摩不合則薄爲愚昧噫嘻此内經所爲妄言作名爲粗所窮如是而欲拯危起殆何異欲其入室而反閉門耶王海藏云病人拱默惟令切脈試其知否夫熱則脈數寒則脈遲實則有力虚則無力可以脈知也若得病之由及所傷之物豈能以脈知哉故醫者不可不問其由病者不可不説其故蘇東坡云我有病狀必盡告醫者使其胸中了然然後診脈則疑似不能惑也我求愈疾而已豈以困醫爲事哉若二公之言可以發愚蒙之聾瞶矣

藥性主治

分類主治

湖北屠燮臣纂

藥性分類主治

同治癸亥秋刊

育德堂藏板

藥性主治目錄

中惡十四　邪惡鬼疰　消腫　水腫　奔豚　疝氣痛十五
湯火灼傷　解酒　解砒霜毒　解金石毒　去瘀血　殺三蟲十六
狐臭　下痢　止瀉十七　遺溺　小便瀝數　尿血
五淋　痔瘡十八　癩瘡　漆瘡　惡瘡　癬疥
斑疹　疔腫　除虱十九　金瘡附刀箭　黃疸　癰瘤
瘰癧二十　癰疽　楊梅瘡二一　陰瘡　五痔　鼠瘻
生肌　排膿　狂犬咬二二　產後血閉　惡露不盡　血暈
赤白崩帶　催生墮胎二三　調經　安胎二四　下乳汁　乳癰
痘瘡　驚癇　白禿　客忤

藥性主治

頭眩　半夏　鈎籐

頭痛　蒼耳子　荷葉　烏藥　胡荽　茵陳

前胡　石膏　薰草　半夏　吳茱萸　澤瀉

白蘚皮　竹葉　朴硝　黃芩　知母　車前子

大戟　青黛　玄參　丹皮　桑白皮　山梔子

童便　茶茗　沙參　麥冬　丹參　益母草

景天　菉豆　升麻　葛根　甜瓜蒂　蓽撥

地骨皮　肉桂　川牛膝　枸杞　火麻仁　生薑

葱葉　羌活　川芎　天麻　白蒺藜　決明子

辛夷　蒼朮　厚朴　蔓荊子

目眩　木通　貝母　鈎藤　鷄蘇
目赤腫痛　萎蕤　肉桂　鉛丹　五棓子　桔梗
白蒺藜　決明子　蔓荆子　柴胡　膽礬　白豆蔻
白芥子　車前子　田螺　白礬　野菊花　浮萍
甘菊　白芨　甤核　蠶沙　秦皮　蒙花
空青　青鹽　熊膽　食鹽　朴硝　黄芩
龍膽草　黄蘗　山梔子　犀角　澤蘭　赤芍
三七　丹參　沒藥　郁李仁　景天　漏蘆
豆腐　胡瓜　茭白　夏枯草　乾薑
障翳　熊膽　穀精草　胡荽　車前子　琥珀
石燕　瞿麥　紫貝　貝母　海石　空青

秦皮　蒙花　梨　銅青　決石明　珍珠
羚羊角　兎屎　海螵蛸　青魚膽　夜明砂　古文錢
花蕊石　五靈脂　穀蟲　甤核　甘菊　爐甘石

目弦爛　甤核　爐甘石　蠶沙

鼻衂不止　通草　甤核　大蒜　滑石　刺蝟皮
蘆根　阿膠　乾地黃　薄荷　艾葉　黃連
丹皮　黃蘗　山梔子　犀角　人中白　白茅根
澤蘭　大小薊　韭菜　墨　海螵蛸　生地黃
側栢葉　地榆　代赭石　血餘　三七　鬱金
蒲黃　白芷　天名精　楓香　白頭翁　蝸牛
粟米　栗子　乾薑　紫貝　茜草

鼻齆 藁草 木通 白礬 肉桂 細辛

芹菜 壺盧

鼻瘜肉 銅青 白礬 蚯蚓 藁草

面生黑䵟 甘松 檀香 萎蕤 菟絲子 麝香

木鱉子 葫巴 卷栢 山慈姑 冬瓜 馬

熊 浮萍 白芨 白果 珍珠

頭面口瘡 米醋 百草霜 海螵蛸 紫參 皂礬

吳茱萸 西瓜 銅青 孩兒茶 黃連 黃栢

夏枯草 血餘 檳榔 松脂 浮萍 榆白皮

胡麻 白蒺藜

耳聾 補骨脂 訶子 磁石 細辛 全蠍

柴胡　通草　松脂　木通　刺蝟皮　連翹
空青　珍珠　海螵蛸　乳香　螃蟹　蚯蚓
蝸牛　巴豆　鵝　鴨
聤耳出膿
蚯蚓　鵝　斑鳩　熊膽

口渴

牛肉　陳倉米　扁豆　燕窩　石鐘乳
蛤蚧　枸杞　烏梅　火麻仁　人乳　百草煎
牡蠣　蛤蜊粉　五味子　黨參　茯神　栝蔞仁
天花粉　石膏　寒水石　孩兒茶　紫砂糖　金銀花
薺苨　馬　胡瓜　楊梅　浮萍　蠶沙
白石英　通草　茶茗　人中白　天冬　黃蘗
淡竹葉　紫菀　蘆根　滑石　人蔘　萎蕤

藥性主治　卷

菟絲子　五味子　木瓜　茯苓　赤小豆　竹瀝
飴糖　珍珠　玄參　桑白皮　地骨皮　枇杷葉
薏苡仁　粳米　韭菜　山梔子　知母　梨
柿蒂　石燕　澤瀉　密陀僧　葛根　越瓜
芹菜　江珧柱　稷米　粟米　菉豆　天名精
蓮藕　益母草　紫參　辰砂　生地黄　菠菜
竹筍　冬瓜　芋　雉　驢　鯽魚
鰣魚　小麥　五靈脂　黑豆　豌豆　豆腐

生津液

人蔘　白朮　大棗　牛肉　燕窩
楡白皮　猪肉　五棓子　百草煎　五味子　烏梅
葛根　柹蒂　孩兒茶　滑石

口喎斜僻　茯神　防己　蓖麻子　蝸牛　巴豆
鹿
口臭　薰草　香薷　排香草　良薑　藿香
鷄蘇
口噤　竹瀝　山梔子　沈香　天南星　皂角
蜈蚣　秦艽　乳香　紅花　蘇木　赤小豆
烏鬚髮　旱蓮草　桑白皮　女貞子　川牛膝　胡麻
黑鉛　猪膽　何首烏　胡桃肉　沒石子　五棓子
百草煎　密陀僧　熟地黃　青鹽　蒲公英　槐角
水蛭　石榴皮　菱角　鱓魚
牙齦骨痛　石灰　山荳根

牙腫痛　殭蠶　山柰　丁香　螻蛄　石膏
青鹽　瓦楞子　食鹽　寒水石　穀精草　骨碎補
辰砂　五靈脂　白頭翁　蟾酥　蚯蚓　橄欖
紅豆蔻　蕪草　天明精　楓香　巴豆　蛇床子
人中白　辛夷　川牛膝　沒石子　百草煎　細辛
獨活　烏頭　胡桐淚　小茴香　洋參取效最神多多益善
蟲牙　蟾酥　露蜂房
咽乾痛　訶子　山荳根　磁石　胡瓜　絲瓜
胡桐淚　人中白　豬苓　苦參　半夏　烏藥
松脂　滑石　木通　芫花　括蔞仁　梨
孩兒茶　龍膽草　射干

喉痺

遠志　川牛膝　百草煎　天南星　草烏頭

皂角　藜蘆　甜瓜蒂　百合　木通　芫花

貝母　蓬砂　紫菀　竹葉　銅青　肉桂

杜牛膝　細辛　白蒺藜　桂枝　蛇蛻　木鱉子

膽礬　吳茱萸　商陸　白礬　蘆根　孩兒茶

黃芩　知母　玄參　射干　杏仁　穀精草

燈草　海螵蛸　紅花　桂　青魚膽　天明精

西瓜　鯉魚膽　皂礬　山豆根　巴豆　蚯蚓

蝸牛

肺癰

貝母　天冬　薏苡仁　凌霄花　款冬花

柹蒂　合歡皮　蛤蚧　白石英

肺痿唾膿　茯苓　貝母　黃芩　人中白　沙參

柿子　薏苡仁　雞蘇　阿膠　蛤蚧　乾薑

升麻　桑白皮　薏苡仁　麥冬

心痛附心腹痛　沈香　山梔子　乾地黃　川牛膝　何首烏

粟殼　白附子　天南星　荆三稜　草荳蔻　伏龍肝

茯神　白合　粳米　米醋　桂心　天冬

當歸　蜂蜜　阿膠　附子　肉桂　靈砂

白芍　赤石脂　桔梗　生薑　葱葉　白蒺藜

麝香　山柰　甘松　藿香　薰草　石菖蒲

樟腦　白檀香　川椒　畢澄茄　猪苓　刺蝟皮

大戟　海藻　黃芩　黃連　青鹽　大黃

乾薑　丁香　扁蓄　川楝子　蕎麥　沙參
血竭　沒藥　蘇木　劉寄奴　益母草　蒲黃
丹參　夜明砂　卷栢　赤芍　辰砂　生地黃
韮菜　海螵蛸　桂心　天仙籐　澤蘭　陰陽水
鉤籐　桃仁　䗪蟲　古文錢　阿魏　山豆根
黍米　紅麴

胃脘痛

白檀香　川牛膝　良薑　薰草　當歸
蜂蜜　羊肉　胡麻　黑鉛　續斷　鹿膠
紫蘇　虎骨　縮砂蜜　大茴香　鹿茸　青皮

反胃

紅豆蔻　乾薑　半夏　丁香　烏藥
白芥子　狗寶　竹瀝　前胡　枳殼　五靈脂

伏龍肝　梨　馬齒莧　橘皮　栗　人葠
牛肉　黑鉛　靈砂　肉豆蔻　五味子　代赭石
蜜陀僧　紫蘇　白芷　白豆蔻　木香　蓬砂
粟米

手足攣急附痲木　白芥子　土茯苓　防己　赤小豆
萎蕤　桑寄生　附子　硫黃　石鐘乳　鼈板
鼈膠　補骨脂　合歡皮　乾地黃　川牛膝　續斷
阿膠　沈香　烏梅　禹餘糧　磁石　羗活
防風　白花蛇　柴胡　丹皮　黃芩　胡黃連
黃柏　知母　秋石　虎骨　蔓荊子　柴胡
旋覆花　淫羊藿　沈香　茵蔯　秦艽　石斛

桂心　蒲公英　乾漆　桃仁　榧實　楓香

象牙　蚤休　小麥　浮麥　豆醬油　丹參

手臂痛　薑黃　蓖麻子

腰痛　萎蕤　桑寄生　栢子仁　阿膠　狗脊

白芍　附子　大茴香　小茴香　蛇床子　川牛膝

白蒺藜　楮實　龜板　龜膠

腰膝痛　乾薑　薰草　松脂　肉桂　硫黃

升麻　百合　陽起石　巴戟天　杜仲　海狗腎

犬肉　補骨脂　芡實　山茱萸　槀本　威靈仙

乾漆　白頭翁　蚯蚓　油菜　淡菜　五加皮

丁香　神麯

腳氣　茯神　澤瀉　防己　猪苓　牛肉
萎蕤　桑寄生　赤小豆　女貞子　枸骨子　阿膠
仙茅　鹿茸　枸杞　淫羊藿　補骨脂　杜仲
蓽撥　牽牛　龍膽草　桑白皮　葫巴　木瓜
滑石　紫蘇　香薷　小茴香　枇杷葉　薏苡
杏仁　雞蘇　石榴皮　乳香　蚯蚓　鯉魚
淡參　浮萍　檳榔　大腹皮　田螺

腸風下血　石菖蒲　黃耆　木賊　白芨　蕪荑
吳茱萸　龍眼　阿膠　猪腸　續斷　川椒
龍肝　胡桃肉　苦參　龍骨　滑石　石燕
柿蒂　黃芩　黃柏　枳殼　皂礬　海參

淡菜　刺蝟皮　卷栢　槐角　石榴皮　地榆

脫肛

石灰　當歸　竹葉　韭菜　百草煎

粟殼　龍骨　鐵粉　皂角　石榴皮　蚯蚓

蝸牛　白礬　卷栢　魚腥草

陰痿

半夏　丁香　地膚子　白斂　白蘚皮

刺蝟皮　蓬砂　孩兒茶　熊膽　秋石　丹皮

天冬　黃栢　枳實　肉蓯蓉　鎖陽　巴戟天

覆盆子　海狗腎　獺肝　犬肉　補骨脂　没石子

酸棗仁　山茱萸　代赭石　白蒺藜　淫羊藿　蛇床子

遠志　肉桂　沉香　硫黃　陽起石　桑螵蛸

石鐘乳　鹿茸　蝦　蛤蚧　雄蠶蛾　川牛膝

楮實 枸杞 海螵蛸 稷米 海參 淡菜
五加皮 猪脬 杜仲 白附子

莖中痛 萎蕤 陽起石 肉蓯蓉 鎖陽 淫羊藿
猪脬 白蒺藜

陰囊腫癢 猪脬 杜仲 補骨脂 附子 絲瓜
蚯蚓 馬鞭草

骨蒸 地骨皮 童便 百部 青蒿 硇砂
螻蛄 貫衆

喘促 人參 砒石 阿膠 白豆 鯉魚
前胡 沈香 榆白皮 款冬花 馬兜鈴 白果
龍骨 白芍 礞石 五味子 牽牛 紫菀

竹葉　訶子　麻黃　桑白皮　枳實　紫蘇
白茅根　桔根　皂角　萊菔子　烏藥　薤
防已　葶藶　括蔞仁　梨　食鹽　天冬
杏仁　山豆根

失音

木通　萆薢　竹葉　天竺黃　山梔子
桂心　黍米　石菖蒲　萎蕤　遠志　石鐘乳
羌活　薄荷　竹瀝

欬逆上氣

石菖蒲　半夏　乾薑　當歸　烏藥
附子　石鐘乳　遠志　肉桂　硫黃　蛤蚧
禹餘糧　密陀僧　生薑　白蒺藜　桂枝　吳茱萸
胡椒　伏龍肝　茯苓　白蘚皮　芫花　蕘花

白前 竹葉 紫菀 石膏 附子 硫黃
枳殼 桂心 卷柏 桃仁 菉豆 紅麴
豌豆 豇豆 柹子 香櫞 甘蔗 楊梅
鯉魚 款冬花 白石英

嘔噦

藿香 丁香 川椒 畢澄茄 良薑
白朮 肉豆蔻 蛤蜊粉 五味子 訶子 木瓜
生薑 白芷 蒼朮 草豆蔻 縮砂蜜 木香
大茴香 小茴香 茯苓 澤瀉 滑石 赤小豆
大戟 前胡 白薇 竹葉 竹茹 柹蔕
枇杷葉 麥冬 白茅根 煨薑 熊 橘皮
蘇木 人葠

吐風痰　沉香　黑鉛　鉛丹　密陀僧　半夏
白芥子　梨　銅青　烏頭　蝦　杜牛膝
天南星　麝香　藜蘆　甜瓜蒂　萊菔子　膽礬
吐血　滑石　括蔞仁　貝母　枸骨子　肉桂
合歡皮　鹿膠　乾地黃　金銀薄　代赭石　淡竹葉
鬱金　蒲黃　紫菀　蘆根　孩兒茶　黃連
丹皮　香附　山梔子　艾葉　地骨皮　白茅根
麪　青鹽　蘆根　大小薊　澤蘭　益智
竹茹　青黛　丹皮　犀角　童便　雞蘇
韭菜　紫菀　地榆　茜草　楓香　海參
淡菜　浮萍　荷葉

噎膈　牛肉　黑鉛　烏梅　桔梗　草豆蔻
甘遂　蓬砂　蚯蚓　百草霜　白檀香　硇砂
桂心

霍亂　山柰　良薑　乾薑　藿香　石菖蒲
半夏　白檀香　安息香　麥芽　大蒜　木香
吳茱萸　香附　畢澄茄　縮砂密　華撥　艾葉
食鹽　扁豆　大茴香　劉寄奴　附子　沉香
靈沙　五味子　訶子　烏梅　紫蘇　草豆蔻
薄荷　海桐皮　蒼朮　香薷　桑白皮　陰陽水
蘇木　乳香　蓮耦　粟米　粱米　稷米
黍米　大腹皮　橘皮　神麴

泄瀉

人蔘　附子　硫黃　沒石子　川椒

白茅根　厚朴　柴胡　常山　萊菔子　草果

伏龍肝　白朮　肉豆蔻　蛤蜊粉　五味子　訶子

木瓜　生薑　白芷　蒼朮　草豆蔻　縮砂密

木香　大茴香　小茴香　茯苓　澤瀉　竹茹

竹葉　陰陽水　沉香　龜板　粟米　稷米

粱米　華澄茄

瘴癘

山柰　煙草　青箱子

解暑

大蒜　石燕　石葦　蜂蜜　遠志

枸杞　鉛丹　人乳　烏梅　香薷　蘆根

西瓜　石膏　扁豆　芡實　雪水　枳殼

枳實　鹿茸　龜板　龜膠　銀柴胡　菉豆
人中黃　蚯蚓　粳米　菠菜　蔆角　金汁
癲癇　石菖蒲　伏龍肝　地膚子　琥珀　甘遂
竹瀝　天竺黃　秦皮　白合　乳香　鬱金
猪肉　金銀薄　五靈脂　雷丸　山慈姑　甜瓜蒂
烏頭

痠痓　熊膽　丹皮　鈎籐　露蜂房　血竭

癥瘕　附子　肉桂　陽起石　蝦　川牛膝
龜板　鱉甲　蓖麻子　龜膠　肉蓯蓉　禹餘糧
麻黃　白頭翁　桔梗　威靈仙　枳殼　蒼朮
蒲黃　木香　劉寄奴　黃耆　丹參　白朮

二

薑黃　海螵蛸　沈香　鐵粉　蜈蚣　苦參
海藻　葶藶　大黃　蟾酥　前胡　射干
黃栢　丹皮　荆三稜　山楂　米醋　澤蘭
青鹽　桂心　瓦楞子　䗪蟲　黍米　馬齒莧
油菜　淡菜　橘皮　玄明粉　夏枯草　神麯
殭蠶　蕘花　甘遂　商陸　卷栢　淩霄花
莪朮　沒藥　桃仁　乾漆　天名精　阿魏
蚯蚓　硇砂　黃豆　胡蘿蔔　東瓜　胡瓜
大腹皮　檳榔　茵陳　粱米　地膚子　琥珀
礞石　川楝子　馬鞭草　童便　蓬砂　貫衆

痞堅

半夏　澤瀉　枳殼　莪朮　水蕨

麩核　旱蓮草　白朮　麝香　木鱉子　梨
朴硝　旋覆花　枳實　白合　山楂　蝱蟲
阿魏　巴豆　魚腥草　雁　大腹皮　橘皮
青皮　乾薑

痰癖

石菖蒲　畢澄茄　大蒜　麥芽　茯神
澤瀉　大戟　甘遂　續隨子　礞石　竹瀝
蓬砂　牛黃　牽牛　沈香　黑鉛　鉛丹
密陀僧　莪朮　巴豆　冬蟲夏草　吳茱萸
昆布　天竺黃　瓦楞子　香櫞

血塊

吳茱萸　川椒　沒藥　瓦楞子　蟅蟲
野菊花　瞿麥

破積　人蔘　附子　乾地黃　硫黃　冬葵子

鉛丹　肉蓯蓉　肉豆蔻　蛤蜊粉　麻黃　桔根

草果　使君子　蓬砂　鳳仙子　絲瓜　薑棗

蒲黃

瘧疾　紅豆蔻　排草香　黃耆　牛肉　猪苓

肉桂　龜板　龜膠　肉豆蔻　半夏　蘇合香

川椒　雄黃　蕘花　白薇　白斂　萎蕤

牡蠣　虎骨　蜈蚣　麝香　常山　草豆蔻

大黃　玄參　鱉魚　銀柴胡　白頭翁　檳榔

白芨　橘皮　殭蠶　當歸　胡麻　密陀僧

麻黃　防己　紫貝　草果

中惡　石菖蒲　烏藥　當歸　猪肉　海狗腎
麝香　升麻　伏龍肝　白檀香　莪朮
邪惡鬼疰　甘松　排草香　蘇合香　安息香　樟腦
川椒　松脂　大蒜　雄黃　琥珀　紫貝
甘草　榆白皮　貫衆　白薇　栢子仁　肉桂
硫黃　鹿茸　靈砂　海狗腎　龍骨　紫菀
穿山甲　犀角　羚羊角　遠志　楮實　榆白皮
黑鉛　荆芥　柴胡　石斛　沈香　獺肝
代赭石　藁本　虎骨　丹參　阿魏　榧實
蚯蚓　巴豆　鱓魚　青木香　白芨　欵冬花
石楠葉　紫石英　丁香　芫花

消腫　刺蝟皮　芫花　商陸　甘遂　枳殼
枳實　紅花　蒲公英　蒲黃　丹參　薑黃
蓖麻子　綠豆　冬瓜　壺盧　黃顙魚　馬齒莧
水腫　吳茱萸　川椒　茯苓　竹茹　燈草
滑石　螻蛄　牽牛　薏苡仁　寒水石　黃栢
桑白皮　白茅根　澤蘭　天仙藤　紫草　郁李仁
香薷　輕粉　麻黃　天南星　巴豆　巴戟天
木瓜　黃顙魚　排草香　浮萍　鴨肉　沈香
檳榔　陽起石　楮實　海藻　昆布　葶藶
芫花　商陸
奔豚　遠志　肉桂　五味子　訶子　木瓜

白蒺藜　莪朮　菉豆　橄欖　茯苓

疝氣痛　烏藥　吳茱萸　澤瀉　海藻　海石

羚羊角　射干　猪脬　桑螵蛸　海狗腎　蛤蜊粉

山茱萸　山楂　沙參　薏苡仁　刺蝟皮　葫巴

湯火灼傷　梨　浮萍　白芨　寒水石　雪水

人中白　蕎麥　海螵蛸　側栢葉　蛤蜊粉　豆醬油

解酒　白果　梨　白菜　田螺　西瓜

雪水　茭白　柹子　絲瓜　葧薺　鵝

菱角　橄欖　甘蔗　阿魏　大楓子　芙蓉花

紫砂糖　菠菜　越瓜　苦參　茶茗

砒霜毒　菉豆　扁豆　鴨肉　白芷

解金石毒　扁豆　鴨肉　白芷　硫黃　冬葵子

硇砂毒　水銀　牛蒡子　薺苨　葧薺　冬瓜

菱角

去瘀血　乾薑　延胡索　刺蝟皮　續隨子　大黃

桐骨子　鹿茸　川牛膝　續斷　荊芥　蜈蚣

丹皮　桑白皮　羚羊角　鱉甲　雞蘇　骨碎補

桂心　韭菜　生地黃　紫參　凌霄花　三七

茜草　鬱金　莪朮　薑黃　花蕊石　蘇木

五靈脂　乾漆　蓮藕　古文錢　自然銅　桃仁

蝱蟲　䗪蟲　天名精　漏蘆　硇砂　麥麩

麴　紅麴　白芨　五加皮　荷葉　蠶沙

浮萍 合歡皮 蛤蚧

殺三蟲 甘松 石菖蒲 蘇合香 伏龍肝 雄黃

防己 苦參 大戟 白果 黃精 硫黃

黑鉛 鉛丹 五棓子 麝香 厚朴 膽礬

紫菀 貫衆 川楝子 青鹽 天名精 芙蓉花

熊膽 馬鞭草 青黛 龍膽草 天冬 桑白皮

山梔子 黃栢 决明子 杏仁 馬齒莧 百部

河豚魚 硫黃 桂心 韭菜 乾漆 桃仁

皂礬 榖蟲 白芷 螃蟹 輕粉 景天

蕎芚 巴豆 莧菜 慈姑 檳榔 鼈

狐臭 銅青 薰草 排草香 雄黃 田螺

下痢

刺蝟皮　括蔞仁　乾薑　薰草　山梔子

羚羊角　生薑　胡椒　薤　雄黃　車前子

白斂　青箱子　苦參　滑石　田螺　西瓜

孩兒茶　胡黃連　熊膽　阿膠　臘　冬葵子

硫黃　楮實　肉蓯蓉　沒石子　木香　秦皮

阿芙蓉　禹餘糧　五棓子　赤石脂　烏梅　雲母石

縮砂密　川芎　密陀僧　海螵蛸　百草霜　肥皂

蒼朮　厚朴　淡豆豉　丁香　草豆蔻　升麻

山楂　粳米　鷄蘇　桂心　生地黃　赤芍

龜板　龜膠　阿芙蓉　百草煎　皂礬　五靈脂

黑豆　石榴皮　金銀花　莧菜　豌豆　豇豆

馬齒莧　絲瓜　白頭翁　楊梅　淡菜　雉

吳茱萸　澤瀉　紫參　胡瓜　海螵蛸　百草霜

旱蓮草　側栢葉　地榆　大麥　粱米　油菜

白礬

止瀉

土茯苓　白术　陳倉米　山藥　扁豆

臘

肉桂　粱米　芡實　粳米　白茅根

柹蒂

骨碎補　劉寄奴　南天燭

遺溺

石葦　猪脬　仙茅　川牛膝　桑螵蛸

枸杞

山茱萸　漏蘆

小便淋數

豇豆　稷米　粟米　劉寄奴　石斛

蘆根　石菖蒲　白蒺藜　芡實　火麻仁　鹿茸

萎蕤　烏藥　乾薑　益智

尿血　孩兒茶　阿膠　鹿茸　雄蠶蛾　乾地黃
續斷　鹿膠　白蒺藜　香附　地骨皮　韭菜
茜草　鬱金　蒲黃　漏蘆　黑豆　絲瓜
劉寄奴　青鹽　生地黃　側栢葉

五淋　延胡索　紫檀香　黃耆　阿膠　榆白皮
桑螵蛸　茯苓　車前子　萹蓄　地膚子　琥珀
猪苓　滑石　田螺　螻蛄　連翹　白斂
白薇　海石　朴硝　孩兒茶　決石明　阿膠
榆白皮　山梔子　薏苡仁　白茅根　榆白皮　枳殼
卷栢　鹿茸　蛤蚧　川牛膝　蒲公英　班蝥

天名精　慈姑　白魚　橘皮

疳瘡　青箱子　銅青　桑白皮　百部　旱蓮草

辰砂　銀柴胡　猪膽　代赭石　秦艽　木鱉

使君子　蒼朮　紫草　茜草　白芨　蕪荑

穀蟲　蘆薈　蟾酥

癩瘡　苦參　白斂　海石　珍珠　蕎麥

海螵蛸　紅花　旱蓮草　辰砂　黃耆　黃精

巴戟天

漆瘡　蚯蚓　螃蠏　白菜　伏龍肝　地榆

惡瘡　鶴虱　大楓子　蓖麻子　蘆薈　水銀

銀硃　露蜂房　漏蘆　山慈姑　絲瓜　黃顙魚

象牙　蟾酥

癬疥　石菖蒲　輕粉　百部　大小薊　血餘
茜草　銀珠　紫草　白芷　白附子　天南星
皂角　蛇蛻　藜蘆　木鱉子　斑蝥　螃蟹
蘆薈　蚤休　絲瓜　驢　鱓魚　金銀花
鐵粉　大楓子　使君子

瘢疹　大戟　冬青子　雄蠶蛾　鈎藤　胡妥
紫貝　牛蒡子　楓香　天名精　山慈姑　菉豆
蚯蚓　景天　紫草

疔腫　狗寶　大蒜　田螺　白礬　珍珠
蒲公英　益母草　斑蝥　天名精　蟾酥　露蜂房

蕎芘　蝸牛　紅花

除虱　小銀　銀硃

金瘡附刀箭　田螺　白果　猪脂　白蒺藜　沒藥

血蝎　蓮藕　花蕊石　皂礬　斑蝥　水蛭

象牙　白芷　水銀　薄荷　白附子　海桐皮

鶴虱　蘆薈　蟾酥　楓香　景天　馬鞭草

山豆根　蕎芘　豆腐　黑豆　馬齒莧　芹菜

魚腥草　壺盧　絲瓜　鷄　橄欖　狗寶

兔　鱓魚　黃顙魚　蒼耳子　白芨　蕪荑

豨薟草　通草　黃耆　當歸　鴿肉　胡麻

荆芥　冰片　穿山甲　柴胡　香附　石菖蒲

地膚子　白蘚皮　琥珀　赤小豆　滑石　白礬
螻蛄　貝母　蓬砂　連翹　白斂　貫衆
青箱子　銅青　海石　孩兒茶　決明石　青黛
山梔子　桑白皮　人中白　蕎麥　沙參　荊三稜
青蒿　米醋　山楂　大小薊　穀精草　乳香
紫草　旱蓮草　辰砂　槐角　無名異　蒲黃
劉寄奴　白頭翁　白斂　白芷　象牙　天南星
栗子

黃疸

萹蓄　黃栢　龍膽草　白茅根　米醋
百草霜　茜草　鯉魚　滑石

癭瘤

半夏　黃耆　黑鉛　蛤蜊粉　石灰

海藻　昆布　龍鬚菜　貝母　連翹　海螵蛸

瘰癧　黃耆　鴿肉　淫羊藿　黑鉛　何首烏
續斷　荊芥　白芷　肥皂　蜈蚣　木鱉子
澤瀉　石燕　田螺　螻蛄　白礬　連翹
玄參　羚羊角　輕粉　蓖麻子　蚤休　露蜂房
漏蘆　山慈姑　蚯蚓　蒼耳子　夏枯草　野菊花
白芨　殭蠶　天名精　斑蝥　夜明砂

癰疽　黃耆　當歸　合歡皮　阿膠　遠志
鹿茸　枸杞　蒲黃　續斷　烏梅　鐵粉
磁石　蒿本　香附　大蒜　白礬　白斂
蘆根　梨　合歡皮　蛤蚧　桔梗　柿蒂

青黛　石斛　龍膽草　露蜂房　金銀花　稷米
菉豆粉　黃豆　絲瓜　狗寶　松脂　伏龍肝
苦參　赤小豆　大戟　芫花　商陸　海藻
瞿麥　螻蛄　括蔞仁　連翹　黃芩　玄參
大小薊　射干　犀角　沙參　鱉魚　蝦
赤芍　枸杞　黑鉛　榆白皮　何首烏　赤石子
鐵粉　雲母石　防風　馬烏頭　天南星　白蒺藜
冰片　穿山甲　麝香　柴胡　萊菔子　無名異
夜明砂　紫參　三七　蘇木　水蛭　蟾酥
芙蓉花　楓香　象牙　牛蒡子　金銀花　漏蘆
山慈姑　蝸牛　魚腥草　冬瓜　白芨　通草

野菊花 石灰 防己

楊梅瘡 胡黃連 馬鞭草 金銀花 天南星 土茯苓

水銀 大楓子 輕粉

陰瘡 海螵蛸 槐角 紫參 孩兒茶 熊膽

沒藥 楓香 蚤休 魚腥草 壺蘆 越瓜

木耳

五痔 黃耆 阿膠 火麻仁 龜板 龜膠

胡桃肉 雄黃 密陀僧 萆薢 刺蝟皮 田螺

熊膽 天花粉 鯉魚膽 孩兒茶 槐角 茜草

沒藥 代赭石 荊芥 白蒺藜 白頭翁 白芷

麝香 蛇蛻 蜈蚣 木鱉子 榧實 露蜂房

絲瓜　山豆根　金銀花　鱸　柹子　木耳
狗寶　鯽魚　河豚　木賊　馬兜鈴　木耳子
白芨　蕪荑　芙蓉花　赤芍　扁蓄

風瘦

黃耆　磁石　荆芥　常山　雄黃
白蘚皮　立參　連翹

生肌

黃耆　當歸　臘　楮實　黑鉛
鉛丹　續斷　艾葉　赤石脂　松脂　碓
琥珀　孩兒茶　珍珠　側栢葉　無名異　紫參
鬱金　丹參　天名精　楓香　硇砂　白芨
爐甘石　乳香　百草霜

排膿

郁李仁　黃耆　當歸　冬葵子　川牛膝

桔梗　白芷　藁本　穿山甲　葛根　松脂
木通　瞿麥　天花粉　連翹　白頭翁　朴硝
黃芩　臘　芙蓉花　漏蘆　龍骨　薄荷
肥皂　艾葉　沙參　薏苡仁　麥冬　石斛
旱蓮草　茜草　丹參　蘇木　通草

狂犬咬
雄黃　班蝥　蟾酥　丁香

產後血閉
川牛膝　楮實　荆芥　三七　旱蓮草
益母草　劉寄奴　郁李仁　桃仁　五靈脂　螃蠏
天名精　景天　麥麩　麪　豆醬油　黑豆
馬齒莧　芋　絲瓜　香蕈　柹子　慈姑
石灰　澤瀉　續隨子　䗪蟲　凌霄花　紫參

惡露不盡　甘松　雄黄　伏龍肝　莪朮　丹參
五靈脂　熟地黄　續斷　訶子　鱓魚　斑蝥
水蛭　螃蟹　蚤休　露蜂房　硇砂　紅麯
乾地黄
血運　竹瀝　荆三稜　童便　米醋　韭菜
暈　花蕊石　延胡索　益母草　蘇木　川牛膝
楮實　荆芥
赤白崩帶　益智　黄耆　扁豆　阿膠　鹿茸
冬葵子　楮實　續斷　紫蘇　香附　松子
薤　茯龍肝　猪苓　石燕　白果　白礬
白斂　貫衆　鷄肉　鹿茸　扁蓄　何首烏

鹿膠　蓮子　蛤蜊粉　赤石脂　代赭石　黃栢
蕎麥　鈎籐　大小薊　百草霜　海螵蛸　生地黃
側栢葉　淩霄花　血餘　茜草　蒲黃　益母草
三七　五靈脂　石榴皮　景天　馬齒莧　冬瓜
木耳　葧薺　魚翅　淡菜　丹參　陽起石
鹿茸　龜板　龜膠　桑螵蛸　白芷　水蛭

催生墮胎

半夏　延胡索　伏龍肝　車前子　滑石
商陸　牛黃　朴硝　肉桂　蝦　冬葵子
川牛膝　榆白皮　赤石脂　天南星　白蒺藜　蜈蚣
大小薊　辰砂　楮實　荆芥　丹參　火麻仁
龜板　龜膠　益母草　白芷　沒藥　古文錢

花蕊石　水蛭　䖟蟲　水銀　鳳仙子　巴豆
油菜　麥芽

調經

人蔘　肉桂　乾地黃　川牛膝　楡白皮
熟地黃　續斷　荆三稜　荆芥　天麻　靈砂
桂枝　香附　松脂　大黃　連翹　旋覆花
蠡魚　澤蘭　桂心　丹參　益母草　蘇木
乾漆　桃仁　漏蘆　水蛭　馬鞭草　大麥
芹菜　鹿　延胡索　白蘚皮　甘草　當歸
相子仁　龜板　丹皮　茜草　白茅根　海螵蛸
紅花　陽起居　蛤蚧　全蠍　山茱萸　香附
山楂

安胎
鹿茸　續斷　石菖蒲　薤　白朮　阿膠　蠟
縮砂密　木香　鹿膠　白芍　訶子　紫蘇
辰砂　黑豆　珍珠　羚羊角　麥冬　白合

下乳汁
荊三稜　石鐘乳　木通　赤小豆　滑石　括蔞仁　貝母
白蒺藜　穿山甲　蝦　火麻仁　猪蹄　葱葉
茄子　絲瓜　鯉魚　鮑魚

乳癰
葱葉　油菜　白合　蒲公英　益母草　螃蟹　白芷
露蜂房

痘瘡
胡荽　硫黃　丁香　猪尾血　生地黃　紫草　紅花
黃耆　附子　蝦　胡桃肉

蟬蛇　葛根　柴胡　珍珠　人中白　桂心
兎屎　人牙　牛蒡子　菉豆　蚯蚓　人中黃
糯米　黃豆　黑豆　豌豆　絲瓜

驚癇

人蔘　五靈脂　天名精　栢子仁　蘆薈
象牙　乾地黃　羊肉　遠志　龍眼　胡麻
血餘　酸棗仁　蚯蚓　巴豆　龍骨　辰砂
密陀僧　郁李仁　天麻　蚤休　露蜂房　虎骨
白花蛇　麝香　柴胡　硫黃　白蘚皮　白芨
竹瀝　殭蠶　礞石　蝸牛　牛黃　油菜
竹葉　白斂　鱉甲　紫菀　天竺黃　熊膽
丹皮　鵝　鴈　知母　鉤藤　青黛

龍膽草　桑白皮　羚羊角　旋覆花　茯苓　蜂蜜
鴨肉　附子　肉桂　猪肉　猪乳　海狗腎
桑螵蛸　牡蠣　金銀薄　桔梗　薄荷　升麻
冰片　穿山甲　蛇蛻　蜈蚣　蟬蛻　縮砂密
杏仁　石斛
白禿　松脂　甘蔗　馬　魚腥草　驢
客忤　石菖蒲　天竺黄　鈎藤　遠志　龍膽草
桑白皮

分類主治

温中　平補　補火　滋水　温腎　温濇
寒濇　收斂　鎮虛　散寒　驅風　散溼
散熱　吐散　温散　平散　滲溼　瀉溼
瀉水　下氣　降痰　瀉熱　瀉火　平瀉
温血　涼血　下血　殺蟲　發毒　解毒
毒物

温中

人身一小天地耳天地不外陰陽五行以爲健順人身不外水火氣血以爲長養蓋人禀賦無偏則水以附火火以生水水火既足則氣血得資而無虧缺不平之憾矣惟其禀有不同賦有各異則

或水衰而致血有所虧火衰而致氣有所歉故必假以培補俾偏者不偏而氣血水火自爾安養而無病矣第其病有淺深症有輕重則於補劑之中又當分其氣味以求庶於臨症免惑如補之有宜於先天眞火者其藥必燥必烈是爲補火之味補有宜於先天眞水者其藥必滋必潤是爲滋水之味補有宜於水火之中而不敢用偏勝之味者其藥必溫必潤是爲溫腎之味補有宜於氣血之中而不敢用偏勝之味者其藥必甘必溫是爲溫中之味補有宜於氣血之中而不敢用過補之藥者其藥必平必淡是爲平補之味是合諸補以分則於補劑之義已得其槩又按萬物惟溫則生故補以溫爲正也萬物以土爲母甘屬土故補又以甘爲貴也土虧則物無所載故補脾氣之缺陷無有過於白朮補肝氣之虛

損無有過於雞肉補肺氣之瘦弱無有過於參耆補心血之缺欠無有過於當歸是皆得味之甘而不失其補味之正也其次補脾之味則有如牛肉大棗飴糖蜂蜜龍眼荔枝鯽魚皆屬甘溫氣雖較與白朮稍純然蜂蜜飴糖則兼補肺而潤燥龍眼則兼補心以安神荔枝則兼補營以益血惟有牛肉則能補脾以固中大棗則能補脾以助胃鯽魚則能補土以制水也且予當即補脾以思其土之卑監而不平者不得不藉白朮以爲培補若使土乾而燥能勿滋而潤乎是有宜於山茱黃精猪肉之類是也土溼而凝能勿燥而爽乎是有宜於白蔻砂仁之屬是也土潤而滑能勿濇而固乎是有宜於蓮子芡實肉蔻之屬是也土鬱而結能勿疎而醒乎是有宜於木香甘松藿香菖蒲胡荽大蒜之屬是也土浸而傾能

勿滲而利乎是有宜於茯苓扁豆山藥鯽魚之屬是也土鬱而蒸能勿清而利乎是有宜於薏苡仁木瓜白蘚皮蚯蚓紫貝皂白二礬商陸郁李之屬是也土寒而凍能勿溫而散乎是有宜於乾薑附子之屬是也土敦而阜能勿通而泄乎是有宜於參耆甘草之屬凡此皆屬補脾之味然終不若甘溫補脾之爲正耳

平補

精不足而以厚味投補是虧已在於精而補不當用以平劑矣氣不足而以輕淸投補是虧已在於氣而補亦不當用以平劑矣惟補氣而於血有損補血而於氣有損補上而於下有碍補下而於上有虧其症似虛非虛似實非實則不得不擇甘潤和平之劑以進如萎甤人乳是補肺陰之至平者也山藥黃精羊肉猪肉甘草

是補脾陰之至下者也柏子仁合歡皮阿膠是補心陰之至平者也冬青子桑寄生桑螵蛸狗脊是補肝腎陰之至平者也燕窩鴿肉鴨肉是補精氣之至平者也但阿膠人乳則合肝腎與肺而皆潤合歡則合脾陰五臟而皆安山藥則合肺腎而俱固桑螵蛸則能利水以交心至陳倉米能養胃以除煩扁豆能舒脾以利脾皆爲輕平最和之味餘則兼苦兼辛兼淡平雖不失而氣味夾雜未可概作平補論耳

補火

按李時珍云命門爲藏精系胞之物其體非脂非肉白膜裹之在脊骨第七節兩腎中此火下通二腎上通心肺貫腦爲生命之原相火之主精氣之府人物皆有生人生物皆由此出又按汪昂謂

人無此火則神機滅息生氣消亡趙養葵謂火可以水折惟水中之火不可以水折故必擇其同氣招引歸宅則火始不上浮而下降矣此火之所由補也第世止知附桂爲補火之最硫黃爲火之精此外毫不計及更不知其桂附因何相需必用詎知火衰氣寒而厥則必用以附子火衰血寒腹痛則必用以肉桂火衰寒結不解則必用以硫黃火衰冷痺精遺則必用以仙茅火衰疝瘕偏墜則必用以胡巴火衰氣逆不歸則必用以沈香火衰腎泄不固則必用以補骨脂火衰陽痿血瘀則必用以陽起石火衰風冷麻痺則必用以淫羊藿火衰風溼瘡癢則必用以蛇床子火衰臟寒蟲生則必用以川椒火衰氣逆呃起則必用以丁香火衰精涎不攝則必用以益智至於陽不通督須用鹿茸以補之火不交心須

用遠志以通之如竅不開須用鍾乳石以利之氣虛喘乏須用蛤蚧以禦之精滑不禁須用阿芙蓉以澀之皆當隨症酌與不可概用若使水火並衰及或氣陷不固陰精獨脫尤當切禁否則禍人反掌

滋水

馮楚瞻曰天一生水故腎爲萬物之原乃人身之寶也奈人自戕其源則本不固而勞熱作矣熱則精血枯竭憔悴羸弱腰痛足酸自汗盜汗發熱咳嗽頭暈目眩耳鳴耳聾遺精便血消渴淋瀝失音喉瘡舌燥等症莫不因是悉形非不滋水鎮火無以制其炎爍之勢　愚按滋水之藥品類甚多然終不若地黃爲正蓋地黃性溫而潤色黑體沈可以入腎滋陰以救先天之精至於氣味稍寒能

佐地黄以除骨蒸痞癰之症則有龜板龜膠膠則較板而更勝矣佐地黄補肌澤膚以除枯涸之症者則有人乳猪肉肉則較乳而有別矣佐地黄以通便燥之症者則有火麻胡麻胡麻則較火麻而益血矣至於水虧而目不明則須佐以枸杞水虧而水不利胎不下則有佐於冬葵子榆白皮水虧而風溼不除則有佐於桑寄生水虧而心腎不交則有佐於桑螵蛸龜板水虧而陰痿不起則有佐於楮實水虧而筋骨不健則有佐於冬青子水虧而精氣不足則有佐於燕窩水虧而血熱吐血則有佐於乾地水虧而堅不軟則有佐於食鹽水虧而虛怯不鎮則有佐於磁石水虧而氣不收及血不行則有佐於牛膝水虧而噎隔不食則有佐於黑鉛但黑鉛爲水之精凡服地黄而不得補者須用黑鉛鎮壓俾水遄歸

北位則於水有補然必火勝水涸方敢用此以爲佐若水火並衰則又當佐性溫以煖腎臟否則害人不輕

溫腎

腎虛在火則當用辛用熱腎虛在水則當用甘用潤至於水火並衰則藥雖兼施惟取其性溫潤與性微溫力耑入腎者以爲之補則於水火並虧之體自得溫潤調劑之宜矣按地黃體潤不溫因於火日蒸曬而溫實爲補血補腎要劑其藥自屬不易然有肝腎虛損氣血凝滯不用杜仲牛膝續斷以通而偏用肉桂陽起石以燥風淫內淫不用巴戟天狗脊以溫而偏用淫羊藿蛇床子以燥便結不解不用肉蓯蓉鎖陽以溫而偏用火麻枸杞冬葵子以潤遺精滑脫不用兎絲子覆盆子山茱萸胡桃肉貝貝葡萄等藥以

收而偏用粟殼牡礪等藥以進軟堅行血不用海狗腎溫煖以潤而偏用青鹽食鹽鹹寒以投補精益血不用麋茸鹿膠犬肉紫河車何首烏等藥以溫而偏用硫黃沈香等藥以勝鬼蛀蠱毒不用獺肝溫煖以驅而偏用川椒烏梅以制凡此非失於燥而致陰有所刼卽失於寒而致火有所害豈溫煖腎臟之謂哉噫誤矣

溫濇

收者收其外散之意濇者濇其下脫之意如發汗過多汗當收矣虛寒上浮陽當收矣久嗽亡津津當收矣此皆收也泄利不止泄當固矣小便自遺遺當固矣精滑不禁精當固矣十劑篇云濇可去脫牡礪龍骨之屬是也凡人氣血有損或上升而浮下泄而脫若不收歛濇固無以收其亡脫之勢第人病有不同治有各異陽

旺者陰必瀉故脫多在於陰陰盛者陽必衰故脫多在於陽陽病多燥其藥當用以寒陰病多寒其藥當用以溫此定理耳又按溫以治寒濇以固脫理雖不易然亦須分臟腑以治如蓮子肉豆蔻是治脾胃虛脫之藥也故泄瀉不止者最宜蓮鬚是通心交腎之藥也爲心火搖動精脫不固者最佳補骨脂負負葡萄阿芙蓉沒石子沈香芡實石鐘乳胡桃肉靈砂是固腎氣之藥也爲精滑腎泄者最妙但補骨脂則兼治腎瀉泄葡萄則兼起陽興痘阿芙蓉則尙固濇收脫沒石子沈香則尙降氣歸腎芡實則兼脾溼並理石鐘乳則兼水道皆利胡桃肉則兼腸肺俱潤靈砂則合水火並降也他如兎絲覆盆性雖不濇而氣溫能固木瓜酸中帶濇醒脾收肺有功烏梅斂肺濇腸訶子收脫止瀉清痰降火赤石脂固血

久脫治雖不一然要皆屬溫濇固脫藥耳惟有禹餘糧柿蒂性屬濇平與體寒滑脫之症微有不投所當分別

寒濇

病有寒成亦有熱致寒成者固當用溫熱成者自當用寒如五棓子百草煎其味雖曰酸濇而性實寒不溫爲收肺虛火浮之味故能去嗽止痢除痰定喘但百草煎則較棓子而鮮收耳牡礪性尚入腎固脫化痰軟堅而性止當入腎而不入肝龍骨入肝斂氣收魂固脫凡夢遺驚悸是其所宜而性不及入腎各有專治兼治之妙耳至於粟殼雖與五棓入肺斂氣濇腸相似而粟殼之寒則較棓子稍輕粟殼之濇則較棓子更甚故甯用粟而不用棓也粳米氣味甘凉固中除煩用亦最妙若在蛤蜊粉氣味鹹冷功專解熱

化痰固肺及秦皮性亦苦寒功尚入肝除熱入腎濇氣亦宜相其熱甚以行未可輕與龍骨牡礪粟殼微寒之藥爲比也

收斂

酸主收故收當以酸爲主也然徒以酸爲主而不兼審陰陽虛實以治亦非得乎用酸之道矣故酸收之藥其類甚多然大要性寒而收者則有白牡礪粟殼五棓子百花煎皂白二礬其收兼有濇固而白芍則但主收而不濇耳性溫與濇而收者則有五味木瓜烏梅訶子赤石脂等味但五味則專斂肺歸腎濇精固氣木瓜則專斂肺脾烏梅則專斂氣濇腸訶子則專收脫止瀉清痰降火赤石脂則專收脫止血也若在金櫻雖爲濇精要劑然徒具有濇力而補性絶少山茱萸溫補肝腎雖爲收脫固氣之用而收多於濇

不可不分別而異施耳

鎮虛

虛則空而不實非有實以鎮之則易覆矣虛則輕而易敗非有實以投之則易墜矣故重墜之藥亦爲治病者所必需也然用金石諸藥以治而不審其氣味以別亦非治病通活之妙故有熱者宜以涼鎮如代赭石珍珠之治心肝二經熱驚辰砂之清心熱磁石之治腎水虛怯龍骨龍齒之治肝氣虛浮是也有寒者宜以熱鎮如雲母石之能溫中去怯硫黃之能補火除寒逼便定驚是也寒熱俱有者宜以平鎮如禹餘糧金銀薄鐵粉密陀僧之屬是也但禹餘糧則兼止脫固泄金銀薄則兼除熱祛風鐵粉則兼療狂消癰皆借金性平木密陀僧則兼除積消熱滌痰也同一鎮墜而藥

品氣味治用各自有别其不容紊如此然要若病有外邪不可輕投令寒邪得鎮而愈固耳

散寒

凡病傷於七情者宜補傷於六淫者宜散宜清傷於七情者宜補則補自有輕重之分先天後天之别傷六淫者宜散則散自有經絡之殊邪氣之異如輕而淺者其邪止在皮毛尚謂之感其散不敢過峻至若次第傳變則邪已在於經其散似非輕劑可愈迨至愈傳愈深則邪已入不毛其邪應從下奪又非散劑所可愈矣是以邪之本乎風者其散必謂之驅以風善行數變不驅不足禦其奔迅逃竄之勢也邪之本於寒者其散止謂之散以寒凝結不解不散不足啟其冰伏否塞之象也邪之得於霧露陰寒之溼者其

邪本自上受則散當從上解而不得以下施邪之漸鬱而成熱者其散當用甘平辛平而不可用辛燥至於邪留於膈欲上不上欲下不下則當因高而越其吐之也必宜邪固於中流連不解則當從中以散其溫之也必便若使邪輕而感有不得用峻烈之藥者又不得不用平淡以進俾邪盡從輕散而不至有損傷之變此用散之概也又按陰盛則陽微陽盛則陰弱凡受陰寒肅殺之氣者自不得不用辛熱以治惟是邪初在表而表尚有表中之表以爲區別如邪初由皮毛而入太陽其症必合肺經並見故藥必先用以麻黃以發太陽膀胱之寒及或佐以杏仁生薑入肺并或止用桔梗紫蘇葱管黨參入肺之味以進但杏仁則專入肺散寒下氣止喘生薑則耑入肺辟惡止嘔葱管則耑入肺發汗解飢桔梗則

耑入肺開提肺中風寒載藥上浮黨參可以桔梗防風僞造則其氣味亦即等於防風桔梗以疎肺氣至於細辛蔓荆雖與諸藥同爲散寒之品然細辛則宣腎家風寒蔓荆則除筋骨寒溼及發頭面風寒皆非太陽膀胱專藥及手太陰肺經藥耳他如白蔻蓽撥良薑乾薑川椒紅豆蔻氣味辛熱並蘹香氣味辛平與馬兜鈴白石英冬花百部氣味辛溫雖於肺經則治然終非入肺耑品所當分別以異視者也

驅風

風爲陽邪寒爲陰邪風屬陽其性多動而變寒屬陰其性多靜而守故論病而至於風則症變遷而莫禦論藥而至於風則其藥亦變遷而莫定矣如肝屬風病發於風則多由肝見症乃有風不在

肝而偏在於肌肉之表症見惡風自汗當用桂枝以解其肌風在太陽膀胱症見遊風攻頭當用以羌活症見一身骨痛當用以防風症見風攻巔頂當用以藁本者有如此矣且有風在少陰腎經症見伏風攻頭當用以獨活症見口乾而渴當用以細辛與風在骨髓症見痰迷竅閉當用以冰片風在皮膚骨髓症見驚痰疥癩當用以白花蛇風在關節症見九竅皆閉當用以麝香症見風溼痺痛當用以茵芋風在經絡症見瘡瘍癰腫之當用以山甲症見痰涎壅塞之當用以皂角風在十二經絡症見頑痺冷痛之當用以威靈仙風在腸胃症見惡瘡腫毒之當用以肥皂風在陽明胃經症見諸頭面諸疾之當用以白附白芷者又如此矣更有風熱在肺症見鼻塞鼻淵之當用以辛夷症見目翳眩暈之當用以甘

菊症見惡寒發熱無汗而喘之當用以杏仁症見癰腫瘡毒之當用以牛蒡症見喘嗽體腫之當用以白前者又如此矣至於風已在肝而症又挾有溼則如秦艽既除腸胃溼熱又散肝經風邪浮萍既入肝經散風復利脾經之溼海桐皮以療風溼諸痛豨薟草以治麻木痛冷蒼耳子以治皮膚瘡癬遍身周痺巴戟狗脊寄生以强筋骨之類而萎蕤萆薢茵芋白芷白附之借風溼而治可類推矣風已在肝而肝症見有熱成則如全蝎之治胎風發搐鈎籐之治驚癇瘛瘲蟬退之治皮膚癮疹薄荷之治咽喉口齒石楠葉之能逐熱堅腎決明子木賊蕤仁之治風熱目翳之類而辛夷冰片牛旁之借風熱以理又可思矣風病在肝而症見有風痰則有如南星之散經絡風痰天麻之治肝經氣鬱虛風川芎之散肝經

氣鬱之類而麝香之偕痰氣並理又可思矣風病在肝而症見有風痺則有如蛇退之能殺蟲辟惡蜈蚣之能散瘀瘰結之類而山甲草烏牛蒡肥皂之偕風毒以理又其餘矣風病在肝而症見有寒溼之症則有宜於蔓荆殭蠶五加皮烏附尖之類但其功用治效則有殊矣風病在肝而症見有骨痿不堅之症則有宜於虎骨虎膠之類但其氣味緩急則有間矣至於風病在肝而症見有肌膚燥熱則不得不用荆芥以達其膚而疎其血風病在肝而症見有瘡疥目赤則不得不用蒺藜以散其風而逐其瘀風病在肝而症見有溼熱燥癢則不得不用蕪荑以泄其溼要皆隨症審酌以定其趣但其理道無窮變化靡盡其中旨趣在於平昔細爲體會有非倉卒急迫所能得其精微也

散溼

經曰半身以上風受之也半身以下溼受之也然有溼不下受而溼偏從上感則溼又當上治蓋溼無風不行如風在上則溼從風以至者則爲風溼是風是溼非散不愈也溼値於寒寒氣慄裂其溼由寒至者則爲寒溼是寒是溼亦非由散不除也且有好食生冷留滯腸胃合於雨露感冒留結不解隨氣勝復變爲寒熱以致頭重如裹皮肉筋脈皆爲溼痺則不得不從開發以泄其勢然散溼之藥不一而止就溼而言散者如蒼朮之屬是也有因風溫而言散者如白芷羌活獨活防風寄生萎蕤秦艽巴戟狗脊靈仙海桐皮豨薟草蒼耳子萆薢茵芋之屬是也有就寒溼而言散者如五加皮天雄蔓荆子殭蠶細辛之屬是有兼風熱而言散者如蕪

萸之屬是有就熱溼而言散者如香薷之屬是有就痰溼而言散者如半夏之屬是至溼而在胸腹症見痞滿宜用川朴以散之溼在肌肉症見膚腫宜用排草以洗之溼在腸胃挾風而見拘攣痹痛宜用秦艽以除之溼在筋骨而見頭面不利宜用蔓荊子以治之此皆就表就上受溼論治故以散名若使溼從下受及已內入爲患則又另有滲溼瀉溼諸法而非斯藥所可統而歸之也

散熱

熱自外生者宜表宜散熱自內生者宜清宜瀉熱自外生而未盡至於內者宜表宜散熱自內成而全無表症者宜攻宜下凡人感冒風寒審其邪未深入卽當急撤其表俾熱從表解不得謂熱已成有清無散而不用表外出也第熱之論乎散者其法不一有止

解熱以言散者如升麻之升諸陽引熱外出葛根之升陽明胃氣引熱外出柴胡之升少陽膽熱外出淡豆豉之升膈熱外出夏枯草之散肝熱外出野菊花之散肝肺熱中出也有合風熱以言散者如辛夷能散肺經風熱冰片能散骨蒸風熱木賊能散肝膽風熱蕤仁決明子爐甘石薄荷能散肺經風熱也有合溼熱而言散者如蕪荑能散皮膚骨節溼熱香薷能散肺胃心溼熱是也有解風火熱毒而言散者如蟾蜍蟾酥之能升拔風火熱毒外出是也有解血熱而言散者如石灰能散骨肉皮膚血熱穀精草能散肝經血熱也至於熱結爲痰有藉吐散如木鱉則能引其熱痰成毒結於胸膈而出瓜蒂則能引其熱痰結於肺膈而出膽礬則能引其風熱之痰亦結在膈而出也若使表症既罷內症已備則又另

有法在似無庸於瑣贅

吐散

邪在表宜散在裡宜攻在上宜吐在中下宜下反是則悖矣昔人謂邪在上因其高而越之又曰在上者涌而吐之是也但吐亦須分其所因所治以爲辨别如常山蜀漆是吐積飲在於心下者也藜蘆皂白二礬桔梗蘆皂角是吐風痰在於膈者也生萊菔子是吐氣痰在於膈者也烏附尖是吐溼痰在於膈者也胡桐淚是吐腎胃熱痰上攻於腸而見者也梔子瓜蒂是吐熱痰聚結於膈而成者也磁石是吐寒痰在於膈者也至於膈有熱毒則有木鱉青木香以引之痰涎不上則有燒鹽以涌之但吐藥最峻過用恐于元氣有損況磁石木鱉尤屬惡毒妄用必致生變不可不慎

溫散

熱氣久積於中自當清涼以解寒氣久滯於內更當辛溫以除故溫散之味實爲中虛寒滯所必用也然中界乎上下之間則治固當以中爲主而上下亦止因中而及是以溫以守內而不凝散以行外而不滯溫散並施而病不致稍留於中而莫禦矣第不分辨明晰則治多有牽混而不清如縮砂密木香香附乾薑半夏胡椒吳茱萸使君子麥芽松脂皆爲溫中行氣快滯之味然縮砂密則止煖胃快滯木香則止疎肝醒脾香附米則止開鬱行結活血通經半夏則止開痰逐溼乾薑則止溫中散寒胡椒則止溫胃逐痰除冷吳茱萸則止逐肝經寒氣上逆腸胃使君子則止燥胃殺蟲麥芽則止消穀磨食松脂則止祛風燥溼而有不相兼及者也至

於溫中而兼及上則有如蓽撥之散胸腹寒逆藿香之醒脾辟惡寬胸止嘔菖蒲之通心開竅醒脾逐痰元胡索之行血中氣滯氣中血滯安息香之通活氣血各有專司自得之妙溫中而兼及下則有如益智之燥溼逐冷溫腎縮泉蛇床子之補火宣風燥溼蒺藜之祛肝腎風邪大小茴之逐肝腎沈寒痼冷各有主治獨得之趣溫中而兼通外則有草果之溫胃逐寒辟瘴辟瘧蘇合香樟腦大蒜山柰甘松排草之通竅逐邪殺鬼白檀香之逐冷除逆以引胃氣上升良薑紅豆蔻之溫胃散寒艾葉之除肝經沈寒痼冷以回陽氣將絕胡椒之通心脾小腹解惡發痘烟草之通氣爽滯解瘴除惡白芥子之除脇下及皮裡膜外之風痰石灰之燥血止血散血烏藥之治氣逆胸腹不快各有其應如響之捷溫中而至通

上徹下則有如丁香之泄胃煖胃燥腎止呃川椒之補火溫臟除寒殺蟲各有氣味相投之宜若使溫中獨見於上則有如草豆蔻之逐胃上之風寒止當心之疼痛薰草之通氣散寒解惡止痛其效俱不容掩且溫中而獨見於上下則有如薤之通肺除痹通腸止痢其效又屬不泯其一溫中而氣味各殊治效各別有不相同如此然予謂溫中之味其氣兼浮而升則其散必甚溫中之味其氣必沉而降則其散甚微溫中其氣既浮而又表裡皆徹則其散更甚而不可以解矣是以丁香白蔻之降與於草豆蔻白檀之升絕不相同卽與縮砂密之散木香之降亦且絕不相似薑氣味過散故止可逐外寒內入而不可與乾薑溫內同比藿香氣味稍薄故止可除臭惡嘔逆而不可與木香快滯並議烏藥徹上徹下治

氣甚於香附故爲中風中氣所必需薤白氣味辛竄行氣遠篤木香故爲胸痺腸滯所必用凡此是溫是散皆有義理錯綜在人細爲體會可耳

、平散

藥有平補亦有平散補以益虛散以去實虛未甚而以重劑投之其補不能無害實未甚而以重劑散之其散更不能無害矣如散寒麻黃散風桂枝散溼蒼朮散熱升葛散暑香薷散氣烏藥皆非平者也乃有重劑莫投如治風與溼症見疥癬周痺止有宜於蒼耳子症見瘙癢消渴止有宜於蠶砂症見麻木冷痛止有宜於豨薟症見膚癢水腫止有宜於浮萍症見目翳疳蝕止有宜於爐甘石皆能使其風散溼除又如治風與熱症見目翳遮睛爛弦胞腫

止有宜於甘菊蕤仁木賊症見風熱蒸騰腎陰不固止有宜於石南葉皆能使其風熄熱退又如治寒與熱症見咳嗽不止止有宜於冬花症見頭面風痛止有宜於荷葉症見肺熱痰喘聲音不清止有宜於馬兜鈴症見寒燥不潤止有宜於紫白石英症見肝經鬱熱不散止有宜於夏枯草症見風寒溼熱腳氣止有宜於五加皮症見風寒痰溼止有宜於殭蠶皆能使其寒熱悉去至於治氣則又只用橘皮之宣肺燥溼青皮之行肝氣不快神麴之療六氣不消檳榔大腹皮之治胸腹痰脹白芨之散熱毒而兼止血野菊花之散火氣癰毒疔腫瘰癧目痛青木香之除風溼惡毒氣結皆能使其諸氣悉消凡此藥雖輕平而用與病符無不克應未可忽爲無益而不用也

瀉溼

瀉溼與滲溼不同滲溼者受溼無多止用甘平輕淡使水緩滲如水入土逐步滲泄漸漬不驟瀉溼者受溼既多其藥既須甘淡以利又須鹹寒以瀉則溼始從熱解故曰瀉溼然瀉亦須分其臟腑如溼在肺不瀉宜用薏苡仁黑牽牛車前子黄芩白微之類但薏苡仁則治水腫溼痺疝氣熱淋黑牽牛則治腳氣腫滿大小便秘黄芩則治癃閉腸澼寒熱往來車前子則治肝肺溼熱以導膀胱水邪白微則治淋痺酸痛身熱肢滿之爲異耳如溼在於脾胃不瀉宜用木瓜白蘚皮蚯蚓白礬寒水石之類但木瓜則治霍亂泄瀉轉筋溼熱不調白蘚皮則治關竅閉塞溺閉陰腫蚯蚓則治伏熱鬼疰備極熱毒白礬則能酸收涌吐逐熱去沫寒水石則能解

熱利水之有别耳如溼在於腸胃不淸宜用萹蓄茵陳苦參刺蝟皮之類但萹蓄苦參則除溼熱殺蟲茵陳則能除溼熱在胃刺蝟皮則治膈噎反胃之不同耳如溼在心不化宜用燈心木通黄連連翹珍珠苦楝子之類但燈草則治五淋伏熱黄連則治實熱溼蒸木通則治心熱水閉連翹則治癰毒淋毒珍珠則治神氣浮遊水脹不消苦楝子則治熱鬱狂燥疝瘕蠱毒之有分耳若在小腸溼熱而見淋閉莖痛則有海金沙以除之溺閉腹腫則有赤小豆以利之娠姙水腫則有赤茯苓以導之膀胱溼閉而見水腫風腫則有防已以泄之暑溼內閉則有猪苓以宣之小便頻數則有地膚子以開之水蓄煩渴則有澤泄以治之實熱熾甚則有黄蘗以瀉之暑熱溼利則有滑石以分之他如腎有邪溼症見血瘀溺閉

則有宜於琥珀海石矣症見水氣浮腫則有宜於海蛤矣症見痔漏淋渴則有宜於文蛤矣而寒水石苦參之能入腎除溼又自可見肝有邪溼症見驚癇疫瘧則有宜於龍膽矣症見風溼內乘小便痛閉則有宜於萆薢矣而連翹珍珠琥珀之能入肝除溼又自可推凡此皆屬瀉溼之劑也至於水勢洶湃盈科溢川則又另有法在似不必於此瑣贅云

瀉水

瀉水者因其水勢急迫有非甘淡所可滲苦寒所可瀉正如洪水橫逆迅利莫禦必得極辛極苦極鹹極寒極陰之品以爲決瀆則水始平此瀉水之說所由起也然水在人臟腑本自有分即人用藥以治水勢之急亦自有别如大戟芫花甘遂同爲治水之藥矣

然大戟則瀉臟腑水溼芫花則通裏外水溼甘遂則瀉經隧水溼也葶藶白前同爲入肺治水劑矣然葶藶則合肺中水氣以爲治白前則搜肺中風水以爲治也商陸入脾行水功用不減大戟故仲景牡蠣澤瀉用海藻海帶昆布氣味相同力專泄熱散結軟堅故瘰癧癭疝隧道閉塞其必用之螻蛄性急而奇故能消水拔毒田螺性稟至陰故能利水以消脹續隨子下氣至速凡積聚脹滿諸滯服之立皆有效紫貝有利水道通瘀之能故於水腫蠱毒目翳用之自屬有功至於瞿麥瀉心石葦清肺雖非利水最峻然體虛氣弱用亦增害未可視爲利水淺劑而不審實以爲用也

下氣

氣者人身之寶周流一身傾刻無間稍有或乖卽爲病矣治之者

惟有保之養之順之和之使之氣常自若豈有降伐其氣而使不克自由哉然河間謂人五志過極皆爲火丹溪謂人氣有餘便是火則是氣過之極亦爲人身大患也是以氣之虛者宜補氣之降者宜升氣之閉者宜通氣之鬱迫者宜寬氣之鬱者宜泄氣之散者宜斂氣之脫者宜固氣之實而堅者則又宜破宜降宜下而已蓋氣之源發於腎統於脾而氣之出由於肺則降之藥每出於肺居多而腎與脾與肝止偶見其一二而已如馬兜鈴非因入肺散寒清熱而降其氣乎蘇子非因入肺寬胸消痰止嗽定喘而下其氣乎杏仁非因入肺開散風寒而下其氣乎枇杷葉非因入肺瀉熱而降其氣乎葶藶非因入肺消水而下其氣乎桑白皮非因入肺瀉火利水而通其氣乎旋覆花非因入肺消痰除結而下其氣

乎括蔞花粉非因入肺消痰清火而下其氣乎續隨子非因入肺而瀉溼中之滯乎枳殼非因入肺寬胸開膈而破其氣乎若在枳實降氣則在胸膈之下三稜破氣則在肝經血分之中赭石則入心肝二經凉血解熱而氣得石以壓而平郁李則入脾中下氣而兼行水破瘀山甲則破癰毒結聚之氣而血亦消喬麥則消腸中積滯之氣炒熟萊菔子則下肺喘而消脾滯至於沉香補骨脂是引腎眞火收納歸宅黑鉛是引腎眞水收納歸宅皆能下氣定喘凡此皆屬降劑一有錯誤生死反掌治之者可不熟思而詳辨乎

降痰

痰之見病甚多痰之主治不少如痰之在於經者宜散宜升痰之在於上者宜涌宜吐痰之在中在膈不能以散不能以吐者宜降

宜下此降之法所由起也第降有在於肺以爲治者如栝蔞貝母生白果杏仁土貝母訶子之屬是也有在胸膈以爲治者如硼砂礞石兒茶之屬是也有在心肝以爲治者如牛黃之屬是也有在肝膽以爲治者如全蝎鶴虱之屬是也有在皮裏膜外以爲治者如竹瀝之屬是也有在脾以爲治者如密陀白礬之屬是也有在腎以爲治者如沈香海石之屬是也但貝母則合心肝以爲治射干則合心脾以爲理皆屬清火清熱降氣下行惟白礬則收逐熱涎或從上涌或自下泄各隨其便至於痰非熱成宜溫宜燥宜收宜引則又在人隨症活潑毋自拘也

瀉熱

內經帝曰人傷於寒而傳爲熱何也岐伯曰寒氣外凝內鬱之理

腠理堅緻玄府閉密則氣不宣通溼氣內結中外相薄寒盛熱生觀此則知熱之由作悉皆外邪內入而熱是卽本身元陽爲邪所遏一步一步而不得泄故爾變而爲熱耳然不乘勢以除則熱更有進而相爭之勢所以古人有用三黃石膏及或大小承氣無非使其熱瀉之謂余按熱病用瀉考之方書其藥甚衆然大要在肺則止用以黃芩知母在胃則止用以石膏大黃朴硝在心則止用以黃連山梔連翹木通在肝則止用以青黛龍膽在腎則止用以童便青鹽在脾則止用以石斛白芍此爲諸臟瀉熱首劑至於在肺又有他劑以瀉蓋以熱邪初成未盛則或用以百合百部馬兜鈴毒氣兼見則或用以金銀花牛蒡子久嗽肺痿則或用以沙參脚氣兼見則合用以薏苡仁咽瘡痔漏則或用以柿乾柿霜熱拔

氣攻則合用以牽牛三焦熱併則或用以梔子煩渴而嘔則或用以竹茹熱而有痰則或用以貝母熱而氣逆不舒則或用以青木香熱而溺閉則或用以車前石韋久嗽兼脘則或用以五棓子百草煎乳汁不通則或用以通草若更兼有血熱則又當用生地紫菀此瀉肺熱之大概也在胃又有他劑以瀉蓋以熱兼血燥犀角宜矣毒盛熱熾綠豆宜矣中虛煩起粳米宜矣暑熱渴生西瓜宜矣時行不正貫衆宜矣疫熱毒盛人中黃金汁雪水宜矣咽瘡痔漏柿蒂柿乾宜矣便結不軟玄明粉宜矣乳癰便閉漏蘆宜矣蟲積不消雷丸宜矣熱盛呃逆竹茹蘆根宜矣腸毒不清白頭翁刺蝟皮宜矣口渴不止竹葉宜矣若更兼有血熱則又宜於地榆槐角槐花蘇木三漆乾漆此瀉胃熱之大概也而大腸熱結仍不外

乎硝黃白頭翁黃芩綠豆蝸牛生地之藥矣在心又有他劑以瀉則或因其溺閉而用瞿麥木通氣逆而用赭石痰閉而用貝母天竺黃暑渴而用西瓜精遺而用連鬚抽掣而用鈎籐咳嗽而用白合痂瘕而用川練與夫血熱而更用以犀角射干童便血餘紅花辰砂紫草生地鬱金桃仁茜草蘇木丹參沒藥蓮藕益母草熊膽等藥又可按味以考求矣此瀉心熱之大概也在肝又有他劑以瀉則如肝經氣逆宜用赭石以鎮之腎氣不固則用石南葉以堅之溺閉不通則用車前子以導之痰閉不醒則用牛黃以開之目翳不明則用秦皮空青蒙花石燕青葙子石決明以治之咳嗽痰逆則用前胡以降之蟲積不消則用蘆薈以殺之淫鬱驚恐宜用琥珀以鎮之神志昏冒宜用棗仁以清之若使熱在於血其藥衆

多大約入肝凉血則有赤芍赭石蒲公英青魚膽紅花地榆槐花槐角側柏葉卷柏無名異凌霄花猪尾血紫草夜明砂兔肉旱蓮草茅根蜈蚣山甲琥珀芙蓉花苦酒熊膽之類入肝破血則有莪朮紫貝靈芝紫參益母草蒲黃血竭蓮藕古文錢皂礬歸尾鱉甲貫衆茜草桃仁之類入肝敗血則有三漆蝱蟲䗪蟲螃蠏瓦楞子水蛭花蕊石之類皆當審實以投此瀉肝熱之大槪也而瀉膽熱之味又豈有外空青銅綠銅青熊膽膽礬前胡等藥者乎在腎又有他劑以瀉如龍膽防已爲腎熱盛溺閉者所宜用也秋石爲腎熱盛虚咳嗽溺閉者所必用也寒水石爲腎熱盛口渴水腫者所必用也地骨皮爲腎熱盛有汗骨蒸者所必用也食鹽爲腎熱盛便閉者所必用也琥珀海石爲腎熱盛血瘀溺秘者所必用也若

使熱在於血則藥亦不出乎童便地骨皮血餘銀柴胡蒲公英生牛膝旱蓮草赤石脂自然銅古文錢青鹽之類而瀉膀胱熱結其用豬苓澤瀉地膚子茵陳黃蘗黃芩龍膽川楝子藥者又可按其症治以考求矣此瀉腎熱之大概也脾熱瀉藥無多惟有脾經血熱考書有用郁李射干紫貝薑黃連藕皂礬蚯蚓然亦須辨藥症以治要之治病用藥須當分其臟腑然其是上是下毫微之處未可盡拘如藥既入於肺者未有不入於心入於肝者未有不入於脾入於腎者未有不入於膀胱且藥氣質輕清者上浮重濁者下降豈有浮左而不浮右重此而不重彼者乎但於形色氣味重處比較明確則藥自有圓通之趣又奚必拘拘於毫茫間互爲較衡而致竭其神智者乎

瀉火

趙養葵曰眞火者立命之本爲十二經之主腎無此則不能以作强而技巧不出矣膀胱無此則三焦之氣不化而水道不行矣脾胃無此則不能腐水穀而五味不出矣肝膽無此則將軍無決斷而謀慮不出矣大小腸無此則變化不行而二便閉矣心無此則神明昏而萬事不應矣治病者的宜以命門眞火爲君主而加意以火之一字觀此則火之不宜瀉也明矣而丹溪又言氣有餘便是火使火而果有餘則火亦能爲害烏在而不瀉乎惟是火之所發本有其基藥之所生自有其治氣味不明則治罔不差如大黃是瀉脾火之藥故便閉硬痛其必用焉石膏茅根是瀉脾胃之藥口渴燥熱其必用焉黃芩生地是瀉肺火之藥膈熱血燥欬各呈

焉火盛則痰與氣交窒是有宜於栝蔞花粉火盛則水與氣必阻是有宜於桑白皮火盛則胃必蒸是有宜於地骨皮火盛則三焦之熱皆并是有宜於梔子火盛則肺化源不清是有宜於天冬麥冬火盛則必狂越燥亂是有宜於羚羊角火盛則氣必逆而嗽是有宜於枇杷葉火盛則必挾胃火盛氣上呃是有宜於竹茹此非同爲瀉肺之藥乎黃連犀角是瀉心火之藥也燥熱淫蒸時疫班黃治各著焉火盛則小腸必燥是有宜於木通燈草火盛則喉必痺而痛是有宜於山荳根火盛則目必翳而瘴是有宜於熊膽火盛則心必煩燥懊憹是有宜於梔子火盛則口必渴而煩是有宜於竹葉火盛則肺失其養是有宜於麥門冬火盛則血必妄沸是有宜於童便生地火盛則憂鬱時懷是有宜於萱草此非同爲瀉

心之藥乎至於青黛膽草號爲瀉肝之火然必果有實熱實火者方宜若止因火而見搐掣則鉤藤有難廢矣因火而見目瘴則熊膽其莫除矣因火而見骨蒸則青蒿草其必須矣因火而見驚癇骨痛則羚羊角其必用矣因火而見口舌諸瘡則人中白其必進矣因火而見時症斑毒喉痺則大青其極尚矣因火而見痰熱往來則黃芩其必用矣此非同爲瀉肝之用乎而膽火之必用以膽草大青青黛者可思若在腎火症見骨蒸勞熱不得不用黃柏症見咽痛不止不得不用元參症見楊梅惡瘡不得不用胡連症見頭目不清痰涎不消不得不用茶茗症見火留骨節不得不用青蒿草症見無汗骨蒸不得不用丹皮此非同爲瀉腎藥乎而膀胱火起之必用以人中白童便及三焦火起之必用以青蒿草梔子

者又自可驗諸火之瀉當分臟腑如此但用而不顧其病症之符臟氣之合則其爲禍最速可不深思而長慮乎

平瀉

平瀉者從輕酌瀉之意也凡人臟氣不固或犯實邪不瀉則養虎貽患過瀉則眞元有損故僅酌其微苦微寒至平至輕之劑以進如瀉脾胃虛熱不必過用硝黃但取石斛輕淡以瀉脾茅根以瀉胃柿蒂以斂胃蘊熱邪粳米甘米甘涼以固中而已瀉肺不必進用黃芩知母但用沙參清肺火熱百部除肺寒鬱百合清肺餘熱薏苡仁清肺理溼枇杷葉清肺下氣金銀花清肺解毒而已瀉肝不必進用膽草青黛但用鱉甲入肝清血積熱消勞除蒸旱蓮草入肝清蒿草清三焦陰火伏留骨節白芍入肝斂氣鉤藤入肝清

熱除風而已瀉心不必黃連山梔但用麥冬清心以甯肺連翹清心以解毒竹葉清心以滌煩萱草清心以醒憂利水鬱金入心以散瘀丹參入心以破血而已瀉腎不必進用黃柏童便知母但用丹皮以除無汗骨蒸地骨皮以除有汗骨蒸而已至於調劑陰陽則或用以陰陽水止嗽消渴解毒則或用以薺苨散瘀行血則或用以蒲黃沒藥苦酒闢鬱則或用以木賊蒙花穀精草而已凡此雖屬平劑但用之得宜自有起死回生之力未可忽爲淺嘗已也

涼血

血寒自當用溫血熱自當用涼若使血寒不溫則血益寒而不流矣血熱不涼則血益結而不散矣故溫血即爲通滯活瘀之謂而涼血亦爲通滯活瘀之謂也第書所載涼血藥味甚多然不辨晰

明確則用多不合如血閉經阻治不外乎紅花毒閉不解治不外乎紫草此定法也然有心胃熱極症見吐血則又不得不用犀角心脾熱極症見喉痺不得不用射干肝胃熱極症見嘔吐血逆不得不用茅根腸胃熱極症見便血不得不用槐角地榆心經熱極症見驚惕不得不用辰砂且癰腫傷骨血瘀熱聚無名異宜矣毒盛痘閉乾紅晦滯猪尾血宜矣目盲翳障血積上攻夜明沙穀精草青魚膽宜矣瘀血內滯關竅不開髮餘宜矣肝木失制嘔血過多側柏葉宜矣火伏血中肺癰失理凌霄花宜矣肝胃血燥乳癰淋閉蒲公英宜矣至於腸紅脫肛血出不止則有炒卷柏可治血瘕疝痺經閉目赤則有赤芍藥可治諸血逼見上溢不下則有生地黃可治心腎火熾血隨火逆則有童便可治肝腎火起骨蒸血

結則有童便可治其他崩帶驚癇噎膈氣逆之有賴於代赭石溼熱下注腸胃痔漏之有賴於刺蝟皮血瘀淋滴短濇溺痛之有賴於琥珀心肝熱極惡瘡目翳之有賴於龍膽齒動鬚白火瘡紅發之有賴於旱蓮草亦何莫不爲通瘀活血之品但其諸藥性寒則凡血因寒起當知所避愼不可妄見血閉而卽用以苦寒之味以理之也

下血

血爲人身之寶安可言下然有血瘀之極積而爲塊澀之徒以增熱凉之或以增滯惟取趨動走泄苦寒烈毒之品以爲驅逐則血自爾不凝按書所載破血下血藥類甚衆要在審症明確則於治方不謬如症兼寒兼熱內結不解則宜用以莪木桃仁鬱金母草

以爲之破取其辛以散熱苦以降結之意也瘀氣結甚則宜用以班蝥乾漆以爲之降取其氣味猛烈得以驟解之意也寒氣既除內結滋甚則宜用以丹參郁李沒藥薑黃三七紫菀紫參貫衆以爲之下取其苦以善降不令內滯之意也寒氣既除瘀滯不化則宜用以蒲黃蘇木以爲之疎取其氣味宣滯不令鬱滯之意也至有借食人血以治血則有蝱蟲水蛭可用借其鹹味引血下走則有茜草血竭瓦楞紫貝䗪蟲鱉甲可取借其質輕靈活不滯則有蓮藕花蕊石可投借其陰氣徧佈可解則有螃蟹蚯蚓可啖借其酸濇鹹臭以解則有皂礬五靈脂可入惟有苦溫而破則又更有劉寄奴等味但劉寄奴自然銅古文錢三七血竭沒藥䗪蟲則於跌仆損傷而用蚯蚓則於解毒而用丹參則於血瘀神志不安而

用水蛭䖟蟲桃仁則於蓄血而用花蕊石則於金瘡血出而用五靈脂益母草蒲黃則於婦人血滯而用茜草則於婦人經閉不解而用瓦楞子則爲婦人塊積而用班蝥則爲惡瘡惡毒而用鬱金則爲血瘀胞絡痰氣積聚而用莪木則爲血瘀積痛不解而用郁李仁則爲下氣行水破血而用乾漆則爲鏟除老血蟲積而用紫貝則爲血蟲水積而用貫衆則爲時行不正而用鱉甲則爲勞熱骨蒸而用紫參則爲血痢癰腫而用薑黃則爲脾中血滯而用蘇木則爲表裡風起而用皂礬則爲收痰殺蟲除溼而用生藕則爲通調津液而用也至於班蝥乾漆三七水蛭䖟蟲䗪蟲螃蟹瓦楞子花蕊子尤爲諸劑中下血敗血之最用之須當審顧不可稍有忽畧以致損人元氣於不測也

殺蟲

病不外乎虛實寒熱治不外乎攻補表裡所以百病之生靡不根於虛實寒熱所致卽治亦不越乎一理以爲貫通又安有雜治雜劑之謂哉惟是虛實異形寒熱異致則或內滯不消而爲傳屍鬼疰外結不散而爲癰疽瘡瘍在蟲旣有虛實之殊寒熱之辨而毒亦有表裏之異升降之別此蟲之所必殺而毒之所以必治也至於治病用藥尤須審其氣味沖和合於人身氣血相宜爲貴若使辛苦燥烈用不審顧禍必旋踵謹於雜劑之中又將諸藥之品另爲編帙俾人一覽而知庶於本草義蘊或已得其過半云又按蟲之生本於人之正氣虧損而成體實者其蟲本不易生卽生亦易殄滅體虛者其蟲乘空內蓄蓄則卽爲致害害則非易治療考之

方書所載治蟲藥品甚多治亦錯雜不一如黃連苦參黑牽牛扁蓄是除溼熱以殺蟲也大黃朴硝是除熱邪以殺蟲也故其爲藥皆寒而不溫蒼耳子松脂密陀僧是除風溼以殺蟲也故其爲藥稍溫而不涼川椒椒目是除寒溼水溼以殺蟲也故其爲藥溫燥而不平蘇合香雄黃阿魏樟腦蛇退是除不正惡氣以殺蟲也故其爲藥最辛最溫水銀銀硃輕粉鉛粉黃丹大楓子山茵陳五棓子百草煎是除瘡疥以殺蟲也故其爲藥寒熱皆有紫貝桃仁乾漆皂礬百草霜是除血瘀以殺蟲也故其藥亦多寒熱不一厚樸檳榔是除熱滿瘴氣以殺蟲也故其爲藥苦溫而平穀蟲鶴虱使君是除痰食積滯以殺蟲也故其爲藥又溫而又寒獺肝之補肝腎之虛以殺蟲也故其藥味寒而氣溫至於榧實則能潤肺以殺

蟲烏梅則能斂肺以殺蟲百部則能清肺散熱以殺蟲皆有不甚寒燥之虞且蟲得酸則止凡烏梅五棓子等藥非是最酸之味以止其蟲乎得苦則下凡大黃黃連苦楝根蘆薈苦參非是至苦之藥以下其蟲乎得辛則伏凡川椒雄黃乾漆大楓子阿魏輕粉樟腦檳榔非是最辛之味以伏其蟲乎得甘則動凡用毒蟲之藥必加甘蜜爲使非是用以至甘之味以引其蟲乎至於寒極生蟲可用薑附以爲殺蟲欲上出可用藜蘆上涌以爲殺熱閉而蟲不下可用芫花黑牽牛以爲殺蟲食齲齒可用胡桐淚莨菪韭子蟾酥以爲之殺蟲食皮膚而爲風癬可用川槿皮海桐皮以爲殺九蟲陰蝕之蟲可用靑箱子覆盆葉以爲之殺癆瘵之蟲可用敗鼓心桃符板虎糞骨死人枕獺爪鸛骨以爲之殺但用多屬辛苦酸濇

惟使君子實治蟲按書偏以甘取義實有在自非精於醫道者所可與之同語也

發毒

內經曰營氣不從逆於肉裡乃生癰腫又曰諸痛瘡瘍皆屬心火又觀丹溪有言癰疽皆因陰陽相滯而生則是癰疽之發固合內外皆致而不僅於肉裡所見已也但其毒氣未深等於傷寒邪初在表其藥止宜升發而不遽用苦寒俾其毒從外發若稍入內爲殃則毒勢纏綿不已而有毒氣攻心必死之候矣予按發毒之藥品類甚多有三陽升麻柴葛姜防白芷荊芥薄荷桔梗等藥何一不爲發毒散毒之最山甲皂角等何一不爲驅毒追毒之方至於蜈蚣則能驅風通痰散結蛇退則能驅風辟惡野菊花則能散火

逐氣王不留行則能行氣宣滯皆爲袪散惡毒之劑外有蟾酥蟾蜍力能透拔風邪火毒象牙力能拔毒外脫楓香力能透毒外出人牙力能入腎推毒胡桐淚力能引吐熱毒在膈輕粉黃丹銀硃力能制外癰疽瘡疥螻蛄萆蔴力能通水開竅拔毒外行若在芙蓉花則藥雖屬清凉而仍兼有表性是以用此以爲斂毒箍毒之方餘則治毒之劑審其性有苦寒之味者應另列於解毒之中不可入於發毒劑例俾人皆知毒從外發不得竟用內藥內陷云

解毒

毒雖見症於外而勢已傳於內則藥又當從內清解故解毒亦爲治毒之方所不可缺也第人僅知金銀花牛蒡子甘草爲解毒之品凡屬毒劑無不概投詎知毒因心熱而成者則有黃連連翹可

解因於肺火而成者則有黃芩可解因於肝火而成者則有膽草青黛藍子可解因於肺火肺毒而成者則有石膏竹葉大黃可解因於腎火而成者則有黃柏知母可解且毒在於腸胃症見癰疽乳閉宜用漏蘆以通之症見消渴不止宜用綠豆煮汁以飲之症見腸癖便血宜用白頭翁以解之症見時行惡毒宜用金針人中黃以利之至於楊梅症見多屬肝腎毒發宜用土茯苓以清之喉痺咽痛多屬痰火瘀結宜用射干以開之心腎火熾宜用山荳根以熄之鬼疰瘰癧潰爛流串多屬經絡及脾毒積宜用蚯蚓以化之口眼喎斜癰腸痔漏多屬經絡腸胃毒發宜用牛黃以治之乳癰乳岩多屬肝胃熱起宜用蒲公英以療之惡瘡不斂多屬心腎痰結宜用貝母以除之無名疔腫惡瘡蛇虺瘰癧結核多屬痰結

不化宜用山慈姑以治之毒勢急迫咳嗽不止多屬中氣虛損宜用薺苨以緩之他如癰腫不消宜用米醋同藥以治熱涎不除積垢不清有用皂白二礬以入癰疽掀腫胸熱不除有用甘草節以投皆有深意內存不可稍忽若在斑蝥鳳仙子惡毒之品要當審症酌治不可一毫稍忽於其中也

毒物

凡藥沖淡和平不寒不熱則非毒矣即或秉陽之氣爲熱秉陰之氣爲寒而性不甚過烈亦非毒矣至於陰寒之極燥烈之甚有失沖淡和平之氣者則皆爲毒然毒有可法製以療人病則藥雖毒而不得以毒稱若至氣味燥迫並或純陰無陽強爲伏制不敢重投者則其爲毒最大而不可以妄用矣如砒礵硇砂巴豆鳳仙子

草烏射罔鉤吻是熱毒之殺人者也水銀鉛粉木鱉蒟蒻是寒毒之殺人者也草麻商陸狼牙是不寒不熱性非沖和寓有辛毒之氣而亦能以殺人者也然予謂醫之治病凡屬毒物固勿妄投卽其性非毒烈而審顧不眞辨脈不實則其爲毒最大而不可以救矣況毒人之藥人所共知人尙知禁若屬非毒視爲有益每不及防故余竊見人病常有朝服無毒之藥而夕卽見其斃者職是故也因附記以爲妄用藥劑一戒

禖證良方

湖北屠燮臣纂

雜證良方

同治癸亥秋刊

育德堂藏板

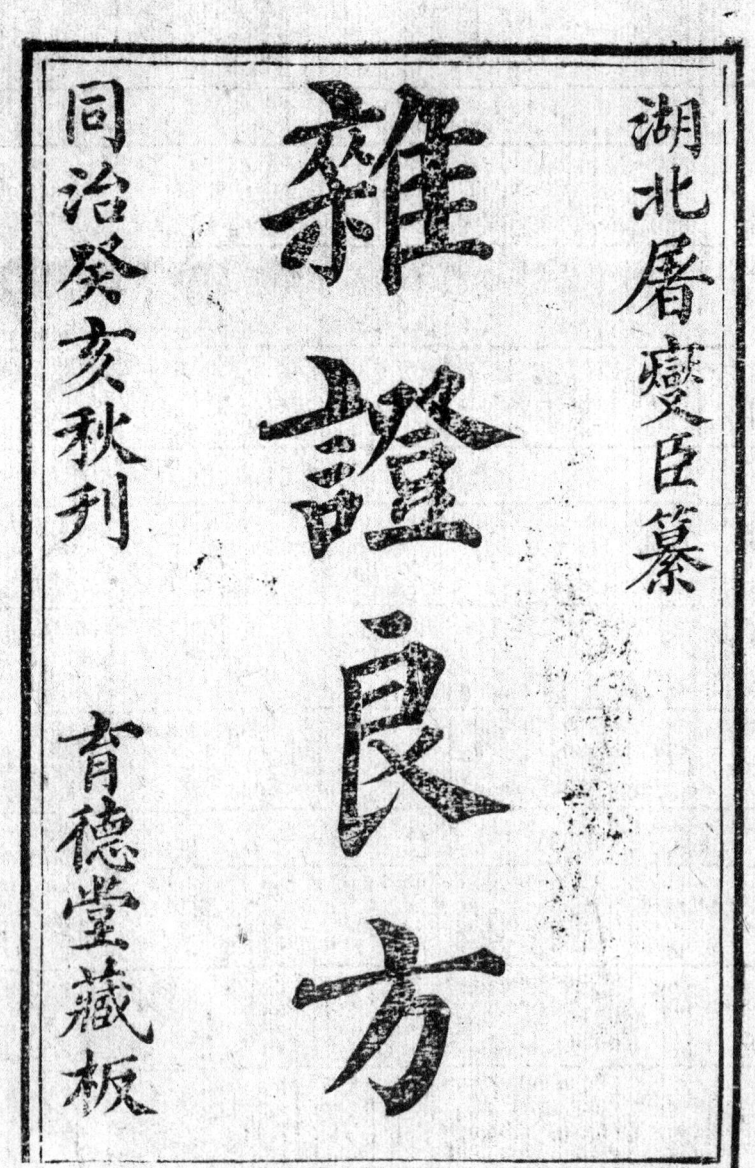

普濟良方目錄卷一

雜證各方

百歲酒一　　　　　神仙長壽酒二
京師秘傳烏鬚方　　　神仙烏雲丹
　　　　　　　　　　烏鬚黑髮旱蓮丸三
戒鴉片煙飲奇效方
　　　　　　　　　　四時瘟疫六
瘟疫四
入病家不染七
　　　　　　　　　　大頭瘟
大頭蝦蟆瘟
　　　　　　　　　　外治熨法
傷寒傳變
　　　　　　　　　　傷寒入
傷寒外治
　　　　　　　　　　傷寒狂走九
牽正散十砭法
　　　　　　　　　　中寒中風十
中暑十熱死
　　　　　　　　　　開關散十三
中氣中食
　　　　　　　　　　中惡六中火
　　　　　　　　　　傷暑出丹十五
　　　　　　　　　　霍亂十七

外治方　痢疾二九三方　休息痢
禁口痢　痢疾奇效三十二　增痢疾方
陰症　肚痛三十三　陰症肚痛面青　陰症手足紫黑
脚氣　感冒風寒三十四　增平安散
救飢方

卷二目錄

瘡毒各方

疔毒重症　拔疔紅膏藥　紅線疔　水疔
發背疔瘡　癋疽疔癤　一切瘡毒
梅花點舌丹　菜油飲　芙蓉散　神仙截法三
隔蒜灸法　葱熨治法三　豉餅灸法

礬蠍丸　神燈照法四　忍冬酒
治疔初起仙方　腸癰五　肺癰　乳癰六
膝上生癰　瘰癧　潰爛　瘰癧腫硬疼痛七
頸後結核腫痛　洗眼神方　血瘤
牙痛神方八　喉泡方　舌腫　出血
舌蕈　舌長數寸　鼻淵
對口瘡　腹內生毒　骨疽出骨
穿手掌毒九　纏腰瘡　赤遊風
臁瘡　脛瘡　鵝掌風癬　治鵝掌風
紫癜風　白癜風　癰疽作癢
破傷風　破風傷水十　瘡中生疳

目録

惡瘡腫痛　　惡瘡有肉　　惡瘡膿血不止
腫毒皮厚不出頭　諸瘡毒不斂口
蝦蟆膏藥方　　下疳十一　鼠瘻
楊梅瘡　　叉下疳方　　囊癰
腎子爛出　　魚口便毒　　下疳陰癢
八腳虱　　魚口便毒初起　　陰毛內生虫
湯藥方　丸藥二十　敷腫毒五黃散三十　大麻瘋方
楓子膏　　疔瘡神效方
膿泡疥瘡　　治疥神方
止血補傷　血症　　破頭傷風四十　治疥神方
肺肝心脾血辨　嘔出全血　　先嗽痰後吐血五十
　　　　　　勞嗽方　　治勞燒香法

臌腫十六	水臌小便淋閉		氣臌
黃疸 黃腫通治	痞積		五香丸十七
食積血痞	蟲積 作痛十八		隔食反胃
嘔逆 乾嘔	頭風 諸般頭痛		頭眩運倒
風淫癰瘓	筋骨酸痛腰背軟 一切手足風痛及		一酒腳風淫作痛
鶴膝風	手足麻痺等症		乾血勞
肝氣二十	盜汗 自汗		金絲萬應膏
蠱積食積臌脹二十 大歸湯	猪羊癩風		紫雲膏
太乙萬靈膏	秘傳生肌散		

普濟良方卷一　　　男仁鏡　壽農恭校字

湖北孝感縣屠道和燮臣氏輯　孫義廉　鶴浦

蘄水縣吳學澄樸農校　　義均　可垣　侍校

荊州駐防玉山雨峰校　安化門人梁煥梅青隨校

百歲酒方

綿芪蜜炙二兩　白朮一兩　川芎一兩　當歸一兩二錢　熟地一兩二錢

龜膠一兩　茯苓一兩　生地一兩二錢　羌活一兩　黨參一兩

肉桂六錢　防風一兩　茯神二兩　五味八錢　枸杞一兩

麥冬一兩　棗皮一兩　廣皮一兩

右藥十八味加紅棗二斤冰糖二斤泡高粱燒酒二十斤煮

一柱香時埋土中七日每隨量飲之此方有人三代皆服此
酒相承無七十歲以下人有試之者屢驗

神仙長壽酒方

熟地黃四兩　當歸四兩　枸杞三兩　沙蒺藜三兩　茯神四兩
杜仲二兩　山藥三兩　地骨皮三兩　牛膝二兩　韭子二兩
兔絲子三兩　故紙一兩　藥椹四兩　佛手柑三個　桂圓肉四兩
用好酒十觔將藥入內煮三柱香久每日隨量服之久則延
年益壽

天下烏鬚第一方

五倍子不拘多少搥碎去灰鍋內炒盡烟爲度以青布巾打溼扭乾包裹脚踹成餅爲末聽用每用一錢半烏黑霜不拘多少卽炒黃好細麵四兩當歸尾一兩白芨一兩共爲末攪勻每用一分半青鹽一分五厘紅銅末不拘多少火內燒極

紅投入水碗中取出再燒再投取其水內自然之末用水沒石子淘淨將好醋煮數沸至乾隨炒黑色聽用每用一分半二釐半訶子二釐半二味俱用麵包入砂鍋內將柴灰同拌炒至焦乾明礬末一分半

右用細茶滷調如糊瓷器內重湯煮洗淨搽乾了洗去

京師秘傳烏鬚方

五倍子制法如前每用二錢紅銅末製法如前每用六分食鹽三分明礬末六分白灰麵一分五釐

右合火酒調搽無酒濃茶亦可調勻以酒盞盛貯用鐵杓注水煮至如糖香鏡臉方可取用先將皂角水洗淨髮鬚然後塗藥包裹一夜次早洗去即黑若鬚少只用半帳

神應烏鬚丹　烏鬚黑髮返老還童壯筋骨補真精固元陽

神効無比

何首烏半斤入砂鍋內以黑豆同蒸半日去豆用好酒浸一七晒乾如此蒸七徧　槐角子二兩為末　破故紙酒洗一斤砂鍋內炒黃色　旱蓮汁二兩如無汁旱蓮為末亦可　胡桐淚即木律為末二兩

右共一處為細末棗肉二斤胡桃仁半斤共一處搗為丸如梧桐子大每服五十丸空心鹽湯下服三個月勿斷一日

旱蓮丸　烏鬚黑髮服一月已白者退再生者黑其效如神士大夫不可一日無此藥

生地黃二斤酒泡去汁晒半斤　旱蓮汁晒半斤　細辛一兩　川芎四兩　破故紙一斤麵炒　五加皮酒浸半斤　赤茯苓乳汁浸半斤　枸杞子四兩　杜仲半斤炒　沒石子二兩　生薑三斤取汁晒半斤

右為末胡桃仁去皮半斤棗肉同和為丸如梧桐子大每五十丸黃酒送下

五煎膏　烏鬚髮固牙齒壯筋骨

旱蓮草　黑桑椹　何首烏　生地黃　白茯苓

右五味各自爲咀片煎汁濾淨渣熬成膏合一處和勻置瓷器內封固埋土七日每服二三匙一日三服

治鴉片煙飲奇效方　服此方者一面吸煙一面服藥至八日十日後則可早可晏可多可少可吸可不吸妙在不用刼藥不用煙灰其飲自化應驗多多爰序於左

鴉片煙流毒內地受害良多其中亦有急思改悔者又莫得其方市肆中藥於字義尚未辨明何能奏效縱有一二截止者類皆刼劑伐脾戕胃貽害多端嘗諸作文安有講書未明而妄期佳搆者乎卽如字義世俗稱癮者乃皮裡肉外之紅點何得指爲斯證又稱引字究屬何根方爲引動模糊圖治奚克見功不知所謂飲者

乃飲食之飲卽醫書所論痰飲證也夫濁者爲痰淸者爲飲此理易知治斯證者總以滌飲化痰爲主或問此證何由而生予曰凡人酣吸多則動脾家之溼溼則生痰蓋脾爲生痰之源肺爲藏痰之器故此證總在脾肺二經或又問曰旣係吸多生飲何以吸之又名曰過飲予曰煙乃通活之性痰係周身上下無所不至一經上壅則或淚流或汗出或背脹或欠伸或嘔吐或心慌皆痰之爲患驟得煙以通活則痰食頓開而諸症悉平斯謂之過飲客爲首肯不勝欣然焉予曰憫斯人之沈痾亟思拯救乃細揣各名家書體會數年始得其訣故特創一方藥品沖和純乎王道俾戒飲者自製不着絲毫煙灰自能奏效十餘年來獲益者不可枚舉因刊以公諸同好惟願普世共渡慈航回頭卽是岸云

廣橘紅白礬炒五兩 製半夏四兩五錢 塊雲苓四兩 炙粉草三兩五錢 天南星一兩五錢
訶子二兩 白芥子八錢 川椒七錢

共研末薑水泛爲丸桐子大每日飯後一時之久以白滚水吞下三錢日二次服至八天以後自然見功奇效無比

同治二年仲秋月上浣　屠燮臣製方付梓

瘟疫　附大頭瘟

時行疫病者一歲之中長幼之病相似者是也感非時之溫而病謂之瘟疫壯熱頭痛身痛咽乾心煩欬嗽涕唾稠粘柴胡升麻湯感非時之寒而病謂之寒疫其症憎寒拘急頭痛身疼無汗九味羌活湯通用敗毒散熱加黃芩石膏寒加蒼朮便秘加大黃兼內傷藿香正氣散加消導藥並不得大汗大下饑年胃虛必加人參

以固元氣如病五日內精神昏憒咽喉閉塞語聲不出頭面不腫食不知味死證也

十神湯　治時氣瘟疫風寒兩感頭痛發熱惡寒無汗欬嗽鼻塞聲重

麻黃　葛根　升麻　川芎　赤芍藥　紫蘇　甘草　白芷　陳皮　香附

水解散　治天行一二日頭痛壯熱

麻黃一錢　桂心七分　甘草炙五分　白芍三錢

柴胡升麻湯　治少陽陽明合病傷風壯熱惡風頭痛體氣鼻塞咽乾痰盛欬嗽唾涕膠粘及陽氣鬱遏元氣下陷時行瘟疫

柴胡　前胡　黃芩一錢二分　升麻一錢　葛根　荆芥一錢五分　桑白皮各八分　赤芍　石膏各二錢　加薑三片豉二十粒煎

九味羌活湯（即羌活沖和湯）　治傷寒　傷風憎寒壯熱頭痛身痛項痛脊強嘔吐口渴太陽無汗及感冒四時不正之氣溫病熱病

羌活　防風　蒼朮（各一錢半）　細辛（五分）　川芎　白芷　生地黃　黃芩　甘草（各一錢）　加生薑葱白煎

人參敗毒散　治傷寒頭痛憎寒壯熱頭強睛暗鼻塞聲重風痰咳嗽及時氣疫癘嵐障鬼瘧或聲如蛙鳴赤眼口瘡溼毒流注腳腫腮腫喉痹毒痢諸瘡斑疹

人參　羌活　獨活　柴胡　前胡　川芎　枳殼　桔梗　土茯苓（各一兩）　甘草（五錢）　每服一兩加薑三片薄荷少許煎口乾舌燥加黃芩腳氣加大黃蒼朮膚癢加蟬蛻

藿香正氣散　治內傷外感而成霍亂吐瀉憎寒發熱頭痛嘔吐

胸悶咳嗽氣喘及傷冷傷溼瘧疾中暑又凡感嵐瘴不正之氣並宜加減用之　藿香三錢　白朮炒　厚朴薑炒　茯苓

紫蘇　大腹皮淨洗　半夏薑炒　桔梗　陳皮去白　白芷

炙甘草各一錢

瘟疫　此症多發於春分之後夏至之前故曰瘟疫如有鬼癘之氣又曰癘疫以衆人所患相同又曰天行時疫其症與傷寒相似傳經表裏亦無不同惟時令已煖毒氣鬱蒸與傷寒微異發散宜用辛平等劑又有四時瘟疫治法大略相同茲擇簡便數方為醫藥不便之處而設

四時瘟疫皆治　黃沙糖一杯　生薑自然汁一杯　用白滾湯一大杯調勻乘熱急服被遮發汗即愈

又方　白粳米一升連鬚葱頭二十根煮成稠粥加好醋一小碗再煮一二滾各食一碗熱服取汗自愈已出汗者不用

又方　松毛切碎搗每用二錢酒沖服日三服極妥極效

瘟疫外治方　凡聞病人汗氣入鼻透腦即散布經絡初覺頭痛即用芥菜子研末温水稠調塡肚臍中隔布一二層上以壺盛熱湯熨之至汗出而愈

又外治方並治大頭瘟　蒼朮　良薑　枯礬　各等分爲末每用一錢以葱白一大箇搗勻塗手心男左女右將手掩肚臍手須窩起勿使藥着臍又以一手兜住外腎前陰女子亦如之煎綠荳湯一碗飲之點線香半炷久可得汗如無汗再飲綠荳湯催之汗出即愈　又刺少商穴即愈法見中風治見喉蛾

辟瘟丹　蒼朮末　紅棗搗和丸彈子大時燒之能令疫不染

預避瘟疫方　五更時投黑豆一大握於井中勿使人見凡飲水家俱無傳染若飲河水之處各家於每日清晨投黑豆一撮於水缸中全家無恙　又貫仲一個白礬一塊放水缸中亦效○又方向東桃枝煎湯日浴二次自然不染

入病家不染方　香油調雄黃蒼朮末塗鼻既出用紙條到鼻孔取噴嚏再飲雄黃酒一盃決無傳染

大頭瘟　疫毒發于頭面憎寒壯熱焮赤腫痛治以普濟消毒飲加減陽明為邪首見大腫少陽為邪出于耳之前後陽明主溼少陽主熱溼熱合而為腫木盛則痛通用敗毒散大便秘加大黃但腫溼勝宜蒼厚橘芷以去溼痛多熱勝宜連芩翹犀以消

熱氣虛加人參甘草藿香以扶正

普濟消毒飲　治天行疫癘初覺憎寒壯熱體重次傳頭面腫盛目不能開喘咽喉不利舌乾口燥上等症俗名大頭瘟

黄芩酒炒　黄連酒炒各二錢　柴胡五分　桔梗三分　人參錢半　甘草　陳皮去白　玄參各二錢二分　連翹　板藍根　馬勃　鼠黏子各八分　升麻　白殭蚕各六分　便秘加大黄

大頭蝦蟆瘟頭腮便腫　靛花三錢福建者爲佳　雞蛋清一個　燒酒一杯調服神效

除疫救苦丹　專治一切瘟疫時症並傷寒感冒無論已傳經未傳經大人一丸小兒半丸涼水調服出汗即愈重者連進二服服藥後未汗切忌食熱湯熱物汗後不忌此丹寒熱並用功極神奇百試百效有力者宜脩合以濟人　麻黄　乾薑　明天

痲　綠荳粉　松蘿茶各一兩二錢　生甘草　明亮硃砂　明雄黃各八錢　生大黃二兩　共爲細末蜜丸彈子大又寸金丹亦能治疫藥店有現成脩合者

傷寒　症候不一兼有傳變惟良醫診脈隨症用藥庶幾奏效非單方可治也今惟傳一外治妥效之法凡醫藥不便之處恃此救急頗有奇功

外治熨法　治傷寒胸膈不寬作痛一切寒結熱結食結痰結痞結水結等症並中氣虛弱不堪攻擊內消者須以此法熨之則滯行邪散其效如神　葱白頭一大把　生老薑二大塊　生蘿蔔四五箇如無時以子一合代之　三味共搗爛炒熱用布作兩包輪換久久罨熨心胸脇下痛處無不豁然自開汗出而愈如數次炒乾則烹之以酒

且不宜太熱恐炮烙難受也若大便結兼熨臍腹

傷寒傳變症候繁多大抵自霜降後春分前寒邪所感者爲正傷寒春夏所感者謂之四時傷寒而兼雜症惟得病之初宜先審辨則調理不差夫傷寒症候大類傷暑但傷寒惡寒而身寒傷暑惡熱而身熱脈緊惡寒謂之傷寒脈緩惡風謂之傷風脈盛壯熱謂之熱病脈虛身熱謂之傷暑傷暑脈浮大而散或絃數而遲蓋熱傷氣散而脈虛也外症見頭痛身熱煩渴口乾面垢自汗倦怠少氣或背寒惡寒甚則迷悶不省手足搐搦或嘔瀉腹痛下血發黃出斑等行路得之爲中熱靜室得之爲傷暑又胸膈脹滿頭痛發熱時有止歇者勞役食積也惟頭痛惡寒發熱身足痠痛晝夜不歇傷寒也依此看過果係傷寒若無良醫

幸莫用藥蓋此症死於病者少而死於醫者多惟宜密室避風勿食粥飯米粒謹靜自守只以薑汁熱酒或薑茶等類與飲待七日傳徧經絡雖不服藥亦自然痊愈古云傷寒不藥得中醫正此謂也至於過經傳隔經傳兩感傳之症病本至危尤非良醫不治若用藥一誤速之死耳可不慎歟

又方　治傷寒犯內傷食積蓄血小腹硬脹不能言語神思欲脫兩目直視手足强仆症候危篤難以下藥者急用紫蘇半斤煎濃湯將大手巾摺數層蘸透熱略絞乾乘熱攤肚上至臍下用手在巾上旋摩冷則再換數次候煖氣逆入其宿糞硬塊積血自下而病愈如肛門閉結不通不得下須以稠蜂蜜和猪胆汁熬煉成條插入糞門導之自通此法屢驗但積糞下後須用藥調

理

傷寒狂走　有用新抱出雞子的蛋壳煎湯服卽安睡亦奇方也

橘薑湯　治男婦傷寒頭痛發熱身痛嘔吐無汗惡寒胸滿等症初起卽宜服之　又治一切雜病嘔噦手足逆冷等症

陳橘皮四兩　生薑二兩　長流水煎徐徐呷之得汗卽止無汗加淡豆豉輕者分兩可減也甚者加葱白紫蘇如挾食審所傷何物合傷食條加之

薑蘇湯　治法如前感寒之輕者　生薑二錢　紫蘇一錢　棗一枚

煎服取微汗

薑桃飲　治法如前感寒稍重者　生薑三錢　核桃三箇去殼連皮　葱三根帶白　好陳茶三錢　白糖三錢　長流水煎服取汁

參胡三白湯　治傷寒熱未全退元氣已虛困怠嗜臥等症

人參三錢　柴胡二錢　白朮土炒　白芍藥　白茯苓各一錢　水煎服

中寒　寒中三陰口禁失音四肢强直攣急疼痛似乎中風者或厥逆唇青囊縮無脉或卒倒尸厥脫陰脫陽等症俱用葱白一斤微搗炒熱分二包輪換熨肚臍下久久候煖氣透入自愈並以葱白三寸搗爛酒煎灌之陽氣即回此華陀救卒方也若病危甚者再以艾丸如豆大灸氣海穴關元穴各二七壯則脉漸現手足漸温可得生矣氣海穴在臍下半寸關元穴在臍下三寸

又方　治中寒四肢厥冷肚腹疼痛亦治陰症腹痛

吳茱萸一升酒拌溼布袋二個分包甑蒸透熱更換多熨兩足心兼熨肚臍下候氣透手足煖爲度　一方加麥麩食鹽葱白等

同炒熱熨

中風

中風初仆牙關緊急痰涎潮壅仆後有風懿偏枯風痱痺風之症仆時扶起先用皂角半夏細辛末吹鼻有嚏可治口禁不開用霜梅肉或蘇合香丸頻擦牙令開關痰迷不省人參蘆煎湯吐之或陳皮四兩生薑二兩煎湯探吐或用葛汁薑汁開導之此時見症如牙關緊急兩手握固則是實而閉也用三生飲疏其滯如口開手撒眼合聲鼾遺溺則虛而脫不治或不全見急用大劑參耆附煎湯救之更有吐沫直視內脫筋骨痛髮直搖頭上竄面赤如妝汗綴如珠皆脫絕不治之症　風懿者邪中心肺神昏不能言也全蝎薄荷以祛風竹瀝葛汁以去熱茯神遠志以寧神若風痰壅

塞心脾舌强或縱不能言白附天麻全蝎以逐風南星殭蠶橘皮以消痰菖蒲開塞竹茹瀉火虛者參附可用也若昏不知人九竅閉塞或言變志亂可用牛黃丸牛黃腦麝之類自內攻之然多不救今謂之中臟　風痱者邪中脾胃之經機關縱緩故手足不隨也脾溼平胃散瀉之脾虛四君子湯補之血枯四物湯滋之風淫鈎藤天麻防風秦艽袪之痰盛竹瀝薑汁膽星消之偏枯者因虛邪偏客于身半故半身不遂也左曰癱右曰瘓偏左屬血四物湯加竹瀝薑汁偏右屬氣與痰六君子湯加竹瀝薑汁身痛言不變志不亂可治實者天麻白芷以逐風烏沉蘇青以行氣木瓜以通榮衛虛者加參朮以補真氣挾溼病久史國公酒養氣血而勝風溼若真氣虛榮衛不周君以黃耆臣以參歸白芍藥佐以防風桂枝鈎

藤諸瀝諸汁主于調氣血而行風痰二條今謂之中府　退風者邪入足陽明手太陽之經邪氣反緩正氣即急正氣引邪口曰喎曰邪也參耆歸芎蘇木紅花以治本升麻葛根白芷秦艽防風桂枝葱白以治標風痰者牽正散或用萆麻子左歪塗右右歪塗左外以薑汁調南星末塗鱓魚血者亦佳　痺風風入陽經肢節痛蠲痺湯主之二條今謂之中血脈　又有無内外症但血弱不能養筋手足不遂語言不正用大秦艽湯　二便阻隔小承氣湯加羌活名三化湯利之　見六經表症小續命湯加減用之　自汗小建中湯收之　遺溺大劑參芪加益智補之　十指常麻木不仁氣虛挾痰人參竹瀝膏時進不輟兼服九製豨薟丸六脈沉伏亦有洪盛者浮遲吉堅大急疾凶

三生飲　治中風卒然昏憒不省人事痰涎壅盛語言蹇澁等症

生南星一兩　生川烏去皮　生附子去皮五錢　木香二錢　每服一兩加

人參一兩煎

牽正散　治中風口眼喎邪無他症也　白附子　殭蠶　全蝎

等分為末每二錢酒調服附　改容膏　萆蔴子一兩　冰片三分　共搗

為膏寒月加乾薑附子各一錢　左喎貼右右喎貼左即正或用

蜣螂打敷亦良

八味順氣散　治中風正氣虛痰涎壅盛者　白朮二錢　白茯苓

青皮去穰炒　白芷　陳皮去白　台烏藥　人參各一錢　甘草五分

小續命湯　治中風不省人事神氣潰亂半身不遂筋急拘攣口

眼喎邪語言蹇澁風濕痺痛痰火併多六經中風及剛柔二痙

防風一錢二分　桂枝　麻黃　杏仁去皮尖炒研　芎藭酒洗　人參
甘草炙　黃芩酒炒　防已各八分　附子四分　白芍酒炒八分　每服三
錢加薑棗煎筋急語遲脈弦者倍人參加薏仁當歸去芍藥以
避中寒煩躁不大便去桂附倍芍藥加竹瀝日久不大便胸中
不快加大黃枳殼藏寒下利去防已黃芩倍附子加白朮嘔逆
加半夏語言蹇澁手足戰掉加石菖蒲竹瀝身痛發搐加羌活
口渴加麥冬花粉煩渴多驚加犀角羚羊角汗多去麻黃杏仁
加白朮舌燥去桂附加石膏

大秦艽湯　治中風手足不能運掉舌強不能言語風邪散見不
拘一經者　秦艽　石膏各三兩　當歸酒洗　白芍酒炒　生地酒洗
川芎　白朮土炒　茯苓　甘草炙　黃芩酒炒　防風

羌活　獨活　白芷　熟地各一兩　細辛五錢　每服一兩
兩溼加生薑春秋加知母心下痞加枳殼

開關散　中風卒急先用此藥開關　皂角二錢　北細辛五分　共研細
末吹少許入鼻中即醒如買細辛不及即皂角一味亦可

又砭法　用鋒利碎瓷片刺少商穴使出血即解　少商穴在大
指頭指甲之內側與出指甲之處相齊只離指甲兩邊各一韭
菜寬是也先從臂上抹至指間使血行下方刺從大指中指刺
起但得甦醒輕鬆不必徧刺亦可　破竹筋頭夾住瓷片只露
磁鋒一分在外用線紮緊以兩指捏着筋稍直按穴上再用竹
筋一隻橫敲飛線處使瓷鋒刺入則輕重方有準此爲不善刺
者說法

稀涎方　痰涎壅盛用此先吐其痰病卽輕鬆

皂角四條　明礬一兩　共研細末溫酒調三錢徐徐灌下

又方　中風不省人事得病之日卽服此免成廢人

側栢葉一把　葱白連鬚一把　共搗如泥用無灰酒一大碗煎一二十沸去渣候溫灌服不善飲者分數次服

中風口喎　用皂角爲末陳米醋調塗口上左喎塗右右喎塗左乾則頻換數次愈

又方　治中風中痰並治小兒驚風　生石膏一兩　辰砂五分　各研末和勻大人每服三錢若小兒一歲至三歲服一錢以次遞加用生蜂蜜調下立效　此仙方也傳方者若受謝及食病家茶酒則不效

又方　治中風中痰並治中氣中暑乾霍亂數症皆妥效

老生薑自然汁一盃童便一盃和勻灌下

中暑（與暑門參看）附 熱死 暑風

中暑者暑邪乘虛入心包絡鼓激痰飲塞於心竅故猝然昏倒面垢手足微冷冷汗自出喘喝搗蒜水灌之稍甦香薷飲入麝少許服靜而得之爲中暑陰症也或納涼于廣廈或過食生冷頭痛惡寒肢節疼大熱無汗此陰寒所遏陽氣不得發越輕者香薷飲重者大順散動而得之爲中熱陽症也或行役長途或務農赤日頭痛燥熱肌膚大熱大渴多汗少氣宜生脈散或蒼朮白虎湯方論俱見暑門

熱死

道路熱死人勿與冷水及熱茶勿臥冷地勿令近火惟置日中以

蒜湯灌之以塗中熱土圍臍上令多人溺其臍中自甦

暑風

暑風病殭仆身反張手足搐搦香薷飲加羌活

中暑　中暑者靜而得之如避暑深堂大厦爲陰寒所遏暑不得越故也外症見身熱頭痛煩躁不寧或咳嗽發熱汗出不止然必熱有進退脇下有汗方爲傷暑若久熱不止脇下無汗便是夏月傷寒症雖少見不可不詳辨而妄投湯藥也又腹痛嘔瀉爲冒暑宜涼解清利四肢困倦不思飲食爲熱傷元氣宜補忽然昏仆不省人事爲暑風宜清涼而加風散藥不可概從中暑治也

中暑方　蒜頭二顆研爛取路上熱土日晒熱處淨土若汚泥不可用攪新汲井水調

勻服一碗甚效　又黑芝蔴炒井水擂汁灌下即愈　又扁豆葉搗汁飲亦效

又方　滑石六兩研細水飛曬乾　生甘草一兩研末　辰砂三錢研細水飛曬乾　和勻每服三錢涼水調下方名益元散　治伏暑泄瀉煩渴暑極宜預服此

傷暑出丹　凡暑月身熱昏沉未明症候恐是出丹法以生白扁豆數顆食之如不腥吐則以生白扁豆水泡溼研汁一小杯調水一盞服之即愈

中氣與氣門互參

七情內傷氣逆爲病痰潮昏塞牙關緊急極與中風相似但中風身溫中氣身冷中風脈浮應人迎中氣脈沉應氣口以氣藥治風猶可以風藥治氣則不可急以蘇合香丸灌之候醒以八味順氣

散見中風　加香附有痰者星香散

星香散　治中風中氣痰盛體肥不渴者　膽星八錢木香三錢

爲末服或加全蝎

蘇合香丸　治傳屍骨蒸疰忤鬼氣卒心痛霍亂吐逆時氣鬼魅瘴瘧疫痢瘀血月閉痃癖丁腫驚癇中風中氣痰厥昏迷等症

白朮　青木香　犀角　香附炒去毛　訶黎勒煨取皮　硃砂水飛

檀香　沉香　安息香酒熬膏　麝香　丁香　蓽撥各一兩

龍腦　薰陸香另研　蘇合香各一兩　右爲細末研藥勻用安息香膏幷蘇合香油煉蜜和劑丸如彈子大以蠟匱固緋絹當心帶之一切邪神不敢近

中食與傷飲食條參酌

醉飽過度或感風寒或着氣惱以致塡塞胸中胃氣不行忽然厥逆昏迷口不能言肢不能舉若誤作中風中氣治之必死宜煎薑鹽湯探吐風寒者藿香正氣散氣滯者八味順氣散吐後別無他症只以蒼朮白朮陳皮厚朴甘草之類調之

王節齋治一人忽得暴疾如中風口不能言目不識人四肢不舉急服蘇合丸不效因詢其由曰適方賠客飲食後忽得此症遂以生薑淡鹽湯多飲探吐吐出飲食數碗而愈此中食類中風也

中惡

登塚入廟吊死問喪飛尸鬼擊卒厥客忤手足逆冷肌膚粟起頭面靑黑精神不守或錯言妄語牙閉口噤昏暈不知人宜蘇合香丸灌之俟少甦服調氣平胃散

中火與火門參看

中火者多成癱瘓良由將息失宜以致陰精枯竭水衰火盛熱菀生風故忽然而厥筋骨不用神昏無知也心火盛者涼膈散肝火動者逍遙散陰虛六味丸如痰多喎僻麻痺用二陳湯加貝母花粉半夏南星以去痰黃連荷葉以去熱荊芥防風羌活以去風論方俱見火門

中熱　中熱者動而得之如行人酷日趲程農夫炎天勞力以致津竭汗盡卒然昏倒名爲中熱亦名中暍切不可誤飲冷水及受寒涼蓋以得冷則不可救　法用稻草結爲長帶曲盤臍肚外用熱土搓碎圍之使數人共尿其中令溫氣入腹久之自愈此爲道途倉猝無措者設法若在可辦熱湯處則用布蘸熱

湯更換熨之熨臍與臍下三寸爲要醒後仍忌飲冷水飲之復死

○內服方

皂角燒存性 生甘草各一錢 共爲末温水調灌

如無藥處則用生薑汁或蒜汁一酒杯沖童便或熱湯一大杯灌之無有不愈者

凡中熱中暑霍亂中風中痰中氣數症俱宜用生老薑搗取自然汁一鍾和童便一大鍾灌服無藥處此爲簡便方卽有痰亦必如此方爲效

霍亂與前暑門參看 附攪腸痧又名烏痧脹

霍亂者揮霍變亂起于倉卒心腹大痛嘔吐瀉利憎寒壯熱頭痛眩暈先心痛則先吐先腹痛則先瀉心腹俱痛吐瀉並作甚者轉筋入腹則危須分溼熱風暑虛實施治而其病原由于中氣不足

或內傷七情外感六氣或傷于飲食往往發于夏秋之時蓋陽熱逼于外陰寒伏于內使人陰陽反戾清濁相干陽氣暴升陰氣頓墜蓋溼土爲風木所尅又爲炎暑所蒸故吐則暑熱之變也瀉則溼土之變也轉筋則風木之變也治之之法去脾胃之溼散諸邪之氣不可過攻則脾愈虛不可過熱則火愈熾不可過寒則火捍格須開鬱散火古方用鹽煆人童便冷服不獨降火兼能行血故多食涼水瓜菓四肢重着骨節疼痛因于溼也用二朮朴陳茯苓澤瀉麝香之類七情結鬱手足厥逆氣少神清者因于寒也四逆湯加食鹽轉筋者風木尅脾土也平胃散加木瓜身熱煩渴氣粗口燥面垢者暑也香薷黃連加益元散冷服食滯腹痛不可近在上者鹽湯探吐在下者加大黃消之若吐利不止元氣耗散病勢

危急或口渴喜冷或惡寒逆冷或煩躁欲去衣不可誤認爲熱此陰盛格陽之症宜以理中湯冷服或加附子百無一失總之初起霍亂不可用藥以其氣亂藥不能理也惟以鹽湯探吐或地漿水頻頻與服即熱水亦不可飲陰陽水入炒鹽爲佳或加砂仁末以探吐之再進藿香正氣散爲穩止後不可輕進飲食惟扁豆葉湯爲妙無葉時白扁豆湯亦可有用青蒿葉煎湯冷服兼治轉筋霍亂轉筋肢冷腹痛欲絕脈洪者生用銀針刺中指甲一韭葉又刺兩腿灣將冷水拍出青筋露起刺出血即愈如脈微舌囊卷縮者不治　霍亂後陽氣脫遺尿不知氣少不語者死症也或汗出如膏大燥欲入水四肢不收者不治　凡有小腹作痛脹緊如石氣冷並結者不可認爲霍亂妄投冷藥立死須用破血調氣之藥

如紅花蘇木當歸青皮木香入童便服外用葱湯煎温坐湯中

凡霍亂見代脈者非死症也因其上下之氣亂而不伸俟脾氣平即復惟脈細欲絕舌捲囊縮乃不救　凡霍亂悶絕心口尚温者以鹽塡滿臍中不論數灸之必甦　凡妊娠患霍亂只宜探吐使氣通越再以青蒿葉湯益元散與服不可亂投湯藥如氣逆吐不止用四磨飲再以扁豆葉青蒿葉煎温洗下身

六和湯　治夏月飲食不調內傷生冷外傷暑氣寒熱交作霍亂吐瀉轉筋及伏暑煩悶倦怠嗜臥口渴便赤中酒等症

砂仁　半夏　杏仁　人參　甘草　厚朴　木瓜　赤茯苓

藿香　白朮　扁豆　薑棗煎傷暑加香薷傷冷加紫蘇一方無白朮有蒼朮

安定湯　治霍亂吐瀉不拘男女但有一點胃氣存者服之再生

廣陳皮去白五錢　真藿香五錢　水煎時時溫服如不省者灌之仍燒磚沃醋布裹磚安心下熨之

理中湯　人參　白朮　乾薑　炙甘草

五苓散　白朮　茯苓　猪苓　澤瀉　桂枝　有外感者始用桂枝無則去之名四苓散

四磨湯　人參　檳榔　沉香　天台烏　右四味各磨濃汁小半盞頓溫服　藿香正氣散見瘟疫門

攪腸痧

腹腸痛甚欲死欲吐吐不出欲瀉瀉不下甚者登時手足冷如冰昏沉不醒如過三時不治即死

攪腸痧單方[illegible]麥數合用瓷盆炒去皮研末每服三錢冷白湯

調下[illegible]生白礬三錢為末加食鹽一撮陰陽水服下一吐

卽止　又方　用老薑將唾磨點大眥眼角轉動卽甦矣

霍亂　得吐瀉者名溼霍亂其病輕不得吐瀉者名乾霍亂其病危欲吐不吐欲瀉不瀉心腹脹痛煩悶欲死治不得法皆能殺人凡遇此症斷不可與穀食卽米湯亦不可飲一入口卽不救須俟愈後平定久久方可進食些少亦不宜多

腹中絞痛無論乾溼霍亂　食鹽一撮放刀口上燒紅以陰陽水一鍾沖服半滚水半冷水名陰陽水服後腹痛漸止再服藿香正氣散全愈若無醫藥處則有一極效妙法　用鋒利碎瓷片刺破少商穴委中穴二處使出紫血卽時痊愈萬試萬靈少商穴在大指頭刺

法詳見中風方內委中穴在腿灣須手蘸溫水拍打打出紫紅紋是也

華陀危病方治霍亂神效　白礬一錢爲末百滾湯調服

外治方　霍亂吐瀉將死藥不可下者用　食鹽填滿肚臍於鹽上置艾丸灸七壯卽愈

治轉筋　木瓜煎湯服外以布蘸熱湯熨之　凡轉筋男子以手挽其陰卽愈女子以手牽其乳向兩旁卽愈

危治方　霍亂吐利及轉筋　鍋底煤　竈額上煤各五分用白滾湯沖一盞急攪數十下以碗蓋之稍定通口吞二三口立愈以後戒食烏魚

心痛　附胃脘痛

心爲君火與手少陰之正經邪皆不得而傷其受傷者手心主包絡也如包絡引邪入心而痛者則謂之真心痛手足青至節死不治厥心痛少陰氣逆上衝爲寒暴發厥逆冷汗甲青乾薑附子溫之厥陰氣逆上沖爲熱煩躁吐逆額汗川楝立胡索行之悸痛爲內虛參苓遠志甘草益智龍骨硃砂補之中惡疰痛蘇合香丸解之　心脈微急短而數或濇皆痛浮大絃長死細者生

柴胡疏肝散　治氣結心痛　柴胡　陳皮　川芎　芍藥
桔梗　枳殼　甘草　香附

川鬱金一味磨汁酒沖服可治血鬱心痛女人最宜

胃脘當心痛腹脹滿飲食不下膈噎不通是胃之溼土病上及胸脇食則爲食痺連及臟矣是爲脾疼凡痛皆痰粘胃脘二陳湯主

之痛引下爲寒厥冷加乾薑草蔻痛延上有休作爲熱加山梔炒連身重面黄爲溼加蒼朮川芎食下則痛滿悶爲食積加砂仁香附惡心吐水爲痰飲加白朮厚朴白螺殼忍氣則發爲氣鬱加沈香木香口血醒爲瘀血加韭汁玄胡索面斑唇紅吐沫爲蚘蟲加檳榔川楝肉火鬱加梔子按之不痛爲虚補中益氣湯倍參朮當歸痛急加乳香細辛　脈沈弦細動皆痛甚則伏

手拈散　治胸腹胃脘痛如神　玄胡索醋炒　五靈脂炒　草菓

乳香炙去油　等分爲末酒下三錢

血氣痛　延胡索末三錢酒下或米飲下　鬱金一錢磨酒服効

痰積痛　白礬長砂糊丸好醋呑下神效

心脾痛　荔枝核末服一錢熱醋湯下手拈散亦可

心脾痛　有黃瘦食少腹痛瘀血者服理氣則痛甚宜桃仁承氣湯下卽止

有因夏月食冰太過積冷于中用川椒二十一粒漿水浸碗中一滿漉出還以水漿吞之七日卽愈

寒痛方用高良薑香附等分各炒爲末空心米飲下二錢　又方五靈脂後藥酒調下

通治一切心痛以生地一味隨人所食多少搗取汁搜麪作餺飥或作冷淘飲之良久當利下虫而愈

火鬱作痛方　川連薑炒山梔二味爲君川芎香附陳皮枳殼開鬱順氣爲臣反佐以炮薑從治一服卽止後以平胃散加川連梔子神麯糊丸除根

胃脘疼方　以鷄子殼內衣煆灰存性爲末每服一錢五分好酒送下其痛立止

胃氣痛　人稱心氣痛卽胃脘痛也脾痛也若真心痛則手足靑不可治矣　烏梅一個紅棗二枚杏仁七粒去核搗極爛男用酒調女用醋調服　又方　荔枝核煆存性研末用七分加廣木香末三分酒服神效　又方　麝香一錢忌火心前護燥木香六錢忌火日爆硃砂四錢水飛汁者內除一錢爲衣用黃柏一兩煎濃汁爲丸桐子大硃砂爲衣瓷瓶收貯勿令出氣每服一丸二下丸要在臨痛時先吃砂仁湯一杯後將藥放於舌上聽其自化下孕婦忌服此方目覩百發百中勿可輕視

治胃氣方　生礬存細末以飯爲丸如梧桐子大每服二三十丸白滚湯送下永不復發惟忌食生冷

胃脘痛有滯有蟲也方用　香附醋浸透炒研　良薑生薑汁浸透炒研　因寒發者用良薑二錢香附一錢因怒發者用香附二錢良薑一錢寒怒兼者各錢半以末調米湯少加鹽與生薑汁服之立愈

蟲心痛　海螵蛸塊以醋磨濃頓服即愈○又方　胡椒綠豆各四十九粒　同研滚酒沖服無論新久氣痛皆奇效並治霍亂腹痛亦效　又方　氣痛常發十年五年不愈者　小蒜連葉七根以鹽醋煮熟痛時頓服竟可除根永遠戒食腳魚再無後患

凡氣痛急切無藥以食鹽一撮放刀口上炭火燒紅淬入水中乘熱飲之吐痰愈後戒食腳魚

蟲心痛　葱白搗汁一酒杯飲下喉隨飲麻油一杯少頃即愈蟲當化水除根即痛至牙閉欲死亦效

房事後中寒腹痛　生薑葱白同搗爛熱酒沖服强睡片時汗出即愈如痛甚再以葱頭搗炒熱攤貼臍上用艾灸之得鼻尖有汗其痛立止　又方見中寒下

土熨法　治身受寒熱心腹疼痛醫家辨症不清涼熱混投或鄉僻之地無藥調理漸至飲食不進大便不通小便短澁上下關格渾身掤緊或六脈沈伏或緊數之極甚至手足腰膝彊硬不省人事此危篤之症急用　陳乾土塼搗成粗末約二升許以鍋炒大溫熱用青藍布包一半揉熨胸腹腰背等處冷則另換一半周流揉熨約半時久自覺胸腹氣流通而愈或再用皂角末少許吹入鼻中得噴嚏則氣隨通暢

痧症　陰痧則腹痛而手足冷看身上有紅點以燈草火爆之陽

痧則腹痛而手足煖用針刺指頭少商穴使出血卽解少商穴見中風下　無論陰陽二症忌食熱湯熱物

又方　用食鹽二斤炒熱以靑布包更換熨胸腹腰背久久熨之氣透卽愈或以葱熨亦可　再以鹽置刀口上燒紅陰陽水調服或吐或瀉而愈

治絞腸痧　用馬糞一兩炒黑黄土一撮微炒以黄酒冲熱服五錢一劑卽病去如失

凡中痧腹痛或昏沈悶脹試取生芋艿頭食之如非痧則難食是痧則甘美異常再食一箇脫然而愈

又法　以食鹽一握揉擦兩手腕兩脇兩足心並心窩背心八處擦出許多紫紅點漸覺鬆快而愈一切痧脹及中暑霍亂等症

雖垂死亦活此第一簡便良方也

刮痧法　有人因暴雨後中陰寒痧毒之氣上爲嘔惡下爲胸腹絞痛以鹽湯探吐其氣愈升其痛愈劇因而上塞喉嗌不能出聲水藥毫不可入乃用刮痧法擇一光滑細口瓷碗另用熱湯一鍾入香油一二匙將碗口蘸油湯令其煖而且滑兩手覆執其碗於病人背心上輕輕向下刮之以漸加重碗乾而澁則再蘸再刮良久覺胸中脹滯下行始能出聲頃之腹中大響大瀉如注其痛遂減睡後通身搔痒發出疙瘩風餅遍身而病愈今有於頸臂刮痧者亦能治病然五臟之系咸附於背向下刮之邪氣隨降故毒深病重者非治背不可也此爲患痧症者起死回生之方神效無比　按此證自古原無是名歷讀各大家及

一諸名家書從未言及今乃彙存各方者亦不過聊以從俗耳

頭痛川芎茶調散　治諸風上攻正偏頭痛惡風有汗憎寒壯熱鼻塞痰盛頭暈目眩　薄荷八錢　芎藭　荊芥各四錢　羌活　白芷　甘草炙各二錢　防風錢半　細辛錢　每三錢食後茶調服一方加菊花一錢僵蚕三分名菊花茶調散治頭目風熱

加味二陳湯　頭疼常發名曰頭風偏于一邊而痛者名曰偏頭風俱以此加減治之　半夏　陳皮　茯苓　黃芩　甘草　川芎　細辛　黃連　薄荷　蒼耳　膽星

三五七散　治寒中風府頭痛項强緊急者　細辛　防風　乾薑　附子　萸肉　茯苓

香橘飲　治氣滯頭痛　木香　白朮　橘皮　半夏　茯苓

砂仁　丁香　甘草

清空膏　治風熱頭痛　羌活　防風　黄芩　黄連　川芎

柴胡　甘草

頭痛方　麝香少許同皂角末鋪患處用飛鹽兩包炒熱逐包換熨以止爲度　又禁中秘方用蘿蔔汁一蜆殼仰臥注鼻中左痛注右右痛注左或注之左右皆可數十年患者俱愈

喉蛾　凡喉中生毒須看頭上有紅疙瘩即用針挑破或生紅髮即扯去其毒自解

治咽喉十八種毒　猪牙皂七根去邊水二鍾煎六分去渣入蜂蜜少許或鷄蛋清少許温服即吐出風痰毒氣自潰勝用刀針又外用米醋調皂角末塗頸與下頦乾又換塗乳蛾自破○又方單

雙蛾皆治　麻雀屎二十一粒沙塘少許和成三丸每用一丸以薄綿裹之吞嚥下甚者不過三丸立見其效

喉中結塊不通水飲危急欲死　百草霜即鍋底烟煤鄉村人家燒草者爲眞少和蜂蜜爲丸如芡實大新汲井水化一丸灌下甚者不過二丸此名百靈丸〇又胆礬三釐含口內惡涎自出吐之自愈　又方治一切喉痺及咽腫痛　白僵蠶三錢水煎服下咽即效

無論雙單蛾及一切喉毒燈草燒灰吹入喉神效

針法　耑治喉閉並治大頭風蝦蟆瘟　用瓷鋒或銀針刺少商穴使出紫血即愈少商穴及刺法詳見中風門但喉閉左腫刺右大指右腫刺左大指若口噤不開並刺兩大指以線紮根方刺若蝦蟆瘟則並刺左右大指及中指

治喉閉腫痛效驗方　巴豆一粒不拘用何物包好塞鼻孔中男左女右立愈

瘧疾

無痰不成瘧無食不成瘧必由于風寒暑溼四氣客于腸胃之外或客于榮衛之間深淺不同皆自秋而發者以其夏傷于暑感秋令之氣而發也有先寒後熱者先感于寒也先熱後寒者先感于熱也有單寒無熱者外感必重單熱無寒者內病必多大寒大熱者邪必深微寒微熱者邪必淺又有久寒久熱經月不愈者必其不守禁忌元氣虛弱故也但瘧發于子後巳前者乃陽分受病易愈發于午後亥前乃陰分受病其病難愈因在氣分則發必早在血分則發必晏邪氣淺則日日發邪氣深則間

日發先寒後熱者謂之寒瘧先熱後寒者謂之溫瘧但熱不寒者謂之癉瘧但寒不熱者謂之牝瘧又有肺瘧則令人心寒寒甚則熱熱時常驚如有所見心瘧則令人心煩欲得清水反見寒多而不甚熱肝瘧令人面色青太息其狀若死形脾瘧令人寒腹痛腸鳴汗出甚多腎瘧令人腰脊痛大便難目眴眴然手足寒又有三陽受病皆謂之暴瘧發在夏至後處暑前此傷之淺者也三陰受病者謂之溫瘧發在處暑後冬至前者此傷之重者也又有東南海國風熱不時多食魚鹽人多停飲謂之風瘧有嶺南瘴熱山嵐瘴氣溪流毒氣地土輕燥諸陽外泄人感而發瘧者其脈細而沈其壯血乘上焦令人迷悶甚則發燥有啞而不能言者有狂跳而譫語者皆敗血瘀于心毒涎聚于脾

所致先涼膈去痰扶持正氣爲主如脈變陰沉則不治然而致病之由于外受之涼風暑溼又加飲食不節情慾所傷内而痰與食交裹外則暑與熱相攻流聚于少陽之分少陽爲陰陽往來必由之路又在人身半表半裏之間陰血流過其處激而生寒陽氣行過其處激而生熱或陰陽交會則寒熱交作久而不愈則成瘧痞藏于脇下脇下者少陽之分也然有日數之不同者以病之所感有淺深也如冬傷于寒不卽病直至于明年之秋而後發者則三日一發之瘧也春傷于溼不卽病至秋而後發者則間日一發之瘧也夏傷于暑不卽病至秋而後發者則一日一發之瘧也每以得病之遠近爲所發之日期也治此病者須先以引經之藥先至少陽之分而以消食化痰疏風調氣

治之如三日一發者得之于寒當以辛溫之藥散之隔日一發者則得之於溫當以涼藥清之一日一發者得之于暑當以清暑之藥治之如無汗要有汗散邪爲主有汗要無汗扶正爲主大約寒熱有常期者瘧也寒熱無常期者雜症也傷寒有往來寒熱如瘧勞病有往來寒熱如瘧必先有病而後如瘧也如痰飲積聚癥瘕停食暑溼燥火瘡毒各作寒熱之症須察其原分別施治庶無差誤又須分利其陰陽有食則消食有痰則化痰有風則散風有寒則攻寒有熱則驅熱有氣則開氣總之脈實症實者攻邪以治標脈虛症虛者補正以治本細分其痰與食飲與血瘧與勞與牝數者之中察其邪之淺深症之陰陽由臟由腑散而引之提而越之扶而正之病情無不得矣

清脾飲　治瘧來熱多寒少口苦咽乾二便赤澁脉來弦數等症

青皮炒　厚朴薑炒　白朮土炒　黃芩酒炒　半夏製　柴胡　茯苓　草菓

甘草

治瘧仙方　用草從左手中指頂尖處量至中指根處爲止摘斷卽用此草從根量至掌再從掌量至腕爲度用墨點記以核桃半箇盛獨頭大蒜研爛敷於墨點處以綿紮上一箇時辰卽去之立愈

三日瘧仙方　雄黃三分　密陀僧三分共研極細　將滴花燒酒一小杯炖熱沖藥於內臨發向東服勿使四眼見用綿被蓋煖睡出汗卽愈

又方　威靈仙　柴胡　青皮　半夏各五分　加烏梅三箇桃槐桑柳向東嫩頭各七枚水煎臨發日服不二飲

又方　獨蒜一枚　黄丹一錢　搗和分作三丸於發日早起向東以井花水送下一丸連服三日效

久瘧勞瘧　鱉魚醋炙研末每用二錢酒服隔夜一服清早一服臨時一服無不斷者　或加雄黄少許

久瘧極虚　於潛白朮米泔浸黄土炒一兩　老生薑連皮五錢　水煎露一夜五更時隔水燉熱服夜發者加當歸三錢輕者三服重者五服要效愈後多服數劑亦佳

外治方　胡椒　硫黄各三厘研末摻膏藥上貼背脊之正對肚臍眼處過期即愈○又方　明雄黄　製附子　真潮腦　各等分爲細末於瘧未發前一時以綿花少許包裹葯末三分塞鼻孔中男左女右塞葯後勿食湯水睡過此時即愈重者依法塞

二次必效小兒量爲加減

痢疾

夫痢之爲病無不本于脾腎二經皆因二臟爲根本之地脾司倉廩土爲萬物之母腎主蟄藏水爲萬物之元須當審其虛實而察其寒熱如春夏之溼熱本乎天也因熱求涼過食生冷本乎人也傷于天者溼熱居多傷于人者陰寒爲甚而推其致病之由皆因平日飲食不節飢飽不時油膩生冷恣嗜無忌又外感暑溼內傷七情行房于醉後努力于飽餘以傷之也致腸胃之間煆煉稠粘有赤有白有赤白相兼與純黃紫黑各色之異不見糞而但見積者皆藉氣血變成也故傷于血則變爲赤傷于氣則變爲白氣血兩傷則赤白相間若赤白兼黃則脾家亦受

傷相似之際猶當細察其虛實如以口渴爲實熱也不知瀉痢之久必亡津液津液枯涸安得不渴當以喜熱喜冷分虛實焉如以腹痛爲溼熱也不知痢出于臟腸胃必傷膿血剝膚安得不痛當以痛之緩急按之可否腹之脹與不脹脈之有力無力分虛實焉如以小便之黃赤短少爲實熱也不知水從痢去溲必不長痢多亡陰溺隨色變當以便之熱與不熱液之涸與不涸口之枯與不枯分虛實焉如以裏急後重爲實熱也不知元氣陷則倉廩不藏陰血亡則門户不閉當以病之新久質之强弱脈之盛衰分虛實焉但共一病痢者虛實雜陳而人之治痢者百無一補氣本下陷而再行其氣[illegible]熱傷血而復行其血津亡作渴反與滲利實實虛虛誰之咎歟大法初起當先推蕩而

後調理行血而便膿自愈理氣則後重自除病久則帶補兼收切不可驟用澁藥積聚不去多至延纏又不可因其久痢而用黃芪升麻之類使其腹脹小便赤澁濁氣提于上焦深爲棘手故腎開竅于二陰未有久痢而腎不傷者所以治痢而不知補腎者非其治也火衰不能生土不用桂附門户何由而固耶徒用參朮亦無用耳

痢症多起於暑天之鬱熱而又感以水溼雨露之氣紅白相間如血如濃甚者如屋漏水如魚凍水裡急後重崩迫瘀痛欲下而不能欲不下而不得一日夜數十次甚者百餘次氣息奄奄坐而待斃此痢之概也若驟止其邪則死生頃刻不止其邪則危絶如絲欲補氣而邪氣轉加欲清火則下行更甚此時惟有因

勢利導之方可有或疑人已氣血虛敗更加利導恐其難堪不知邪氣一刻不去則正氣一刻不安古人治痢無止法信不誣也方用

白芍　當歸各三兩　蘿蔔子一兩　枳殼炒焦　檳榔　車前子　甘草各三錢

水煎服一劑即止二劑全安可用飲食矣此方之奇效全在重用歸芍蓋水瀉忌當歸之滑而痢疾則正喜其滑也芍藥味酸以平肝木使木不敢再浸脾土又有枳殼檳榔消逐其溼熱之邪又加車前子分利其水溼而又不耗其眞陰之水所以功勝於茯苓也尤奇其用蘿蔔子一味蓋蘿蔔子味辣而能逐邪去溼且又能通達上下消食利氣使氣行於血分之中助歸芍以生新血而祛蕩其敗汚也少加甘草以和中則無逼烈之患此奏功之神奇實有妙理耳

痢疾三方　痢爲險症生死攸關不惟時醫治之失宜即古今治法千家多未得道惟倪涵初三方不泥成法不膠成說自然奇妙有識者切勿更張遵而用之百發百中也

初起方　川連　條芩　白芍　山查各一錢二分　枳殼　檳榔　厚朴姜汁炒　青皮各八分　當歸　甘草　地榆各五分　紅花酒炒三分　桃仁去皮尖研　木香各二分　水煎空心服之　或紅或白裏急後重身熱腹痛俱可服如單白者去地榆桃仁加橘紅四分木香用三分

如滯澀甚者加酒炒大黃二錢服一二劑仍去之若一劑滯澀已解則二劑不必再用若年壯者大黃可不必拘定二錢此方惟用於三五日及旬日神效若半月內外則當加減另詳於左

加減煎方　川連酒炒六分生者四分 條芩酒炒六分 白芍酒炒四分 橘紅四分 當歸五分 青皮四分 檳榔四分 甘草炙二分生二分 桃仁六分 紅花三分 木香三分 水煎服

如延至月餘覺脾胃弱而虛滑者法當補理具於方左

補理煎方　川連酒炒六分 條芩酒炒六分 白芍酒炒四分 橘紅六分 當歸五分 炙草　人參　白朮各五分 水煎空心服渣再煎服若貧人無參則重用於潛白朮亦可白朮用米泔水浸透土炒荷葉包蒸　以上三分隨用輒效如孕婦服則去桃仁紅花檳榔

又經年不愈者名休息痢　虎骨炙焦搗末米湯煎服二錢每日三服　又哺退雞子殼研極細每用一分白湯調下

又飲食不下者名噤口痢　五穀蟲於流水處洗極淨瓦上焙乾為末每服一二匙米湯或黃糖湯調下便能思食大有奇功如

湯水皆不能下則用蘿蔔切片蘸蜂蜜入口噙之嚥汁味淡再換久則自然思食再進稀粥則下矣

噤口痢疾方　白花菜七箇尖搗爛接入肚臍即止

又痢疾奇效方　不拘紅白久近皆治有患痢日夜不止越二十八夜不能睡藥窮侍斃矣用此一服即安三服全愈

蘿蔔椎取自然汁二酒盃　生老薑自然汁半酒盃　生蜂蜜一酒盃　細茶陳者佳濃煎一盃　和勻服　若無蘿蔔多用蘿蔔子冷水浸過搗取汁亦可

又方　荸薺十餘觔浸火酒內晒過三伏天服數枚愈

增痢疾方　蒼朮用米泔浸陳土炒焦三兩　杏仁二兩去皮尖去油　羌活二兩炒　川烏去皮麪包煨透一兩五錢　生大黃一兩炒　熟大黃一兩炒　生甘草一兩五錢炒　共為細末每服四分小兒減半孕婦忌服

赤痢用燈心卄寸煎濃湯調服白痢生薑三片煎濃湯調服

赤白痢燈心卄寸生薑三片煎湯調服水瀉米湯調服病重不過五六服即愈

陰症 一方見傷寒門一方見中寒門俱同治

此症腹痛肢冷昏厥或面唇青手足紫黑多因得於大吐大瀉之後又或因房事而厥男死爲脫陽女死爲脫陰 方用葱白一大束去根及青葉留白約二寸以布條圍束成餅烘熱安放肚臍上以熨斗在葱餅上熨之葱爛再換俟熱氣透入即愈內以連鬚葱白七大根搗爛酒煎濃灌之陽氣即回

又陰症握陰取汗法 露蜂房三錢燒存性和葱白五寸同研爲丸著手中男左女右握於陰口靜臥即愈

治陰症肚痛欲死立刻見效並治傷寒夾陰　枯礬　火硝

胡椒　黃丹各二錢　丁香五分　共爲細末陳醋調團握在手心男左女右以帛絹紮緊手久之汗出而愈

治陰症肚痛面青　鴿子屎一大撮研細末沖入滚酒薰被令煖覆臥一時汗出即愈永禁食鴿子再無後患

治陰症手足紫黑　用黑料豆三合炒熟加連鬚葱白三大根好酒煎滚乘熱服立效終身忌食黑魚

脚氣　此症起於平居酒色及勞役之後外感風寒暑熱以致手足逆冷或熱其氣逆從脚下而起上沖小腹作痛或脹悶或嘔吐或昏迷或兩足脛紅腫寒熱如傷寒狀從此或一月一發或半月數月一發漸漸四肢攣縮脚膝腫大此爲脚氣非傷寒及

中寒也或發作而手足不病者亦謂之腳氣

治寒溼腳氣方　花椒一兩　葱一把　老薑三大片　水數碗煎湯薰洗腫消痛止

腳氣外治驗方　白礬二兩　地漿水十大碗　新杉木數片　煎六七分用杉木桶（新者更佳）盛一半浸腳留一半徐徐添入上以衣被圍身使略有微汗洗完隨飲薄粥如一次未愈再洗二次照前方更加硫黃三錢無有不愈矣　取地漿法於淨土地上掘二三尺深用新汲井水傾入攪濁少俟澄定取半清半濁者吹去浮沫用之○又方治腳氣兩脛紅腫　鳳仙花葉枸杞葉同煎濃湯浸洗再擣生肘敷　又方草烏磨醋塗之或生南星亦可

又方　細辛　蒼朮　生薑　頭髮　大蒜瓣子　奶漢草根

各等分煎水薰洗以出汗爲度三四日即愈有人試驗過的

又方木瓜爲末上好酒調敷亦可　又方蘄蛇酒搽腫處亦好

若能善飲一二分出汗即愈

治感冒一切風寒神白散　白芷一兩　生甘草五分　淡豆豉五十粒　加生薑三片葱白三箇水煎服即愈

感冒初起發熱頭痛口乾無汗　細陳茶二錢　核桃肉三箇　生姜三錢　連鬚葱白七箇共搗碎用水一碗煎七分熱服被蓋出汗愈○又方黑豆一合炒深黃色爲末分二次黃酒滚冲服自愈

藥茶　治天行時氣頭痛傷風腹中飽悶小兒嘔吐身熱散肚等症　枳殼　陳皮　神麯　麥芽　紫蘇　烏藥　厚朴　羌活　查肉　石菖蒲右藥各二兩炮製再將陳細茶一觔同

藥炒燥收貯每用二錢煎湯服頭痛加葱頭餘引看病諒加可
也甚爲效驗有力者施送濟人

增平安散

專治夏天受暑頭目昏暈或患痧腹痛吹鼻內立時起死回生
或牛受暑也將此藥吹入卽好西牛黃四分 冰片六分 蟾酥一錢
火硝三錢 滑石四錢 煅石膏二兩 大赤金箔四十張
共研細末磁缾收貯不可透氣

救飢方

黑大豆五斗淘淨去皮蒸三次 火蔴子二斗浸一宿亦蒸三遍令口開取仁去皮
以上二樣各搗爲末和勻用水調做拳大入甑內從戌時蒸至
子時止寅時出甑午時曬乾爲末乾服之以飽爲度不得再吃

別物第一頓七日不飢第二頓四十九日不飢第三頓三百日不飢第四頓一千四百日不飢　如口渴研麻子湯飲之　如吃別物先要用葵子三合爲末煎湯冷服解下煎藥再吃他物並無所損

普濟良方卷二

治疔毒重症　栗子（用壞黑不可食者連殼瓦上焙煆枯）海螵蛸（去甲）等分研末蜜調徧敷再以金銀花煎湯調服三錢奇效

又家園菊花多取搗濾汁一大碗飲之即愈無花用葉無葉用根皆效此治疔神方也（必須多汁少則無益）

拔疔紅膏藥方　銀硃（水飛曬乾一錢）蓖麻仁（二錢）嫩松香（五錢）黃丹（水飛曬乾一錢）輕粉（五分）共搗成膏以銀針將疔頭挑破用紅膏一小團安膏藥當中貼之疔即拔出或畏痛者不必挑破即以紅膏攤貼更妙並治一切無名腫毒已成未成已潰未潰如法用之無不效驗

○血疔出血不止　飲麻油一大鍾即止

紅線疔　此症危急生於足者紅線漸長至臍生於手者紅絲漸

長至心生於唇面者紅絲漸至喉如至則不可治矣急用針或磁鋒刺破其紅絲盡處使出血以浮萍嚼塗刺處隨用　白礬二錢敲碎以葱頭七根搗爛包裹礬末吞下再飲葱酒一二杯被遮臥汗出即愈其效如神

水疔　白鳳仙根同野紫蘇葉搗爛貼患處效

治發背疔瘡初起用白斂末塗之可退

癰疽疔瘍一切重症以下一切皆妙

治一切瘡毒方　三七田州者真醋磨汁塗即散破者研末乾摻此李瀕湖名醫集僧方屢效

梅花點舌丹　滴乳香　沒藥各一錢俱去油淨　珍珠三分同豆腐煮後研　熊膽一錢三分　真麝香三分　西牛黃　冰片各五分　雄黃一錢　沈香五分　葶藶子一錢要苦

眞蟾酥五分人乳拌化　血竭一錢　月石一錢　硃砂三分　右藥爲末以蟾酥爲丸如桐子大金箔爲衣若無名腫毒對口惡瘡癰疽發背等症先以生葱一根口中細嚼吐出用陳老酒送下七丸取汗卽愈乳蛾喉風小毒服三丸足矣此乃神方必須虔誠修合無不藥到成功若能虔合施人必得美報

菜油飲　治一切瘡毒重症陳久菜油三大杯一時盡飲並以菜油煎葱白至黑色趁熱旋塗患處止痛立愈

芙蓉散一切癰疽疔癤皆治　秋芙蓉葉　或生研或乾研加蜂蜜調塗周圍留瘡頭不塗乾則頻換更取汁和酒隨量飲初起者卽消已成者易潰已穿者易斂或用花或用根皮俱奇效再加赤小豆一錢效更速但無蜜則粘緊難揭爲囑

神仙截法○治癰疽疔癤一切大毒　眞麻油一觔　砂鍋內煎數十滚傾出兌酒二碗通口熱飲一二碗少頃再飲急則一日飲盡緩則分二日飲無有不愈獨者凡中毒藥急飲麻油藥毒卽消其效如此

隔蒜灸法○治一切瘡毒或大痛或全不痛或麻木痛甚者灸至不痛不痛者灸至痛其毒隨火而散　大蒜頭　去皮切得三文錢厚安瘡頭上用艾壯於蒜上灸之三壯換蒜復灸未成者卽消已成者亦減其勢不能爲害如瘡大則將蒜搗爛攤於患處用艾鋪上燒之蒜敗再換　凡不痛或不作膿不起發或陰瘡尤宜灸之如多灸而仍不痛不作膿不起發者不治

若背疽漫腫無頭用溼紙貼腫處但見一點先乾處卽是瘡頭

可用大蒜十顆淡豆豉半合乳香末錢許研勻鋪瘡上攤艾灸之如上法更換

葱熨治法　虛怯人肢體患腫塊或作痛或不痛或風襲經絡肢體疼痛或四肢經攣骨痛又治流注及婦人乳吹乳癰及便毒初起　葱白　搗爛炒熱布包熨患處冷則易之再熨再易之數次腫痛卽止而愈永戒食鼈肉

豉餅灸法　治一切瘡疽既潰不斂瘡色黑黯　香豆豉　一升入少水搗成泥照瘡大小作餅厚三分安瘡上鋪艾灸之但使温温覺熱痛急去之患當減快一日灸二次如瘡有孔留孔勿覆列艾其旁灸之聽其出汗爲妙

礬蠟丸　白礬二兩黃蠟二兩先將蠟鎔開離火傾入礬末攪勻俟少

温服手急丸桐子大冷則堅凝難撚　此爲托裏消毒固臟腑止疼痛之妙藥也　諸毒潰後服之能護膜止痛消毒化膿若腸肺生癰及徧身生瘡狀類蛇頭者更有排膿托裏之效　每日百丸分三次服食前酒下

神燈照法　治一切大毒不拘已成未成已潰未潰始終俱可用也　雄黃　沒藥　硃砂　血竭各一錢　麝香二分　共爲細末用綿紙作撚每撚用藥三分蘸香油點撚離患處寸餘自內而外週圍徐徐照之毒大者連用撚三根日照二次毒小者用撚一根日照一次重者不過五六日已成者卽消已潰者卽斂陰瘡不起發者一照卽起紅暈毒隨火散百試百驗

忍冬酒　忍冬藤卽金銀花藤　生採五兩忌鐵器以木椎搗爛加甘草

節一兩同入砂罐內水二碗漫火煎至一碗入無灰酒一碗再煎十數沸去渣分爲三服一日夜服盡重者一日二劑以大小便通利爲效再將藤上花葉摘取一把瓦鉢搗爛少入白酒調塗四圍中留一孔洩氣　此方治一切無名腫毒癰疽瘩背屢有奇功

瘡瘍用藥有因人而異者有因時而異者亦有舍時從症者皆須通變以上諸方爲通治妥法百試百效無論陰症陽症在上在下在內在外一切大小瘡毒及無名險惡症擇方依用卽愈

治疔初起仙方　生芪四錢　白芷二錢　黃芩二錢　當歸二錢　白芍三錢　雙花五錢　連翹二錢　皂刺二錢　甲珠二錢　生地三錢　防風半錢　草節一錢　黃酒一杯水三

杯煎八分溫服

又方　疔瘡之毒至深必拔其疔根而後可生用蟯蜋一個去足翅同硇砂五分白砒三分共搗爲丸如小菉豆大先以三稜針刺瘡約深幾許將此丸納入以頹膏揉下須臾大痛皆變作黃水而出然後以野菊花搗汁一盞和酒服之一日連進三服盡醉爲度再以一味人中黃爲丸日日好酒送下

指爪燒灰便壺尿垢調塗欲拔根加磁石末少許自落

腸癰一足攣口有臭氣即是此症　桑樹上結虆一塊以陳米醋磨汁服毒即瀉下瀉後急服補中益氣湯以防氣脫此神效方也

又方　腹癰腸癰以出過蠶蛾璽子燒灰每灰多少配大黃多少川山甲牙皂多少共爲末酒調下三錢膿血皆從大便出其恙

成膿者服之其毒化爲黄水瀉下兼治痰飲停飲肚腹膨脹

或用生皮膠投酒中煎膿汁送下太乙膏丸百粒一日二服其膿皆從大便而下　太乙膏方　玄參白芷當歸赤芍藥肉桂大黄生地各一兩爲粗末用麻油二觔浸十日入銅鍋中煎至焦黑去渣再熬滴水不化爲度入黄丹一觔再煉成膏收貯器中此藥可貼可服兼治婦人月水不通

肺癰　綠橘葉一把洗淨搗汁服吐出膿血即愈

又方　肺癰喘急坐卧不安以桑白皮剉炒甜葶藶隔紙炒各一兩爲粗末每服五錢水二鍾煎七分温服以利爲度　或用桔梗一兩甘草五錢每服七錢水二盞煎一盞頓服須臾吐出膿血爲度　或用一味五棓爲末稀糊爲丸如米大白滚湯下一

二錢如欲吐惡心嚼生薑即止此藥能長肺肉去肺膿亦治肺痿調理方用天花粉一兩桔梗三錢枳殼二錢黃芩二錢半甘草一錢金銀花一團桑白皮三錢水煎徐徐服

乳癰　白礬　雄黃　松蘿茶各一錢共研細末飽時服每用一錢以豆腐皮包之吞下飲酒盡醉未成者一服消已成者兩三服愈

膝上生癰名牛頭癰　連鬚葱頭切碎用糯米飯乘熱拌敷重者五六次必消

瘰癧并結核在胸者俱治　生何首烏日日嚼食外用葉研爛敷　又方野菊花根搗爛酒煎服以渣敷自消　又夏枯草當茶飲　又方真川貝母去心八兩竹瀝兩大碗淡竹者更佳取生竹截作每段尺餘長水浸

一二日去兩頭節用兩磚架起中用炭火炙則竹瀝從兩頭流出　以貝母入竹瀝浸透取出陰乾再浸再乾以瀝盡爲度研成細末每日食遠後淡薑湯服二錢四十日必愈　潰者以濃茶蘸靑紬洗不必貼膏藥肌膚如舊並無瘢痕　又方肥皂子仁半觔去黑皮夏枯草一觔元參一觔一共爲細末蜜丸桐子大食遠後每服三錢至重者二劑必愈　忌食栗子猪頭肉肝腸醋及一切發物

瘰癧潰爛　荆芥梗煎濃湯温洗良久看爛處紫黑以針刺去血再洗三四次用樟腦雄黃等分爲末麻油調掃出毒水次日再洗再掃以愈爲度　即延至胸前腋下及兩肩四五年不愈者俱治其效如神愈後永遠戒食牛肉

瘰癧腫硬疼痛久不瘥用猫頭蹄骨一具酥炙黃爲末昆布海藻酒洗去鹽水晒乾各一兩五錢連喬黃芩金銀花川山甲皂角枳殼香附各一兩用醋煮乾爲細末將玄參煎膏爲丸如桐子大每服七八十丸一日三服以薑汁三匙調入好酒下能收全功　或用丁香五十粒班蝥十個麝香一錢爲末以鹽豉五十粒湯浸研爛如泥和前藥丸如菉豆大每服五六丸食前溫酒送下日進三服至五七日外覺小便淋瀝是藥之功也便下如青筋膜之狀是病之根也忌食麪毒物　入黃丹一觔再煉成膏收貯器中此藥可貼可服兼治婦人月水不通

頭頸後結核或赤腫硬痛　生山藥一條去皮蓖麻子二個同研貼極效愈後戒食鱔魚

洗眼神方　山西太原守樂景錫失明十九年忽有神人傳一靈方用厚樸五分清水一碗煎至五分洗之卽愈復爲山東萊州守未洗之先預齋戒沐浴將洗之際須迎日光焚香一日三次其方已傳七代治好者指不勝屈其方簡便易行必有益也日期正月初三二月初六三月初三四月初五五月初五六月初四七月初二八月初九九月初十十月初三冬月初四臘月初四

血瘤　甘草熬濃汁以筆蘸塗周圍又以芫花大戟甘遂等分爲末醋調另用新筆蘸塗於甘草圈內務須離甘草一圈不可近蓋兩藥性相反切勿誤相攙和塗後次日瘤當縮小再如前塗三四次愈後戒食鼈肉爲妥　又治瘤膏　生薑汁一碗葱汁

一碗牛皮膠四兩砂鍋內熬成膏去火氣入麝香末五分調勻攤布貼之三日一換極效

治牙疼神方　地骨皮即枸杞子根不拘新陳不拘多少合猪前蹄一隻炖食立愈　加佐料

治喉疱方　將茅草燒灰存性用冷水泡汁澄清去滓徐徐飲之其疱立破如有血出隨即吐之切勿嚥下若誤將血嚥下心胸間必痛速以松毛煎湯飲之其痛即止

舌腫　卒然舌大腫硬咽喉閉塞至危之症　皂礬量用多少於新瓦上煅紅色爲度放地下候冷研細撬開牙關以竹管吹入舌上極效愈後忌食鼋肉及鰍魚二物

舌出血　槐花研細末敷上即止

舌蕈生舌上出血不止卽不救方用　五棓子一錢炙研烏梅去核炙研一錢糠絲三分共研細末摻蕈上以小膏藥蓋之方能久留於舌上否則隨津嚥吐矣日日換之愈後乃止屢效

治舌長數寸方　番木鱉四兩刮淨毛切片川連四錢水二碗煎至一碗將舌浸下卽收

鼻淵　老刀豆　慢火焙乾爲末酒服三錢不過三服愈

對口瘡　活鯽魚一大尾入瓦盆內搗爛加頭上篦下髮垢四兩和勻敷之極厚外以紙貼一二日卽愈

凡腹內生毒不可藥治者　皂角刺酒煎溫服一碗其膿血下從小便中出　水煎亦可　角刺不拘多少皆可

骨疽出骨不止　烏雌雞一隻去肉取生骨燒成灰再取三家所

用甑罩及砧案各刮下垢屑一兩俱燒枯共研爲細末納入瘡口其碎骨卽盡出而愈　又方　蜜陀參研末桐油調稠攤布貼之效　又方　蜣螂七枚同熱大麥搗敷亦效

穿掌毒生手心　新桑葉研爛塗之愈後永遠戒食鵞肉

纏腰瘡腰生紅瘤兩邊生腳筋圍至臍卽死　陳京墨水磨濃和雄黃末塗之

赤遊風腳腿紅腫　芭蕉根搗爛塗之效

臁瘡　麪做油炸餓子研末葱白搗爛和敷效　又方　羊屎煆紅研末麻油調敷癢則加枯礬輕粉少許

臁瘡有蟲蛀爛　馬齒莧研末蜜調服蟲自出

脛瘡生腳肚初起如粟搔之漸開黃水浸淫痒痛潰爛繞脛而成錮疾　酸石榴皮煎水冷定洗之日日浸洗自愈

鵞掌風癬手掌脫皮血肉外露　豆腐熱沫久久洗之拭乾後塗以桐油燒松毛烟薰之自愈惟永戒食鵞肉

又治鵞掌風　白礬　皂礬各四兩　兒茶五錢研　側栢葉八兩　河水十碗久煎入桶中以蔴布遮桶口塗桐油於掌擱布上使熱氣薰之水冷乃已七日可愈忌以水湯洗手

紫癜風　雄黃　硃砂爲末以茄蒂蘸擦加蛇蜕并治白癜

白癜風　硫黃　密陀參爲末薑汁調擦加蛇床子并治汗癜丹毒因生瘡服過丹藥以致火毒發作　水中絲草搗敷乾又換極效

瘡疽作痒難忍　食鹽乾摩其四圍卽止　蟬蛻或末或煎搽洗亦止

破傷風　凡瘡破以及刀傷打破皆須禁風若受風傷則痙欲死

蟬蛻去頭足翅六錢淨　瓦上焙乾爲末陳酒調服卽卧出汗卽愈

瘡破風傷水傷作痛　牛屎燒烟薰之令汗出即愈

治瘡中生蛆　綠礬爲末摻貼即化爲水

惡瘡腫痛叫號不眠人難副者　獨頭蒜數顆搗爛麻油拌和厚

敷瘡上乾又换敷毒消痛止無不神效

惡瘡有肉如飯粒突出破之流血隨生　馬齒莧燒枯研末以猪

脂油調敷效永禁食鵞肉

癰疽惡瘡膿血不止　生枸杞根皮洗淨先將皮肉白瓤成片刮

起留用以粗皮及梗煎湯洗令膿血淨隨以白瓤貼之即結痂

而愈倘有惡血隨洗時出勿懼洗淨貼瓤自止

腫毒皮厚不出頭　麻雀屎研細米醋和成豆大一粒乘溼安瘡

當中即穿破　又蛇蜕燒灰猪油和塗即有頭出

諸瘡毒不斂口　龜甲煅枯研末摻之即斂永戒食龜肉

鼠瘻　瘡雖合口有旁眼出膿不止者　鼠一個去毛搗爛亂髮一團以陳猪油或火腿肥肉熬令鼠髮削盡爲度以一半塗瘡眼一半酒服自愈永遠戒食鵞肉及兔子肉再無後患

蝦蟆膏藥方　此膏治一切無名腫毒大小瘡癤或腿腫溼氣俱貼患處并治大人小人食積痞塊疳疾身瘦肚大俱貼肚臍上痞塊貼患處亦可兼治四時瘧疾要在瘧未來先一時貼背心以上各症貼之百發百中其效如神瘡毒無論已成未成俱可貼凡貼此膏愈後宜永戒食田雞蝦蟆　眞小磨麻油十兩　槐樹枝青而肥嫩者三尺三寸　鉛粉四兩臨用須曬極乾過篩　大癩蝦蟆一個癩多者佳小則二個要數月前預取陰乾　五月五日午時配合先將麻油熬滾即下蝦蟆

熬枯將渣撈起必要撈淨不然則貼之作痛次下槐枝煎枯亦須撈淨然後下鉛粉用大槐枝二根順攪微火慢熬俟滴水成珠爲度取起用磁器收貯臨用攤貼最效

下疳 陰頭生瘡 一切陰瘡人多諱言漸至患深難治兹備載諸方俾自知早治以免害也 亂髮一大團 鹽水洗去油再洗晒乾瓦上焙枯棗核七個火煆紅共研勻先用熱水淘米泔洗瘡忌用生水拭乾敷之效

囊癰 騎馬癰 懸癰 凡覺玉莖後穀道前腫痛即多用生甘草濃煎多服以殺其毒外用野紫蘇面青背紫者是葉焙乾爲末麻油調敷

楊梅瘡 初起即治即愈免致毒氣染大共食醋碟共處小便即能傳染 羊角核桃殼俱燒灰存性等分研細末每用錢半好酒調早晚各一服四日後毒從大便出如血如膿漸減作每日一服半月毒

盡後量人虛實服八珍湯以補之虛則多服數劑

魚口毒生左胯　槐花一把炒黃燒酒一碗煎服出汗即愈　外用百草霜五棓子炒黃研末等分陳醋調塗一日夜即消　又方　瓦松焙乾爲末雞蛋調敷不出膿愈

便毒右胯毒生　全蝎去頭足米炒　生大黃　穿山甲　白芷　等分水煎服　外用葱白搗爛和蜂蜜厚敷效

下疳陰囊　生甘草煎湯久久薰洗　海螵蛸末摻之愈

腎子爛出　鳳仙花子生甘草等分爲末麻油調敷即生肌

又下疳方　鱉甲炙研雞蛋清生調服　外用生甘草研末蜜調頻塗

陰毛內生蝨或紅或白　生白果嚼塗蝨自絕

八脚風便毛生風其形八脚嘴入肉裏奇癢難忍除之不絕　百部煎濃湯久洗再用水銀以唾津製之塗上除根愈後永戒食脚魚不致再發

魚口便毒初起即大如核桃者可以敷消　方用飛羅麪　黄荳麪雞蛋清調敷外用桑皮紙蓋貼每日早晚換二次數日愈

大麻瘋方　鎮江丁參領得此秘傳治之全愈又以醫治多人無不取效如神但患此症者眉毛若盡脫落其症難治如眉毛未脫離手足骨節有塌損者皆可取效若初起未深之症百試百效也　先服湯藥四劑每日一劑服完再服丸藥

湯藥方　陳皮　白芷　苦參　天麻　秦艽　川續斷　防風

荆芥　羌活　青風藤　薏苡仁　牛夕　當歸　海桐皮

蒼朮　木香　桂枝　連喬　甘草各一錢　黑棗二枚　生薑一

片水二碗煎至一碗服渣再煎二次服

丸藥方　每丸藥一錢加楓子膏春秋八釐夏六釐冬一分

大胡麻一斤四兩　小胡麻一斤四兩　牛夕四兩　白蒺藜一斤四兩　苦參一斤　防風　荆芥各八兩　當歸六兩　蒼朮六兩　薏苡仁四兩　續斷四兩　共研細末水泛為丸每日早午晚三服每服三錢或二錢照數加楓子膏撚圓攙和以毛尖茶送服

楓子膏方　大楓子去殼取仁銅鍋內炒至三分紅色七分黑色為恰好太過無力不及傷眼炒後研成細膏如紅沙糖一樣用銅杓盛向火上熬四五滚倒在紙上放地土面以物蓋之待用如上面霉拭去照常用　百日內切忌房事切忌食鹽犯之不愈并忌食醬酒醋及一切雞魚發氣動風等物

治疔瘡神效方　凡患一切疔毒服之卽愈或已垂危用箸挑開門牙灌藥入口藥一下肚其人卽活屢用屢驗

硃砂一兩　明雄黃一兩　黃丹一兩五錢　銀硃一兩五錢　熟明礬十兩

共研細末每用一錢蜂蜜調成稠糊再用新汲冷井水調稀服下卽卧汗出卽愈忌食腥冷黃豆綠豆三日辣椒蕎麥半月兼治無名腫毒敬懇

仁人君子廣傳此方功德無量

大歸湯　專治一切無名腫毒等症初起卽消已潰者收功輕者五劑重者十劑卽愈　全當歸要輕的一個酒洗八錢二分　金銀花六錢　淨連翹五錢　生黃芪三錢　蒲公英三錢　生甘草一錢八分　病在上部加川芎一錢中部加桔梗一錢　下部加牛膝一錢　水對無灰黃酒各一碗煎至一

碗去渣溫服

敷腫毒五黄散　黄連　黄芩　黄栢　雄黄　大黄各五錢共研細末磁瓶收貯凡毒初起用好燒酒調擦數次即消

治疥神方　硫磺　蛇床子每味買七八文錢者　葱連鬚不拘多少　長頭髮一毬　清油買六七文錢者每味共搗細用青油熬好取頭髮搽

膿泡疥瘡用烟膏一兩硫黄焰硝各二錢飛礬四錢猪牙皂角二錢共爲細末猪脂同研如泥先以葱薑花椒湯沐浴然後敷藥三四日即愈　或用黄丹雄黄飛礬大風子牙皂輕粉蛇床子露蜂房蛇退花椒等分少加白砒麝香研細末柏油爲丸徧身滾之

治癬古方　薏苡仁　不拘多少用東方壁土炒黄色然後入水

煮爛放沙盆內研成膏每日用無灰酒調服二錢卽消此道人傳辛稼軒治伊疝疾之方

骨傷方　用開通元寶錢燒紅醋淬爲末以酒調服如倉卒間此錢不易得卽用銅末酒服之亦見效

被毆傷風方　紀文達師曰凡被毆後以傷風致死者在保辜限內於律不能不擬抵呂太常含暉嘗刊一秘方云以荊芥黃臘魚鰾三味黃色魚鰾炒各五錢艾葉三片入無灰酒一碗重湯煮一炷香熱飲之汗出立愈惟百日內不得食雞肉耳此一方可活二命須廣布之

止血補傷方　用生白附子十二兩　白芷天麻生南星防風羌活各一兩共研極細末就破處敷上傷重者用黃酒浸服數錢青腫者

水調敷上一切破爛皆可敷之卽愈並治刀箭馬踢跌傷無不驗地方官若能於平時預製以治鬥毆傷可活兩命價不昂而藥易得亦莫大之陰功也此藥止痛止血且不必避風

雜症各方

血症　吐血成斗命在須臾　貫眾五錢爲末　黑頭髮瓦煅研細五錢　側栢葉多取搗汁一碗　入末於汁內隔湯煮一炷香時取起加童便一茶杯黃酒一小杯徐徐飲之神效

嘔出全是血者此血從胃中來用　韭菜　茅草根　藕節　側栢葉　荷葉　以上五味或全用或隨便用俱取汁磨　陳京墨五六分　加薑汁三四匙　冷服寒天則隔湯溫之如無好陳墨則用童男剃下頭髮洗淨瓦煅研細過篩調汁服俱效

先發痰嗽後吐血此乃肺中積熱方用　天冬　麥冬　生地
白芍　紫菀　黑山梔　桑白皮蜜水炒　地骨皮各一錢　水煎取藕
花根搗汁冲服　氣急者加蘇子二錢炒研　去天冬

先吐血後痰嗽嗽出血絲及血粒如米大者此乃陰虛症
生地二錢痰多溏瀉者減半　白茯苓　山萸肉　丹皮　麥冬　川貝母
山藥　青蒿　枸杞　白芍各一錢　澤瀉一錢遺精小便多則用三四分　五味子
三分　鱉甲醋炙三錢　蘇子二錢　水煎服　熱盛加犀角磨汁一匙和服
陰火盛加龜膠　此症忌用半夏白朮姜桂之燥熱更忌黃芩
黃連黃栢之苦寒

凡吐血者以水盆盛看浮者肺血也以羊肺蘸白芨末食沉者肝
血也以羊肝蘸白芨末食半沉半浮者心脾血也以羊心羊脾

蘸白芨末食白芨用微火畧焙研

經云喉若停物毫髮必欬血旣滲入愈欬愈滲惟飲溲便則百無一死若飲寒凉則百無一生　凡勞嗽吐血急宜得童便之清利者日日飲之勿閉或自已戒食葱蒜等臭濁之物并戒房事則小便自清去其頭尾數滴盛之日飲二三次一月見效久飲除根身體强健此百試百驗方幸勿遲疑誤事

勞嗽方　大白蘿蔔一個挖空入白洋糖塡滿紮緊取露水二三碗煮極爛露一夜湯溫空心服甚效

治癆燒香法　元參一斤甘松六兩爲末煉蜜一觔和勻入磁瓶內封閉地中埋窨半日取出更以炭末六兩煉蜜六兩再和勻復入瓶封埋五日取出燒使鼻中常聞香氣或房中或床下燒之癆

瘵頓愈

臌症　峨嵋山僧奇方治一切水腫溼腫氣腫肚腹四肢發腫乾雞屎一斤炒黄黄酒三大碗煮一碗濾去渣一時飲盡少頃腹中動作瀉一二回次日用田螺二個滚酒泡熟食之即止此方奇效無比但不可令病者知之　若治小兒則只用雞屎一兩加丁香一錢和蒸餅爲丸桐子大每服一錢米湯下　又方雄猪肚一個内入大蒜四兩煮爛淡食五六個忌鹽醬醋百日自消

水臌小便淋閉　大田螺四個大蒜五個車前子三錢爲末共研成餅貼臍中以布束縛則水從小便出漸消終身戒食螺螄　又方　商陸根　葱白同搗塡臍中小便利則腫自消　又方甘遂爲末水調塗腹繞臍周圍另煎生甘草湯服之其腫即消但此二藥

切不可誤相攙和食之蓋其性相反也

氣臌　陳久大麥芽煎湯服漸消

黃疸　治黃腫五疸神丹　胆礬不拘多少入瓦罐内蓋定炭火煅至白色為末煮棗肉和丸如芡實大每服五丸日三服用冷黃酒送下忌食醋及生冷發物　若有蠱服之亦吐出神效

又方　猪胆一個傾出胆内水以腐漿冲服三個即愈

黃腫通治　純黑猪胆一個陳黃米炒研末入胆汁為小丸分數次生白酒下　外用白芥子二錢研爛燒酒調用布攤貼臍下小肚上一週時起泡為度忌食甜鹽之物若小兒只用芥子五分　又方　黑髮燒灰研末水調服一錢七分每日三服

痞積　不拘何膏藥一張以一張揭開用白信石五分摻膏上小兒

只用三分再用一張合粘將背面貼患處以布束緊數日痞化爲水治皮裡膜外者效尤速如貼膏後腹中脹悶乃痞將散須服湯藥　枳殼八分　大腹皮鹽水洗一錢　蘇梗八分　厚朴一錢二分　青皮一錢　莪朮八分　山查二錢　烏藥六分　香附一錢五分　砂仁五分　廣木香三分　水煎空心服三劑全愈

五香丸　此方仙傳秘於道藏錄出行世善能消食消積消痞消痰消氣消滯消腫消痛消血消痢消蠱消隔消脹消悶　藥料尋常功效甚大即痰迷心竅等症俱治每服七八分或一錢薑湯送下臨睡先一服次早一服有病化矣神效無比也　五靈脂一斤　香附子一斤去淨毛浸一日　黑丑二兩　白丑二兩　共研細末以一半微火炒熟以一半生用和勻醋糊爲丸如蘿蔔子大此藥費小功大

願同志修合濟人道藏云施送此丸救人疾苦行之三載福壽綿延名註仙篇也此方傳世後每見修合分送藥到病除無不卽愈

食積血痞　木賊研末三四分　白湯空心服卽消年遠者連服三日　又方　葱白搗和蜜攤布上貼患處用熨斗微火熨之　又方生鵞血好酒滚冲服盡量飲消化無形重者服數次　又方野鴿子屎水煎服方書稱爲左盤龍治痞塊甚效永忌食鴿子

蠱積　苦楝根取向東不露出土者去皮及骨四兩　使君子去殼二兩　生薑三兩　水五碗煎至三碗去渣再熬至一碗加白蜜四兩又熬至一碗露一宿次早隔湯頓熱空心服一日服完須於朔日服蠱頭向上故也不吐不瀉蠱從大便成團出少則一服多則二服卽除根一切蠱積

皆治若小兒則分兩量減可也

蠱積作痛口中有涎流出湯飲不能進危在旦夕者　烏梅　花椒　生薑　等分水煎服即愈　又方　葱汁半杯菜油半杯和服蠱化爲水除根驗空心服

隔食反胃　糯米粉以牛口涎拌和作小丸煮熟食之神效取牛涎法以水浣淨老牛口用鹽塗之少頃涎自出愈後永戒食牛肉

凡病隔食胸前生二小骨漸漸交合則不能食法用　生鵞血乘熱飲之數次胸前二骨自化永遠戒食牛鵞二物　又方　小兒胎髮一團陰陽瓦焙存性研細末陳酒送下效

嘔逆　治嘔吐并一切雜病嘔噦　橘皮四兩　生薑一兩　加開口川椒

十粒水二大碗煎至一碗徐徐呷之即止

乾嘔　蔗糖　薑汁各一杯和勻服效

頭風　治一切偏正頭風　硫黃一錢川椒三分炒研拌勻鎔成小餅左痛塞左鼻使涕從右出右疼塞右鼻使涕從左出若正疼則左右換塞待清涕流盡自愈內以　茯神抱木搗末熱酒送下二錢數服效　又方　石菖蒲根搗汁酒沖服效

諸般頭痛　仰臥用蘿蔔汁少許注鼻中左疼注左鼻右疼注右鼻

頭眩運倒　鮮白菓二個研開水沖空心服至重不過五服老少皆治老人更宜

風溼癱瘓　治風癱腰腿手足疼痛不能起臥等症　老楊樹蟲蛙糞　乾菊花連枝葉梗　桑木柴　先將房內土地掃淨長

五尺許寬二尺許取上三物鋪勻加火燒之以地熱爲度掃去灰燼乘熱噴黄酒於地上用乾稻草鋪上又噴酒於草再用稻草蓋之將病人脱盡衣褲卧於草上以被蓋煖俟出透汗緩緩去被蜜室避風數日行走如舊

筋骨酸痛腰背軟手足麻痹等症　十大功勞葉即老鼠刺葉採一筐剪去葉上刺好酒一斤拌蒸晒乾七蒸七晒　紅花一兩炒　白當歸一兩酒浸炒微枯　虎骨一兩酥炙　同爲細末沙糖調服每日五錢作三次服神效

治一切手足風痛及酒脚風漏肩風溼氣作痛其效如神　葱蒜薑各取自然汁一碗醋一小碗熬濃入灰麪二兩牛膠四兩熬成膏用青布攤貼患處或加鳳仙花汁一盞

鶴膝風　三陰之氣不足風邪乘之兩膝作痛久則膝頭漸大腿

漸細成敗症矣宜早治之　大何首烏煎酒服以醉為度更搗渣敷膝頭數次可愈永遠戒食鰍魚黑魚二物　又方冷飯團草即商陸取葉入鹽少許搗敷患處數次自愈

盜汗　五棓子為末津唾和為餅貼臍以布束之一宿即止　又方　經霜桑葉煎水飲亦止　又方　雞蛋五枚將外殼輕輕敲碎勿傷破內白皮以童便浸一晝夜取出洗淨冷水下慢火煮熟食之二次即愈

自汗　鬱金研末蜜調臨臥塗兩乳　何首烏末津涎調塗臍中效

乾血勞奇方過三年者不治　白鴿子一隻去淨腸雜入血竭一兩以線縫合無灰酒煮熟食之瘀血即行如心中慌亂急食白煮豬肉一塊即止病二年者用血竭二兩三年三兩

肝氣　道地潮烟二兩白米飯一碗拌和槌百杵分作四餅用溼草紙包灶火内煨存性研末作四服肝氣發時以沙糖調陳酒送下至重者四服除根

治猪羊癲瘋　時常跌倒不省人事竟成廢人二服除根奇效方

皂礬一兩煅紅　魚膠一兩切斷麪炒　鉛粉一兩炒黄　硃砂三錢　以上研爲極細末每早空心陳酒調服三錢愈

金絲萬應膏　治一切風氣寒溼手足拘攣骨節痠疼男子痞積女人血瘕及腰痛諸般疼痛結核轉筋頑癬頑瘡積年不愈腫毒初發楊梅腫塊未破者俱貼患處肚腹疼痛瀉痢瘧疾俱貼臍上痢白而寒者尤效咳嗽哮喘受寒惡心胸膈脹悶婦人男子面色痿黄脾胃等症及心疼俱貼前心負重傷力渾身拘痛

者貼後心與腰眼諸疝小腸氣等症貼臍下治無不效
木香　川芎　牛膝　生地黃　細辛　白芷　枳殼　秦艽
獨活　防風　歸尾　大楓子　黃芩　南星　羌活　半夏
赤芍　貝母　杏仁　萆麻子　白歛　蒼朮　艾葉　川烏
肉桂　良薑　續斷　兩頭尖　連翹　甘草節　藁本　丁
香　丁皮　藿香　烏藥　荆芥　蘇木　元參　殭蚕　桃
仁　山梔　紅花　牙皂　威靈仙　苦參　茅香　文蛤
蟬蛻　草烏　蜂房　鱉甲　全蝎　金銀花　麻黃　白芨
大黃　青風藤以上各二兩　蜈蚣二十條　白蘇皮　五加皮　川山甲
降眞節　骨碎補　蒼耳頭以上各一兩　蛇蛻三兩　桃柳榆槐桑楝楮
七色樹枝各二尺一寸　右切爲粗片用眞麻油十二觔浸藥在內夏浸三

宿春五宿秋七宿冬十宿方煎以藥枯油黑爲度用蔴布一片濾去滓貯磁器內另以片子松香不拘多少先下浸鍋鎔化後方加藥油量香三觔用油四兩試水軟硬仍濾入水缸中令人抽扯色如黃金即成膏矣每製一料計膏七十觔約用銀數兩量攤中大膏藥一萬有餘可濟人五千之數所費者少所濟者衆富者固不俟言少有力之家亦可製此貧者又可以資身誠妙方也此膏嘗施數萬人無不效蓋不止於百試百驗矣

增蠱積食積膨脹皆治　雷丸五錢同蒼朮二錢煮熟將蒼朮去了只用雷丸去皮炒乾使君子去殼用肉五錢炒乾共研細末分作六服同雞蛋去殼放碗內攪勻照常加油鹽葱蒜等物煎炒吃飯時當菜吃吃完一料即愈

大歸湯　治一切無名腫毒初起者立消已潰者收功萬靈蔣效仙方也　大全當歸重一兩三四錢大枝者用八錢三分生黃耆五錢金銀花五錢生甘草一錢八分　用黃酒二碗煎八分服　上部加川芎一錢下部加牛膝一錢中部加桔梗一錢　外用紫雲膏貼之

紫雲膏　治一切腫毒初起未破者即消已破者即愈　白芨　白蘞　馬錢子　商陸根　赤芍　當歸　草麻子　獨活　羌活　生大黃　以上各四兩五錢　男子頭髮五團　用麻油九斤春夏浸三日依法熬膏每浸油一觔加炒黃丹八兩收之

太乙萬靈膏　治一切外症男婦小兒癰疽發背七十二樣疱癤三十六種疔毒并諸般無名腫毒及痰核瘰癧內損骨節外感

皮肉手足麻木不仁走注疼痛俱貼之神效凡癰疽諸毒始作貼之腫消痛散既潰貼之膿乾肉生大有效驗不能盡述

大蜂房一具　蜈蚣三四條　蟬蛻一兩　姜虫酒洗　女髮　敗龜板舊久者五六個　槐角經霜的　槐花　大黃　何首烏　皂角　玄參　升麻　南星　大楓子　枝子　白芨　白斂　羌活　青木香　川烏　草烏　黃柏　黃連　木鼈子　甘草以上各一兩　防風五錢　青蒿一把　荊芥穗　細辛　白芷　赤芍　附子　天花粉　菖蒲　黑牛　朴硝　桔梗　黍粘子　皂刺　獨活　黃芩　肉桂　蛇床子　連翹　漏蘆　巴豆　昆布　雀細茶　花椒各五錢　班猫一百個　艾蒿一把　烏蛇退四條　萆麻子一百粒　僊人掌一把無則以脱蓮花代或以血見愁代　半邊蓮一把無以旋沸草代　龍膽草　忍冬草　過山龍　地骨

皮　蒲公英各二兩　槐桃柳枝各一兩　川山甲三兩　以上六十五味皆切片用青麻油五觔春浸五日夏秋三日冬浸七日大鍋中熬藥以淨烟爲度大皮紙濾過再入鍋中文武火熬用槐枝不住手攪每觔油下黃丹十兩密陀參一兩五錢滴水成珠再入細藥乳香沒藥俱用箬葉盛灰火上焙過鰾硝雄黃硃砂甘松三柰朝腦兒茶龍骨赤石脂龍泉粉寒水石雞內金銀硃各一兩血竭珍珠琥珀水銀輕粉枯礬猩紅百草霜檳榔各五錢牛黃麝香各三錢雄膽二錢青魚膽三四個金銀箔各五十石用乳缽內研極細末入前膏內攪匀磁器收貯埋土七日取出任意貼百疾如神

秘傳生肌散　不問諸毒俱用　赤石脂　龍骨少許　輕粉　黃丹

乳香　雞蛋黃一個　沒藥　血竭　兒茶　黃蠟　猫兒骨燒灰三錢　白蠟　磨鏡陳布燒灰二錢　右爲細末篩過用好磁罐盛之

絕妙生肌散　治遠年近日惡瘡瘻漏深坑不滿肉者神效

將出抱雞子一個存性　鱔魚骨一兩存性　乳　沒去油各二錢　石膏煅五錢　右爲細末先用楓樹子煎水洗後乾糝緊緊扎三日一換甚者將兒茶二錢　輕粉二錢　神效

生肌散　治一切癰發無名腫毒膿水將盡之時敷之去腐生新極效　雞內金十餘付　兒茶　磦硝　雄黃　白芨　赤白石脂各一兩火煅　乳香箬炙　龍骨火煅五錢　沒藥三兩用箬葉火炙　龍泉粉　蛤粉　硃砂各五錢　血竭　熊膽　射香各一錢　珍珠一錢　牛黃二錢　金箔　銀箔各四十張　以上研極細末用花椒水洗淨瘡口膿乾敷藥一匕後平復收口

婦幼良方

湖北屠燮臣纂

婦嬰良方

同治癸亥秋刊

育德堂藏板

普濟良方卷三目錄

婦科各方

血崩	血漏及赤白帶	年久赤白帶
血淋	血暈救急 二	月經久閉
經閉血從口鼻出	久慣小產	三合保胎丸 三
又治小產	安胎萬全神應	胎前瘧乍寒熱 四
子癇	子懸	子煩
子淋	妊娠腰痛	妊娠大便閉塞
孕婦痢疾	婦人臍腹疼痛	保產無憂方 五
加味芎歸湯	佛手散	橫生倒產
死胎不下 六	胞衣不下	盤腸產子腸不收

横生逆産十六　奪命丹　子宮産門不收閉
産後寒熱　血塊十七　生化湯原方
血暈　産後血崩十九　塊痛妄言見
寒熱有汗　類瘧頭痛無汗　類風口噤項強筋搐
中風語澁四肢不利　産後盗汗　遺尿
誤破尿胞　便數二十一　産後患痢
嘔逆不食　産後咳嗽二十二　産後骨蒸
産後心痛二十三　産後腹痛　産後小腹痛
産後徧身痛二十四　産後腰痛　産後脇痛
産後陰痛　産後不語二十五　徧身浮腫
保産神效

卷四目錄

幼科各方

小兒初生不啼　初生二便不通
初生體如水晶胞　初生週身無皮
臍風拔毒　預防臍風馬牙
急驚風三　臍風撮口藥例
至寶丹　清火散驚湯
五疳丸五　驚風藥例　小兒痰涎壅塞
　　　　　疳積腹大黃瘦　小兒牙關緊閉
口牙疳牙根臭爛　走馬牙疳　論小兒驚風
小兒痢疾七　口舌瘡乳藥不下　口疳六
　　　　　痢疾藥例　小兒瘧疾外治入
瘧疾藥例　　　　　蚘蟲
　　　　　蟲疾九

目錄

- 萬全湯
- 傷風藥例
- 燒針丸 十
- 吐瀉藥例
- 中暑吐瀉
- 昏倒 十一
- 口舌生瘡
- 口內生卵子
- 小兒開口方
- 口糜 十二
- 木舌
- 重齦重齶重舌
- 重舌鵝口
- 胎寒藥例
- 胎毒並諸毒
- 胎熱藥例
- 火丹
- 咳嗽藥例
- 丹毒藥例
- 十種丹毒
- 赤遊丹
- 五腫胎毒 十四
- 客忤
- 中惡
- 天弔
- 痘疹藥例 十七
- 夜啼
- 痘疹 十五
- 痘疹忌觸臭氣 十九
- 防痘入眼
- 痘不起漿
- 痘後餘毒
- 稀豆仙方 二十

救急方

撲打猝死 二十八　跌壓身死 二十八　骨折筋斷痛甚
杖傷 二十九　回生散　打傷眼睛
受傷瘀血注痛　烏銃傷　箭鏃傷
箭鏃入目　中藥箭毒 三十　人咬傷
魚骨鯁喉　骨鯁咽腫食不下　救虫毒及金蠶蠱
蛇蟲傷　蜈蚣蛟　蝎螫毒
諸毒蟲咬傷　蜘蛛毒　誤吞螞蝗
蚯蚓毒 三十一　百蟲入耳　癲狗咬
中砒霜毒至重　中蒙汗藥毒 三十一　中藥毒鴆毒
中諸藥毒　飲食毒　服鹽滷毒
中諸魚毒　中蟹毒　中鼈毒

蕈毒及諸草藥毒　中諸果毒　中六畜肉毒

中水銀毒　水銀入耳　中鉛粉毒三十三

煤毒昏暈　烟火薰至死　誤吞諸物

吞金銀　灸鬼法　癎病神方

男女爲鬼所迷　醒迷至寶丹三十四　下頦脫

病後失精　茭腸　腎漏

救男婦尸厥　救舌腫神方三十五　親驗救餓方

熷湯火傷　跌打損傷　斷筋折骨

刀傷食顙　鐵扇散方　二便秘結三十六

大便閉結　小便閉塞　小便不通

洩瀉　久瀉丸　脾虛洩瀉

遺精泄瀉丸	柏子養心丸	心腎兩交湯七三十
淋症	五淋症	血淋
赤濁	便血	小便血痛不可忍
小便不通尿血	房勞小便溺血	大便下血
腸氣下血入三十	疝氣	斗大疝氣並偏墜
疝氣奇效方	小腸痛繞臍衝心	腎囊風
腎陰腫大	增大便下血	

普濟良方卷三

婦科

血崩　百草霜三錢陳京墨磨濃一酒杯桃枝嫩杪三個楊梅嫩杪三個冬月則宜用嫩枝搗爛用沙糖煎化調服立止　又方　海螵蛸去甲研末三錢生地一兩煎湯調服即愈

治血漏不止及赤白帶下　烏梅七個連核燒灰存性研末白湯調服止後再用蓮子燒灰存性香附炒研等分爲末每服二錢淡醋湯調服　又赤白帶下亦用海螵蛸水煎濃汁服效

赤白帶年久者　貫仲一個全用刷淨毛切塊好醋蘸溼漫火炙熟研末每服二錢空心米湯調服效

血淋　白雞冠花燒灰存性米湯調服三錢數服愈

血暈救急　分娩甫畢產婦不醒人事者名曰血暈此症最急恐一時對症之藥不及速取柔軟舊衣掩住產戶令老成親屬曲膝緊抵使下面氣不得走再令一人一手挽住頭髮一手掩住口鼻使上面氣不得走速喚壯盛婦人更換對口接氣直待氣回色轉方止不必呼喚啼號徒占工夫且驚產婦稍俟甦醒速進對症之藥附血暈驗方治血暈不醒人事及中風口噤手足搐搦角弓反張或因怒氣發熱悶迷用荆芥穗微焙當歸酒洗各三錢水半鍾童便黃酒各半鍾煎七分嚾之牙關緊口對口嚾仍捻其鼻以手摩其喉使得下咽則甦甚則以簪抉開牙關嚾下余以此救人頗多醒後虛熱不止而無瘀血者用　蒸大懷地黃一兩甚或二三兩煎濃汁或入鹽一二三分頓服之兼治

產後大小便不通或頭痛不止或作渴不止審知眞屬血虛者服後睡醒諸患如失醒後氣虛以參湯調之血瘀者失笑散三五錢用紅花三錢蘇木桃仁牛膝各一錢煎湯下或用回生丹一二丸氣壯瘀甚者加九製熟大黃

月經久閉　蠶砂四兩炒半黃色用無灰酒一觔半於砂鍋內煎滚濾去蠶砂入磁瓶貯之每温飲數杯自通

月經久閉逆從口鼻出血　先以好京墨濃磨一盞服之其血立止次用當歸尾紅花各三錢水一鍾半煎八分服

又方　韭菜搗汁一盞入童便半盞燙熱服卽止

治久慣小產神效膏藥方　當歸一兩生地八兩白朮六錢甘草二錢續斷十六錢條芩酒炒一兩白芍酒炒五錢黃耆五錢肉蓯蓉五錢益母草一兩用麻油二

觔浸七日熬成膏加白蠟一兩再熬三四滚加飛過黄丹七兩五錢
再熬再加飛過龍骨一兩攪勻用時以緞攤碗口大貼丹田上
十四日一換貼過八個月為效保胎萬全

三合保胎丸　大懷地十二兩　砂仁五錢　廣皮五錢　老薑汁二兩　用木瓜酒
二觔泡透貯磁瓶蒸三晝夜搗爛三日三夜無絕火　大當歸去頭尾取身切片十二兩以好酒洗過晒乾聽用　綿杜仲十二兩切片鹽水拌炒以絲斷爲度　漂白朮取淨乾十二兩切片以黃土研碎拌炒極黃取起篩去土孕婦肥白者氣虛者加二兩　實條芩枯飄者不用取小實者切片六兩酒炒三次孕婦黑瘦者加一兩性躁者加二兩　川續斷十二兩酒炒　右將後五味和爲一處
火焙乾燥研爲細末以前地黃膏和勻少許加煉蜜入石臼內
搗千餘杵爲丸如綠豆大每早鹽湯送下三錢臨臥時酒送三錢每
日如此不可間斷孕婦素患小產者須服兩料一月服起服過

七月方保無虞此方百試百驗因傳此方云

又治小產　用絲棉一兩入瓦礶內封口煅灰存性熱酒冲服空心服須於小產月內服以後永不再墜

安胎萬全神應方　治胎孕三月前後或經惱怒或經蹶跌以致胎傷腹痛腰痛一服卽安雖見血一二日未離宮者猶可安之若曾經三四五個月小產者再孕後及到月分稍覺腰痛痠脹一服卽安數服則萬全矣　當歸　白朮土炒　條芩各一錢　川芎六分　白芍酒炒　白茯苓　炙黃耆　杜仲鹽水炒各七分　熟地姜汁炒八分　阿膠珠七釐　甘草三分　如胸前作脹加紫蘇陳皮各六分　如下帶赤白加地榆一錢　蘄艾七分　如見血加川續斷一錢　糯米百粒　水煎空心服後載保胎無憂方亦安胎

胎前發瘧乍寒乍熱方　夜明砂三錢　空心用茶和服即愈

治懷孕數月之後忽然中風涎潮仆地目吊口噤名曰子癇

羚羊角細屑一錢　獨活　防風　川芎　當歸　棗仁炒　茯苓　杏仁泡去皮尖炒　五加皮　薏苡各五分　甘草三分　生薑引水煎服

治胎氣不和湊上胸前腹滿頭痛心腹痛名曰子懸　紫蘇一錢　白芍酒炒　人參　川芎　陳皮　大腹皮各五分　當歸七分　甘草三分　生薑引水煎空心服或用黨參一錢代人參亦可

治妊娠心驚膽怯終日煩悶名曰子煩　淡竹葉十片　麥冬一錢五分　人參五分　黃芩酒炒一錢　燈心引水煎服

治妊娠小便不利名曰子淋　細辛一錢　當歸　甘草　黃芩　滑石各五分　共爲末用麥冬一錢人參一分燈心一束煎湯分二次

調服

妊娠腰痛　故紙二兩炒香爲末先嚼核桃半個空心服酒下二錢此方妙不可言

治妊娠大便閉塞　枳殼麩炒阿膠炒珠等分爲末蜜丸桐子大用六一散爲衣滾湯下二十丸如尚未通可加至五十丸六一散即滑石六分甘草一分

治孕婦痢疾方　荷葉蒂七個燒灰存性研末酒冲服奇效　又胎前產後下痢方　敗龜甲米醋炙研末白湯下數服愈

治婦人臍腹疼痛　不省人事只一服立止人不知者云是心氣痛誤矣　木通去皮芍藥炒五靈脂炒各五分右㕮咀每服五錢醋水各半盞煎七分温服

神效保產無憂方　專治一切產症有胎卽能安胎臨產卽能催生　不拘月分凡胎動不安腰痠腹痛一服卽安再服全愈臨盆艱危者一服卽生　橫生逆產六七日不下及兒死腹中命在須臾者亦一服卽下　懷孕者七個月卽宜預服七個月服一劑八個月服二劑九個月服三劑十個月亦服三劑臨產服一劑斷無難產之患　紫厚朴姜汁炒七分　當歸酒炒一錢五分　川羌活五分　枳殼麩炒六分　荊芥穗八分　川貝母去心淨為末一錢不入煎以藥沖服　川芎一錢五分　蘄艾醋炒七分　生黃耆八分　生甘草五分　兎絲子揀淨酒泡一錢　白芍酒炒一錢二分冬月只用一錢　藥須照方揀選炮製後用戥稱準不可加減分毫引用老生薑三片水二大鍾煎至八分服　預服者空心服　臨產及胎痛不安並勢欲小產者皆臨時熱服　如人虛極再加人參三

五分更妙已產後此藥一滴不可入口切勿誤服此方藥劑等分雖輕功力甚大不論體之強弱年之老少皆宜效如神助

等分歌訣　歸芎錢半朴艾七分耆荆八分貝絲一錢羌甘五分枳六分　一錢二分白芍畢

加味芎歸湯　專治難產及陰氣虛弱交骨不開催生如神

當歸一兩　川芎七錢　龜板手大一片醋炙研末　婦人亂髮雞蛋大一團瓦焙存性　水二碗煎一碗如人行五里之久即生若死胎亦即下

佛手散　治胎氣受傷或子死腹中疼痛不已口噤昏悶或心腹脹滿血上衝心服之生胎即安死胎即下　又治橫生倒產須先安卧俟煎藥服之再安卧自然順生若兒手足在外未能收入切不可亂動致傷惟少以食鹽塗兒掌以指甲輕搔之并以鹽摩母腹安卧一時自然收入即前方未加龜板頭髮惟

青溪良方　卷三

用　當歸一兩　川芎七錢　水七分酒三分同煎至七分服　若治橫生倒產及死胎則加黑馬料豆一合炒焦乘熱淬入水中加童便一半煎藥服少頃再服一劑神效　此方又治產後腹痛發熱頭痛能逐敗血生新血除諸疾

治死胎不下　凡下死胎只宜佛手散並加味芎歸湯或再不下再用平胃散　蒼朮米泔水浸透炒　厚朴姜汁炒　陳皮去白各三錢　甘草炒一錢二分加朴硝二三錢一服能令化下甚易也古人立法各有精義且經屢驗不吾欺也勿用奇方怪藥致傷母命

治胞衣不下　無名異為末三錢即滕匠所用煎油之鐵是也以鴨蛋白調勻再以陳米醋一茶鍾煎滾沖服其胞衣即縮小如秤錘產下倘或未下不必驚惶再服一劑即下萬無一誤　又法　將產婦自已

頭髮塞口中打一惡心即下　又用灶脚下泥放臍眼内濃煎甘草湯服之亦即下

治盤腸產下子腸不收　枳殼三錢水煎服即收　又方　用醋半盞冷水七分調勻噴婦面三噴三收

華陀愈風散　治產後中風口噤手足抽掣角弓反張或血暈不省人事四肢强直或心煩倒築吐瀉欲死等症　荆芥穗去根不用焙乾研末每服三錢童便調下口噤則挑牙灌之齒噤則不研末以童便煎之俟微溫灌入鼻中其效如神若無童便則用黑豆酒亦妙

又產後血暈方　五靈脂半生半炒研末白湯調一錢灌之入喉即活

又方　韭菜切碎入壺內以熱醋冲入封口將壺嘴向鼻遠遠

薫之　又方　生半夏研末以少許吹入鼻中自醒

治產後五七日大小便結塞切不可妄服藥餌惟用　大麥芽微炒研末每用三錢白湯調服與粥間服自通

女經丹　專治婦人室女經閉血瘕胎前產後百病神效

香附一斤要金華者去尾　艾葉　益母草　蛇床子各二兩　馬料豆一升各煎汁一大碗浸三日三夜煮乾晒乾搗碎爲極細末聽候配藥

白茯苓　白芍酒炒　當歸身各一兩酒拌炒　生地一兩五錢酒拌炒　白芷一兩　藁本一兩　於朮二兩土炒　沒藥五分去油　白薇一兩　川芎一兩　赤石脂一兩要紅色者清水飛過共爲細末同前製附末一斤煉蜜爲丸每丸重三錢再以飛淨硃砂五錢爲衣每日滚酒化下一丸或丸如桐子大服三錢亦可　催生用益母草一錢歸身三錢川芎三錢煎湯連下三丸　胞

衣不下惡露不淨用澤蘭紅花各一錢煎湯送下三丸　產後驚
風用防風蘇葉煎湯送下三丸　婦人室女常服可免百病
產後連服可免蓐勞　經水不調常服百丸可調經安孕　常
小產者服此可保　胎死腹中用官桂三錢麝香五分溫酒調下一
丸　胎動不安用阿膠三錢艾半錢煎湯化下三丸　生孕水腫用
豬苓澤瀉各五分煎湯化下三丸　治漏用當歸白芍川芎白朮
各一錢煎湯送下二三丸　子懸用大腹皮枳殼各五分煎湯化下
二三丸　子癇用柴胡煨天麻防風煎湯化下二三丸　惡阻
用半夏廣皮薑黃炒山梔薑汁炒黃連各三分煎湯化下一二丸
子煩用麥冬犀角茯苓黃連各三分煎湯化下一二丸　血瘕用
水紅花子二錢煎湯化下每日服一丸早晚數次服百丸愈　血

崩用人參一錢煎湯化下二三丸　凡遇胎前產後婦人百病筆難盡述白滚水服之可也

治內吹外吹　乳結核腫痛寒熱交作甚者惡心嘔血胎熱所致爲內吹兒食乳所致爲外吹並用此方　柴胡　陳皮　川芎　山梔炒黑　青皮　石膏煅　黃芩酒炒　連翹各一錢　甘草五分　橘葉二十片　水二碗煎八分食遠服　外用葱白切碎炒熱敷乳上以帛包之冷則換數次愈

乳癰初起　芙蓉根切碎酒煎盡量飲內消　又乳癰方　當歸八錢　生黃耆五錢　金銀花五錢　炙甘草一錢八分　桔梗一錢五分　黃酒一碗煎八分半飢半飽時服　又方鹿角尖打煅紅存性研末熱酒調服重者二服即消

乳作痛方　貝母末吹鼻神效

乳汁不通　木通與猪前蹄同煮并汁食卽通　又方　黑芝麻炒焦爲末每服三錢熱酒冲服　又雄猪胰子切碎不另入油乾炒半熟以黃酒煮滚空心服二次卽通

治陰囊生瘡　蛇床子一兩艾葉五錢白礬五錢杏仁五錢川連三錢煎水久洗自愈

治陰腫極痛　馬齒莧搗爛敷數次卽消

陰內生蟲癢極難忍　猪肝切成長片以猪油拌川椒末同碎葱煎乾待稍溫納入陰內少頃取出再換其蟲隨肝而出如此數次蟲盡再以五棓子川椒白礬葱頭煎水洗自愈

增乳癌　葱白一觔搗爛取汁好黃酒分二次冲服外用麥芽一兩

並煎頻洗加鰕醬少許同煎尤妙

增生化湯　產後瘀血未淨或患腸痛或痞積即服三五劑

全當歸三錢　炮薑炭五分　益母草三錢　川芎三錢　炙甘草一錢　桃仁十粒　水對黃酒各一碗煎一碗溫服

一粒仙丹　治婦人乾血癆並赤白帶下種子如神　巴豆一百二十個去殼用新磚一個將豆紙包放磚上捶去油令淨如麵白方可用　斑苗六十個去翅足　穿山甲五錢油煎過　大黃　苦葶藶各一兩　皂角一兩刮去粗皮火炮　右各為末合一處以棗煮去皮核丸如彈子大用綿繭張開裹藥在內穿入三寸竹筒上頭後仍留二三寸餘挽一轉不令藥氣在外用時先以溫水洗陰內令潔淨拭乾却以葱汁浸溼藥頭送入子宮極深處整一日一夜取出藥不用少間耳冷氣下發寒發熱如傷寒狀不怕

飲食任意食用無妨半日即通或鮮血或死血一切惡物悉下忌生冷發物自此子宮和煖而交媾則有孕矣

通經下取方　曾試驗神效　海蛤粉五錢　苦葶藶　牙皂各二錢五分　巴豆略去油　天花粉五錢　苦丁香　紅娘子各一錢五分　麝香少許　右爲細末每用一錢葱汁同搗爲丸薄綿裹以五寸竹管納陰戶中候熱時先通黃水次則經行

前陰諸疾　婦人肝經溼熱下注或鬱怒傷肝脾其外症兩拗小腹連陰戶腫痛或寒熱往來增寒壯熱內症小便澁滯或腹內急痛或小腹痞悶上攻兩脇名痃[illegible]又名便癰便毒俗名痞子疾重用龍膽瀉肝湯輕用逍遙散加木香若以散血敗毒則誤矣　若風邪與氣血相搏亦宜逍遙散加荆防　若血氣虛弱

下陷補中益氣湯　陰戶兩傍腫痛手足不能舒展以四物湯加乳香末同搗成餅安陰中立效　陰腫痛極便秘欲死者枳橘熨之　陰戶腫痛不閉者十全大補湯逍遙散　腫消不閉者補中益氣湯　溼癢出水又痛者憂思過也歸脾湯加柴胡山梔丹皮　潰爛者逍遙散　單方用枳殼半觔炒熱布包熨之冷卽易　又方以甘菊苗研爛煎湯薰洗

生虫　陰中生虫屬肝經所化當用龍膽瀉肝湯逍遙散主之外以桃仁研爛和雄黃末或用雞肝納陰戶中一方用新桃葉搗爛綿裹納陰中一日三換則虫自死　如脾肝虛溼熱下注以歸脾湯加丹皮山梔白芍　如小蛆者乃溼熱甚而心氣又鬱凝滯而生宜藿香養胃湯　生細虫癢不可忍食臟腑卽死令

人發寒熱與勞病相似先以蛇床子煎湯洗後以梓樹皮焙乾爲末入枯礬麝香敷之　如下蛆生蛆所下如柿汁臭穢及心下疞痛洞泄虛煩不治

生瘡陰挺　少陰脉數而滑者陰中有瘡名曰䘌或痛或癢如虫行狀膿水淋瀝亦有陰蝕幾盡者皆由心邪煩鬱肝盛脾虛致氣血留滯耳宜歸脾湯加芩連黃柏銀花外以當歸大黃芩連川芎雄黃礬煎薰洗再以黃柏蛤粉等分爲末摻上卽愈　總因七情鬱火傷損肝脾溼熱下注其外症有陰中舒出如蛇名陰挺有翻突如餅名陰菌亦有雞冠花亦有生虫腫痛溼癢潰爛出水脹悶脫墜者其內症口乾發熱體倦經候不調或飲食無味日晡潮熱胸膈不利脇肋脹滿小腹痞塞赤白帶下小水

淋濇腫痛者四物湯加柴胡山梔丹皮膽草溼癢者歸脾湯加梔子丹皮柴胡淋濇者龍膽瀉肝湯加白朮丹皮潰爛者加味逍遥散腫悶脱墜者補中益氣湯加山梔丹皮外治俱如前法

陰挺下脱　此症多因胞絡傷損或子宫虚冷或因分娩用力太過所致當升補元氣爲主若肝脾鬱結氣虚下陷補中益氣湯若肝火溼熱小便濇滯龍膽瀉肝湯心虚血少歸脾湯外以生猪油和藜蘆末塗而散

陰冷　陰中寒冷小便澄清腹冷食少大便不實下元虚寒桂附八味丸主之　有屬肝經溼熱外乘風冷所致小便赤澁小腹痞痛龍膽瀉肝湯加減若内熱寒熱經期不匀加味逍遥散若寒熱體倦飲食少思加味四君子湯　若鬱怒發熱加味歸

脾湯　交接出血作痛　此肝火動脾而不能攝血也補中益氣湯歸脾湯

乳

乳房屬陽明經乳頭屬厥陰經蓋飲食入胃生長氣血血上則爲乳下則爲經而肝統血血之生長皆由此二經也無惱怒則肝得養而血脈和不饑飽勞碌則胃得養而氣血長乳汁自有經期自調也苟平素不能戒惱怒饑飽勞碌則有乳汁不行乳汁自出吹乳癰腫乳妬乳巖乳懸等症現矣

乳汁不行　少壯產後脹而空痛爲風熱通草散用通草瞿麥柴胡花粉各一錢桔梗二錢連翹木通青皮白芷赤芍甘草各五分煎服慢飲更摩乳房若經絡凝滯嬭脹腫痛湧泉散王不留行白丁香漏蘆花粉僵蠶穿山甲火炮黃色等分爲末每服四錢猪懸蹄煮

湯調下兼氣惱加味逍遥散　年長屢產氣血虛弱津液不足八珍湯十全大補湯俱加枳殼桔梗通草以引導之若痰凝氣滯六君子湯加芎歸白芷木通通草尋常乳少以猪蹄隻一通草四兩煮爛頻飡或赤小豆粥常煮服之又麥冬末以犀角磨酒約一錢調麥冬末二錢服自下

乳汁自出　氣血俱虛者十全大補湯肝經血熱者加逍遥散惱怒動火者四物湯加柴梔芩連肝脾鬱怒者加味歸脾湯　一產婦因勞怒乳汁如湧昏昧吐痰急灌獨參湯而甦更用十全大補湯而安若婦人氣血方盛乳房作脹憎寒發熱無兒食乳用麥芽二三兩炒熱煎服立消免懷湯以通經則乳自回用歸尾赤芍紅花牛膝煎服

吹乳癰腫　吹乳者因兒睡嬭之次忽自睡熟爲兒口氣所吹令乳汁不通蓄積在內遂成腫硬壅閉乳道傷結疼痛亦有不癢不痛腫硬如石者皆名曰吹乳若不急治腫甚成癰致不能救急用遠志一兩甘草湯泡去心酒煎服渣搗爛敷患處或貝母末溫酒調下二錢即以兩手覆按于棹上垂乳良久自通或芎歸花粉銀花蔞霜穿山甲白芷貝母甘草節橘葉酒煎服若母自不知調養急怒鬱悶厚味所釀以致肝氣不行竅塞不通胃熱騰沸熱甚成膿或子膈痰滯口氣焮熱含乳而睡熱氣所吹遂成結核初起急宜忍痛揉軟吮透自可消散因循不治必成癰癤若不痛不癢遷延日久便成乳巖極難收功乳巖見後癰癤治法用青皮橘葉石膏甘草瓜蔞芎歸銀花皂刺沒藥貝母連翹之

類隨症加減酒亦煎服初起即以艾火灸三五壯于核腫處其效尤捷切勿妄用針刀一破便難收口婦兩乳男外腎皆命根也最宜慎重一方用香附去毛薑汁浸一宿為末米湯調下二錢立效

妬乳　由新產後兒未能飲致乳不洩或乳脹捏其汁不盡皆令蓄結與氣血相搏即壯熱大渴引飲牢強掣痛手不得近初覺便知忍痛以手捏去乳汁更令旁兒助吮引之可以即消不急治或作瘡有膿其勢漸盛必成癰也輕則為吹乳妬乳重則成巖矣凡婦女乳頭生小淺熱瘡搔之黃汁出浸淫漸長百治不效動經年月宜赤龍皮湯用槲皮三升水一斗煮五升溫溫洗之內服瓜蔞散瓜蔞一個半生半炒粉甘草一寸半生半炙生薑三片半生半煨或用麥芽二錢半生半熟去生薑用酒水各一碗煎服少頃痛不可忍即搜

去敗乳汁臨卧再一服順所患處乳側卧于牀上令其藥行故也外敷鹿角散鹿角一錢甘草一錢爲末和以雞子黄於銅氣中置温炙上傳之日二三次即愈或以芙蓉花或葉乾爲末摻之亦良

乳巖　乳巖有吹嬭結核既久不痛不癢輕忽不治二三年後漸漸而成又有厚味温熱之痰停蓄膈間與滯乳相搏而成又有拗怒氣激滯而生者亦有婦人不得於夫不得於舅姑舅姑夫待之太嚴自又不善寬解鬱氣在胸無人可訴憂怒鬱遏時日積累脾氣消阻肝氣横逆遂成隱核如鼈棋子不痛不癢十數年後方成以其病形嵌凹似于巖穴故名此病已成多難收功宜於初起之時便能自覺急治消釋病根使心和氣平遠房幃

戒厚味如少壯者則以疎氣行血之劑或以青皮甘草末淡薑湯時時細呷或以三因七氣湯見前氣門流氣飲之類治之若年久者或體弱或日久則宜補益養榮湯見前血門歸脾湯見血門以十全大補湯之類治之初起急用葱白寸許生半夏一枚搗爛爲丸如芡實大以綿裹之如患在左塞右鼻孔中患右塞左二宿而消

乳懸　産後瘀血上攻忽兩乳伸長細小如腸直過小腹痛不可忍名曰乳懸急用當歸川芎各一觔煎濃湯不時温服再用芎歸二觔逐旋燒烟安病人面前棹子下令病人曲身低頭將口鼻及病乳常吸烟氣未甚縮再用一料則瘀血消而乳頭自復矣如仍舊用萆麻子搗爛貼頭上片時收卽洗去

橫產　橫產者兒居母腹頭上足下產時則頭向下產母若用力逼之胎轉至半而橫當令產母安然仰卧令其自順穩婆以中指挾其肩勿使臍帶羈絆用催生藥努力即生　當歸　紫蘇各三錢　長流水煎服即下　一方用好京墨磨服之即下　一方用敗筆頭一個火煅以藕節自然汁調服之即下　一方用益母草六兩濃煎加童便一大杯調服即下

盤腸生　盤腸產者產則子腸先出然後生子其腸或未即收以草麻子四十九粒研碎塗頭上腸收急急洗去遲則有害又方止用四十粒去皮研爲膏塗頂中收即拭之如腸燥以磨刀水潤之再用磁石煎湯服之須陰陽家用過有驗者

難產　難產者交骨不開不能生產也服加味芎歸湯良久即下

小川芎一兩當歸一兩敗龜版一個酒炙婦人髮灰一握須用生過男女者
爲末水一鍾煎七分服

死產　死產者子死腹中也驗母舌青黑其胎已死先用平胃散
一服酒水各一鍾煎八分投朴硝煎服即下用童便亦好後用
補劑調理

下胞　胞衣不下用滚酒送下失笑散一劑或益母丸或生化湯
送鹿角灰一錢或以產母髮入口作吐胞衣即出有氣虛不能
送出者腹必脹痛單用生化湯　全當歸一兩川芎三錢白朮一錢香
附一錢加人參三錢更妙用水煎服　一方用草麻子二兩雄黃二
錢研膏塗足下湧泉穴衣下急速洗去

平胃散　南蒼朮米泔水浸炒　厚朴薑炒　陳皮　炙草各二錢共爲粗末或

水煎或酒煎煎成時加朴硝二錢再煎一二沸温服

斷臍　斷臍必以綿裹咬斷爲妙如遇天寒或因難產母子勞倦宜以大麻油紙燃徐徐燒斷以助元氣雖見已死令煖氣入臍多得生切勿以刀斷之

滑胎散　臨月常服數劑以便易生　當歸三五錢　川芎五七錢　杜仲二錢　熟地三錢　枳殼七分　山藥二錢　水二鍾煎八分食前温服如素體虛弱人加人參白朮隨宜服之如便實多滯者加牛膝二錢

治產秘驗良方　治橫生逆產至數日不下一服即下有未足月忽然胎動一服即安或臨月先服一服保護無虞更能治胎死腹中及小產傷胎無乳者一服即如原體　全當歸　川芎各一錢五分　川貝母去心一錢　荊芥穗　黃耆各八分　厚朴薑炒　蘄艾　紅花各七分

分兔絲子一錢二分白芍一錢二分冬月不用枳殼六分麪炒羌活六分麪炒甘草五分上十三味只用十二味不可加減安胎去紅花催生去蘄艾用井水鍾半薑二片引熱服去渣用水一鍾煎半鍾熱服如不好再用水一鍾煎半鍾服之卽效不用二劑

橫生逆產神效方催生兔腦丸　臘月兔腦髓一個母丁香一個乳香一錢另研麝香一分兔腦爲丸芡實大陰乾密封用時以溫酒送下一丸

奪命丹　臨產未產時目反口噤面黑脣青口中吐沫命在須臾若臉面微紅子死母活急用蛇退　蚕故紙燒灰不存性髮灰一錢乳香五分共爲細末酒下

治子宮不收產門不閉　加味芎歸湯　人參一錢黃耆一錢川芎一錢

當歸二錢　升麻八分　炙草四分　五味子十五粒　再不收加半夏八分　白芍八分酒炒

新產治法　生化湯先連進二服若胎前素弱婦人見危症熱症墮胎不可拘貼數服至病退乃止若產時勞甚血崩形脫卽加人參三四錢在內頻服無虞若氣促亦加人參加參於生化湯者血塊無滯不可以參爲補而弗用也有治產不用當歸者見偏之甚此方處置萬全必無一失世以四物湯治產地黃性寒滯血芍藥微酸無補伐傷生氣誤甚

產後寒熱　凡新產後榮衛俱虛易發寒熱身痛腹痛決不可妄投發散之劑當用生化湯爲主稍佐發散之藥產後脾虛易於停食以致身熱世人見有身熱便以爲外感遽然發汗速亡甚

矣當於生化湯中加扶脾消食之藥大抵產後先宜補血次補氣若偏補氣而專用參耆非善也產後補虛用參耆芎歸白朮陳皮炙草熱輕則用茯苓淡滲之藥其熱自除重則加乾薑或云大熱而用薑何也曰此熱非有餘之熱乃陰虛內生熱耳蓋乾薑能入肺分利肺氣又能入肝分引眾藥生血然必與陰血藥同用之產後惡寒發熱腹痛者當主惡血若腹不痛非惡血也　產後寒熱口眼歪邪此乃氣血虛甚以大補為主左手脈不足補血藥多於補氣藥右手脈不足補氣藥多於補血藥切不可用小續命等發散之藥

血塊　此症勿拘古方妄用蘇木蓬稜以輕人命其一應散血方破血藥俱禁用雖山查性緩亦能害命不可擅用惟生化湯係

血塊聖藥也

生化湯原方　當歸八錢　川芎三錢　桃仁十四粒去皮尖研　黑薑五分　炙草五分　用黃酒童便各半煎服　又益母丸鹿角灰就用生化湯送下一錢外用烘熱衣服煖和塊痛處雖大暑亦要和煖兒痛處有氣不運而暈迷厥切不可妄說惡血搶心只服生化湯爲妙俗有生地牛膝行血山稜蓬朮敗血山查沙糖消塊蘄艾椒酒定痛反致昏暈等症切不可妄用二三四日內覺痛減可揉乃虛痛也宜加人參生化湯

血暈　分娩之後眼見黑花頭眩昏暈不省人事者一因勞倦甚而氣竭神昏二因大脫血而氣欲絕三因痰火乘虛泛上而神不守當急服生化湯二三帖外用韭菜細切納有嘴瓶中用滚

醋二鍾冲入瓶內急冲産母鼻中卽醒若偏信古方認爲惡血搶心而輕用散血之劑認爲痰火而用無補消降之方誤甚矣如暈厥牙關緊閉速煎生化湯挖開口將鵞毛探喉酒盞盛而灌之如灌下腹中漸溫煖不可拘帖數外用熱手在單衣上從心揉按至腹常熱火煖之一兩時服生化湯四帖完卽神清始少緩藥方進粥服至十服而安故犯此者連灌藥火煖不可棄而不救若在冬月婦人身欠煖亦有大害臨産時必預煎生化湯預燒秤鍾硬石子候兒下地連服二三帖又産婦枕邊行醋韭投醋瓶之法决無暈症又兒生時合家不可喜子而慢母産母不可顧子忘倦又不可産訖卽卧或忿怒逆氣皆致血暈愼之愼之

加味生化湯　治産後三等血暈症　川芎三錢當歸六錢黑薑四分桃仁十粒炙草五分荆芥四分炒黑大棗水煎服　勞倦甚而暈及血崩氣脱而暈並宜速灌兩服如形色脱或汗出而脱皆急服一帖即加人參三四錢一加肉桂四分決不可疑參爲補而緩服痰火乘虛泛上而暈方內加橘紅四分虛甚加人參二錢肥人多痰再加竹瀝七分薑汁少許總不可用稜朮破血等方其血塊痛甚兼送益母丸或鹿角灰或元胡散或獨勝散上消血塊方服一服即效不必易方從權救急

治産後形色脱暈或汗多脱暈　加參生化湯　人參三錢有倍加至五錢者川芎二錢當歸五錢炙草四分桃仁十粒炮薑四分大棗水煎服　脈脱形脱將絶之症必服此方加參四五錢頻頻灌之産後血崩血

暈兼汗多宜服此方無汗不脫只服本方不必加參左尺脈脫亦加參此方治產後危急諸症可通用一晝一夜必須服三四劑若照常症服豈能接將絕之氣血扶危急之變症耶產後一二日血塊痛雖未止產婦氣血虛脫或暈或厥或汗多或形脫口氣漸涼煩渴不止或氣喘急無論塊痛從權用加參生化湯病勢稍退又當減參且服生化湯　加減法血塊痛甚加肉桂七分渴加麥冬一錢五味十粒汗多加麻黃根一錢如血塊不痛加炙黃耆一錢以止汗傷飯食麪食加炒神麯一錢麥芽五分炒傷肉食加山楂五個砂仁四錢炒

產後血崩　生血止崩湯　川芎一錢　當歸四錢　黑薑四分　炙草五分　桃仁十粒　荆芥五分炒黑　烏梅五分煅灰　蒲黃五分炒　棗水煎忌薑椒熱物生冷

鮮血血大來荊芥穗炒黑白芷各五分血竭形敗加參三四錢汗多氣促亦加參三四錢無汗形不脫氣促只服生化湯多服則血自平有言歸芎但能活血甚誤

產後塊痛未止妄言妄見　安神生化湯　川芎一錢　柏子仁一錢　人參一二錢　當歸二三錢　茯神二錢　桃仁十二粒　黑薑四分　炙草四分　益智八分炒　陳皮三分

棗水煎

產後寒熱有汗午後應期發者　滋榮養氣扶正湯　人參二錢　炙黃耆一　白朮一　川芎　熟地　麥冬　麻黃根各一錢　當歸三錢　陳皮四分　炙草五分　棗水煎

產後類瘧頭痛無汗　加減養味湯　炙草四分　白茯苓一錢　半夏八分製　川芎一錢　陳皮四分　當歸二三錢　蒼朮一錢　霍香四分　人參一錢　薑引煎

服有痰加竹瀝薑汁半夏神麴弱人兼服河車丸凡久瘧不愈

兼服參朮膏以助藥力

產後口噤項强筋搐類風症　滋榮活絡湯　川芎一錢半　當歸

熟地　人參各二錢　黃耆　茯神　天麻各一錢　炙草　陳皮　荊

芥穗　防風　羌活各八分　白黃連八分汁炒　薑有痰加竹瀝薑汁半夏

渴加麥冬葛根有食加山查砂仁以消肉食神麯麥芽以消飯

食大便閉加肉蓯蓉一錢半汗多加麻黃根一錢驚悸加棗仁

一錢

產後中風語澁四肢不利　天麻丸　天麻一錢　防風一錢　川芎七分　羌

活七分　人參　遠志　柏子仁　山藥　麥冬各一錢　棗仁一兩　細辛四兩

南星麯八分　石菖蒲一錢　研細末煉蜜爲丸辰砂爲衣清湯下六七

十丸

產後盜汗　產後睡中汗出醒來即止猶盜瞰人睡而謂之盜汗非汗自至之比雜症論云自汗陽虧盜汗陰虛然當歸六黃湯又非產後盜汗方也惟兼氣血而調治之乃爲得耳

止汗散　治產後盜汗　人參二錢當歸二錢熟地一錢半麻黃根五分黃連酒炒五分浮小麥一撮大棗一枚　又方　牡蠣煆細末五分小麥麴炒黃研末

遺尿　氣血太虛不能約束宜八珍湯加升麻柴胡甚者加熟附子一片

誤破尿胞　產理不順穩婆不精誤破尿胞因而傷損膀胱者用參耆爲君歸芎爲臣桃仁陳皮茯苓爲佐並猪羊尿胞煎藥百服

乃安　又方云用生黃絲絹一尺白牡丹皮根爲末白芨末各二錢水二碗煮至絹爛如飴服之宜靜臥不可作聲名補脬飲神效

便數　由脬內素有冷氣因産發動冷氣入脬故也用赤石脂二兩空心服　又方治小便數及遺尿用益智仁二十八枚爲末米飲送下二錢　又桑螵散　桑螵蛸三十個　人參　黃耆　鹿茸　牡蠣　赤石脂各三錢　爲末空心服二錢米飲送下

産後患痢　産後七日內外患赤白痢裏急後重頻併最爲難治欲調氣行血而推蕩痢邪猶患産後元氣虛弱欲滋榮益氣而大補虛弱又助痢之邪惟生化湯減乾薑而代以木香茯苓則善消惡露而兼治痢疾並行而不相悖也再服香連丸以俟一

二日後病熱如減可保無虞若産七日外有患禍花色後重頻並虛痢即當加補無疑若產婦禀厚產期已經二十餘日宜服生化湯加黃芩厚朴芍藥行積之劑

加減生化湯　治產後七日內患痢　川芎二錢　當歸五錢　炙草五分　桃仁十二粒　茯苓一錢　陳皮四分　木香磨三分　紅痢腹痛加砂仁八分

青血丸　治禁口痢　香連爲末加蓮肉粉各一兩半和勻爲丸酒送下四錢

嘔逆不食　產後勞傷臟腑寒邪易乘於腸胃則氣逆嘔吐而不下食也又有瘀血未淨而嘔者亦有痰氣入胃胃口不清而嘔者當隨症調之

加減生化湯　治產婦嘔逆不止　川芎一錢　當歸三錢　黑薑　砂仁

藿香各五分 淡竹葉七分 水煎和薑汁二匙服

溫胃丁香散 治產後七日外嘔逆不食 當歸三錢 白朮二錢 黑薑四分 丁香四分 人參一錢 陳皮五分 炙草五分 前胡五分 藿香五分 薑三片水煎服

石蓮散 治產婦嘔吐心冲目眩 石蓮子去殼去心一兩半 白茯苓一兩 丁香五分 共為細末米飲送下

生津益液湯 治產婦虛弱口渴氣少由產後血少致生內煩不生津液 人參 麥冬去心 茯苓各一兩 大棗 竹葉 浮小麥 炙草 括蔞根 大渴不止加蘆根

產後咳嗽 治產後七日內外感風寒咳嗽鼻塞聲重惡寒勿用麻黃以動汗嗽而脇痛勿服柴胡湯嗽而有聲痰少面赤勿用涼藥凡產有火嗽有痰嗽必須調理半月後方可用涼藥半月

前不當用

加味生化湯治産後外感風寒咳嗽及鼻塞聲重　川芎一錢當歸二錢杏仁十粒桔梗四分知母八分　有痰加半夏麯虛弱有汗咳嗽加人參總之産後不可發汗

加參安肺生化湯治産後虛弱旬日內外感風寒咳嗽聲重有痰或身熱頭痛及汗多者　川芎一錢人參一錢知母一錢桑白皮一錢當歸二錢杏仁十粒去皮尖甘草四分桔梗四分半夏七分橘紅三分　虛人多痰加竹瀝一杯薑汁半匙

加味四物湯治半月後乾嗽有聲痰少者　川芎　白芍　知母　瓜蔞仁各一生地　當歸各二錢訶子二錢冬花六分桔梗四分甘草四分兜鈴四分生薑一大片

産後骨蒸　宜服保真湯先服清骨散　柴胡梅連湯　即清骨

散作湯速效 柴胡 前胡 黃連 烏梅去核 各二兩共爲末聽用再將猪脊骨一條猪苦膽一個韮菜白十根各一寸同搗成泥入童便一酒盞攪如稀糊入藥末再搗爲丸如菉豆大每服三四十丸淸湯送下如上膈熱多食後服此方凡男女骨蒸皆可用之不專治產婦 保眞湯 黃耆六分 人參二錢 白朮二錢炒 炙草四分 川芎六分 當歸二錢 天冬一錢 麥冬二錢 白芍二錢 枸杞二錢 黃連六分炒 黃栢六分炒 知母二錢 生地二錢 五味十粒 地骨皮六分 棗三枚去核

水煎服

加味大造湯治骨蒸勞熱若服淸骨散梅連丸不效服此方 人參一兩 當歸一兩 麥冬八分 石斛八分酒蒸 柴胡六錢 生地二兩 胡連五錢 山藥一兩 枸杞一兩 黃柏七分炒 先將麥冬地黃搗爛後入諸藥同搗爲丸加蒸紫河車另搗焙乾爲

末煉蜜丸

產後心痛　加味生化湯　川芎一錢當歸三錢黑薑五分肉桂八分吳萸八分砂仁八分炙草五分　傷寒食加肉桂吳萸傷麪食加神麯麥芽傷肉食加山查砂仁大便不通加肉蓯蓉

產後腹痛　先問有塊無塊塊痛只服生化湯調失笑散二錢加元胡一錢無塊則是遇風冷作痛宜服加減生化湯　川芎一錢當歸四錢黑薑四分炙草四分防風七分吳萸六分白蔻五分桂枝七分　痛止去之隨傷食物所加如前

產後小腹痛　產後虛中感寒飲冷其寒下攻小腹作痛又有血塊作痛者又產後血虛臍下痛者並治之以加減生化湯

川芎一錢當歸三錢黑薑四分炙草四分桃仁十粒　有塊痛者本方中送

前胡散亦治寒痛若無塊但小腹痛亦可按而少止者屬血虛加熟地三錢前胡肉桂各一錢爲末名前胡散

產後偏身疼痛　產後百節開張血脈流散氣弱則經絡間血多阻滯累日不散則筋牽脈引骨節不利故腰背不能轉側手足不能動履或身熱頭痛若誤作傷寒發表出汗則經脈動蕩手足發冷變症出焉宜服趂痛散　當歸一錢　甘草　黃耆　白朮　獨活各八分　肉桂八分　桑寄生一錢　牛膝八分　薤白五根　薑三片水煎服

產後腰痛　由女人腎位繫胞腰爲腎腑產後勞傷腎氣損動胞絡或虛未復而風乘之也

養榮壯腎湯治產後感風寒腰痛不可轉　當歸二錢　防風四分　獨活　桂心　杜仲　續斷　桑寄生各八分　生薑三片水煎服兩帖後痛未止屬

腎虛加熟地三錢

加味大造丸治產後日久氣血兩虛腰痛腎弱方見骨蒸條青蛾丸　胡桃十二個　破故紙八兩酒浸炒　杜仲一斤薑汁炒去絲　爲細末煉蜜丸淡醋湯送六十丸

產後脇痛　乃肝經血虛氣滯之故氣滯用四君子湯加青皮柴胡血虛用四物湯加柴胡人參白朮若概用香燥之藥則反傷清和之氣無所生矣

補肺散治脇痛　山萸　當歸　五味　山藥　黃耆　川芎　熟地　木瓜　白朮　獨活　棗仁　各等分水煎服

產後腰痛　產後起居太早產門感風作痛衣被難近身體宜用祛風定痛湯　川芎一錢　當歸三錢　獨活　防風　肉桂　荊芥各五分炒黑　茯苓一錢　地黃二錢　棗二枚煎服　又附陰瘡陰蝕陰中瘡曰

䘌瘡或痛或癢如虫行狀濃汁淋漓陰蝕幾盡者由心腎煩鬱胃氣虛弱致氣血流滯經云諸瘡痛癢皆屬於心治當補心養腎外以藥薰洗宜用十全陰疳散　川芎　當歸　白芍　地榆　甘草各等分水五碗煎二碗去渣薰日三夜四先薰後洗

一方用蒲黃一升水銀二兩二味調勻摻

一方用蝦蟆兔糞等分爲末敷瘡

一方治疳虫食下部及五臟取東南桃枝輕打頭散以綿纏之

一方用石硫黃末將縛桃枝燃之

一方截一短竹筒先納陰中以桃枝燒烟薰之

產後不語　乃惡血停蓄於心故心氣閉塞舌强不語用七珍散

人參　石菖蒲　川芎　生地各一兩　辰砂五分炒　防風五錢　細辛一錢

共爲細末用薄荷湯下一錢因痰氣鬱結閉口不語者用好明礬一錢水飛過沸湯送下

一方治產後不語　人參　石蓮子去心　石菖蒲各等分　水煎服

婦人良方云產後瘖心腎虛不能發聲七珍散脾氣鬱結歸脾湯脾傷食少四君子湯氣血俱虛八珍湯不應獨參湯更不應急加附子蓋補其氣以生血若單用佛手散等破血藥誤矣

保產神效方　未產能安將產能催偶傷胎氣腰疼腹痛甚至見紅不止勢欲小產危急之際一服即愈再服全安臨產時交骨不開橫生逆子或子死腹中命在垂危服之奇效　全當歸一錢五分酒洗眞川芎一錢五分紫厚朴七分薑汁炒菟絲子一錢五分酒泡川貝母二錢去心洗煎好方和入枳殼六分麸炒川羌活六分荊芥穗八分黃耆八分蜜炙蘄艾五分醋炒炙

草五分白芍一錢二分各用二錢酒炒　生薑三片水二鍾煎八分水一鍾煎六分產前空心預服二劑臨產隨時熱服　此方仙傳奇方慎勿以庸醫輕加減其分兩

普濟良方卷四

幼科

小兒初生不啼　急看上齶有泡用銀器磨利挑破指裹軟絹拭去惡血卽活但挑破時須低覆兒頭使血往外出切不可使其吞血下喉致生他疾

初生二便不通腹脹欲死　急令老成人漱淨口吸咂兒前心背心兩手足心及臍下共七處以紅赤色爲度少頃自通

又方　甘草　枳殼各一錢　水煎服卽通　或以糞淸灌之立通

初生遍身無皮　速用白米粉乾撲之俟生皮乃止　或用陳壁土研細末撲之卽生皮

初生遍體如魚胞如水晶破則水流又生　密陀僧生研撲之內

服蘇合丸自愈　蘇合丸藥店中有現成者售

預防小兒臍風馬牙簡驗方　枯礬二錢五分 硼砂五分 硃砂二分水飛 冰片五釐 麝香五釐 共爲細末凡小兒生下洗過即用此末摻臍眼上每換尿布必摻之摻完一料永無臍風等症

臍風撮口方　臍內受風以致面赤喘急啼不出聲其下身必發青筋一道須臾行至腹卻開兩叉遲則行至心腹難救急用香油燈草火於青筋起處灸三次於兩叉盡處各灸三次臍上灸三次再用紫蘇　前胡　殭蠶炒各等分水煎俟溫以綿蘸滴口中頻滴以口開爲度開口後切勿即令吮乳

又臍風拔毒方　上硃砂如生四日則用四分按日加減 麝香每日用三釐按日加用 未足月小雞雛一隻不論公母先將硃砂麝香研細末用刀將雞雛背脊剖

開去淨腸雜乘熱將藥末團放雞脯子中間如酒盃大急合於兒臍上以紬帕紥緊一炷香久解下看雞必青黑毒氣拔出而愈

臍風撮口藥例　大法卽以小兒脫下臍帶洗淨先以水煎至五六沸去帶入牙皂僵蠶穿山甲麻黃防風荆芥甘草半夏南星之類又煎五六沸入生大黃略煎一二沸澄清入麝香末少許薑汁竹瀝調勻徐徐以匙灌下若得通利卽有三四可生不然必死其臍上以生南星末封之亦可以追去餘風　或用牛黃三四釐麝香分半爲細末薑汁竹瀝調之滴入口中亦可若口噤不開以南星爲君麝香爲佐研細擦其齦自開

治小兒急漫驚風無論輕重發寒發熱飽悶等症奇效方　杏仁

七粒桃仁七粒梔子七個飛羅麵五分以上之藥共搗爛量用眞好燒酒調勻塗在兩手脚心男塗左手脚心女塗右手脚心或紬或布包緊一日乾則自落重者再塗一次自愈

急驚風　方見中風門　又驚風起死回生方　硃砂五釐烏梅三釐研極勻用乳調灌　又方　以雞蛋煎熟取芙蓉嫩葉搗爛作餅包裹煎蛋再煎至熟貼兒臍上立𤼵

仙授清火散驚湯　白芍一錢白茯苓二錢陳皮一分甘草一分山梔三分炒黑白朮三分土炒法半夏一分柴胡三分水煎服即愈

小兒痰涎壅塞牙關緊閉　方見中風門

至寶丹　治小兒一切驚風痰迷等症可以回生用　桔梗柴胡防風荆芥薄荷川芎羌活獨活靑皮天麻各三錢黃芩二錢查肉五錢

礞石(五錢醋煅)麝香(錢半另研)葱乾(五錢)鈎藤(五錢)陳膽星(三錢)半夏曲(三錢)以上各藥焙乾磨末蜜丸如黃豆大以硃砂(五錢)飛赤金(一張)同拌爲衣磁缾收貯勿令洩氣爲妙小兒大者每服二丸小兒小者每服一丸仍用鈎藤湯化下屢試屢驗勿忽(價約六星)

驚風藥例　急驚屬陽屬熱其症在表法宜涼瀉以茯神爲君麥冬菖蒲遠志燈心之類爲佐以安心神青皮芍藥黃連之類以瀉肝氣羌活柴胡薄荷防風荊芥之類以疎其風半夏膽星薑汁竹瀝以治其痰此治急驚煎劑之大略也　漫驚屬陰屬寒其症在裏法宜溫補其安心神抑肝氣疎風化痰之藥皆與急驚同但加川烏木香以溫其裏更加人參白朮以補其虛此治慢驚煎劑之大略也　漫脾屬大虛大寒法宜溫熱大補以附

子爲君川烏乾薑炙甘草之類爲佐以溫其裏人參白朮以補其虛薑製半夏薑製南星以治其痰而安心神抑肝疎風之劑且勿用此治慢脾之大略也　急驚漫驚漫脾非金石之藥不能速效今有一方統治三症用硝煆礞石一兩醋淬蛇含石半兩硃砂半兩全蝎半兩薑製半夏一兩牛膽南星一兩茯神一兩猪心血曬乾半兩麝香三錢金箔一百片銀箔三百片各爲末又其研極細以僵蠶牙皂菖蒲麥冬各等分水煎成膏拌前藥爲丸如櫻桃大量兒大小加減急驚爲熱以黃連薄荷生甘草煎湯加薑汁竹瀝磨服漫驚爲寒以熟附子炙甘草煎湯加薑汁竹瀝磨服每以一丸二丸爲止凡小兒一二三歲爲驚風十歲以上爲癲十歲以下爲癇不論大小凡角弓反張不能言

語者爲痙宜皆以此治之修合忌雞犬婦人及有喪服之人藥成收貯甆器中以蠟塞其口勿令出氣用時隨症換湯治之此統治驚症之仙藥也

論小兒驚風　第一險症故因受熱受寒受風以及傷食痰火皆爲患但富貴人家惟恐小兒受涼過於愛護莫不由於受熱而起醫家最爲棘手歷來小兒因而喪命的故多療治錯訛的也就不少今人凡遇小兒驚風不問寒熱不問虛實總以一派金石寒涼之藥受了金石之毒就如癡獃一般已成廢人總而言之要曉得小兒驚風必須細細查他是因何而起如因熱起則清其熱因寒起則去其寒因風起則疏其風因痰起則化其痰因食起則消其食如此用藥不須治驚其驚自愈再以活蝎一

個足尾俱全用薄荷葉四片包定火上炙焦同研爲末白湯調下最治驚風抽掣等症蓋蝎產於東方色青屬木爲足厥陰經要藥凡小兒抽掣莫不因染他疾引起風木所致故用活蝎以治其風風息則驚止矣

五疳丸　統治小兒五種疳症　羊肝一具竹刀切片瓦上焙熟海螵蛸二兩醋浸炒黃色老粳米五錢炒共爲細末和羊肝搗爲丸如黍粒大日服二三錢米湯下

又治五疳八積腹大黃瘦骨立頭生瘡髮生結　大蝦蟆一個放瓶中綿紙封口七日後取糞中蛆洗淨不拘多少入瓶中俟蟆食完取蟆去頭爪與肝腸以麻油塗蟆身瓦上焙枯爲末米湯調服或用蜜爲丸服連服五六個一月後形容頓解病除體壯

兼治小兒癖瘡口耳瘡久不愈者謂之月蝕俱用此藥末調香油塗之

走馬牙疳　急用大針縛筯上將牙齦白點盡挑破出血要擠出白點如半粒米者擠盡隨用青絹絞淨口涎以薄荷湯磨好京墨徧塗滿口勿即令吮乳待睡片時無不立效若為兒護痛多致夭傷　又方　女人尿桶中白(火煆研末一錢)銅綠(二分)麝香(一分)為末擦牙齦亦效

人中白散　治小兒口疳走馬牙疳及牙齦爛臭者俱效　人中白(二兩溺壺者佳煆紅)兒茶(一兩)黃柏薄荷青黛(各六分)冰片(五分)先各研末再共研極細先用溫湯嗽口吹藥疳上日六七次看涎從外流則吉涎毒入裏則凶也

口疳　甘蔗皮燒灰研末吹之效

疳症藥例　小兒十歲以上疳勞壯熱形體羸瘦者宜服雞肉煎丸宜黃連二兩銀柴胡一兩蕪荑半兩去皮川鶴虱半兩秦艽一兩知母一兩紫芩一兩使君子肉一兩共爲末以黃雌雞一隻重觔許者專以大麻子飼之五六日後去毛令淨於尾下開一孔取出肚腸洗淨拭乾入前藥末於內以線縫之用小甑先以黑豆鋪甑底厚三寸安雞在甑內四旁以黑豆圍裹面上亦以黑豆蓋之亦厚三寸自日出時蒸至晚後溫冷取雞出去腹中藥及筋骨頭翅以淨肉研和得所如乾入酒少許爲丸如大麻子大每服十丸十五歲者二十丸以意加減空心或臨臥用麥冬湯送下若小兒疳癆骨蒸年十五歲以上用酒送下忌食

猪肉　小兒五疳不長肌肉不思飲食日漸黃瘦者並宜服蘆薈丸用蘆薈一錢蕪荑一錢去皮青黛一錢檳榔一錢蟬殼二十個宣黃連一錢胡黃連半兩麝香少許獖猪膽一個共爲末以猪膽一個丸如大麻子大每服五六七丸十歲二三十丸並用米飲湯送下　小兒黃瘦腹大口臭好食泥土飲食不爲肌膚腹中常痛者宜服肥兒丸胡黃連神麴麥芽各一兩使君子木香各四錢檳榔三個蘆薈七錢肉荳蔻半兩共爲末黃米糊丸如粟米大薑湯送下每服三十丸量兒大小加減用之　小兒五疳八痢面黃肌瘦頭髮作穗好食泥土不思飲食者並宜服保童丸大蝦蟆一個燒存性皂角一挺去皮核燒存性蛤粉二錢水飛麝香一錢另研共爲末黃米糊爲丸如麻子大每服

三十丸米飲湯送下　小兒疳積損目用草決明炒石決明煅蔓荆子炒川萆薢羊油炙等分爲末以不下水雞肝入藥五分酒蒸吃則安　統治小兒疳症取大蝦蟆不拘幾個放深缸內取糞坑中蛆蟲淘淨倒在內任其自食停五六日待其瀉出病糞每一個將硃砂半兩搽入其腹中以線縫其口倒掛陰乾炙脆爲末每末二兩使君子肉一兩白朮一兩陳皮山查麥芽枳實黃連萊菔子各半兩神麯作糊爲丸如黍米大白滚湯下一錢或五六分量兒大小加減此統治諸疳之仙藥也　小兒疳病腹大用胡黃連半錢去果積　阿魏一錢五分醋煮去肉積　麝香四粒　神麯二錢五分去食積　黃連二錢五分炒去熱積　共爲末猪膽汁丸每服二十丸白朮湯下

小兒痢疾　香薷五錢　紅糖白糖各二錢五分　煎湯服立愈　又外治方

土木鱉半個母丁香四粒麝香一分研爛唾津和丸如芡實大納一丸於臍中以膏藥貼之自愈　又痢疾食積用黃芩黃連陳皮甘草煎服赤痢加紅花桃仁白痢加滑石末　又治食積痢用炒麯蒼朮滑石芍藥黃芩白朮甘草陳皮茯苓共㕮咀煎下保和丸

痢疾藥例　凡初痢腹痛後重宜先以消積等藥治之問其所傷者何物若穀食則麥芽神麯為君肉食則山查蓬朮為君麪食則萊菔子為君冷食則草菓為君宿食則黃連枳實為君而又用蒼朮以燥其溼厚朴以寬其腸木香檳榔以調其氣當歸以養其血木通茯苓以分利小水則利自通快若不通快少加大黃以利之初痢無止法切不可用粟殼雖烏梅亦未可便用初

痢無補法切不可用人參雖白朮亦未可便用若見其去後多次欲升提其氣而用升麻立見危殆戒之戒之　痢疾半月後始可用白朮一月後始可用烏梅若猶有腹痛亦未可用也痢久而虛乃可用人參而必佐之以陳皮如胃寒則肉豆蔻肉桂之類亦可通用蓋痢本溼熱若遷延日久入於秋冬之交則變爲寒痢故可用溫藥也　瘧痢兼作莫重之病若以風食治則得之矣宜防風羌活紫蘇以解其表柴胡芍藥以定其寒熱黃連以瀉其火檳榔枳實麥芽神麴以消其積而蒼朮一味尤不可不多用以其氣雄能治內外之邪也瘧痢傳染者卽名疫痢禁用補劑若下人參其危可待　久痢不止去後無度非補不可必以人參白朮爲主茯苓肉豆蔻訶子烏梅蓮肉大棗煨薑

之類爲佐補中帶收乃妙若餘血未盡宜加當歸芍藥側柏葉地榆之類補中帶止庶乎不寬不驟得調理之宜而蒼朮厚朴檳榔黃連等劑又不可用矣雖木香一味本爲治痢之良藥但行氣太甚久痢用之反助下行之勢又豈可以常用哉

小兒瘧疾外治方　未發前一刻以蛇蜕塞鼻男左女右過時取去效

瘧疾藥例　風瘧寒多熱少以防風爲君川芎紫蘇升麻柴胡甘草爲佐加檳榔草菓以消食半夏黃芩陳皮生薑以化痰　食瘧熱多寒少以草菓爲君檳榔枳實陳皮山查麥芽柴胡甘草爲佐加半夏生薑以化痰防風紫蘇川芎以疎風　痰瘧寒熱交作嘔吐痰涎以半夏爲君貝母瓜蔞生薑甘草枳殼橘紅柴

胡黃芩爲佐加檳榔草菓以消食紫蘇防風以疎風　久瘧不愈以酒炙鱉甲爲末每服一錢一日三服薑湯調下或用常山一兩剉碎以好酒浸一宿瓦器內煮乾爲末每服二錢水一盞煎半盞去渣停冷五更初服之不吐不瀉大效或用知母貝母常山檳榔等分水酒各半盞煎至半盞去渣綿覆露一宿五更面東服之卽效但不可令婦人見

蟲疾　使君子炒 榧子各十枚去殼 檳榔 甘草各一錢 爲末飯和搗爲丸如桐子大每日早服十丸五日蟲盡下宜上旬日內服蟲頭向上故也

蚘蟲　練樹根爲君佐以二陳湯煎服

萬全湯　治小兒感冒發熱無論早晚皆可服之　柴胡五分 白芍一錢 當歸五分 白朮三分土炒 茯苓二分 甘草一分 山查三粒 黃芩三分 蘇葉二分 麥

冬錢神麴三分水煎熱服春加靑蒿三分夏加石羔三分秋加桔梗三分冬加麻黃一分有食加枳殼三分有痰加白芥子三分瀉加豬苓一錢吐加白豆蔻一粒有驚加金銀器各一件同煎照方按時對症服之

傷風寒藥例　傷寒一二日間頭項痛腰脊强惡寒發熱無汗者乃太陽經症也宜以羌活爲君防風紫蘇甘草生薑葱白頭爲佐若無汗少加麻黃　傷風二三日間目疼鼻乾不得眠發熱不惡寒乾嘔有汗者乃陽明經症也宜以白芷爲君防風紫蘇芍藥生薑爲佐冷汗多者少加桂枝　傷寒三四日間胸脇痛兩耳聾往來寒熱者乃少陽經症也宜以柴胡爲君黃芩半夏枳實防風紫蘇甘草生薑葱白爲佐　傷寒四五日間腹滿咽乾身無大熱自利不竭者乃太陰經症也宜以蒼朮爲君乾薑

甘草葱白爲佐　傷寒六七日間煩悶舌卷囊縮身不熱者乃厥陰經症也宜以桂枝爲君附子青皮甘草生薑爲佐　四時感冒風寒宜以九味羌活湯爲主　春傷於風宜以川芎爲君柴胡紫蘇羌活防風甘草葱薑爲佐　夏傷於風宜以羌活爲君川芎紫蘇防風甘草柴胡葱薑爲佐　秋傷於風宜用柴胡爲君川芎羌活防風甘草紫蘇半夏黄芩葱白生薑爲佐　冬傷於風宜以桂枝爲君升麻葛根羌活防風甘草紫蘇葱白生薑爲佐已上傷寒傷風二症若挾食則兼消食挾痰則兼消痰俱禁用茯苓以其滲泄能引邪入内也又有挾驚者當兼驚治加鉤藤膽星

燒針丸　治小兒吐瀉如神　黄丹水飛　硃砂水飛　明礬火煆各等分爲

末紅棗肉和丸黄豆大每用三四丸戳針尖上燈火燒紅存性研爛凉米泔水調服瀉者食前服吐者不拘時服　外用雞蛋清調和眞緑豆粉作膏吐者塗兩足心瀉者塗顖門

吐瀉藥例　小兒吐瀉交作其氣潰亂一時未能清理只宜益元散泡湯冷定時時進之自能分調其氣待勢稍緩然後進以他藥先止其吐後治其瀉止吐以順氣爲正如藿香陳皮砂仁蘇子黄連生薑茯苓之類治瀉以養脾爲主如白朮大棗茯苓神麯陳皮半夏炙甘草之類若邪氣已盡能略進飲食而脾胃虚怯氣短不能呼吸須用人參倍加白朮而又佐以陳皮可也

吐酸苦者宜從熱治以薑汁炒黄連爲君半夏藿香茯苓砂仁蘇子之類爲佐　吐清痰者宜從寒治以生薑爲君白豆蔻茯

苓蘇子藿香半夏之類爲佐　瀉臭穢者宜從熱治以黄連爲君神麯麥芽陳皮白朮茯苓芍藥滑石生甘草之類爲佐　瀉清薄者宜從寒治以肉荳蔻爲君白朮蒼朮厚朴茯苓肉桂炙甘草大棗生薑之類爲佐　吐瀉交作手足轉筋乃肝勝脾也爲霍亂之極候宜以木瓜爲君青皮黄連扁豆芍藥之類爲佐以制肝而養筋又用大劑藿香以正其氣砂仁木香以調其氣茯苓蘇子以順其氣而手與足亦須浸於冷水中則其筋自然調暢矣吐瀉之後口乾舌燥引飲不休小便短少者津液亡也宜用人參生脈散加烏梅酒炒黄柏知母生甘草之類　吐瀉之後脾虚欲發漫驚者必手足微搐急以人參白朮水煎加薑汁竹瀝調下硃砂礞石膽星半夏等末亦可以彌患於未然若

已發漫驚則難救矣宜理中湯

小兒中暑吐瀉或卒然昏倒　背陰側柏葉搗汁三匙生蜜三匙井水三小盃調灌即愈

口舌生瘡乳藥不能下　白礬　吊吊灰即厨中灰塵吊各等分爲末雞蛋清和成餅敷兩腳心布包過夜即愈　又方　桑樹皮中白汁搽之入中白煆研吹之俱速效

治小兒口內生卵子　用巴豆肉半粒搗爛取貼癧小膏藥一張將巴豆肉放於中間貼眉心中不可歪斜約一炷線香時看膏藥傍邊有微微紅色即將膏藥揭起上有一泡聽其自隱不可刷破其口中卵子自消矣效驗如神

小兒開口方　防風二分荊芥穗二分蟬退三個去頭足艾葉二分甘草五分

口糜　戴云謂滿口生瘡者便是　江茶粉草傅之　又方苦參黄丹五棓子青黛各等分傅之

木舌　戴云木舌者舌腫硬不和軟也又言重舌者亦是此類二者皆是熱病用百草霜滑石芒硝爲末酒調敷

重齶重齦重舌俱治　上齶皮腫牙齦腫二症以大針刺患處使出惡血用生蒲黄海螵蛸共研末摻之　若舌下生舌則用大針刺舌下紫脈出血以蒲黄螵蛸末摻之　又舌腫滿口者亦以此末摻之俱效

重舌鵞口藥例　重舌宜瀉心而不瀉脾以黄連爲君生地甘草石蓮木通連翹燈心爲佐臘雪水煎待温時時滴入鼻中令嚥欲吐則任其吐亦可以發散熱邪　鵞口以瀉心而兼瀉脾以

黃連爲君生地生甘草山梔煅過石膏木通燈心爲佐臘雪水煎如前法服　口中舌上並用軟帛裹指蘸水拭淨用黃柏青黛風化硝硼砂黃連人中白之類爲細末敷之亦可以治口瘡

治小兒一切胎毒並解諸毒　金銀花鮮者曬乾不炒研末四兩白洋糖一兩拌勻磁瓶收貯隨時服之或作糕餅食或以物蘸食甚妙

胎熱藥例　胎熱以生地爲君赤芍當歸川芎丹皮黃連山梔連翹犀角澤瀉豬苓赤苓天花粉木通生甘草之類爲佐

胎寒藥例　胎寒以熟地爲君當歸川芎酒炒白芍大小茴香木香乳香沒藥官桂熟附子炙甘草之類爲佐

咳嗽藥例　風嗽以牛膽南星爲君半夏黃芩薄荷防風荊芥瓜蔞甘草桔梗爲佐兼以蘇子橘紅以順氣若壯熱無汗氣壅喘

急少加麻黄以解其表蓋麻黄亦肺經發散之藥也紫蘇亦可熱嗽以貝母爲君半夏瓜蔞天花粉黄芩山梔竹茹茯苓桔梗甘草爲佐兼以蘇子橘紅枳殼順氣若有食加萊菔子枳實黄連山查麥芽之類　寒嗽以欵冬花爲君麻黄杏仁半夏南星炙甘草桔梗生薑橘紅爲佐或以蘆吸散爲極細末蜜丸如肥皂核大薑湯磨化徐徐服之　諸嗽初起宜瀉白散而桑皮杏仁可以兼用久則宜補宜收而麥冬五味可以量用如喉痒加玄參痰盛加薑汁竹瀝頭眩加天麻內熱加茯苓梔子煩渴加天花粉葛粉而桔梗乃本經之藥尤不可缺惟少用則不覺飽多用則痰反不能降以其承載諸藥爲舟楫之劑也

丹毒藥例　丹瘤如櫻桃狀者是也宜以綿羊腦子同朴硝研爛

貼患處立效或以萆麻子同麪研和敷之
丹疹徧身紅點如灑朱是也宜以漢防己半兩朴硝犀角黃芩
黃芪升麻各一錢加竹瀝煎服
火丹徧身紅腫是也宜以當歸赤芍甘草大黃等分每服三錢
水半盞煎三四分食後服或用前丹疹方服之亦妙
赤遊丹流行不止於一處是也此為至急救遲則死矣宜用積
年袍衣所化之水和金汁塗之神效若無金汁單以袍衣水和
風化硝冰片塗之若無袍衣水單以金汁和甘草大黃末塗之
皆能取效　或用野人糞下土雞子清調塗又以人中黃二三
錢煎服之能去胎毒　或用麻骨燒灰先將香油調塗次用麻
骨點火倒持之將不點火一頭出烟燻患處立愈　或用雄黃

五棓等分爲細末醋調塗之

丹毒煎方黃連黃芩黃柏生甘草連翹天花粉皂角刺各五分

水一盞煎五分飲之丹毒入腹者加大黃一錢

五種丹毒用鬱金甘草桔梗天花粉葛粉等分爲末每服二錢薄

荷湯入蜜調下

十種丹毒如三日不治毒入腸胃則不可治宜仔細辨認依方治

之萬無一失

一從項頭起腫用葱白研取汁塗之

二從頭上起紅腫痛用赤小豆末鷄子清調搽

三從面起赤腫用竈心土鷄子清調搽

四從背起赤點用桑白皮爲末羊脂調塗

五從兩肩起赤腫黃色用柳木燒灰水調塗
六從兩脇起虛腫用生鐵屑和猪糞調塗
七從臍上起黃腫用檳榔木米醋調塗
八從兩腳赤腫用乳香末羊脂調塗
九從兩腳赤白點用猪槽下土麻油調塗
十從陰上起黃腫用屋漏處土羊脂調塗

中惡　天吊　客忤　夜啼藥例　中惡天吊宜先安心神使權歸君主如茯神遠志菖蒲燈心麥門冬之類煎湯調下辰砂末量兒大小用之外用辟鬼之法如蒼朮檀香麝香沉香安息香之類近兒旁迴圍燒之香烟如霧則鬼不能容待兒稍甦以桃葉湯浴之　客忤亦安心爲主或爲生人所忤即當令此人見

之使兒習慣如爲物所忤若猫犬之類亦令兒習見自不驚駭其所服之藥亦如前茯神等劑可也　夜啼由於心虛有熱宜用人參麥冬炒鹽之類以補其虛茯神遠志菖蒲之類以安其神石連黃連之類以去其熱燈草木通薄荷之類以清其氣外用壓鬼之法或以井中四旁草暗置兒席下或寫父名倒貼牀脚裏面不令人知或以桃木杖擊兒四旁如趕逐狀念咒曰天蒼蒼地皇皇小兒夜啼疎客堂多誦幾遍內服藥而外施法則啼自止矣　又方　人參一錢五分　黃連一錢五分薑汁炒　甘草五分　竹葉十二片作二服加薑一片煎服之

痘疹

小兒未生之前積受胎中穢濁之毒足十月而始生五臟六腑受

毒已久一時不能發洩雖瘡癤疥癬之類未必非胎中所受然亦毒之在皮膚間耳而臟腑積緼全然未動必待天行時氣運於下土侵入人身觸發其根而後向之所受於十月中者一齊而起一兒出痘羣兒隨之不論富貴貧賤咸受之瘡瘍之苦改形易貌輕重不齊自幼至長必生一次故名之曰百歲瘡焉其未出之先或時發驚悸者心之症也呵欠煩悶者肝之症也面燥腮赤咳嗽噴嚏者肺之症也乍寒乍熱手足稍冷而多睡者脾之症也惟腎在臟腑之下不受穢濁獨無其症若未發而先腰痛者必其腎氣不足亦爲毒所干俗謂之折腰痘痘雖未出而可以預思主治矣故當天行出痘之際須要愛惜保護必倍於平時而後可雖有可怒不可驚嚇雖有可撻不可趕擊雖有可責不可詈駡雖有暴熱不

可解脫雖有甘肥不可多喂蓋驚嚇則兒必震懼而傷其心趯擊則兒必傾跌而傷其腎駡詈則兒必忿悶而傷其肝解脫則兒必感邪而傷其肺多喂則兒必作瀉而傷其脾五臟受傷血氣已亂而偶值出痘必有變異此非爲父母者有以致之耶然五者之中惟傷脾傷腎尤爲利害傷脾則瀉不止痘必內縮傷腎則血已凝痘必變黑內縮者或可急補而充發之變黑者必不能返之而使紅活也故苟能調護則重者庶可以變輕不善養者則輕者或反至於變重甚哉保嬰之道不可不知也且以痘疹之朝數言之二日三日之間始見微茫纔出如粟米大或黍米大或菉豆大員似水珠光澤明淨朗朗而匀者上也若如蟻子成簇壯熱逼手者其出必繁斯爲下矣四日五日之間大小不一根窠紅潤纍纍堅實

者上也若頂陷灰白及軟不堅者其勢必危斯爲下矣六日七日之間顆顆肥健淡紅光澤者上也若氣促口渴腹脹不寬者其毒必太盛斯爲下矣八日九日之間充足肥滿色如蒼蠟者上也若寒戰悶亂煩渴咬齒者其毒必內攻斯爲下矣十日十一日之間當靨而不靨者內氣必虛也十二日十三日之間瘡痂漸落而瘢尤黯或凹或凸者氣血未勻也醫者視其朝數之或近或遠毒氣之或淺或深正氣之或虧或足身體之或熱或寒病勢之或輕或重當隨其症而加減之不可執一定之方而治多變之疾也大抵痘未出喜微熱而微汗痘既出喜熱漸退而汗止身熱太甚宜利小便不可妄用發表之劑一發表則元氣易散必成斑爛洩泄未止急補脾胃不可妄投收澁之劑一收澁則毒不出必發腹脹白

始至終皆宜以解毒爲主而兼治之以活血理氣終無誤病之失

凡看痘疹先看小兒之大小壯怯或嬰孩一二三歲間而形體瘦弱者出痘雖稀必須謹慎縱毒氣淺薄而元氣猶未足使或卒患洩瀉亦令危殆若十歲前後形體長大出痘雖多苟無他症亦無所防以其元氣將實足以勝之故也設有痢疾下血驚風傷寒等候則不論痘之已出未出兒之或大或小總歸於不治而已不治之痘人皆以歸腎變黑者當之故凡有黑色者莫不指之曰腎經痘也而不知痘疹之中惟黑者最難識若初出時隱隱有黑點自三四朝至五六朝其黑色如故不見紅色但如立珠而亦有光彩者名曰黑痘不拘男女如有此痘必主非常之貴與歸腎變黑者不可同日而語也蓋歸腎變黑者初出非不紅至後反黑陷齧者

又當識之

痘疹藥例　痘疹將出未出之際身體壯熱無汗乃腠理密也法宜疎解以升麻葛根起劑佐以紫蘇柴胡防風之類以疎其表連翹白芷天花粉甘草之類以解其毒當歸川芎紅花以活其血陳皮枳殼烏藥以調其氣未通以行十二經絡此用藥於未出之時則然也　痘疹初出一朝至四朝若有微汗即去升麻葛根紫蘇柴胡防風解表之劑若無汗仍用紫蘇柴胡略帶疎表宜以白朮起劑佐以白芷連翹天花粉甘草當歸川芎紅花陳皮枳殼烏藥以解其毒活其血匀其氣而已矣此用藥於既出之後則然也　痘疹五朝至九朝不用解毒之劑宜以黃芪起劑佐以白朮人參以補其裏不用當歸但用川芎以行血中

之氣少加木香以助之仍用白芷連翹天花粉甘草以解其毒若身熱未解宜以茯苓木通清利小便若或覺飽仍用陳皮些少以制人參枳殼些少以制黃芪此用藥於發漿之際則然也

痘疹九朝至十二朝瘡已回盡宜用八物湯起劑加天花粉連翹木通之類若有餘熱少加芍藥黃芩此用藥於已回之後則然也已上皆太平痘疹故用此藥

痘疹黑陷倒靨乃必死之症也而亦不可坐視宜用無價散以人猫猪犬四者之糞先曬乾至臘月辰日燒灰研細用熱蜜作餅子白滾湯磨服一歲一字二歲一錢三歲二錢以意加減即時變爲紅活無不神效或用人牙燒灰入麝香少許共研極細蜜作餅子以溫酒調下二三服或用小猪尾尖血三四點研入冰片少許新水調下或用鐵鐵腳靈仙

一錢炒爲末冰片一分溫水調服取下痘痂爲效　痘疹出不快以蟬殼取去土曬乾爲末每服一錢溫酒調下若不善酒以白滚湯送下　痘疹漿不足以人參黄芪各三錢炙甘草白朮各一錢大棗五枚肉桂五分用大米泔二盞煎至半盞溫服若回不快卽於此方中去桂甘草加五味五分煎服　痘疹入眼用白蒺藜炒炙甘草羌活防風等分爲末每服二錢熟水調下或用黑狗耳刺血滴入眼內其瘡自散　痘疹眼內有雲翳用輕粉黄丹等分以竹筒吹入耳內左眼有翳吹右耳右眼有翳吹左耳內翳卽退或用瓜蒂根五分蛇退蟬退各二錢半爲末用羊肝一兩薄切數片將藥末一錢摻勻用紙包線繫之於淘米水內懸煮令熟去紙臨用湯下日三服

痘疹不治有十　當靨不靨或熱不熱悶亂不甯臥則哽氣寒戰戛齒大便泄瀉譫語不止者一不治也　瘡正出而嘔吐瀉痢不止者二不治也　大便下血乳食不化而脾虛者三不治也　瀉血而瘡爛無膿者四不治也　大小便閉目閉聲啞瘡如灰色無漿者五不治也　面黑或臭有黑氣者六不治也　口燥渴小便澁泄瀉不食者七不治也　面目閉暗濛昧無魂者八不治也　頭面至胸盡抓破碎下半身雖好或身熱引飲不止足冷至膝者九不治也　不光澤不起發根窠不紅腹脹氣促者十不治也

痘疹忌觸臭氣者十四　腋下狐臭氣一也　溝渠濁惡氣二也　房中淫液氣三也　婦人經血氣四也　諸般血腥氣五也

酒醉葷腥氣六也　硫黃毒藥氣七也　麝香臊穢氣八也
疫汗蒸溼氣九也　誤燒頭髮灰氣十也　魚骨諸臭氣十一
也　葱蒜韮薤氣十二也　烹煎油膩氣十三也　坑厠尿糞
氣十四也凡此臭氣有犯之者立見變異慎之慎之出痘之家必須多用胡荽搗汁和酒各處噴之門戶牆壁幃帳牀榻皆令噴過甚能辟臭氣此第一件事也

防痘入眼方　凡見痘引即嚼牛旁子貼顖門則痘不入眼

治痘不起漿　凡痘至七八九日無漿者生捉大蝦蟆三個要肚
皮紅色者爲佳用布包其身爪只留頭在外手持蝦蟆使其口
與出痘者之口相對約一頓飯時將蝦蟆放去再以第二個如
前法爲之連用三個則漿自起滿足屢試屢驗

治痘後餘毒方　赤豆爲細末以雞蛋清調塗患處已成者露頭

不塗未成者滿塗之效

稀痘仙方　天麻子三十粒去殼去皮揀肥大者佳　硃砂一錢揀明透者佳　麝香五釐揀眞淨者

作以上三味先將硃砂麝香同研極細末後入天麻子共研成膏於五月五日午時擦小兒頭頂心前心背心兩手心兩腳心兩臂灣兩腳腿灣兩脇肋共十三處俱要擦到不可短少一處每處擦如錢大一塊勿使藥有餘剩擦完後不可洗動聽其自落本年端午日擦過一次出痘自卽稀少次年端午如法再擦一次出痘不過數粒第三年端午如法再擦一次永不出痘如未過週歲小兒於七月七日或九月九日照方合藥如法擦之更妙男女治法皆同此方授自異人傳方之家小兒不出天花十餘代矣因有神效今特廣傳以公諸世焉　又方　羌活防

風升麻麻黃生地黃柏酒洗以上各五分川連當歸身甘草以上各三分柴胡乾葛川芎藁本黃芩酒炒蒼朮以上各二分細辛白朮土炒陳皮蘇木紅花以上各一分連翹去心五釐吳茱萸五釐共藥二十二味合爲一劑每逢立春立夏立秋立冬之前一日預備臨晚用水二鍾煎至八分放天井内露一夜如遇下雨天露在屋簷下次早溫服爲父母者於一年内當記明此四日如法備藥令小兒服之至期不可忘則永不出痘矣即或服過一二劑出痘亦少惟是一年已如法服過四劑不可再服但小兒初服如或腹瀉係胎毒去矣爲父母亦不必驚慌再臨節期二次服之則不瀉此方不但稀痘並免小兒急慢驚風等症屢試屢驗也

痘瘡　分氣虛血虛補之氣虛用人參白朮加解毒藥但見紅點

便忌升麻葛根湯發得表虛也吐瀉少食爲裏虛不吐瀉能食爲實裏實而補則結癰腫陷伏倒靨灰白爲表虛或用燒人屎黑陷甚者燒人屎紅活綻凸爲表實而復用表藥則要潰爛不結痂二者俱見爲表裏俱虛　痘瘡或初出或未出時人有患者宜預服此藥多者或少重者或輕方用絲瓜近蒂三寸連瓜子皮燒灰存性爲末砂糖拌喫入硃砂末亦可

解痘瘡毒藥　絲瓜升麻酒芍藥生甘草糖毬黑豆犀角赤小豆

又方　硃砂爲末以蜜水調服多者可減少者可無已出未出皆可用

解痘毒奇方　當歸六兩川芎六兩升麻六兩甘草六兩　共剉爲細末用東流水七大碗煎至三大碗去渣選上上明淨完體硃砂四兩

捺入細絹袋中用線拴緊又用砂鍋一個將砂袋懸胎安定約離鍋底一指將前藥水旋添入之火不可烈必用桑柴爲佳以藥汁盡爲度研極細末聽用　臘月初八日取東方水效

小兒痞塊肚大飢瘦面黃　白芙蓉花陰乾研末入雞肝肉蒸合飯上蒸熟食之數次愈

週歲小兒尿血　大甘草一兩三錢 水六碗煎二碗服完卽愈

大小乳鵝　雞肫皮焙乾爲末吹入咽喉卽止

小兒不吮乳　黑豆十九粒 茅草根七節每節長寸許 赤金器一件 紋銀器一件 用人乳一盃煎至五分服完後卽能食乳

吐乳　白荳蔻七粒 砂仁七粒 甘草二錢生炙各半 共研細末頻摻口中任其咽下自愈

陰囊腫痛　燈草煎湯時時服之腫消痛止

脫囊腫大　戴云脫囊者陰囊腫大墜下不收上之說用木通甘草黃連當歸黃芩煎服　脫囊紫蘇葉爲末水調傅上荷葉裹之

脫肛　戴云脫肛者大腸脫下之說取東北方陳壁上土湯泡先薰後洗亦可用脫囊藥服之

治小兒羊鬚瘡　小紅棗燒灰存性香油調塗即愈

治小兒楊梅起於口漸延及徧身者　用土萆薢末乳汁調服月餘自愈

腹脹　蘿蔔子蒸紫蘇梗陳皮乾薑各等分甘草減半食減者加白朮煎服

癮疹黑斑紅斑瘡癢　用通聖散調服

咯紅　戴云咯紅者卽唾內有血非吐血與咳血　用黑豆甘草陳皮煎服

喫泥　胃熱故也　軟石膏甘草黃芩陳皮茯苓白朮共煎服

解顱　乃是母氣虛與熱多耳戴云卽初生小兒頭上骨未合而開者宜用四君子湯四物湯有熱加酒芩炒黃連生甘草煎服外以帛束緊用白蘞末敷之

風痰　南星五錢切　白礬五錢入器中水高一指浸曬乾研細末　白附子一兩　用飛白麪爲丸如雞頭大每服一丸或二丸薑蜜薄荷湯化下服之

癩頭　用紅炭焠長流水令熱洗之又服酒製通聖散除大黃酒炒外以胡荽子伏龍肝懸龍尾黃連白礬爲末調敷　又方

松樹厚皮燒灰一兩 白膠香熬沸傾石上二兩 清丹一兩飛 白礬五錢火飛 軟石膏一兩 黃連五錢 大黃五錢 輕粉四錢 共極細末熬熟油調敷瘡上須先洗了瘡口敷乃佳

鼻赤 雄黄黄丹同敷

小兒誤吞鐵物方 用剝新炭皮研爲末調粥與小兒食其鐵自下漳浦蔡文公一幼孫誤吞鐵釘醫家以朴硝等藥攻之不下日漸尫瘠後校蘇沈良方依法治之果炭屑裹鐵釘而出乃知雜書亦有益也

救急方

凡自刎自縊凍死溺死等症事關人命人多畏懼不救不知律書未載洗寃録一卷原示人救治之法今悉遵載入以便檢閲有

定識者依此出力救之起一人之生息兩家之訟功德最宏善莫此焉

救縊死　凡縊從早至夜雖冷猶可救從夜至早稍難若心下溫一日以上猶可救不得截繩但緩緩抱解放卧令一人踏其兩肩以手提其髮常令緊不可使頭下垂一人微微撚整喉嚨以手擦按胸腹散動之一人摩擦臂足屈伸之若已僵但漸漸強屈之如此一飯久即氣從口出得呼吸眼開甦醒後又以官桂湯及粥飲與食之令潤咽喉更令二人以筆管吹其耳內若依此救無不活者

官桂湯　陳皮八分厚朴一錢肉桂五分製半夏一錢乾薑五分甘草三分

又法　用手緊掩其口勿令通氣兩時許氣急即活

又法　用皂角細辛等分爲末如豆大許吹兩鼻孔

又法　用眞野山羊血二三分研極細以好酒灌下立活

又法　凡男女縊死身雖僵冷尙可救活不可割斷繩索抱起解下安放平坦處仰面朝上頭要扶正先將手足漫漫曲灣然後將大小便用綿軟之物裹塞不令泄氣一人坐於頭前兩脚踏其肩揪住頭髮將縊人之手拉直令喉項順氣再用二人將筆管入耳內不住口吹氣不住手撫摸其胸前用活雞冠血滴入喉鼻之中男左女右男用雄雞女用雌雞刻下即能甦活如氣絶時久照此救法務要多吹多摸勿謂已冷忽略不救以上見洗冤錄註明詳解

又灸法　如前法救治再將其兩手大拇指並排平正以小帶

縛定於兩指縫中離指甲角一分半之處名鬼哭穴用艾火灸三七壯即活凡無故中邪而縊者以久灸爲要

救溺死　水溺一宿者尙可救撈起時急將口撬開橫啣筯一隻使可出水以竹管吹其兩耳研生半夏末吹入其鼻孔皂角末置管中吹入穀道如係夏月將溺人肚皮橫覆牛背上兩邊使人扶住牽牛緩緩行走腹中之水自然從口中并大小便流出再用生薑湯化蘇合丸灌之或用薑汁灌之若無牛則用大鍋覆寬櫈上將溺人肚臍覆對鍋底兩人擡櫈搖動如係冬月急將溼衣解去爲之更換一面炒鹽用布包熨臍一面厚鋪被褥取竈內初熄草灰多多鋪於被褥之上將溺人覆臥於上以綿枕一個墊臍下再以草灰將渾身厚蓋之灰上再加被褥不可

使灰瞇於眼内其撬口唧筋灌蘇合丸薑湯吹耳鼻穀道等事俱照夏天法甦醒後冬天宜少飲溫酒夏天宜少飲粥湯撥灰性煖而能拔水凡蠅溺水死者以灰埋之少頃卽活此明驗也溺人倘或微笑必爲急掩其口鼻如不掩則笑而不止不可救矣切不可驟令見火但一近火則必大笑凍死者亦然

又法　先打壁泥一堵置地上以溺人仰臥其上更以壁土覆之止露口眼自然水氣噏入泥間其人遂甦雖身僵氣絕用此法亦可救　又醋灌鼻中綿裹石灰納下竅水卽出

又法　以酒罈一個燒紙片一把放罈内急以罈口覆臍上冷卽再燒紙片入罈覆臍去水卽活（俱見洗寃錄集解）

救刃傷　凡殺傷不透膜者用乳香沒藥各一皂角子大研爛以

小便半盞好酒半盞同煎至半盞溫服然後用烏賊魚骨或龍骨爲末敷傷處卽愈若有預製花蕋石散敷之更妙　又葱白炒熱徧敷傷處繼而呻吟再易葱白效

又被刀傷血流不止用眞降香磁瓦刮末於石碾研細敷之自刎斷喉　須救宜早遲則額冷氣絶乘初刎時氣未絶身未冷一面將頭勢曲合攏刀口拭去血一面急用大雄雞一隻快手輕去其毛生剝皮乘熱包貼患處完好安穩枕臥自然漸漸甦醒後善爲調理痊愈

七釐散方　此藥必須預爲製合以備送人救急之用專治金刀跌打損傷骨斷筋折血流不止者先以此藥七釐沖燒酒服之量傷之大小再用燒酒調敷如金刃傷過重或人食嗓割斷

不必用雞皮包緊急用此藥乾摻傷處定痛止血立時見效此方傳自軍營凡打仗受傷有起死回生之功兩廣雲貴得此方者調治鬬毆諸樣重傷無不應手立痊竊念藥既平淡配製甚易而奏功神奇視鐵扇散爲更捷既救人生且息訟端願同志者共寶之以互傳濟世焉　硃砂一錢二分　麝香一分二釐　冰片一分二釐　乳香一錢五分　沒藥一錢五分　兒茶二錢四分　紅花一錢五分　血竭一兩　以上之藥共研極細末於端午日正午時製合磁瓶收貯黃蠟封口勿令洩氣貯久更妙或未預備此藥者卽選擇天德月德日或臨時配合亦可然服之只須七釐不可多服孕婦忌服

湯火傷一切勿以冷水冷物淋搨恐熱氣內逼有爛入筋骨之患傷甚則急飲小便一碗免火毒攻心急切無藥先以鹽末摻之

護肉不壞然後用藥敷之　生大黃末研細　生泡敷眞桐油隨將藥末撒上卽覺清涼其痛卽止愈後且無痕跡一切單方皆不及此方能立刻止痛也　又方　用尿桶中宿尿或澆或浸一時之久再以蜂蜜麻油調敷此二方取之至便卽火燒湯潑徧身垂危者皆能治之　又湯火傷有治不得法以致焮赤腫痛毒腐成膿用此膏拔之止痛斂口　麻油四兩當歸一兩入麻油內煎焦去渣再入黃蠟一兩攪化隔水拔火氣以布攤貼取效

救凍死　切忌見火詳救溺下雖四肢直口噤但胸前微溫皆可救用大鍋炒灰令極煖袋盛熨心上灰冷卽換俟目開爲度以溫酒或淸粥稍灌之已救活宜用生薑陳皮煎湯溫服　又法　用氈或草荐捲之以索繫定放平坦處令二人相對推蹹令滚轉

往來如扦氊法候四肢溫卽活以上洗寃錄詳解 又方 用生半夏末吹少許入耳鼻内 又凡凍死溺死者飲湯酒切忌太熱恐傷齒盡落

救魘 不得用燈火照并不得近前急喚但痛咬其足跟及足大拇指頻頻呼其名及唾其面再灌以薑湯必活 魘不醒者移動些小臥處徐徐喚之卽醒 凡夜間魘者原有燈則存燈原無燈不可用燈照 又用筆管吹兩耳以皂角末如豆大許吹兩鼻得嚏噴則氣通三四日者尚可救 又酒調蘇合丸灌之又灸兩足大拇指向上生毛處三七壯俱見洗寃錄

中惡卒死 凡中惡客忤卒死者或先病及睡臥間忽然而絕或猝然仆地及一切痰壅手足搐扯皆是用韭菜心於男左女右

鼻內刺入六七寸令目開血出卽活或搗韭汁灌鼻更視上唇內沿有如粟米粒者以針挑破取出或皂角末或生半夏末如豆大各吹兩鼻中（俱洗寃錄詳解）燒炭一爐以陳醋潑炭上使患者鼻中得聞醋氣卽活須捉其兩手勿令驚或灌醋於鼻中　此症切忌以白湯水灌之蓋湯入則痰涎永繫心絡致生他疾

驚魘　以醇酒一二杯溫灌之自活（洗寃錄集注）

撲打猝死　五絕及撲死等症但須心頭溫煖雖經日亦可救先將死者盤屈在地上如僧打坐狀令一人將其髮控住放低用生半夏末以竹管各吹於兩鼻內久之卽活再以生薑自然汁灌之兼解半夏毒（五絕者產暈邪魅自縊溺死魘死治法俱用生半夏末每鼻孔各吹如豆大許）又諸症俱宜以酒調蘇合丸灌之但身未冷下喉卽活（俱洗寃錄注）

跌壓傷死　凡跌壓傷重之人口耳出血昏暈不醒但看面色尚有生氣身體尚爲綿軟皆可救但不可多人環繞嘈雜驚慌急令驚魂不復急令親人呼而扶之且就坐於地緊爲抱定曲其手足如僧打坐樣隨以熱童便灌之即大人溺亦可須未食葱蒜而清利者去其頭尾數滴若有馬溺更妙但强灌得一二杯下喉便好然後輕移於相呼之人懷中抱入室内如前坐法更以足緊抵糞門不令洩氣並將窗槅遮蔽令暗一面以加味四物湯近身旁煎之傾入碗内即於鼻下薰之總要傷者聞藥氣入腹則不致入口惡逆乘熱用小鍾灌之如難急受少頃再灌陸續灌完不可使臥其糞門更須頂緊恐其氣從下洩以致不救也必俟其腹中動而有聲上下往來數徧急不能待方可使

觔所下盡是淤紫毒已解下方可令睡必至淤盡所下是糞始停前藥否則再用一劑次第調理不可輕用補藥　加味四物湯　桃仁去皮尖一兩　紅花一兩　山查二兩　生大黃二兩　當歸二兩三錢　川芎二錢　炒白芍三錢　熟地九錢　用急流水急火煎數沸和童便一大杯服見洗冤錄詳解　又一切撲折及從高墜下木石傾壓落馬墜車以致淤血凝滯氣絕欲死者倉卒無藥急以熱小便灌之免惡血攻心再用乾淨黃土五升椎碎甑蒸熱舊布重包二包更熨傷處數次痛止傷消但不可太熱恐燙傷皮

骨折筋斷痛不可忍　取路旁牆腳來往人小便處日久碎瓦片洗淨火煆醋淬五次黃色爲度刀刮爲細末每服三錢好酒下此藥極效不可輕忽　治接骨方　自然銅三個燒紅醋炙七次　古銅錢

三個燒紅醋炙七次土鱉魚二個陰陽瓦炙乾麝香三分以上共爲細末每服七釐用酒調服甚效　又接骨方　五加皮四兩小雄雞一隻去毛連骨不去血不沾水同搗極爛敷斷處骨即響聽至不響即將藥刮去遲則多生骨矣　又活蟹一隻生搗爛滾酒冲服即效無後患　凡跌打及刀傷血流不止多用葱白搗爛炒透少和以蜜沙糖亦可乘大溫熱撲上冷則再換此方止血定痛且無瘢痕又用白蠟二三錢刀刮爲末酒調服

杖傷　急飲童便一碗外用熱豆腐鋪在傷處其氣如蒸豆腐漸成紫色再換豆腐鋪之須得紫色散盡轉淡紅色爲度

同生散　治徧身內傷打跌傷瘀血疼痛無有不效　香白芷五錢甘松五錢山柰五錢麝香一分另研三味共爲細末入麝香再研勻每服

二錢熱陳酒調服盡醉爲度盡㬉睡取汗至重者再一服立效

打傷眼睛方　生猪肉一片以當歸赤石脂二味研末摻肉上貼之拔出瘀血眼即無恙

受傷瘀血注痛　生大黃末薑汁調塗一夜黑者變紫二夜變白

鳥銃傷　蜂蜜八兩煎沸入好燒酒一斤隨量熱飲被遮取汗安臥一夜鐵砂自出粘被上

箭鏃傷　陳醃猪肉紅活美好者用其肥細切搗濃再以象牙及人所退爪甲研極細入醃肉內拌勻厚敷週圍一飯時箭鏃自迸脫出洗冤錄詳注

箭鏃入目　用寒食餳糖清明前一日所作餳糖點入目待其發痒一鉗即出

中藥箭毒　眞麻油內服一碗外時刻塗之必保無恙

人咬傷　以濃糖雞糞塗之止痛不作膿　又方　生栗子嚼爛敷效

魚骨鯁喉　獨頭蒜塞鼻中骨自出　橄欖研爛水冲連渣服或以橄欖核磨水飲亦效　含硼砂一粒徐徐咽津下之　有鯁傷至重數日不出者鯉魚鱗皮燒灰水調服或用眞象牙磨濃汁飲立愈永遠戒食鯉魚不致後患

一切骨鯁咽腫水食不能下　人指甲燒存性爲末吹入喉立效

救蠱毒及金蠶蠱　先以白礬末令嘗之不澀反覺味甘次再食黑豆又不腥乃中毒也卽濃煎石榴皮根湯飲也吐出蟲皆活無不愈者　又凡中毒以白礬芽茶擣爲末冷水調下卽愈

蛇蟲傷　毒蛇嚙死用香白芷一味爲末麥冬煎湯調服雖至死亦活　又方　五靈脂一兩雄黃五錢爲末酒調灌服二錢並敷傷處（俱洗冤錄詳注）

蜈蚣咬　先用鹽湯洗傷處痛止隨取雄雞冠血擦之或以手指攪取雞口中涎擦之又鍋底煤草紙煤擦之俱效

蝎螫毒　取井底泥敷乾則再換或以明礬爲末水蘸擦

諸毒蟲咬傷痛至危甚　青黛雄黃各二錢麝香一分冷水調敷

蜘蛛毒瘢熱成片如痱子痒痛難忍　苧麻葉連梗洗淨搗汁調青黛或藍靛不必大濃鵝翎蘸敷日敷十餘次（苧麻汁須鮮搗隔宿者不可用）

誤吞螞蝗　多以蜂蜜調水飲蝗即化水無害　又螞蝗入腹生子腸痛黃瘦取田中泥和水飲數碗蛭必盡下或用牛羊熱血

生調猪油飲之亦可

蚯蚓毒　形如大麻瘋眉髮皆落每日聞身中有聲如蚓鳴多用白鹽煎湯浸洗數次即愈

百蟲入耳皆治　麻油滴入蟲即出韭汁雄雞冠血俱效

癲狗咬　乘毒未發用斑猫七個去頭足翅淨用雞蛋二枚打破同蒸去斑猫淡食雞蛋於小便內取下血塊痛脹不解則血塊未淨仍再食塊盡乃止或用斑猫同米炒黃色以米研末蒸蛋食見洗寃錄注　斑猫有毒中其毒者用玉簪花擂水飲之即解但須張大口呑不可使水近齒近則齒傷　又方用槐樹老皮內軟白皮一塊安上傷處再以麵粉水和作圈圍之內以人糞塡滿上蓋槐樹白皮一塊用艾丸如芡實大灸二七壯俟熱透身上出汗爲度　癲狗咬若不急治至一月則腹

懷狗胎其人作狗吠毒深不可治矣被咬後其毒上攻頭上生有紅髮須扯去此方男子一十一日可治女子十四日可治過期則難治　斑猫七個去頭足翅同米炒黃色去米不用如人虛弱者只用三四個　生大黃五錢　金銀花三錢　僵蠶七個　酒水各一碗煎至碗半飽時服服後小便解下血塊候至小便清白方爲毒盡然後食溫粥一碗則止而不解矣但百日內忌聞鑼鼓聲須避處幽僻之所又忌食豬羊雞魚酒葱及發氣動風之物又忌穿蔴布衣帳又忌往蔴地茄地赤豆地上行走犯之復發不可治

中砒霜信石毒至重者　黑鉛一塊重四兩以井水於石上磨出黑汁旋磨旋灌灌盡則愈　又熱鴨血灌之立解洗冤錄注　又白礬三錢新汲井水調灌吐出卽愈

中蒙汗藥毒　飲冷水即解

中藥毒鴆毒已死但心頭尚溫皆可治　綠豆粉合井水調灌

中諸毒藥煩悶欲死　俱用葛根煎濃汁服無患　凡中一切毒藥及一切飲食毒　飲糞清立解取厠中宿糞布包濾汁效倉猝欲取亦便統解諸毒他藥不及若症勢危急最宜飲此惡死甚於惡穢也

飲食毒　飲饌中毒倉卒不知何物急以甘甘草薺苨等分煎湯飲之入口即活洗冤錄詳解

服鹽滷毒　將常用抹桌布搓出濁水灌之使吐吐出即安但切不可用熱水洗冤錄注豆腐漿肥皂水皆能令吐而安　又白洋糖四兩湯調灌之即活

中諸魚毒　橄欖搗汁飲或飲麻油亦解

中蟹毒　蘇葉煮濃汁飲或蒜汁或麻油亦解
中鱉毒　靛青水或鹽汁俱可解
一切蕈毒笑蕈毒蘑菇諸草藥毒閉口椒毒斷腸草毒　俱飲地漿可解　於淨土地上掘三尺深用新汲水傾入攪濁少俟澄定上去浮沫取半濁半清者飲之所謂洗盡腹中毒全憑地上漿愈後永戒食鱔魚
中諸果毒　廣木香水磨汁研入麝香一釐服之卽愈
中六畜肉毒　伏龍肝研末水調服取吐卽解
中水銀毒　以炭末煎汁飲卽解
水銀入耳　以黃金或金飾器枕耳自出如水銀入肉令人筋攣疼痛以金物熨之水銀仍出蝕金其病卽愈

中鉛粉毒　以麻油調蜂蜜如餳糖與食卽解

煤毒昏暈惡心跌倒　急移於風涼處用鹽菜水灌之卽愈如無水則以新汲井水灌之

烟火薰至死　白蘿蔔搗汁灌之立醒無則用葉乾者水泡搗亦可

誤吞諸物　吞銅鐵者砂仁煎濃汁服卽從大便出　又吞鐵者用燒紅栗木炭乘紅卽研細末沙糖調服三錢卽從大便出吞鐵骨之類腸中不能轉送覺重墜者多食青菜猪脂自然送入大腸而出　誤吞銀銷服黃泥水一二碗卽愈　誤吞竹木屑嗆喉不下用鐵斧於石上磨水隨取灌之卽下　小兒誤吞銅錢　食荸薺核桃銅自化　小兒誤吞針生取蝦蟆眼一枚木通煎湯整吞下針自穿眼內從大便出　又韮菜蠶豆同煮

食針隨大便出

呑金銀　中黃金毒者食鷓鴣肉　中白銀毒者以黃連甘草解之洗冤錄詳註　又方　誤呑金銀胸隔痛甚用羊脛骨燒灰米湯調下三錢立從大便出

炙鬼法　治一切邪祟驚狂譫妄踰牆上屋尋死等症　將病者兩手大拇指用細蔴繩縛并平正於兩指縫中離指甲角一分半之處名鬼哭穴用艾火灸三七壯自愈

癇病神方　治男婦抑鬱顛狂及風痰迷悶用鬱金七兩白礬三兩共爲末麵和丸滚水下三錢藥完病愈昔一婦人病狂十餘年遇異人授此方初服心間如有物脫去神氣灑然二服全愈

男女爲鬼怪所迷　以桐油多塗陰處數次自絕

醒迷至寶丹　治痰迷心竅痴呆癲狂不論新久其效如神用膽南星生棗仁遠志兩茯神柴胡各三錢川貝母半夏各二錢陳皮生甘草廣木香砂仁各一錢共為末蜜丸桐子大硃砂三錢為衣每清晨開水送下三四十丸

下頦脫　此症起於腎肺虛損元氣不足或談笑高興忘倦一時元氣不能接續所致　治法患者須平心正坐令人以左右兩手托住下頦向腦後送上關竅隨用絹條兜頦於頂上須避風外用天南星研末薑汁調塗兩頦一夜即止次日當服煎劑調理恐風邪外受致痰涎塞盛口眼歪斜風中臟腑則十無一瘳矣煎劑宜用人參如無以黨參代之製白朮白茯苓製半夏各五錢當歸殭蠶各二錢天麻陳皮各一錢川芎八分甘草三分製附子六分燈心根四十

生薑三片水煎服

病後失精　凡男子病後傷於交接以致陰莖腫脹或縮入肚內絞痛欲死此症無藥可治惟急取本婦陰毛燒灰爲末水調服更取洗陰水飲之可保無恙遲則不能救矣

交腸　小便出屎大便出尿名爲交腸用舊幞頭燒灰酒調服五分卽愈

腎漏　陽痿不舉精流不止痛如針刺用韭菜子破故紙各一兩共爲末每服三錢水調日三服卽止

救男婦尸厥　凡人奄奄死去脈動無氣氣閉不通名爲尸厥將菖蒲屑納入鼻孔中再用肉桂屑放舌下或剃取本人左角髮方寸燒灰研末過細篩和熱酒灌之立愈并以竹管吹其兩耳

更妙

救舌腫神方　凡人舌猝然腫硬咽喉閉塞卽時氣絕欲死者用皂礬不拘多少瓦上煅紅色　將患者口齒撬開以此礬末搽其舌卽愈

親驗救饑方　白麵六斤白蜜二斤茶油二斤茯苓四兩去皮淨研末　甘草二兩剉片焙燥研末生通薑四兩去皮切碎乾薑二兩取堅剉片炒燥研末將油蜜拌麵及藥末石臼內打勻作餅蒸熟陰乾每服一兩用冷水送下可飽半日以上所費約銀五星可造十斤每日一飯一餅一人可度五月誠費少而功多也捐貲造捨積德無量

增湯火傷　鮮秋葵花用筯夾下用蔴油半瓶將鮮葵入瓶內裝滿過傷將油搽上立時敗毒止痛傷重搽數次無不神效凡遇

此患急切無藥用蔴油調大黃末敷亦效

跌打損傷無論輕重用童便兌黃酒吃行瘀止痛外用燒酒調七釐散敷

斷筋折骨過重當用童便兌熱酒沖服卽用鮮生蟹搗爛以好燒酒沖服其渣敷患處日日服之亦能接筋續骨童便黃酒每日不可缺如無生蟹乾蟹燒灰亦可

凡刀石破傷割斷食顙或腸破腸出用藥敷口以扇搧之立時收口結疤忌臥熱處如傷發腫煎黃連水以鵝毛蘸水塗之卽消

鐵扇散方　象皮切片用篩微火焙黃色以乾爲度四錢上白龍骨四錢數百年陳石灰四兩枯白礬四兩入鍋內熬透四兩寸白香松香色黑者卽是用四兩松香四兩與寸白香一同鎔化傾入水內取出晾乾共研細末

磁瓶收貯

二便秘結　二便脹閉不通用葱連鬚一觔帶泥不洗生薑一大塊
淡豆豉一撮食鹽一匙同搗作餅烘透熱安肚臍上以帛束定
逾時自通否則再換一個必通

大便秘結　生蜜一盃大元明粉三錢開水調服立通不傷脾胃

小便閉塞　木通生地滑石車前子甘草等分水煎服即通

小便不通　蝸牛數個搗爛麝香一分和勻安臍上以溫布蓋之用手摩
擦即時便通

洩瀉　立止水瀉方　車前子澤瀉各一錢厚朴薑汁炒一錢二分共為末
水調

洩瀉初起用此神效　細陳茶一錢核桃五個燒枯生薑二錢紅沙糖三錢水

二碗煎八分清早服

久瀉丸　治一切久瀉諸藥無效服此一劑自止　黃丹水飛一兩　枯礬一兩　黃蠟一兩　用銅杓鎔蠟投入丹礬二末調勻乘熱爲丸如黃豆大每服止用二丸開水送下

脾虛洩瀉老人五更瀉　黃老米三合炒　蓮子三兩去心　猪苓五錢　澤瀉炒五錢　廣木香一錢五分　白朮土炒五錢　白洋糖一兩　煨乾薑二錢　共爲末和勻每服三錢空心白湯下其效如神

神授遺精泄瀉丸　茯神一兩　山藥一兩　沒藥一兩　破故紙二兩　硃砂一錢五分　用米糊爲丸每服三錢十日奏功屢試屢驗其妙如神

柏子養心丸　治神不守舍合眼則夢遺　蓮子心二錢　硃砂一分　共研勻開水調服數劑愈

心腎兩交湯　治勞心過度而遺者熟地麥冬各一兩山藥五錢芡實五錢川連五分肉桂三分水煎服經云黃連官桂同行能使心腎交於頃刻

淋症　血淋石淋肉淋膏淋勞淋總以疏通清熱爲主用韭菜搗汁酒冲空心飲再以韭煎湯洗陰莖效　又方　船底青苔煎水服　苧蔴根白扁豆根煎水飲皆效

五淋症　極難見效惟用牛膝一兩加乳香一錢水煎服連進數服即安如夢遺失精則不可服

血淋　川鬱金一錢血餘二錢瓦煅存性研爲末韭汁調服

赤濁　生白果十枚搗水飲一服取效

便血　鮮枸杞根煎濃汁每服一盞少加酒食前溫服此方清心胃開鬱結兼以分利小便自清　又方　蔴苧根煎湯服亦效

白濁　生白果十枚擂水飲一服取效

小便出血痛不可忍　木通滑石各一兩　黑牽牛五錢共研末每服二錢燈心葱白湯送下食前服

小便不通尿血　紫菀一兩煎服立效

房勞小便溺血　鹿角膠五錢用鹿角霜炒成珠　沒藥血餘灰煅存性各二錢　共研末每服三錢茅草根搗汁調下

大便下血　當歸身山萸肉生地阿膠石膏炒珠各一兩棉花子一觔以上五味俱炒焦黑色爲度研末用柿霜一二兩和匀每早服四錢白湯調下臨晚再服三錢俟糞色變黑血漸止矣忌食花椒胡椒燒酒

腸氣下血　豆腐未曾入袋濾漿者取來安鍋內炒黃色至可研

末爲度血紫者白洋糖湯調三錢清早服血紅者黃沙糖調服雖年遠至面色黃瘦垂危者亦神效每日三服

疝氣　治諸疝痛不可忍　荔枝核焙脆爲末空心白湯調服或加靑皮山梔山查茱萸橘核各等分炒研末仍白湯下

治斗大疝氣並治寒疝偏墜　沉香紫蘇各五錢　老香櫞一個以雄猪尿泡一個洗淨入藥於內好酒四五觔煮爛搗麵糊爲丸梧子大酒送下四五十丸藥服完病愈終身戒食黑魚

又疝氣奇效方用葫蘆子五枚大茴香五枚小茴香五分陽瓦炙末老酒送下

小腸氣痛繞臍衝心　老絲瓜連蒂燒灰研酒服三錢重者三服

治小腸疝氣方　荔枝核十四　沉香一錢大茴香一錢小茴香二錢木香

一錢苦楝子肉二錢去皮淨共爲細末每服三錢空心溫酒送下藥完病愈

腎囊風　地骨皮二兩吳茱萸一兩煎湯久久重洗即效

腎陰腫大　荔枝核燒研末蜜調敷并煎湯服即愈

增大便下血　柏葉炒成炭每日米湯調服二錢連進十服即愈神效

方書甚多倘或稍涉奇僻不獨病家購製爲難且服之猶恐有偏勝之弊茲特擇簡易諸方又經各名家選定者筆之於書俾貧而無力及僻遠鄉村者易於按治濟益良多尤願諸

大君子樂善好施廣爲刊送則陰隲普蔭必獲美報於無涯矣

同治二年癸亥秋湖北孝感縣屠道和　燮臣氏誌於長沙省寓

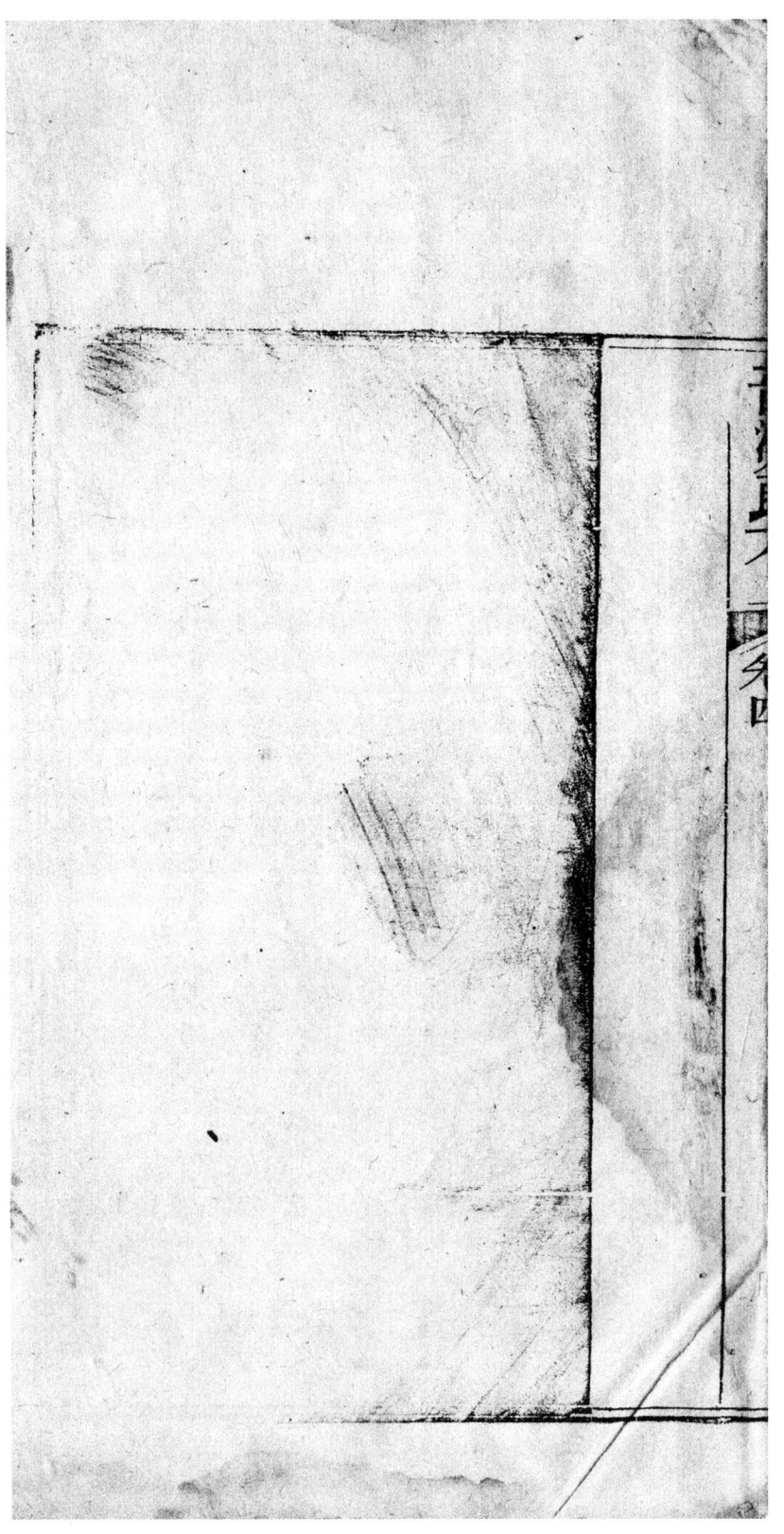